《病原生物学》编委会

主 编

夏 惠 管俊昌

副主编

刘 勇 韦 莉 焦玉萌 马丽娜

编 委（以姓氏笔画为序）

马丽娜 王小莉 王雪梅 王媛媛 韦 莉

方 强 吕 杰 刘 勇 刘婷婷 杨小迪

李江艳 闵宏林 张 涛 陈 勇 陈艺林

陈兴智 陈登宇 周 平 郑庆委 赵芳芳

胡守锋 夏 惠 徐志本 高淑娴 陶志勇

常雪莲 焦玉萌 管俊昌

普通高等医学院校规划教材

病原生物学

BINGYUAN SHENGWU XUE

主　编　夏　惠　管俊昌

副主编　刘　勇　韦　莉

　　　　焦玉萌　马丽娜

中国科学技术大学出版社

内 容 简 介

"病原生物学"是基础医学课程中的骨干课程,主要研究与医学有关的病原体的生物学特性、致病性、病原学诊断方法及防治原则。为适应学科发展,满足教学需要,培养学生理论知识的系统性,结合实验情况,我们组织编写了本书。

本书分绪论、医学微生物学、人体寄生虫学3个部分,主体部分共30章。全书内容翔实,图文并茂,层次分明,重点突出,简明扼要。

本书可供高等医学院校精神、药学、影像、护理等专业学生作为教材使用,也可作为相关专业大专学生、成人教育及临床工作者的参考用书。

图书在版编目(CIP)数据

病原生物学/夏惠,管俊昌主编.—合肥:中国科学技术大学出版社,2017.8(2021.8 重印)
ISBN 978-7-312-04283-6

Ⅰ.病…　Ⅱ.①夏…②管…　Ⅲ.病原微生物—医学院校—教材　Ⅳ.R37

中国版本图书馆 CIP 数据核字(2017)第 195270 号

出版	中国科学技术大学出版社
	安徽省合肥市金寨路 96 号,230026
	http://press.ustc.edu.cn
	https://zgkxjsdxcbs.tmall.com
印刷	安徽省瑞隆印务有限公司
发行	中国科学技术大学出版社
经销	全国新华书店
开本	787 mm×1092 mm　1/16
印张	27.75
字数	710 千
版次	2017 年 8 月第 1 版
印次	2021 年 8 月第 2 次印刷
定价	58.00 元

前　言

　　"病原生物学"是基础医学课程中的骨干课程,主要研究与医学有关的病原体的生物学特性、致病性、病原学诊断方法及防治原则。本书分绪论、医学微生物学、人体寄生虫学 3 个部分,主体部分共 30 章。本书在编写过程中坚持"三基"、"五性"原则,在内容方面以"必需"、"够用"为度,结合我们在教学改革和教学研究实践中的体会,突出以学生为中心,注重内容的科学性、系统性和实用性,强调基本理论、基本知识和基本技能的教学需要,提倡早期接触临床,理论与实践密切结合,并适当地引入了学科的一些新进展以及研究成果。在内容编排上,注意由浅入深,难点之处辅以示意图或配有照片,以增强直观感及实用性。

　　本书可作为高等医学院校四年制、五年制相关专业本科学生学习的通用教材,也可作为相关专业大专学生、成人教育及临床工作者的参考书。由于编者学术水平和写作能力有限,教材中难免有不妥或疏漏之处,恳请广大师生和读者提出宝贵意见,以便今后修订再版时完善。

编　者

目 录

第二篇　人体寄生虫学

绪　　论

第一节　　医学微生物学

一、微生物与微生物学

（一）微生物

微生物（microorganism）是存在于自然界中的一群体积微小，结构简单，肉眼不能直接看见，必须借助光学显微镜或电子显微镜放大数百倍、数千倍甚至数万倍才能观察到的微小生物。

微生物的种类繁多，有数十万种。按其大小、结构、组成等，可分为三大类。

（1）非细胞型微生物（acellular microbe）　是最小的一类微生物，无典型的细胞结构，无产生能量的酶系统，只能在活细胞内生长增殖。核酸类型为 DNA 或 RNA，两者不同时存在。病毒属此类微生物。

（2）原核细胞型微生物（prokaryotic microbe）　有细胞结构，但无核膜、核仁，细胞器很不完善，只有核糖体。胞质中的原始核为环状 DNA 团块结构，称为拟核或核质。DNA 和 RNA 同时存在。此类微生物众多，有细菌、支原体、衣原体、立克次体、螺旋体和放线菌。

（3）真核细胞型微生物（eukaryotic microbe）　细胞分化程度高，有核膜和核仁，细胞器完整。真菌属此类微生物。

微生物在自然界的分布极为广泛。江河、湖泊、海洋、土壤、矿层、空气等中都有数量不等、种类不一的微生物存在。其中以土壤中的微生物最多，例如 1 g 肥沃土壤中可有几亿到几十亿个微生物。在人类、动物和植物的体表，以及与外界相通的人类和动物的呼吸道、消化道等腔道中，亦有大量的微生物存在。

微生物与人类的关系密切。绝大多数微生物对人类和动物是有益的，而且有些是必需的。在元素循环方面，自然界中 N、C、S 等元素的循环要靠有关的微生物的代谢活动来进行，例如土壤中的微生物能将死亡动、植物的有机氮化物转化为无机氮化物，以供植物生长的需要，而植物又为人类和动物所食用。此外，空气中的大量游离氮，也只有依靠固氮菌等作用后才能被植物吸收。在农业方面，可利用微生物制造菌肥、植物生长激素、生物农药等。在工业方面，微生物广泛应用于食品、皮革、纺织、石油、化工、冶金等行业。在医药工业方面，有许多抗生素是微生物的代谢产物，也可选用微生物来制造一些维生素、辅酶、ATP 等药物。在环境治理方面，利用微生物可有效降解有机磷、氰化物等。在基因工程方面，微生物不仅提供了必不可少的多种工具酶和载体系统,还可人为地定向创建有益的工程菌及新品种。

正常情况下,寄生在人类和动物皮肤、耳、呼吸道、消化道和泌尿生殖道中的微生物是无害的,甚至是有益的,此类称为正常微生物。但在特定情况下,正常微生物也能导致疾病,此时称为条件致病微生物。仅有少数微生物会直接引起人类和动物的疾病,称为病原微生物。

(二) 微生物学

微生物学(microbiology)是生命科学的一个重要分支,是研究微生物的类型、分布、形态、结构、代谢、生长繁殖、遗传、进化,及其与人类、动物、植物等相互关系的一门科学。微生物学工作者的任务是将对人类有益的微生物应用于生产实际,将对人类有害的微生物予以改造、控制和消灭,使微生物学朝向人类需要的方向发展。

微生物学已形成了许多分支,根据研究微生物学基础层次及角度的不同,分为普通微生物学、微生物分类学、微生物生理学、微生物生态学、微生物遗传学、细胞微生物学、分子微生物学等;根据应用领域不同,分为农业微生物学、工业微生物学、医学微生物学、诊断微生物学、兽医微生物学、食品微生物学、海洋微生物学、石油微生物学、土壤微生物学等。

二、医学微生物学及其发展简史

(一) 医学微生物学

医学微生物学(medical microbiology)是一门基础医学课程,是研究引起人类疾病的病原微生物的生物学性状、致病性、免疫性、检测方法、防治措施的微生物学分支学科。学习医学微生物学的基础理论、基本知识和基本技能,将为传染性或感染性疾病的临床防治及控制奠定基础。

(二) 医学微生物学的发展简史

医学微生物学历史悠久,其发展过程大致可分为三个时期。

1. 经验微生物学时期

古代人类虽未观察到具体的微生物,但早已将微生物知识应用于工农业生产和疾病防治之中。公元前2000多年前的夏禹时代,就有仪狄做酒的记载。北魏贾思勰《齐民要术》一书中,详细记载了制醋方法。11世纪时,北宋刘真人提出肺痨由虫引起之说。意大利人Fracastoro认为传染病可通过接触、媒介和空气等3种途径传播,并提出了传染生物学说。明朝李时珍《本草纲目》中已有消毒的记载,指出将病人的衣服蒸煮再穿就不会感染到疾病。16世纪明隆庆年间,我国开始采用人痘接种法预防天花,并先后传至俄国、朝鲜、日本、土耳其、英国等国家。

2. 实验微生物学时期

荷兰人列文虎克(Antony van Leeuwenhoek)于1676年用自磨镜片,创制了一架能放大266倍的原始显微镜,利用这架显微镜,列文虎克从污水、齿垢、粪便等中正确地描述了微生物的形态有球形、杆状和螺旋样等,为微生物的存在提供了科学依据。

法国科学家巴斯德(Louis Pasteur)首先证明由微生物引起的有机物质发酵和腐败是酒

类变质的原因,巴斯德为防止酒类发酵成醋而创用的巴氏消毒法,至今仍用于酒类和牛奶的消毒。在巴斯德的影响下,英国外科医生李斯特(Joseph Lister)创用石炭酸喷洒手术室和煮沸手术用具,以防止术后感染,从而创立了外科无菌消毒方法。

德国科学家郭霍(Robert Koch)不仅创立了固体培养基、细菌纯培养、染色方法和实验动物感染等基本实验体系,还提出了著名的郭霍法则(Koch postulates,1884):① 某一特定的病原微生物应在同一种疾病中查见,在健康人中不存在;② 该病原微生物能被分离培养并获得纯培养;③ 该纯培养物接种至易感动物,能产生同样病症;④ 从人工感染的实验动物体内能重新分离到该病原微生物的纯培养。在郭霍法则的指引下,许多重要病原菌如结核分枝杆菌、霍乱弧菌、炭疽杆菌、白喉棒状杆菌、痢疾杆菌等相继被发现和确定。

1892 年,俄国的伊凡诺夫斯基(Dmitri Iwanovski)发现了第一个病毒——烟草花叶病病毒。1901 年,美国科学家吕特(Walter Reed)证实了对人致病的第一个病毒——黄热病病毒。英国学者陶尔特(Twort)于 1915 年发现细菌病毒(噬菌体)。随后科学家们相继分离出许多人类和动植物致病性病毒。

18 世纪末,英国医生琴纳(Edward Jenner)创用牛痘预防天花,开创了抗感染免疫的时代。随后巴斯德成功研制出炭疽和狂犬病疫苗,德国学者贝林(Emit von Behring)研制出白喉抗毒素并创立抗血清疗法,这些均成为近代预防医学及抗感染免疫学的基石。

1910 年德国化学家艾立希(Paul Ehrlich)合成了用于治疗梅毒的砷凡纳明,开创了微生物性疾病的化学治疗时代。1935 年德国生物化学家多马克(Gerhard Domagk)发现百浪多息可治疗致病性球菌感染后,一系列磺胺药物相继合成并用于临床。1929 年英国细菌学家弗莱明(Alecander Fleming)发现青霉菌产生的青霉素能抑制金黄色葡萄球菌的生长,澳大利亚弗洛里(Howard Florey)和英国钱恩(Ernst Boris Chain)于 1940 年提纯了青霉素并用于临床抗感染治疗,开创了抗生素研究、生产及应用的先河,随后链霉素、氯霉素、金霉素、土霉素、红霉素等相继被发现。

3. 现代微生物学时期

从 20 世纪中期开始,随着生物化学、遗传学、物理学、细胞生物学、免疫学和分子生物学等学科的发展,以及电子显微镜技术、细胞培养、组织化学、标记技术、核酸杂交、色谱技术和电子计算机等新技术的建立和应用,医学微生物学得到了极为迅速的发展。

经过人类的不懈努力,不少传染病的发病率得到有效控制,少数传染病(如脊髓灰质炎)在许多国家和地区消失。然而,20 世纪 70 年代以来新发传染病(emerging infectious diseases)和再发传染病(re-emerging infectious diseases)不断被发现,使得传染病再次成为威胁人类健康和生命的重大公共卫生问题。迄今,新发现的病原微生物已有 40 多种,主要有军团菌、幽门螺杆菌、霍乱弧菌 O139 血清群、大肠埃希菌 O157:H7 血清型、肺炎衣原体、伯氏疏螺旋体、人类免疫缺陷病毒、人类疱疹病毒(6、7、8 型)、肝炎病毒(丙、丁、戊型)、汉坦病毒、轮状病毒、SARS 冠状病毒、西尼罗病毒、中东呼吸综合征冠状病毒及寨卡病毒等。重要的再现传染病有结核、甲型副伤寒、霍乱、鼠疫、麻疹和狂犬病等。

病原微生物基因组研究取得重大进展,目前已完成了 200 多个微生物全基因测序工作,包括与人类有关的近百株病毒和 30 余种病原菌。

病原微生物致病机制研究取得了重大进步。早期研究主要集中于确定某一病原微生物基因表达产物的致病性,近年来的研究则主要集中在病原微生物基因组学和蛋白质组学,某一致病性基因产物的表达调控,基因群及其产物不同致病作用及协同关系,不同微生物基因型及其产物的异质性与致病性关系,致病性基因产物分子的病理功能表位研究,病原微生物与宿主的相互作用,以及病原微生物相关信号转导与调控对感染性疾病发生、发展和结局的影响等方面。

一大批快速、特异的微生物学诊断方法相继建立,如单克隆抗体、免疫标记或化学发光、酶联免疫吸附试验(ELISA)、聚合酶链反应(PCR)、分子杂交、基因或抗体芯片、液相色谱-质谱技术等,这些技术不仅为检测病原微生物提供了敏感、特异和高通量的方法与手段,也使医学微生物学研究从细胞水平深入到分子及亚分子水平。

病原微生物的防治措施不断提高。接种疫苗是预防和控制传染病最为有效的手段,以往常用全菌死菌苗进行预防接种,近年来研制出不少高效低毒或无毒的减毒活疫苗、亚单位疫苗、基因工程疫苗和核酸疫苗等。疫苗剂型也发展成为多联疫苗、黏膜疫苗、缓释疫苗等。疫苗接种途径实现了注射、口服、雾化吸入等的多样化。多种抗生素的发现对细菌性感染的防治起到了极大作用,但不少病原菌的单元和多重耐药株随之出现,给治疗带来了很大困难。抗病毒和真菌药物突破性进展较少,但近年来生物工程产生的干扰素、白介素 2 等细胞因子,在试治某些病毒性疾病中取得了一定效果。

(三)医学微生物学面临的挑战与发展趋势

在医学微生物学领域,国内外虽已取得不小成绩,但距离控制和消灭传染病的目标尚有较大差距。主要表现为:由病原微生物引起的多种传染病仍严重威胁人类的健康,有些病原体的致病和免疫机制有待阐明,不少疾病尚缺乏有效防治措施等。因此,医学微生物学今后要继续加强新发与再发传染病病原体研究、病原微生物的致病因子及其致病机制和免疫机制研究、病原微生物诊断新方法和新技术研究、病原微生物耐药机制研究、安全与有效疫苗的研制、抗病原微生物的新型药物研究与开发等工作。只有这样,才能有效提升人类控制传染性及感染性疾病的能力。

第二节　人体寄生虫学

一、寄生虫的概念

寄生虫(parasite)指过寄生生活的低等无脊椎动物和单细胞原生生物。

寄生虫由三部分组成:

(1) 医学蠕虫　为多细胞无脊椎动物,体软,借肌肉伸缩蠕动。寄生于人体的有 160 多种,其中重要的有 20~30 种。如蛔虫、钩虫、血吸虫和绦虫等。

(2) 医学原虫　为单细胞真核动物,具有独立和完整的生理功能。寄生于人体的原虫约 40 种,其中致病的主要有溶组织阿米巴、疟原虫、刚地弓形虫和阴道毛滴虫等。

(3) 医学节肢动物　主要有蚊、蝇、虱、蚤、螨和蜱等。

二、人体寄生虫学的概念和范畴

人体寄生虫学(human parasitology)是研究人体寄生虫的形态结构、生活史、致病机制、实验诊断、流行规律与防治措施的一门科学。由医学蠕虫学、医学原虫学和医学节肢动物学三部分组成。

人体寄生虫学作为病原生物学的重要内容,几乎涉及预防医学和临床医学各学科。临床医学专业学生学习人体寄生虫学,其目的在于认识寄生虫与人体的相互关系,掌握相应的致病机制、诊断和防治基本知识和技能,为今后各门临床课程的学习打下基础。

三、人体寄生虫学的发展概况与现状

人类对寄生虫的认识由来已久,显微镜的问世对寄生虫学的发展起到了极大的推动作用。寄生虫学作为一门独立的学科始于1860年,近40年来,由于各种新技术的开发应用,特别是电子显微镜和分子生物学的研究,使得对寄生虫的研究进入亚细胞、分子和基因水平,对寄生虫致病机制、诊断和防治方面的研究均取得了显著成绩。

新中国成立初期,我国寄生虫病流行广泛,危害严重,不仅对广大群众的身体健康造成危害,而成为突出的公共卫生问题,而且严重制约社会经济发展。新中国成立后对多种寄生虫病有针对性地开展防治工作,把疟疾、血吸虫病、丝虫病、黑热病和钩虫病列为重点防治的"五大寄生虫病",经过几十年的艰苦奋斗,上述重大寄生虫病均已得到全面有效的控制,取得了举世瞩目的成就。然而我国寄生虫病防治的任务还十分艰巨,有些寄生虫病的防治虽已取得显著成绩但疫情不稳定,局部地区有反复。如疟疾与血吸虫病均存在输入性病例及疫情反复的风险;丝虫病、黑热病面临监测新感染者和媒介昆虫的艰巨任务;肠道线虫病、带绦虫病、囊虫病、包虫病、旋毛虫病、肝吸虫病和肺吸虫病等在全国或局部地区成为亟待引起足够重视的寄生虫病,机会致病寄生虫和其他寄生虫感染亦应列入防治工作的整体规划。近年在全国范围的寄生虫感染调查中发现,我国有人体内寄生报告的人体寄生虫有229种,其中线虫35种,吸虫47种,绦虫16种,原虫41种,其他寄生动物90种。上述情况显示,我国目前寄生虫病的流行还相当严重,因此,寄生虫病的防治仍然是我国公共卫生中的重要课题。根据目前情况,国家已提出了寄生虫病的防治目标,制定了某些虫种防治的国家标准。要达到这一目标,必须采取全社会和专业人员结合、各种防治措施并重、从防治实际需要出发综合治理等手段,才能最终达到控制和消灭寄生虫病的目的。

(管俊昌)

第一篇

医学微生物学

第一章　细菌的形态与结构

细菌(bacterium)是一类具有细胞壁的单细胞原核型微生物,有广义和狭义两种范畴。广义上泛指各类原核细胞型微生物,包括细菌、放线菌、支原体、衣原体、立克次体、螺旋体;狭义上则专指其中数量最大、种类最多、具有典型代表性的细菌。在一定环境条件下细菌有相对稳定的形态和结构,了解细菌的形态和结构对研究细菌的生理活动、致病性和免疫性,以及鉴别细菌、诊断疾病和防治细菌性感染等均有重要的理论和实际意义。

第一节　细菌的大小与形态

一、细菌的大小

观察细菌最常用的仪器是光学显微镜,其大小可以用测微尺在显微镜下进行测量,一般以微米(μm)为测量单位。各种细菌大小不一,同种细菌也可因环境影响和菌龄的不同而有差异。

二、细菌的形态

细菌在液体培养基中呈单体浮游状态,按其外形可分为球菌、杆菌和螺形菌三大类(图 1-1)。

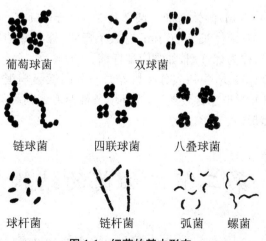

葡萄球菌　　　　双球菌

链球菌　　　四联球菌　　　八叠球菌

球杆菌　　　链杆菌　　　弧菌　螺菌

图 1-1　细菌的基本形态

（一）球菌

球菌（coccus）菌体呈圆球形或近似球形，直径在 1 μm 左右。由于繁殖时细菌分裂平面不同和分裂后菌体之间相互黏附程度不一，可形成不同的排列方式，这对一些球菌的鉴别具有一定意义。

1. 双球菌（diplococcus）

细菌在一个平面上分裂，分裂后两个菌体成对排列，如脑膜炎奈瑟菌、肺炎链球菌。

2. 链球菌（streptococcus）

细菌在一个平面上分裂，分裂后多个菌体连接成链状，如乙型溶血性链球菌。

3. 葡萄球菌（staphylococcus）

细菌在多个不规则的平面上分裂，分裂后菌体无规则地粘连在一起呈葡萄串状，如金黄色葡萄球菌。

4. 四联球菌（tetrads）

细菌在 2 个互相垂直的平面上分裂，分裂后 4 个菌体粘连在一起呈正方形，如四联加夫基菌。

5. 八叠球菌（sarcina）

细菌在 3 个互相垂直的平面上分裂，分裂后 8 个菌体粘连在一起呈包裹状立方体，如藤黄八叠球菌。

各类球菌在标本或培养物中除上述的典型排列方式外，还可有分散的单个菌体存在。

（二）杆菌

不同杆菌（bacillus）的大小、长短、粗细差异较大。大的杆菌如炭疽芽胞杆菌长 3～10 μm，中等大小的如大肠埃希菌长 2～3 μm，小的如布鲁菌长仅 0.6～1.5 μm。

杆菌形态多数呈直杆状，也有的菌体稍弯；多数呈分散存在，也有的呈链状排列，称为链杆菌；菌体两端大多呈钝圆形，少数两端平齐（如炭疽芽胞杆菌）或两端尖细（如梭杆菌）；有的杆菌末端膨大成棒状，称为棒状杆菌；有的菌体短小，近于椭圆形，称为球杆菌；有的呈分支生长趋势，称为分枝杆菌；有的末端呈分叉状，称为双歧杆菌。

（三）螺形菌

螺形菌（spiral bacterium）菌体弯曲。菌体长 2～3 μm，只有一个弯曲，呈弧形或逗点状，称为弧菌，如霍乱弧菌；菌体长 3～6 μm，有数个弯曲，称为螺菌，如鼠咬热螺菌；菌体细长弯曲呈弧形或螺旋形，称为螺杆菌，如幽门螺杆菌。

细菌的形态受温度、pH、培养基成分和培养时间等因素影响很大。一般细菌在适宜的生长条件下培养 8～18 h 时形态比较典型，当环境条件改变或菌龄偏长时常出现梨形、气球状或丝状等不规则的多形性。

第二节　细菌的结构

细菌虽小，仍具有一定的细胞结构和功能。各种细菌都具有的结构称为细菌的基本结构,由外向内依次为细胞壁、细胞膜、细胞质和核质;仅某些细菌在一定条件下所具有的结构称为细菌的特殊结构,如荚膜、鞭毛、菌毛和芽胞。如图 1-2 所示。

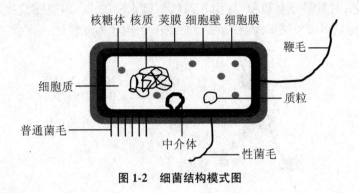

图 1-2　细菌结构模式图

一、细菌的基本结构

(一) 细胞壁

细胞壁(cell wall)位于细菌细胞的最外层,包绕在细胞膜的周围,是一种膜状结构,坚韧而有弹性,组成较复杂,并随不同细菌而有所差异。

1. 肽聚糖(peptidoglycan)

肽聚糖是一类复杂的多聚体,是细菌细胞壁中的主要组分,为原核细胞所特有。革兰阳性菌和革兰阴性菌均有肽聚糖,但其组成有一定差异。革兰阳性菌细胞壁肽聚糖由聚糖骨架、四肽侧链和五肽交联桥三部分组成(图 1-3),革兰阴性菌细胞壁肽聚糖由聚糖骨架和四肽侧链两部分组成(图 1-4)。

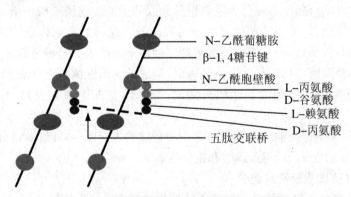

图 1-3　金黄色葡萄球菌细胞壁肽聚糖结构模式图

各种细菌细胞壁的聚糖骨架均相同,由 N-乙酰葡糖胺和 N-乙酰胞壁酸经 β-1,4 糖苷键连接,交替间隔排列而成。四肽侧链连接于 N-乙酰胞壁酸,但是四肽侧链的组成和连接方式随菌种而异。如葡萄球菌(革兰阳性菌)细胞壁的四肽侧链的氨基酸依次为 L-丙氨酸、D-谷氨酸、L-赖氨酸、D-丙氨酸,第 3 位的 L-赖氨酸通过一个由 5 个苷氨酸组成的交联桥连接到相邻聚糖骨架四肽侧链末端的 D-丙氨酸上。革兰阳性菌细胞壁中肽聚糖层厚 20～80 nm,有 15～50 层,各层肽聚糖之间通过四肽侧链和五肽交联桥相互交联,交联率高达

75%～100%,组成三维立体框架,结构坚固致密。而在大肠埃希菌(革兰阴性菌)的四肽侧链中,第3位的氨基酸为二氨基庚二酸(diaminopimelic acid,DAP),因无五肽交联桥,多数侧链呈游离状态,只有部分由 DAP 与相邻四肽侧链末端的 D-丙氨酸直接连接,交联率较低,仅25%,因而只形成单层平面网络的二维结构,结构较为疏松。

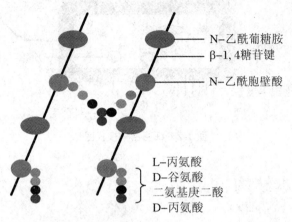

N-乙酰葡糖胺
β-1,4糖苷键
N-乙酰胞壁酸

L-丙氨酸
D-谷氨酸
二氨基庚二酸
D-丙氨酸

图1-4　大肠埃希菌细胞壁肽聚糖结构模式图

肽聚糖是保证细菌细胞壁机械强度的化学成分,凡能破坏肽聚糖结构或抑制其合成的物质,均能使细菌变形或裂解。如溶菌酶可通过切断 β-1,4 糖苷键的分子连接,破坏聚糖骨架引起细菌裂解。青霉素能干扰五肽交联桥与四肽侧链上的 D-丙氨酸之间的连接,使细菌不能合成完整的细胞壁,导致细菌死亡。

2. 革兰阳性菌细胞壁特殊组分

磷壁酸(teichoic acid)是革兰阳性菌特有的成分,约占细胞壁干重的50%。它是由核糖醇或甘油残基经磷酸二酯键互相连接而成的多聚物,多个磷壁酸分子组成长链形式穿插于肽聚糖层中。按其结合部位不同分为壁磷壁酸和膜磷壁酸。壁磷壁酸一端通过磷脂与肽聚糖上的胞壁酸共价结合,另一端伸出细胞壁游离于外。膜磷壁酸或称脂磷壁酸一端与细胞膜外层上的糖脂共价结合,另一端穿越肽聚糖层伸出细胞壁表面呈游离状态。

壁磷壁酸和膜磷壁酸均伸到肽聚糖的表面,构成革兰阳性菌重要的表面抗原,与血清学分型有关。磷壁酸与细胞壁的其他成分协同,能黏附在人体细胞表面,与细菌的致病性有关。

此外,某些革兰阳性菌细胞壁表面还有一些特殊的表面蛋白,如金黄色葡萄球菌的 A 蛋白、A 群链球菌的 M 蛋白等,与致病性和抗原性有关。

3. 革兰阴性菌细胞壁特殊组分

革兰阴性菌细胞壁除含有 1～3 层的肽聚糖结构外,尚有其特殊组分——外膜(outer membrane),这是革兰阴性菌细胞壁的主要结构,约占细胞壁干重的80%。

外膜由内向外,由脂蛋白、脂质双层和脂多糖三部分组成。脂蛋白位于肽聚糖层和脂质双层之间,其蛋白质部分与肽聚糖侧链的二氨基庚二酸由共价键连接;脂质部分与其外侧的脂质双层非共价键结合,使外膜和肽聚糖层构成一个整体。脂质双层结构类似细胞膜,为液态的脂质双层,中间镶嵌有一些特殊的蛋白质,称为外膜蛋白,其中包括孔蛋白,如大肠埃希菌的孔蛋白允许水溶性小分子自由通过;有的为诱导性或去阻遏蛋白,参与特殊物质的扩散过程。其功能除进行细胞内外的物质交换外,还有通透性屏障作用,能阻止多种大分子物质和青霉素、溶菌酶等进入细胞,所以革兰阴性菌对青霉素、溶菌酶以及去污剂和碱性染料等比革兰阳性菌有更大的抵抗力。有些外膜蛋白是噬菌体、细菌素或性菌毛的受体。脂多糖(lipopolysaccharide,LPS)是革兰阴性菌的内毒素,借疏水键与脂质双层相连,由脂质 A、核心多糖、特异多糖三部分组成。

(1)脂质 A(lipid A) 是一种糖磷脂,为革兰阴性菌内毒素的毒性和生物学活性的主要组分,与细菌的致病性有关。各种革兰阴性菌脂质 A 的化学结构虽有差异,但极其相似,无种属特异性,故不同细菌产生的内毒素毒性作用相似。

(2)核心多糖(core polysaccharide) 位于脂质 A 的外层,具有属特异性,同一属细菌的核心多糖相同。

(3)特异多糖(specific polysaccharide) 位于脂多糖的最外层,是由数个至数十个寡聚糖(3~5 个单糖)重复单位构成的多糖链。由于多糖中单糖的种类、位置、排列顺序和空间构型不同,决定了细菌种或型的特异性。特异多糖即革兰阴性菌的菌体抗原(O 抗原),具有种特异性。特异多糖的缺失可使细菌从光滑型(S)变为粗糙型(R)。

在革兰阴性菌的细胞膜与外膜的脂质双层之间有一空隙,一般占细胞体积的 20%~40%,称为周浆间隙。该间隙含有多种蛋白酶、核酸酶、解毒酶及特殊结合蛋白,在细菌获得营养、解除有害物质毒性等方面有重要作用。

革兰阳性菌和革兰阴性菌的细胞壁结构显著不同(表 1-1),导致这两类细菌在染色性、抗原性、致病性及对抗菌药物敏感性等方面有很大差异。

表 1-1　革兰阳性菌与革兰阴性菌的细胞壁结构比较

细胞壁	革兰阳性菌	革兰阴性菌
厚度及强度	厚,20~80 nm,较坚韧	薄,10~15 nm,较疏松
肽聚糖组成	聚糖骨架、四肽侧链、五肽交联桥	聚糖骨架、四肽侧链
肽聚糖层数	多,可达 50 层	少,1~3 层
肽聚糖含量	多,占细胞壁干重的 50%~80%	少,占细胞壁干重的 5%~20%
糖类含量	多,约 45%	少,15%~20%
脂类含量	少,1~4%	多,11%~22%
磷壁酸	+	－
外膜	－	+

4. 细胞壁的主要功能

(1)维持细菌外形 细菌细胞壁坚韧而富弹性,维持菌体固有的形态。

(2)保护细菌抵抗低渗环境 细菌细胞质内有高浓度的无机盐和大分子营养物质,菌体内渗透压高达 5~25 个大气压。由于细胞壁的保护作用,细菌能承受内部巨大的渗透压而不会破裂,并能在相对的低渗条件下生存。

(3)参与菌体内外的物质交换 细胞壁上有许多小孔以及特定的转运蛋白,与细胞膜共同完成细胞内外物质交换。

(4)具有免疫原性 细胞壁上带有多种抗原决定簇,决定菌体的抗原性。

(5)参与致病过程 A 群链球菌的膜磷壁酸与表面的 M 蛋白结合可介导细菌与宿主多种细胞的黏附,是该菌的重要致病物质。金黄色葡萄球菌表面的 A 蛋白和 A 群链球菌表面的 M 蛋白具有抗吞噬作用。革兰阴性菌的脂多糖有多种生物学效应,能使宿主机体发热、白细胞增多,严重时可致休克死亡。

5. 细菌细胞壁缺陷型（细菌 L 型）

细菌细胞壁的肽聚糖结构因理化或生物因素而被直接破坏或合成被抑制，这种细胞壁受损的细菌在高渗环境下仍可生长繁殖者称为细菌细胞壁缺陷型。因其最早在 Lister 研究院首先被发现，故取其第一个字母"L"命名，亦称细菌 L 型（bacterial L form）。细菌 L 型的主要特性有：

（1）形成条件　细胞壁中肽聚糖结构受理化或生物因素（胆汁、溶菌酶、抗生素、抗体、补体等）的直接破坏或合成抑制而形成。在体内或体外，人工诱导或自然情况下均可形成。溶菌酶和青霉素是细菌 L 型的最常用人工诱导剂。去除诱发因素后，多数可回复为原菌，有的则不能回复，这取决于 L 型菌是否含有残存的肽聚糖作为自身再合成的引物。

（2）形态与染色特性　菌体呈高度多形性，可呈球形、杆状和丝状等。大小不一，球形颗粒中最小的仅 0.05 μm，大的在 1.5～5 μm 之间，革兰染色后均为革兰阴性且着色不匀。

（3）培养及菌落特征　细菌 L 型生长繁殖时的营养要求基本与原菌相似，但需要在高渗低琼脂含血清的培养基中生长。细菌 L 型生长繁殖较原菌缓慢，一般培养 2～7 天后在软琼脂平板上形成中间较厚、四周较薄的"荷包蛋"（油煎蛋）样细小菌落。此外，细菌 L 型菌落尚有颗粒型和丝状型两种类型。细菌 L 型在液体培养基中生长后呈较疏松的絮状颗粒，沉于管底，培养液则澄清。

（4）生化反应及抗原性　细菌 L 型的生化特征可发生明显改变，不利于用生化反应鉴定，抗原减弱或消失，也可能出现某些新抗原。

（5）致病性　细菌 L 型有一定的致病力，在临床上常引起尿路感染、骨髓炎、心内膜炎等疾病，并常在使用作用于细胞壁的抗菌药物（青霉素、头孢菌素等）治疗过程中发生。临床上如果遇到症状明显而标本常规细菌培养阴性者，应考虑细菌 L 型感染的可能性，需做细菌 L 型的专门分离培养。

（二）细胞膜

细胞膜（cell membrane）位于细胞壁内侧，紧包着细胞质，是一层半透性薄膜，柔软致密，富有弹性，占细胞干重的 10%～30%。主要化学成分为脂类、蛋白质及少量多糖。细菌细胞膜的结构与真核细胞的细胞膜基本相同，但不含胆固醇。细菌细胞膜是细菌赖以生存的重要结构之一，其功能与真核细胞者类似。主要功能有：

1. 物质转运

细胞膜上有许多微孔，具有选择性通透作用，允许小分子可溶性物质通过；细胞膜上还镶嵌有特殊的载体蛋白，如透性酶，有利于营养与代谢物由细胞膜吸收与排出。细胞膜能向胞外分泌各种酶类，将胞外大分子营养物水解成简单的小分子，便于吸收。

2. 呼吸和分泌

需氧菌的胞质膜上含有多种呼吸酶，参与细胞呼吸过程，与能量的产生、储存和利用有关。

3. 生物合成

细胞膜上含有多种合成酶，是细菌细胞生物合成的重要场所，菌体的许多成分，如肽聚糖、磷壁酸、磷脂、脂多糖等以及构成荚膜、鞭毛的物质，均在细胞膜上合成。

4. 参与细菌分裂

细菌细胞膜可形成一种特有的结构，称为中介体（mesosome）。中介体是部分细胞膜向内陷入于细胞质中,并折叠形成的囊状物。中介体多见于革兰阳性菌,一个菌体细胞内可有一个或数个,位于菌体侧面(侧中介体)或靠近中部(横膈中介体)。横膈中介体一端连在细胞膜上,连接点亦即细胞分裂时横膈开始形成之处;另一端则与核质相连,当细菌分裂时中介体亦一分为二,各自带着复制好的一套核质移向横膈两侧,进入子代细胞,从而起着类似真核细胞有丝分裂时纺锤丝的作用。中介体是细胞膜的延伸卷曲,它扩大了细胞膜的表面积,相应地增加了呼吸酶的含量,可为细菌提供大量能量,其功能类似真核细胞的线粒体,故有拟线粒体之称。

(三)细胞质

细胞质(cytoplasm)是细胞膜包裹的胶状物质,由水、蛋白质、脂类、核酸及少量糖和无机盐组成,胞质中 RNA 含量很高,占菌体固体成分的 15%~20%,RNA 具有较强的嗜碱性,因而细菌易被碱性染料着色。细胞质是细菌新陈代谢的重要场所,其中含有许多重要结构参与菌体的合成与分解代谢。

1. 核糖体(ribosome)

核糖体是游离存在于细胞质中的微小颗粒,每个细菌体内可达数万个。细菌核糖体的沉降系数为 70 S,由 50 S 和 30 S 两个亚基组成,其化学组成以大肠埃希菌为例,66% 是 RNA,34% 为蛋白质。核糖体是细菌合成蛋白质的场所。

细菌核糖体与真核细胞(人类)核糖体不同,后者沉降系数为 80 S,由 60 S 和 40 S 两个亚基组成,且多存在于内质网上。因而,有些抗菌药物如链霉素和红霉素能分别与细菌核糖体上的 30 S 小亚基和 50 S 大亚基结合,干扰细菌蛋白质合成,从而杀死细菌,但这些药物对人类的核糖体则无作用。

2. 质粒(plasmid)

是细菌染色体外的遗传物质,存在于细胞质中,为环状闭合的双股 DNA,可携带遗传信息,控制细菌某些特定的遗传性状。

质粒能独立自行复制,随细菌分裂转移到子代细胞中。质粒并非细菌生命活动所必需的遗传物质,失去质粒的细菌仍能正常存活。质粒除决定该菌自身的某种性状外,还可通过接合或转导的方式在细菌间传递。

质粒编码的细菌性状有性菌毛、细菌素、毒素和耐药性等。医学上重要的质粒有 F 质粒(致育性质粒)、R 质粒(耐药性质粒)和 Vi 质粒(毒力质粒)等。

3. 胞质颗粒

细菌细胞质中含有多种颗粒,大多为贮藏的营养物质,包括多糖、脂类、磷酸盐等。胞质颗粒不是细菌的恒定结构,不同细菌有不同的胞质颗粒,同一菌种在不同环境或生长期亦可不同。当营养充足时,胞质颗粒较多;养料和能源短缺时,动用贮备,颗粒减少甚至消失。

胞质颗粒中有一种主要成分是 RNA 和多偏磷酸盐的颗粒,其嗜碱性强,用美蓝染色时着色较菌体其他部位深,用特殊染色法可染成与菌体其他部分不同的颜色,故名异染颗粒。可作为鉴别细菌的依据,如白喉棒状杆菌。

(四)核质

核质(nuclear material)是细菌的遗传物质,无定形核,无核膜、核仁、核基质(组蛋白)和有丝分裂器,也称为拟核。

细菌的核质由单一密闭环状 DNA 分子反复回旋卷曲盘绕,组成松散网状结构。因其功能与真核细胞的染色体相似,控制细菌的各种遗传性状,故习惯上亦称之为细菌的染色体,是细菌遗传变异的物质基础。

二、细菌的特殊结构

(一) 荚膜

某些细菌细胞壁外包绕有一层较厚的黏液性物质,凡黏液性物质牢固地与细胞壁结合,厚度≥200 nm,边界明显者称为荚膜(capsule),厚度<200 nm 者称为微荚膜,如伤寒沙门菌的 Vi 抗原、大肠埃希菌的 K 抗原等。若黏液性物质疏松地附着于细菌细胞表面,边界不明显且易被洗脱者称为黏液层。

1. 荚膜的化学组成

荚膜的化学组成随菌种而异,大多数细菌的荚膜由多糖组成,如肺炎链球菌、脑膜炎奈瑟菌;少数细菌的荚膜成分为多肽,如炭疽芽胞杆菌等。多糖分子组成和构型的多样化使其结构极为复杂,成为血清学分型的基础,荚膜与同型抗血清结合发生反应后逐渐增大,出现荚膜肿胀反应,可借此将细菌分型。荚膜对一般碱性染料亲和力低,不易着色,普通染色只能见到菌体周围有未着色的透明圈,如用墨汁做负染色,则荚膜显现更加清楚,用特殊染色法可将荚膜染成与菌体不同的颜色(图 1-5)。

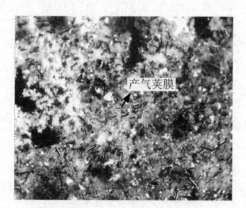

图 1-5 产气荚膜梭菌的荚膜(荚膜染色法,×1000)

荚膜的形成受遗传控制和环境影响,一般在动物体内和营养丰富的培养基(含血清或糖)中容易形成荚膜,在普通培养基上或连续传代则易消失。用理化方法去除荚膜后并不影响细菌的生命活动。有荚膜的细菌在固体培养基上形成黏液(M)型或光滑(S)型菌落,失去荚膜后其菌落变为粗糙(R)型。

2. 荚膜的功能

(1) 抗吞噬作用 荚膜具有保护细菌抵抗宿主吞噬细胞的吞噬和消化作用,因而荚膜是病原菌的重要毒力因子。荚膜多糖亲水且带负电荷,与吞噬细胞膜有静电排斥力,故能阻滞表面吞噬活性。

(2) 黏附作用 荚膜多糖可使细菌彼此相连,黏附于组织细胞或无生命物质表面,是引起感染的重要因素。

(3) 保护细菌作用 荚膜处于细菌细胞的最外层,有保护菌体避免或减少宿主体内溶菌酶、补体、抗体、抗菌药物等对细菌的损伤作用,因而增强了细菌的侵袭力。

此外,荚膜多糖含有较多水分,当细菌处于干燥环境中时,能从荚膜中取得一定量的水分以维持菌体必需的新陈代谢,使生命延续。

（二）鞭毛

许多细菌，包括所有的弧菌和螺菌，约半数的杆菌和个别球菌，在菌体上附着有细长并呈波状弯曲的丝状物，称为鞭毛（flagellum），它是细菌的运动器官。鞭毛长 5～20 μm，常超过菌体长度的数倍；但直径很小，一般为 12～30 nm，需用电子显微镜观察，或经特殊染色法使鞭毛增粗着色后才能在普通光学显微镜下观察到（图1-6）。

不同细菌的鞭毛，少者 1～2 根，多者可达数百根。根据鞭毛的数量和分布方式，可将鞭毛菌分成 4 类（图1-7）：① 单毛菌，只有一根鞭毛，位于菌体一端，如霍乱弧菌。② 双毛菌，菌体两端各有一根鞭毛，如空肠弯曲菌。③ 丛毛菌，菌体一端或两端有一丛鞭毛，如铜绿假单胞菌。④ 周毛菌，菌体周身遍布许多鞭毛，如变形杆菌。

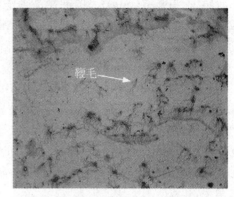

图1-6　变形杆菌的鞭毛(鞭毛染色，×1000)

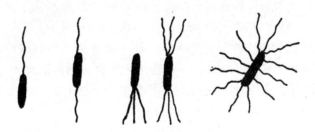

图1-7　细菌鞭毛的类型

1. 鞭毛的结构

细菌鞭毛自细胞膜长出，游离于细菌细胞外。由基础小体、钩状体、丝状体三个部分组成。化学成分为蛋白质，具有抗原性。

2. 鞭毛的功能

（1）运动器官　鞭毛是由鞭毛蛋白紧密排列并缠绕而成的中空管状结构。鞭毛蛋白是一种弹性纤维蛋白，其氨基酸组成与骨骼肌中的肌动蛋白相似，可能与鞭毛的运动有关。具有鞭毛的细菌在液体环境中能自由游动，且速度较快，如单鞭毛的霍乱弧菌每秒移动可达55 μm，周毛菌移动较慢，每秒 25～30 μm。细菌的运动有化学趋向性，常向营养物质处前进，而逃离有害物质。

（2）细菌的鉴定与分类　各种细菌的鞭毛蛋白结构不同，具有特异的抗原性，称为鞭毛（H）抗原。细菌能否运动（有无动力）、鞭毛数量与部位及特异的抗原性对细菌鉴定和分类分型有重要的意义。

（3）与致病性有关　有些细菌的鞭毛与致病性有关，如霍乱弧菌、空肠弯曲菌等通过活泼的鞭毛运动，可以穿透小肠黏膜表面覆盖的黏液层，使菌体黏附于肠黏膜上皮细胞，产生毒性物质导致病变的发生。

（三）菌毛

许多革兰阴性菌和少数革兰阳性菌的菌体表面存在着一种比鞭毛更细、更短而直硬的丝状物，称为菌毛（pilus）。菌毛在普通光学显微镜下看不到，需用电子显微镜观察。其化学成分是菌毛蛋白，菌毛蛋白具有抗原性，其编码基因位于染色体或质粒上。菌毛与细菌的运动无关。菌毛按功能分为普通菌毛和性菌毛。

1. 普通菌毛（common pilus）

长 $0.2\sim2~\mu m$，直径 $3\sim8~nm$。遍布细菌细胞表面，短而直，可有数百根。菌毛是细菌的黏附结构，能与宿主细胞表面的特异性受体结合，黏附的细菌可在该处定植，进而侵入黏膜。菌毛的黏附是某些细菌引起感染致病的第一步，与细菌的致病性密切相关。具有普通菌毛受体的靶细胞主要是人类和动物的红细胞和消化道、呼吸道、泌尿生殖道的黏膜上皮细胞。无普通菌毛的细菌易随纤毛摆动和肠蠕动或尿液的冲洗而被排出体外。有菌毛细菌一旦丧失菌毛，其致病力亦随之失去。

2. 性菌毛（sex pilus）

仅见于少数革兰阴性菌，数量少，一个菌只有 $1\sim4$ 根。比普通菌毛长而粗，中空呈管状。性菌毛受 F 质粒携带的一种称为致育因子的基因编码，故性菌毛又称 F 菌毛。带有性菌毛的细菌称为 F+ 菌或雄性菌，无性菌毛的称为 F- 菌或雌性菌，当 F+ 菌与 F- 菌相遇时，F+ 菌的性菌毛与 F- 菌的相应性菌毛受体结合，F+ 菌体内的质粒或核质片段等遗传物质可通过中空的性菌毛进入 F- 菌体内，这个过程称为接合。细菌的毒力、耐药性等性状可通过此方式在细菌间传递。此外，性菌毛也是某些噬菌体吸附于细菌细胞的受体。

（四）芽胞

某些细菌在一定的环境条件下，胞质脱水浓缩，在菌体内部形成一个圆形或卵圆形的小体，称为内芽胞，简称芽胞（spore）。

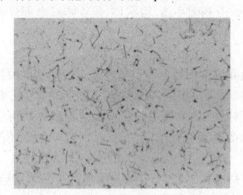

产生芽胞的细菌都是革兰阳性菌，主要有芽胞杆菌属（炭疽芽胞杆菌等）和梭菌属（破伤风梭菌等）的细菌。芽胞折光性很强，壁厚，不易着色，革兰染色镜检芽胞呈空泡状，经特殊染色法染色后，芽胞可着色（图 1-8）。芽胞的形态、大小、位置等随菌种而异，是细菌鉴定的指标。

图 1-8　破伤风梭菌的芽胞（芽胞染色法，×1000）

1. 芽胞的形成与发芽

细菌形成芽胞的能力是由菌体内的芽胞基因决定的，受环境因素的影响，其形成条件因菌种而异。芽胞一般只是在动物体外才能形成，如炭疽芽胞杆菌在有氧环境下形成，而破伤风梭菌则相反。当营养缺乏尤其是 C、N、P 元素不足时，细菌生长繁殖减速，启动芽胞形成基因。但亦有例外，苏云金杆菌形成芽胞则要求适宜的生长条件。

成熟的芽胞由多层膜结构组成，由内向外依次是核心（核质、核糖体、酶类等）、内膜、芽胞壁、皮质、外膜、芽胞壳和外壁，成为坚实的球体。芽胞形成后，菌体即成为空壳，有些芽胞可从菌体脱落游离出来,细菌即失去繁殖能力。一般认为芽胞是细菌在不利环境下延续生命的一种方式,是细菌的休眠形式。芽胞带有完整的核质、酶系统和合成菌体组分的结构,能保存细菌全部生命活动的物质,不直接引起疾病。当环境条件适宜时,芽胞又能发育成细菌的繁殖体,就能迅速大量繁殖而致病。一个细菌只能形成一个芽胞,一个芽胞发芽也只能形成一个繁殖体,细菌数量并未增加,所以芽胞的形成和发芽都不是细菌的繁殖方式。

2. 芽胞的功能

芽胞对热、干燥、辐射、化学消毒剂等理化因素均有较强的抵抗力。一般细菌繁殖体在80 ℃下加热 5 min 即可死亡,而细菌芽胞可耐 100 ℃数小时。芽胞在自然界能存活几年甚至几十年,成为潜在的传染源,一旦进入宿主体内发芽成繁殖体即具有致病性。如被炭疽芽胞杆菌芽胞污染的草原,传染性可保持 20~30 年。

芽胞对理化因素抵抗力强的原因:具有多层致密的膜结构,通透性低,理化因素不易透入。芽胞含水量少,故蛋白质不易受热变性。芽胞的核心和皮质中含有一种特有的化学组分吡啶二羧酸(dipicolinic acid, DPA),DPA 与钙结合生成的盐能提高芽胞中各种酶的热稳定性。芽胞形成过程中很快合成 DPA,同时也获得耐热性;芽胞发芽时,DPA 从芽胞内渗出,其耐热性亦随之丧失。芽胞对理化因素有强大的抵抗力,用一般的方法不易将其杀死,故将杀死芽胞作为判断消毒灭菌效果的指标。高压蒸汽灭菌是杀灭芽胞最有效的方法之一。

第三节　细菌的形态学检查

一、显微镜放大法

细菌个体微小,肉眼不能直接看到,必须借助显微镜放大后才能进行观察。

1. 普通光学显微镜

普通光学显微镜以可见光为光源,波长 0.4~0.7 μm,平均约 0.5 μm,其分辨率为光波波长的一半,即 0.25 μm。0.25 μm 的微粒经显微镜的油镜头放大 1000 倍后成为 0.25 mm,人的眼睛便能看清楚。一般细菌都大于 0.25 μm,故可用普通光学显微镜观察。

2. 电子显微镜

电子显微镜是利用电子流代替可见光波,以电磁圈代替放大透镜。电子波长极短,约为0.005 nm,其放大倍数可达数十万倍,能分辨 1 nm 的微粒。不仅能看清细菌的外形,还可观察细菌内部超微结构。当前使用的电子显微镜有两类,即透射电子显微镜和扫描电子显微镜。配合电子显微镜观察使用的标本制备方法有用磷钨酸或钼酸铵做负染色、投影法、超薄切片、冰冻蚀刻法等。电子显微镜标本须在真空干燥的状态下检查,故不能观察活的微生物。

此外,尚有暗视野显微镜、相差显微镜、荧光显微镜和激光共聚焦显微镜等,适用于观察不同情况下的细菌形态和结构。

二、染色法

细菌个体微小并为半透明体,经染色后才能较清楚观察其形态。用于细菌染色的染料多为人工合成含苯环的化合物,根据其酸碱性的差异,染料分为碱性染料、酸性染料和中性染料,碱性染料由有色的阳离子和无色的阴离子组成,酸性染料则相反。细菌带负电荷可以与带正电荷的碱性染料结合;酸性染料不能使细菌着色,但能使背景着色形成反差,故称为负染。

染色法有多种,最常用的分类鉴别染色法是革兰染色法(Gram stain)。该法由丹麦细菌学家革兰(Hans Christian Gram)于 1884 年创建。标本固定后,先用碱性染料结晶紫初染,再滴加碘液媒染,使之生成结晶紫-碘复合物;此时不同细菌均被染成深紫色。然后用 95%乙醇处理,有些细菌被脱色,有些细菌不被脱色。最后用稀释复红或沙黄复染。此法可将细菌分为两大类:不被乙醇脱色仍保留紫色者为革兰阳性菌,被乙醇脱色后复染成红色者为革兰阴性菌。革兰染色法在鉴别细菌、选择抗菌药物、研究细菌致病性等方面都具有极其重要的意义。

细菌染色法中还有单染色法,抗酸染色法以及荚膜、芽胞、鞭毛、细胞壁、核质等特殊染色法。

(陈艺林　闵宏林)

第二章　细菌的生长繁殖与代谢

第一节　细菌的生长与繁殖

一、细菌的理化性状

(一)细菌的化学组成

细菌和其他生物细胞相似,含有多种化学成分,包括水、无机盐、蛋白质、糖类、脂质和核酸等。水分是细菌细胞重要的组成部分,占细胞总重量的 75%～90%。细菌细胞去除水分后,主要为有机物,包括碳、氢、氮、氧、磷和硫等;还有少数的无机离子,如钾、钠、铁、镁、钙、氯等,用以构成菌体细胞的各种成分及维持酶的活性和跨膜化学梯度。细菌尚有一些原核细胞型微生物所特有的化学组成,如肽聚糖、胞壁酸、磷壁酸、D 型氨基酸、二氨基庚二酸、吡啶二羧酸等。

(二)细菌的物理性状

1. 光学性质

细菌为半透明体。用光线照射细菌悬液,部分被吸收,部分被折射,故细菌悬液呈混浊状态。细菌数越多,细菌悬液的混浊度越大,可使用比浊法或分光光度计粗略地估计细菌的数量。由于细菌具有这种光学性质,可用相差显微镜观察其形态和结构。

2. 表面积

细菌体积微小,相对表面积较大,有利于其同外界进行物质交换。如葡萄球菌直径约 1 μm,则 1 cm^3 体积的表面积可达 60000 cm^2;直径为 1 cm 的生物体,每 cm^3 体积的表面积仅 6 cm^2,两者相差 1 万倍。因此细菌的代谢旺盛,繁殖迅速。

3. 带电现象

细菌固体成分的 50%～80% 是蛋白质,蛋白质由兼性离子氨基酸组成。当溶液的 pH 高于细菌的等电点时羧基电离使细菌带负电荷,反之,氨基电离细菌带正电荷。革兰阳性菌的 pI(等电点)为 2～3,革兰阴性菌的 pI 为 4～5,故在近中性或弱碱性环境中,细菌均带负电荷,尤以前者所带电荷更多。细菌的带电现象与细菌的染色反应、凝集反应、抑菌和杀菌作用等都有密切关系。

4. 半透性

细菌的细胞壁和细胞膜都有半透性,允许水及部分小分子物质通过,有利于吸收营养和排出代谢产物。

5. 渗透压

细菌体内含有高浓度的营养物质和无机盐,一般革兰阳性菌的渗透压高达 20～25 个大气压,革兰阴性菌为 5～6 个大气压。细菌所处一般环境相对低渗,但有坚韧细胞壁的保护不致崩裂。若其处于比菌体内渗透压更高的环境中,菌体内水分逸出,胞质浓缩,细菌就不能生长繁殖。日常生活中常用盐腌、糖渍来保存食物即基于此原理。

二、细菌的营养物质

细菌生长繁殖所必需的营养物质一般包括水、碳源、氮源、无机盐和生长因子等。

1. 水

细菌所需营养物质必须先溶于水,营养的吸收与代谢均需有水才能进行。

2. 碳源

各种碳的无机物或有机物都能被细菌吸收和利用,合成菌体组分和作为获得能量的主要来源。病原菌主要从糖类获得碳源。

3. 氮源

细菌对氮源的需要量仅次于碳源,其主要功能是作为菌体成分的原料。很多细菌可以利用有机氮化物,病原菌主要从氨基酸、蛋白胨等有机氮化物中获得氮,少数病原菌如克雷伯菌亦可利用硝酸盐甚至氮气,但利用率较低。

4. 无机盐

细菌需要各种无机盐以提供细菌生长的各种元素,其需要浓度在 10^{-4}～10^{-3} mol/L 的元素为常用元素,如磷、硫、钾、钠、镁、钙、铁等;其需要浓度在 10^{-8}～10^{-6} mol/L 的元素为微量元素,如钴、锌、锰、铜、钼等。

各类无机盐的主要作用如下:① 构成有机化合物,成为菌体的成分。② 作为酶的组成部分,维持酶的活性。③ 参与能量的储存和转运。④ 调节菌体内外的渗透压。⑤ 某些元素与细菌的生长繁殖和致病作用密切相关。例如白喉棒状杆菌在含铁 0.14 mg/L 的培养基中毒素量最高,铁的浓度达到 0.6 mg/L 时则完全不产毒。

一些微量元素并非所有细菌都需要,不同细菌只需其中的一种或数种。

5. 生长因子

许多细菌的生长还需提供一些自身不能合成的生长因子,通常为有机化合物,包括维生素、某些氨基酸、嘌呤、嘧啶等。少数细菌还需特殊的生长因子,如流感嗜血杆菌需要 X、V 两种因子,X 因子是高铁血红素,V 因子是辅酶Ⅰ或辅酶Ⅱ,两者为细菌呼吸所必需。

三、细菌的营养类型

各类细菌的酶系统不同,代谢活性各异,因而对营养物质的需要也不同。根据细菌所利用能源和碳源的不同,将细菌分为两大营养类型。

1. 自养菌(autotroph)

该类细菌以简单的无机物为原料,如利用 CO_2、CO_3^{2-} 作为碳源,利用 N_2、NH_3、NO_2^-、NO_3^- 等作为氮源,合成菌体成分。这类细菌所需能量来自无机物的氧化,称为化能自养菌,通过光合作用获得能量的称为光能自养菌。

2. 异养菌(heterotroph)

该类细菌必须以多种有机物为原料,如蛋白质、糖类等,才能合成菌体成分并获得能量。异养菌包括腐生菌(saprophyte)和寄生菌(parasite)。腐生菌以动植物尸体、腐败食物等作为营养物;寄生菌寄生于活体内,从宿主的有机物组分中获得营养。所有的病原菌都是异养菌,大部分属寄生菌。

四、影响细菌生长的环境因素

营养物质和适宜的环境是细菌生长繁殖的必备条件。

1. 营养物质

充足的营养物质可以为细菌的新陈代谢及生长繁殖提供必要的原料和充足的能量。

2. 氢离子浓度(pH)

每种细菌都有一个可生长的 pH 范围以及最适生长 pH。多数病原菌最适 pH 为 $7.2\sim 7.6$,在宿主体内极易生存;少数致病菌最适生长 pH 偏酸或偏碱,如结核分枝杆菌生长的最适 pH 为 $6.5\sim 6.8$,霍乱弧菌的 pH 为 $8.4\sim 9.2$。

3. 温度

各类细菌对温度的要求不一。病原菌在长期进化过程中适应人体环境,最适生长温度常为 $35\sim 37$ ℃,与人的体温 37 ℃接近。

4. 气体

根据细菌代谢时对分子氧的需要与否,可以分为四类。

(1) 专性需氧菌　具有完善的呼吸酶系统,需要分子氧作为受氢体以完成需氧呼吸,仅能在有氧环境下生长。如结核分枝杆菌、霍乱弧菌。

(2) 微需氧菌　在低氧压($5\%\sim 6\%$)下生长最好,氧浓度$>10\%$对其有抑制作用。如空肠弯曲菌、幽门螺杆菌。

(3) 兼性厌氧菌　兼有需氧呼吸和无氧发酵两种功能,不论在有氧或无氧环境中都能生长,但以有氧时生长较好。大多数病原菌为兼性厌氧菌。

(4) 专性厌氧菌　缺乏完善的呼吸酶系统,利用氧以外的其他物质作为受氢体,只能在低氧压或无氧环境中进行发酵。有游离氧存在时,不但不能利用分子氧,且还将受其毒害,甚至死亡。这是因为细菌在有氧环境中进行物质代谢常产生具有强烈杀菌作用的超氧阴离子(O^-)和过氧化氢(H_2O_2)。专性厌氧菌缺乏氧化还原电势(Eh)高的呼吸酶,细胞色素和细胞色素氧化酶;缺乏分解有毒氧基团的酶,超氧化物歧化酶、触酶、过氧化物酶等,故在有氧环境中不能生长繁殖。如破伤风梭菌、脆弱拟杆菌等。

CO_2 对细菌的生长也很重要。大部分细菌在新陈代谢过程中产生的 CO_2 可满足自身需要,且空气中还有微量 CO_2,一般不需额外补充。有些细菌如脑膜炎奈瑟菌和布鲁菌等,从临床标本初次分离时提供 $5\%\sim 10\%$ 的 CO_2 可促进细菌生长繁殖。

5. 渗透压

一般培养基的盐浓度(0.5%)和渗透压对大多数细菌是安全的,少数细菌如嗜盐菌,需要在高浓度(3%)的 NaCl 环境中才能生长良好。

五、细菌的生长繁殖

细菌的生长繁殖表现为细菌的组分和数量的增加。

（一）细菌个体的生长繁殖

细菌一般以简单的二分裂方式进行无性繁殖。在适宜条件下,多数细菌繁殖速度很快。细菌分裂数量倍增所需要的时间称为代时,多数细菌为 20～30 min。个别细菌繁殖速度较慢,如结核分枝杆菌的代时达 18～20 h。

细菌分裂时,菌细胞首先增大,染色体复制。革兰阳性菌的染色体与中介体相连,当染色体复制时,中介体一分为二,各向两端移动,分别将复制好的一条染色体拉向细胞的一侧。接着染色体中部的细胞膜向内陷入,形成横隔,同时细胞壁亦向内生长,最后肽聚糖水解酶使细胞壁的肽聚糖的共价键断裂,分裂成为两个菌细胞。革兰阴性菌无中介体,染色体直接连接在细胞膜上。复制产生的新染色体则附着在邻近的一点上,在两点间形成的新细胞膜将各自的染色体分隔在两侧,最后细胞壁沿横隔内陷,整个细胞分裂成两个子代细胞。

（二）细菌群体的生长繁殖

细菌生长速度很快,一般细菌约 20 min 分裂 1 次,1 个细菌 1 h 变成 8 个,若按此速度计算,一个细菌 10 h 后可达 10 亿以上,细菌群体将庞大到难以想象的程度。但事实上由于细菌繁殖中营养物质逐渐消耗,有害代谢产物逐渐增多,细菌不可能始终保持高速度的无限繁殖。经过一段时间后,细菌繁殖速度减慢,细菌死亡数增多,活菌增长率随之下降并趋于停滞。

若将一定量的细菌接种于适宜的液体培养基中,间隔不同时间取样检查活菌数,可发现其生长过程具有规律性,以培养时间为横坐标,培养物中活菌数的对数为纵坐标,可得出一条生长曲线(图 2-1)。

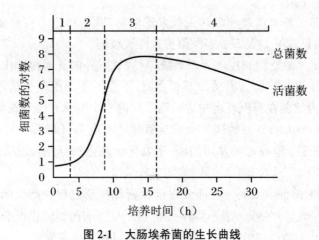

图 2-1 大肠埃希菌的生长曲线
1. 迟缓期；2. 对数期；3. 稳定期；4. 衰亡期

根据生长曲线,细菌的群体生长繁殖可分为四期:

（1）**迟缓期**　细菌进入新环境后的短暂适应阶段。该期菌体增大,代谢活跃,为细菌的分裂繁殖合成并积累充足的酶、辅酶和中间代谢产物,但分裂迟缓,繁殖极少。迟缓期长短不一,按接种菌的菌种、菌龄和菌量,以及营养物等不同而异,一般为 1~4 h。

(2)对数期 细菌在该期生长迅速,活菌数以恒定的几何级数增长,生长曲线图上细菌数的对数呈直线上升,达到顶峰状态。此期细菌的形态、染色性、生理活性等都较典型,对外界环境因素的作用敏感。因此,研究细菌的生物学性状(形态染色、生化反应、药物敏感试验等)应选用该期的细菌。一般细菌对数期在培养后的 8~18 h。

(3)稳定期 由于培养基中营养物质消耗,有害代谢产物积聚,该期细菌繁殖速度逐渐减慢,死亡菌数逐渐增加,细菌形态、染色性和生理性状常有改变。一些细菌的芽胞、外毒素和抗生素等代谢产物大多在稳定期产生。

(4)衰亡期 稳定期后细菌繁殖越来越慢,死亡菌数越来越多,并超过活菌数。该期细菌形态显著改变,出现衰退型或菌体自溶,生理代谢活动也趋于停滞。因此,陈旧培养的细菌难以鉴定。

细菌生长曲线只有在体外人工培养的条件下才能观察到。在自然界或人类、动物体内繁殖时,受多种环境因素或机体免疫因素的影响,不可能出现在培养基中的那种典型的生长曲线。细菌的生长曲线在研究工作和生产实践中都有重要意义。掌握细菌生长规律,可以人为地改变培养条件,调整细菌的生长繁殖阶段,更为有效地利用对人类有益的细菌。在培养过程中,不断地更新培养液和对需氧菌进行通气,使细菌长时间地处于生长旺盛的对数期,这种培养称为连续培养。

第二节 细菌的新陈代谢

细菌的新陈代谢包括分解代谢与合成代谢,其显著特点是代谢旺盛和代谢类型的多样化。细菌的代谢过程以胞外酶水解外环境中的大分子营养物质开始,产生亚单位分子(单糖、短肽、脂肪酸),经主动或被动转运机制进入细胞质内;这些亚单位分子在一系列酶的催化作用下,经过一种或多种途径转变为共同通用的中间产物丙酮酸;再从丙酮酸进一步分解产生能量或合成新的碳水化合物、氨基酸、脂类和核酸。在上述过程中,底物分解和转化为能量的过程称为分解代谢,所产生的能量用于细胞组分的合成称为合成代谢。伴随代谢过程细菌可产生许多在医学上有重要意义的代谢产物。

一、细菌的能量代谢

细菌能量代谢活动中主要涉及 ATP 形式的化学能。细菌的有机物分解或无机物氧化过程中释放的能量通过底物磷酸化或氧化磷酸化合成 ATP。

生物体能量代谢的基本生化反应是生物氧化。生物氧化的方式有加氧、脱氢和脱电子反应,细菌则以脱氢或氢的传递更为常见。在有氧或无氧环境中,各种细菌的生物氧化过程、代谢产物和产生能量的多少均有所不同。以有机物为受氢体的称为发酵;以无机物为受氢体的称为呼吸,其中以分子氧为受氢体的是有氧呼吸,以其他无机物(硝酸盐、硫酸盐等)为受氢体的是厌氧呼吸。有氧呼吸在有氧条件下进行,厌氧呼吸和发酵必须在无氧条件下进行。

病原菌合成细胞组分和获得能量的基质主要为糖类,通过糖的氧化或酵解释放能量,并以高能磷酸键的形式(ADP、ATP)储存能量。现以葡萄糖为例,简述细菌的能量代谢。

1. 发酵

几乎所有细菌都能通过发酵获得能量,但发酵产生能量的效率较低,1分子的葡萄糖经不同途径发酵后,仅产生1或2分子的ATP。

(1)糖酵解(glycolytic)途径　又称EMP(Embden-Meyerhof-Parnas)途径。这是大多数细菌共有的基本代谢途径,专性厌氧菌唯一的产能途径。反应最终的受氢体为未彻底氧化的中间代谢产物,产生的能量远比有氧呼吸少。1分子葡萄糖可生成2分子丙酮酸,产生2分子ATP和2分子$NADH^+ H^+$。丙酮酸以后的代谢随细菌的种类不同而异。

(2)己糖单磷酸(hexose monophosphate,HMP)途径　是EMP途径的分支,由己糖生成戊糖的循环途径。产能效率仅为EMP途径的一半,所以不是细菌产能的主要途径。

2. 需氧呼吸

1分子葡萄糖在有氧条件下彻底氧化,生成CO_2、H_2O,并产生38分子ATP。需氧呼吸中葡萄糖经过EMP途径生成丙酮酸,丙酮酸脱羧产生乙酰辅酶A后进入三羧酸循环彻底氧化。然后脱出的氢进入电子传递链进行氧化磷酸化,最终以分子氧作为受氢体。需氧菌和兼性厌氧菌均能进行有氧呼吸。

3. 厌氧呼吸

专性厌氧菌没有需氧电子传递链和完整的三羧酸循环,1分子葡萄糖经厌氧糖酵解只能产生2分子ATP,最终以外源的无机氧化物(CO_2、SO_4^{2-}、NO_3^-)作为受氢体。专性厌氧菌和兼性厌氧菌都能进行厌氧呼吸。

二、分解代谢产物和细菌的生化反应

各种细菌所具有的酶不完全相同,对营养物质的分解能力各异,因而其代谢产物有别。根据此特点,利用生物化学方法来鉴别不同细菌称为细菌的生化反应试验。

1. 糖发酵试验

不同细菌分解糖类的能力和代谢产物不同。如大肠埃希菌能发酵葡萄糖和乳糖;而伤寒沙门菌只能发酵葡萄糖不能发酵乳糖。即使两种细菌均可发酵葡萄糖,其结果也不相同,大肠埃希菌有甲酸脱氢酶,能将葡萄糖发酵生成的甲酸进一步分解为CO_2和H_2,故产酸并产气;而伤寒沙门菌缺乏该酶,发酵葡萄糖仅产酸不产气。

2. 硫化氢试验

有些细菌如沙门菌、变形杆菌等能分解培养基中的含硫氨基酸(如胱氨酸、甲硫氨酸)生成硫化氢,硫化氢遇到铅离子或亚铁离子生成黑色的硫化物。

3. 吲哚试验

有些细菌如大肠埃希菌、变形杆菌、霍乱弧菌等能分解培养基中的色氨酸生成吲哚(靛基质),产生的吲哚与试剂中的对二甲基氨基苯甲醛作用,生成玫瑰吲哚而呈红色,是为吲哚试验阳性。

细菌的生化反应用于鉴别细菌,尤其对形态、革兰染色反应和培养特性相同或相似的细菌更为重要。此外,应用气相、液相色谱法分析细菌分解代谢产物中挥发性或非挥发性有机酸和醇类，能够快速鉴定细菌。

三、合成代谢产物及其在医学上的意义

细菌利用分解代谢中的产物和能量不断合成菌体自身成分，如细胞壁、多糖、蛋白质、脂肪酸、核酸等，同时还合成一些在医学上具有重要意义的代谢产物。

1. 热原质

是细菌合成的一种注入人体或动物体内能引起发热反应的物质。产生热原质的细菌大多是革兰阴性菌，热原质即其细胞壁的脂多糖。

2. 毒素与侵袭性酶

细菌产生外毒素和内毒素两类毒素，是细菌重要的致病物质。外毒素是多数革兰阳性菌和少数革兰阴性菌在生长繁殖过程中释放到菌体外的蛋白质；内毒素是革兰阴性菌细胞壁的脂多糖，当菌体死亡崩解后游离出来。外毒素毒性通常强于内毒素。

3. 色素

某些细菌能产生不同颜色的色素，有助于鉴别细菌。细菌的色素有两类：一类为水溶性，能弥散到培养基或周围组织，如铜绿假单胞菌产生的色素使培养基或感染的脓汁呈绿色；另一类为脂溶性，不溶于水，只存在于菌体，使菌落显色而培养基颜色不变，如金黄色葡萄球菌的色素。细菌色素产生需要一定的条件，如营养丰富、氧气充足、温度适宜。

4. 抗生素

某些微生物代谢过程中产生的一类能抑制或杀死某些其他微生物的小分子物质，称为抗生素。抗生素大多由放线菌和真菌产生，细菌产生的较少，如多黏菌素、杆菌肽等。

5. 细菌素

某些细菌产生的一类具有抗菌作用的蛋白质称为细菌素。细菌素与抗生素不同，其作用范围狭窄，仅对与产生菌有亲缘关系的细菌有杀伤作用。如大肠埃希菌 Col 质粒编码产生的细菌素称大肠菌素。细菌素具有抗原性，故仅用于细菌分型和流行病学调查。

6. 维生素

细菌能合成某些维生素，除供自身需要外，还能分泌至周围环境中。如人体肠道内的大肠埃希菌合成的 B 族维生素和维生素 K，可被人体吸收利用。

第三节　细菌的人工培养

了解细菌的生理需要，掌握细菌生长繁殖的规律，可用人工方法提供细菌所需要的条件来培养细菌，以满足不同的需求。

一、培养细菌的方法

人工培养细菌，除需要提供充足的营养物质使细菌获得生长繁殖所需要的原料和能量外，还需要有适宜的环境条件，如酸碱度、渗透压、温度和必要的气体等。

根据不同标本及不同培养目的,可选用不同的接种和培养方法。常用的有细菌分离培养和纯培养两种方法。将已接种标本或细菌的培养基置于合适的气体环境,需氧菌和兼性厌氧菌置于空气中即可,专性厌氧菌须在无游离氧的环境中培养。少数细菌如布鲁菌、脑膜炎奈瑟菌、淋病奈瑟菌等,初次分离培养时置 5%～10% CO_2 环境中有利于其生长。

病原菌的人工培养温度一般采用 35～37 ℃,培养时间多数为 18～24 h,但有时需根据菌种及培养目的做最佳选择,如细菌的药物敏感试验即应选用对数期的培养物。

二、培养基

培养基(culture medium)是由人工方法配制而成的,专供微生物生长繁殖使用的混合营养物制品。培养基 pH 一般为 7.2～7.6,少数细菌按生长要求调整 pH。许多细菌在代谢过程中分解糖类产酸,故常在培养基中加入缓冲剂,以保持稳定的 pH。

培养基按其营养组成和用途不同,分为以下几类:

1. 基础培养基(basic medium)

含有多数细菌生长繁殖所需的基本营养成分。是配制特殊培养基的基础,也可作为一般培养基用。如营养肉汤、营养琼脂、蛋白胨水等。

2. 增菌培养基(enrichment medium)

针对某种细菌的特殊营养要求,可配制出适合这种细菌而不适合其他细菌生长的增菌培养基。在这种培养基上生长的是营养要求相同的细菌群。增菌培养基包括通用增菌培养基和专用增菌培养基,前者为在基础培养基中添加合适的营养物质,以促使某些细菌生长繁殖,如链球菌、肺炎链球菌需在含血液或血清的培养基中生长;后者又称为选择性增菌培养基,即除固有的营养成分外,再添加特殊抑制剂,有利于目的菌的生长繁殖,如碱性蛋白胨水用于霍乱弧菌的增菌培养。

3. 选择培养基(selective medium)

在培养基中加入某种化学物质或相应的抗生素,使之抑制某些细菌生长,而有利于目的细菌生长,从而将后者从混杂的标本中分离出来,这种培养基称为选择培养基。如分离培养肠道致病菌的 SS 琼脂,其中的胆盐能抑制革兰阳性菌,枸橼酸钠和煌绿能抑制大肠埃希菌等,因而使致病的沙门菌和志贺菌容易分离得到。

4. 鉴别培养基(differential medium)

用于培养和区分不同细菌种类的培养基称为鉴别培养基。利用各种细菌分解糖类或蛋白质的能力及其代谢产物不同,在培养基中加入特定的作用底物和指示剂,观察细菌在其中生长后对底物的作用如何,从而鉴别细菌。如常用的糖发酵管、三糖铁培养基、伊红-美蓝琼脂等。

5. 厌氧培养基(anaerobic medium)

专供厌氧菌的分离、培养和鉴别用的培养基,称为厌氧培养基。这种培养基营养成分丰富,含有特殊生长因子,氧化还原电势低,并加入美蓝作为氧化还原指示剂。其中心脑浸液、肝块、肉渣含有不饱和脂肪酸,能吸收培养基中的氧;硫乙醇酸盐和半胱氨酸是较强的还原剂;维生素 K1、氯化血红素可以促进某些类杆菌的生长。常用的有庖肉培养基、硫乙醇酸盐肉汤等,并在液体培养基表面加入凡士林或液体石蜡以隔绝空气。

根据培养基物理状态的不同分为液体、固体和半固体三大类。在液体培养基中加入

1.5%～2.0%的琼脂粉,即为固体培养基;琼脂粉含量在0.3%～0.5%时,则为半固体培养基。琼脂对细菌无营养作用,在培养基中作为赋形剂。液体培养基可用于大量繁殖细菌,但必须种入纯种细菌;固体培养基常用于细菌的分离和纯化;半固体培养基则用于观察细菌的动力和短期保存细菌。

三、细菌在培养基中的生长情况

1. 在液体培养基中的生长情况

大多数细菌在液体培养基中生长繁殖后呈现均匀混浊状态;少数链状排列的细菌则呈沉淀生长;枯草芽胞杆菌、结核分枝杆菌等专性需氧菌呈表面生长,常形成菌膜。

2. 在固体培养基中的生长情况

将标本或培养物划线接种在固体培养基的表面,因划线的分散作用,使标本中混杂的细菌在固体培养基表面上分散开,称为分离培养。多数细菌经过18～24 h培养后,单个细菌分裂繁殖成一堆肉眼可见的细菌集团,称为菌落(colony)。挑取一个菌落,移种到另一培养基中,生长出来的细菌为纯种,称为纯培养。这是从临床标本中检查鉴定病原菌重要的一步。各种细菌在固体培养基上形成的菌落,在大小、形状、颜色、气味、透明度、表面光滑或粗糙、湿润或干燥、边缘整齐与否以及在血琼脂平板上的溶血情况等均有不同,因此,菌落特征有助于识别和鉴定细菌。此外,取一定量的液体标本或培养液均匀接种于琼脂平板上,可通过计数菌落,推算标本中的活菌数,这种菌落计数法常用于检测临床标本中的活菌含量。

细菌的菌落一般分为三型:

(1) 光滑型菌落(smooth colony,S型菌落)　新分离的细菌大多呈光滑型菌落,表面光滑、湿润,边缘整齐。

(2) 粗糙型菌落(rough colony,R型菌落)　菌落表面粗糙、干燥,呈皱纹或颗粒状,边缘大多不整齐。R型细菌多由S型细菌变异失去菌体表面多糖或蛋白质形成。R型细菌抗原不完整,毒力和抗吞噬能力都比S型菌弱。但也有少数细菌新分离的毒力株就是R型,如炭疽芽胞杆菌、结核分枝杆菌等。

(3) 黏液型菌落(mucoid colony,M型菌落)　菌落黏稠,有光泽,似水珠样。多见于有厚荚膜或丰富黏液层的细菌,如肺炎克雷伯菌等。

3. 在半固体培养基中的生长情况

有鞭毛的细菌在半固体培养基中可自由游动,沿穿刺线呈羽毛状或云雾状混浊生长。无鞭毛细菌只能沿穿刺线呈明显的线状生长。

三、人工培养细菌在医学中的用途

1. 感染性疾病的病原学诊断

取病人相关标本进行细菌分离培养、鉴定和抗菌药物敏感试验,其结果可明确感染性疾病的病原学诊断和指导临床合理使用抗菌药物。

2. 细菌学的研究

有关细菌生理、遗传变异、致病性和耐药性等研究都离不开细菌的培养和菌种的保存等。

3. 生物制品的制备

供防治用的疫苗、类毒素、抗毒素、免疫血清及供诊断用的菌液、抗血清等均来自培养的细菌或其代谢产物。

4. 在基因工程中的应用

将带有外源性基因的重组 DNA 转化给受体菌，使其在菌体内获得表达。如应用基因工程技术已成功制备了胰岛素、干扰素、乙型肝炎疫苗等。

第四节 细菌的分类与命名

一、细菌的分类原则与层次

细菌的分类原则上分为传统分类和种系分类两种。19 世纪以来，以细菌的形态和生理特征为依据的分类奠定了传统分类的基础，即选择一些较为稳定的生物学性状，如菌体形态与结构、染色性、培养特性、生化反应、抗原性等作为分类的标记。20 世纪 60 年代将数值分类引入细菌分类，借助计算机将拟分类的细菌按其性状的相似程度进行归类，以此划分种和属。由于对分类性状的选择和重视程度有一定的主观性，所以传统分类又称为人为分类。

20 世纪 70 年代以来，化学分析和核酸分析方法引入细菌分类。化学分析应用电泳、色谱、质谱等方法，对菌体组分、代谢产物组成与图谱等特征进行分析，为揭示细菌表型差异提供了有力的手段。核酸分析包括 DNA 碱基组成（G + C mol%）、核酸分子杂交（DNA-DNA 同源性、DNA-rRNA 同源性）和 16S rRNA 同源性分析，比较细菌大分子（核酸、蛋白质）结构的同源程度进行分类，揭示了细菌进化的信息。这种以细菌发育关系为基础的细菌分类称为系统分类或种系分类，又称为自然分类，其中 16S rRNA 更为重要，因其在进化过程中保守、稳定，很少发生变异。

国际上最具权威性的细菌分类系统专著《伯杰系统细菌学手册》和《伯杰鉴定细菌学手册》都反映了细菌种系分类的研究进展，但在具体编排上也保留了许多传统分类的安排。伯杰（Bergey）分类将细菌分为 4 大类别、35 个群，绝大多数医学相关细菌包括在内。

细菌的分类层次与其他生物相同，也是界、门、纲、目、科、属、种。在细菌中常用属和种。

种（species）是细菌分类的基本单位。生物学性状基本相同的细菌群体构成一个菌种；性状相近关系密切的若干菌种组成一个菌属（genus）。同一菌种的各个细菌，虽性状基本相同，但在某些方面仍有一定差异，差异较明显的称亚种（subspecies，subsp.），差异小的则称为型（type）。例如按抗原结构不同而分血清型（serotype）；按对噬菌体和细菌素的敏感性不同而分噬菌体型（phage-type）和细菌素型（bacteriocin-type）；按生化反应和其他某些生物学性状不同而分为生物型（biotype）。对不同来源的同一菌种的细菌称为该菌的不同菌株（strain）。具有某种细菌典型特征的菌株称为该菌的标准菌株（standard strain）或模式菌株（type strain）。

二、细菌的命名法

细菌的命名采用拉丁双名法,每个菌名由两个拉丁字组成。前一字为属名,用名词,大写;后一字为种名,用形容词,小写。一般属名表示细菌的形态或发现者、有贡献者,种名表明细菌的性状特征、寄居部位或所致疾病等。中文的命名次序与拉丁文相反,是种名在前,属名在后。例如 *Staphylococcus aureus*,金黄色葡萄球菌;*Escherichia coli*,大肠埃希菌;*Neisseria meningitidis*,脑膜炎奈瑟菌,等等。属名亦可不将全文写出,只用第一个字母代表,如 *M. tuberculosis*,*S. typhi* 等。有时泛指某一属细菌,不特指其中某个菌种,则可在属名后加 sp.(单数)或 spp.(复数),如 *Salmonella sp.* 表示为沙门菌属中的细菌。

(陈艺林)

第三章　微生物的分布与消毒灭菌

第一节　微生物的分布

　　微生物在自然界的分布极为广泛,江河、湖泊、海洋、土壤、空气中都有大量的微生物存在。在人类、动物、植物的体表以及与外界相通的腔道中,也存在数量不等、种类不一的各种微生物。

一、微生物在自然界的分布

　　土壤中微生物种类多、数量大,其中以细菌最多,1 g 肥沃的土壤中含有细菌数可以亿万计。土壤中细菌主要有天然生活在土壤中的自养菌,多数为非致病菌,在自然界的物质循环等方面发挥重要作用。还有来自人和动物的排泄物或随动植物尸体进入土壤的致病菌、腐物寄生菌,多数致病菌抵抗力弱,在土壤中不易长期存活,只有能形成芽胞的炭疽芽胞杆菌、破伤风梭菌、产气荚膜梭菌等细菌的芽胞可以在土壤中长期存在。

　　水中的微生物因不同的水源和不同的存在状态,微生物种类和数量均有不同。水中有天然存在的细菌群,也有来自土壤、污染物、垃圾及人畜排泄物等中的微生物。靠近居民区的不流动水源易被粪便等污染,所含微生物相对较多,如水中污染的霍乱弧菌、大肠埃希菌等可引起人类感染。目前用测定大肠埃希菌群数来判定水源被污染的程度。我国规定饮用水的标准为 1 ml 水中的细菌总数不超过 100 个,1000 ml 水中大肠埃希菌群数不超过 3 个。

　　空气因为光、波、射线等对微生物的抑制作用及缺少水分和营养物质等原因,其中存在的微生物种类和数量比土壤和水中少。空气中的微生物多来源于人、畜呼吸道的飞沫及飘扬起来的尘埃。室内空气中的微生物比室外多,尤其在人口密集、空气不流通的公共场所空气中微生物的种类和数量明显增多,易引起呼吸道传染病的传播,如脑膜炎奈瑟菌、结核分枝杆菌、流行性感冒病毒等。空气中的细菌也是培养基、生物制品、医药制剂以及手术室等的污染来源。

　　总之,自然界中的微生物几乎是无处不在。

二、微生物在正常人体中的分布

　　人类生存于自然环境中,而自然界中广泛存在着多种多样的微生物,因此,正常人的体表及与外界相通的腔道中存在着不同种类和数量的微生物。正常人体各部位常见的微生物见表 3-1。

表 3-1　正常人体各部位常见的微生物

部位	常见微生物
皮肤	葡萄球菌、链球菌、类白喉棒状杆菌、非致病性分枝杆菌、铜绿假单胞菌、丙酸杆菌、白念珠菌等
口腔	葡萄球菌、甲型和丙型链球菌、肺炎链球菌、非致病性奈瑟菌、类白喉棒状杆菌、放线菌、螺旋体、乳杆菌、梭杆菌、白念珠菌等
鼻咽腔	葡萄球菌、甲型和丙型链球菌、肺炎链球菌、非致病性奈瑟菌、卡他布兰汉菌、拟杆菌、流感嗜血杆菌、铜绿假单胞菌等
肠道	大肠埃希菌、产气肠杆菌、变形杆菌、葡萄球菌、肠球菌、铜绿假单胞菌、破伤风梭菌、产气荚膜梭菌、双歧杆菌、真杆菌、乳杆菌、拟杆菌、白念珠菌等
尿道	葡萄球菌、非致病性分枝杆菌、类白喉棒状杆菌等
阴道	乳杆菌、表皮葡萄球菌、类白喉棒状杆菌、白念珠菌等
眼结膜	葡萄球菌、干燥棒状杆菌、非致病性奈瑟菌等

第二节　消毒与灭菌

　　微生物与其他生物一样,其生命活动受外界环境条件的影响。若环境适宜,微生物生长繁殖;若环境改变,微生物发生变异;若环境发生剧烈变化,微生物因代谢障碍而生长受到抑制,直至死亡。根据这一现象,可以采用多种物理、化学或生物学方法来抑制或杀死外环境中的病原微生物,以切断传播途径,从而控制或消灭传染病。另外,微生物学实验室和外科手术室等为防止微生物的污染或感染,也需杀灭物品或器械上的微生物。

一、消毒灭菌的常用术语

　　以下术语常用来表示物理或化学方法对微生物的杀灭程度。

　　(1) 消毒(disinfection)　杀灭物体上病原微生物的方法,并不一定能杀死细菌的芽胞或非病原微生物。用以消毒的药品称为消毒剂(disinfectant)。

　　(2) 灭菌(sterilization)　杀灭物体上所有微生物的方法,包括杀灭细菌芽胞在内的全部病原微生物和非病原微生物。

　　(3) 防腐(antisepsis)　防止或抑制体外细菌生长繁殖的方法,细菌一般不死亡。使用同一种化学药品在高浓度时为消毒剂,低浓度时常为防腐剂。

　　(4) 清洁(cleaning)　是指通过除去尘埃和一切污秽以减少微生物数量的过程。除广泛应用于医院环境外,也是物品消毒灭菌前必须经过的处理过程,有利于提高消毒灭菌的效果。

　　(5) 无菌(asepsis)和无菌操作　无菌是不存在活菌的意思,多是灭菌的结果。防止细菌进入人体或其他物品的操作技术,称为无菌操作。如进行外科手术时需防止细菌进入创口,微生物学实验中要注意防止污染和感染。

二、物理消毒灭菌法

用于消毒灭菌的物理因素有热力、辐射、滤过、干燥和低温等。

(一) 热力灭菌法

高温对细菌具有明显的致死作用,因此最常用于消毒和灭菌。湿热 80 ℃经 5～10 min 可杀死所有细菌繁殖体和真菌。细菌的芽胞对高温有很强的抵抗力,可耐受 100 ℃数分钟甚至数小时。

热力灭菌法分干热灭菌和湿热灭菌两大类。

1．干热灭菌法

干热的杀菌作用是通过脱水干燥和大分子变性使细菌死亡。一般细菌繁殖体在干燥状态下,80～100 ℃经 1 h 可被杀死;芽胞则需 160～170 ℃经 2 h 才死亡。

(1) 焚烧 直接点燃或在焚烧炉内焚烧。是一种彻底的灭菌方法,但仅适用于废弃物品或动物尸体等。

(2) 烧灼 直接用火焰灭菌,适用于微生物学实验室的接种环、试管口等的灭菌。

(3) 干烤 利用干烤箱灭菌,一般加热至 160～170 ℃,维持 2 h。适用于高温下不变质、不损坏、不蒸发的物品,例如玻璃器皿、瓷器、玻质注射器等的灭菌。

(4) 红外线 红外线是一种 0.77～1000 μm 波长的电磁波,尤以 1～10 μm 波长红外线的热效应最强。但热效应只能在照射到的物体表面产生,因此不能使物体均匀加热。红外线的杀菌作用与干热相似,利用红外线烤箱灭菌所需的温度和时间亦同于干烤。此法多用于医疗器械的灭菌。

2．湿热灭菌法

(1) 巴氏消毒法 用较低温度杀灭液体中的病原菌或特定微生物,而仍保持物品中所需的不耐热成分不被破坏的消毒方法。此法由巴斯德创立,用于酒类消毒,故名。目前主要用于牛乳等的消毒。方法有两种:一是加热至 61.1～62.8 ℃ 30 min;另一是 71.7 ℃经 15～30 s,现广泛采用后法。

(2) 煮沸法 在 1 个大气压下,水的煮沸温度为 100 ℃,此时一般细菌的繁殖体 5 min 能被杀死,细菌芽胞常需煮沸 1～2 h 才被杀灭。此法常用于消毒食具、刀剪、注射器等。水中加入 2%碳酸氢钠,既可提高沸点达 105 ℃,促进芽胞的杀灭,又可防止金属器皿生锈。

(3) 流动蒸汽消毒法 又称常压蒸汽消毒法,是利用一个大气压下 100 ℃的水蒸气进行消毒。细菌繁殖体经 15～30 min 可被杀灭,但芽胞常不被全部杀灭。

(4) 间歇蒸汽灭菌法 利用反复多次的流动蒸汽间歇加热以达到灭菌的目的。将需灭菌物置于流通蒸汽灭菌器内,100 ℃加热 15～30 min,可杀死其中的繁殖体,但芽胞尚有残存。取出后 37 ℃培养过夜,使芽胞发育成繁殖体,次日再加热 1 次,如此连续 3 次以上,可达到灭菌的效果。此法适用于一些不耐高热的含糖、牛奶等培养基。有些物质不耐 100 ℃,则可将温度降低至 75～80 ℃,每次加热时间延长至 30～60 min,次数增加至 3 次以上,也可达到灭菌目的。

(5) 高压蒸汽灭菌法 是一种最有效的灭菌方法。灭菌的温度取决于蒸汽的压力。在 1 大气压下,蒸汽的温度是 100 ℃。如果蒸汽被限制在密闭的容器中,随着压力升高,蒸汽的温度也相应升高。在 103.4 kPa（1.05 kg/cm²）蒸汽压下，温度达到 121.3 ℃，维持 15～20 min，可杀灭包括细菌芽胞在内的所有微生物。高压蒸汽灭菌器就是根据这一原理设计的，常用于一般培养基、生理盐水、手术敷料等耐高温、耐湿物品的灭菌。

在同一温度下，湿热灭菌的效力比干热灭菌大。这是因为：① 湿热中细菌菌体蛋白较易凝固。② 湿热的穿透力比干热大。③ 湿热的蒸汽有潜热存在，水由气态变为液态时放出的潜热，可迅速提高被灭菌物体的温度。

（二）辐射杀菌法

（1）紫外线　波长 240～300 nm 的紫外线（包括日光中的紫外线）具有杀菌作用，其中以 265～266 nm 最强，这与 DNA 的吸收光谱范围一致。紫外线主要作用于 DNA，使一条 DNA 链上相邻的两个胸腺嘧啶共价结合而形成二聚体，干扰 DNA 的复制与转录，导致细菌的变异或死亡。紫外线穿透力较弱，普通玻璃、纸张、尘埃、水蒸气等均能阻挡紫外线，故只能用于手术室、传染病房、细菌实验室的空气消毒，或用于不耐热物品的表面消毒。杀菌波长的紫外线对人体皮肤、眼睛有损伤作用，使用时应注意防护。

（2）电离辐射　包括高速电子、β 射线和 γ 射线等电离射线具有较高的能量，在足够剂量时，对各种细菌均有致死作用。其机制为干扰 DNA 合成、破坏细胞膜、引起酶系统紊乱及水分子经辐射后产生游离基和新分子如 H_2O_2 等。电离辐射常用于大量一次性医用塑料制品的消毒，亦可用于食品的消毒而不破坏其营养成分。

（3）微波　微波是一种波长为 1 mm～1 m 左右的电磁波，可穿透玻璃、塑料薄膜与陶瓷等物质，但不能穿透金属表面。消毒中常用的微波有 2450 MHz 与 915 MHz 两种，多用于检验室用品，非金属器械，无菌病室的食品、食具、药杯及其他用品的消毒。

（三）滤过除菌法

滤过除菌法（filtration）是用物理阻留的方法将液体或空气中的细菌除去，以达到无菌目的。所用的器具是滤菌器，滤菌器含有微细小孔，只允许液体或气体通过，而大于孔径的细菌等颗粒不能通过。滤过法主要用于一些不耐高温灭菌的血清、毒素、抗生素以及空气等的除菌。滤菌器的种类很多，目前常用的有薄膜滤菌器（硝基纤维素膜制成）、素陶瓷滤菌器、石棉滤菌器（亦称 Seitz 滤菌器）、烧结玻璃滤菌器等。

空气除菌采用生物洁净技术，通过初、中、高三级高效分子空气过滤器，除掉空气中 0.5～5 μm 的尘埃微粒，并采用合理的气流方式来达到洁净空气的目的。微生物通常附着在尘埃上，在一定意义上讲，滤过了空气中的尘埃，也就清除了细菌等微生物。凡在送风系统上装有高效或亚高效过滤系统的房间，一般通称为生物洁净室。生物洁净室在医院里可用作无菌护理室和无菌手术室。

（四）干燥与低温抑菌法

细菌在干燥的环境中失去大量水分，新陈代谢便会发生障碍，甚至引起菌体蛋白质变性和盐类浓度的增高而逐渐导致死亡。有些细菌的繁殖体在空气中干燥时会很快死亡，例如脑膜炎奈瑟菌、淋病奈瑟菌等。但有些细菌的抗干燥力较强，结核分枝杆菌在干痰中数月不死，芽胞的抵抗力更强。所以干燥法常用于保存食物，浓盐或糖渍食品可使细菌体内水分逸出，造成生理性干燥，使细菌的生命活动停止，从而防止食物变质。

在低温下细菌代谢活动降低到最低水平,生长繁殖停止,但仍可长时间保持活力,当温度回升至适宜范围时,又能恢复生长繁殖,故常用作保存细菌菌种。为避免解冻时对细菌的损伤,可在低温状态下真空抽去水分,此法称为冷冻真空干燥法。该法是目前保存菌种的最好方法,一般可保存微生物数年至数十年。

三、化学消毒灭菌法

许多化学药物能影响细菌的化学组成、物理结构和生理活动,从而发挥防腐、消毒甚至灭菌的作用。

化学消毒剂的杀菌机制主要分以下几类:① 促进菌体蛋白质变性或凝固。② 干扰细菌的酶系统和代谢。③ 损伤细菌细胞膜。

消毒剂有强弱之分,不同消毒剂的用途可有差异。常用消毒剂的种类、作用机制及用途见表3-2。

表 3-2　常用消毒剂的种类、作用机制及用途

类别	作用机制	常用消毒剂及浓度	常见用途
酚类	蛋白质变性 损伤细胞膜	3%～5%苯酚 2%甲酚	物品表面消毒 物品表面、皮肤消毒
醇类	蛋白质变性	70%～75%乙醇 50%～70%异丙醇	皮肤、医疗器材消毒
重金属盐类	蛋白质变性 氧化作用 灭活酶类	2%红汞 0.05%～0.1%升汞 0.1%硫柳汞 1%硝酸银 1%～5%蛋白银	皮肤、黏膜、小创伤消毒 非金属器皿消毒 皮肤、手术部位消毒 新生儿滴眼、预防淋球菌感染
氧化剂	氧化作用 蛋白质沉淀	0.1%高锰酸钾 3%过氧化氢 0.2%～0.3%过氧乙酸 2%～2.5%碘酊 0.2 ppm～0.5 ppm氯 10%～20%漂白粉	皮肤、尿道、水果消毒 创口、皮肤、黏膜消毒 塑料、玻璃器材消毒 皮肤消毒 饮水消毒 地面、厕所与排泄物消毒
表面活性剂	损伤细胞膜 灭活氧化酶等酶活性 蛋白质沉淀	0.05%～0.1%苯扎氯铵 0.05%～0.1%度米芬 0.02%～0.05%氯己定	外科手术洗手、皮肤黏膜消毒 皮肤创伤冲洗,金属器械、棉织品、塑料、橡皮类消毒
烷化剂	菌体蛋白质、核酸 的烷基化	0.005%环氧乙烷	手术器械、敷料等消毒
染料	损伤核酸 干扰氧化过程	2%～4%甲紫	浅表创伤消毒
酸碱类	破坏细胞膜和细胞壁 蛋白质凝固	5～10 ml/m³醋酸 加等量水蒸发 1:4～1:8生石灰水	空气消毒 环境消毒
醛类	蛋白质变性	10%甲醛 2%戊二醛	空气、物品表面消毒 内窥镜等医疗器械消毒

要注意消毒剂对人类的毒副作用、对环境的污染作用和对物体的腐蚀作用,化学消毒剂的应用要适度、适量且消毒时间不宜过长,使之既达到消毒目的,又不造成对环境的污染和对人类健康的损害。

四、影响消毒灭菌效果的因素

消毒灭菌的效果受环境、微生物种类及消毒剂本身等多种因素的影响。

(1)微生物的种类、生理状态、数量　同一消毒剂对不同微生物的杀菌效果不同,如一般消毒剂对结核分枝杆菌的作用要比对其他细菌繁殖体的作用差;70%乙醇可杀死一般细菌繁殖体,但不能杀灭细菌的芽胞,必须根据消毒对象选择合适的消毒剂。此外,微生物的数量越大,所需消毒的时间就越长。

(2)消毒剂的性质、浓度与作用时间　各种消毒剂的理化性质不同,对微生物的作用大小也有差异。如表面活性剂对革兰阳性菌的杀灭效果比对革兰阴性菌好;龙胆紫对葡萄球菌作用较强。同一种消毒剂的浓度不同,其消毒效果也不同。绝大多数消毒剂在高浓度时杀菌作用大,当降至一定浓度时只有抑菌作用,但醇类例外,70%乙醇或50%~80%异丙醇的消毒效果最好。消毒剂在一定浓度下,对细菌的作用时间愈长,消毒效果也愈好。

(3)温度与酸碱度　消毒剂的杀菌实质上是化学反应,其反应速度随温度升高而加快,温度升高可提高消毒效果,如2%戊二醛杀灭每毫升含10^4个炭疽芽胞杆菌的芽胞,20 ℃时需15 min,40 ℃时为2 min,56 ℃时仅1 min即可。消毒剂的杀菌效果也受pH影响,如戊二醛本身呈酸性,其水溶液呈弱酸性,不具有杀死芽胞的作用,只有在加入碳酸氢钠后才发挥杀菌作用。苯扎溴铵的杀菌作用在碱性环境下比在酸性环境下强。

(4)有机物　环境中有机物的存在,能够影响消毒剂的效果。病原菌常随同排泄物、分泌物一起存在,这些物质可阻碍消毒剂与病原菌的接触,并消耗药品,因而减弱消毒灭菌效果。

第三节　生物安全

生物安全是生物技术安全的简称,是指对由现代生物技术的开发和应用可能产生的负面影响所采取的有效预防和控制措施,目的是保护生物多样性、生态环境和人体健康。

病原微生物所致的安全问题,如病原微生物实验室的安全隐患、生物武器、生物恐怖、重大传染病的暴发流行等,也是人类社会所面临的最现实的生物安全问题。病原微生物实验室生物安全的核心是防扩散和防感染。关于病原微生物实验室生物安全,我国具有的相关法律和法规有《病原微生物实验室生物安全管理条例》、《中华人民共和国传染病防治法》、《医疗卫生机构医疗废物管理办法》等。进行病原微生物有关操作时,应在符合国家有关规定的微生物实验室中进行,同时还应根据国家有关规定对医学微生物实验室进行管理和个人防护。

一、病原微生物的分类

根据不同病原微生物的传染性、感染后对个体或者群体的危害程度,我国将其分为四大类:

(1)第一类　指能够引起人类或者动物非常严重疾病的微生物,以及我国尚未发现或者已经宣布消灭的微生物,高致病性病原微生物。

(2)第二类　指能够引起人类或者动物严重疾病,比较容易直接或者间接在人与人、动物与人、动物与动物间传播的微生物。

(3)第三类　指能够引起人类或者动物疾病,但一般情况下对人、动物或者环境不构成严重危害,传播风险有限,实验室感染后很少引起严重疾病,并且具备有效治疗和预防措施的微生物。

(4)第四类　指在通常情况下不会引起人类或者动物疾病的微生物。

二、病原微生物实验室的分级

目前世界卫生组织(WHO)及包括我国在内的许多国家根据安全防护水平(biosafety level,BSL)将生物病原体实验室分为 4 级:BSL-1、BSL-2、BSL-3 和 BSL-4。防护水平以BSL-1 最低,BSL-4 最高。不同的微生物必须在相应级别的生物安全实验室中才能进行操作。具体见表 3-3。

表 3-3　生物病原体实验室分级

实验室生物安全级别	操作对象	实验室操作和个人防护	实验室主要的安全设施和设备
BSL-1	在通常情况下不会引起人类或者动物疾病的微生物	微生物学操作技术规范	开放实验台
BSL-2	能够引起人类或者动物疾病,但一般情况下对人、动物或者环境不构成严重危害,传播风险有限,实验室感染后很少引起严重疾病,并且具备有效治疗和预防措施的微生物	微生物学操作技术规范、个人防护服、生物危害标识、人员进入制度、健康监测、污染废弃物的处置	生物安全柜用于防护操作中可能生成的气溶胶高压蒸汽灭菌器
BSL-3	能够引起人类或者动物严重疾病,比较容易直接或者间接在人与人、动物与人、动物与动物间传播的微生物	在二级生物安全防护水平上增加特殊防护服、人员进入制度、上岗前体检、健康监测、污染废弃物的处置	负压、空气通过高效过滤器排出、生物安全柜或(及)其他所有生物安全实验室工作所需要的基本设备双扉压力蒸汽灭菌器
BSL-4	能够引起人类或者动物非常严重疾病的微生物,以及我国尚未发现或者已经宣布消灭的微生物	在三级生物安全防护水平上增加气锁入口、出口淋浴、污染物品的特殊处理	Ⅲ级 BSC 或 Ⅱ级 BSC 并穿着正压防护服、双扉压力蒸汽灭菌器负压、空气通过高效过滤器排出

　　一级、二级实验室不得从事高致病性病原微生物实验活动，三级、四级实验室可从事高致病性病原微生物实验活动。对我国尚未发现或者已经宣布消灭的病原微生物，应经批准后才能从事相关实验活动。从事高致病性病原微生物相关实验活动应当有 2 名以上的工作人员共同进行。在同一个实验室的同一个独立安全区域内，只能同时从事一种高致病性病原微生物的相关实验活动。应有安全保卫制度。实验室工作人员应掌握实验室技术规范、操作规程、生物安全防护知识和实际操作技能。应有符合要求的防护用品，应建立健康档案，应进行预防接种。实验室应有科学、严格的管理制度，定期对实验室设施设备、材料等进行检查、维护和更新，应对废水、废气以及其他废物进行合理处置，防止环境污染。

三、实验室感染的控制、监督以及法律责任

　　实验室感染控制工作包括定期检查实验室的生物安全防护、病原微生物菌(毒)种和样本的保存与使用、安全操作、实验室排放的废水和废气以及其他废物处置等实施情况。

　　实验室发生高致病性病原微生物泄漏时，预防、控制措施包括：① 封闭被病原微生物污染的实验室或可能造成病原微生物扩散的场所。② 开展流行病学调查。③ 对病人进行隔离治疗，对相关人员进行医学检查。④ 对密切接触者进行医学观察。⑤ 进行现场消毒。⑥ 对染疫或者疑似染疫的动物采取隔离、扑杀等措施。

　　监督的主要内容是监督病原微生物实验室执行国家有关法律、行政法规、国家标准和要求的记录、档案及报告的情况。

　　法律责任的核心是承担造成传染病传播、流行或者其他严重后果的法律责任。

（陈艺林）

第四章　细菌的遗传和变异

　　遗传与变异是所有生物的共同生命特征。细菌亦是一种生物,其形态结构、生理代谢、致病性、耐药性、抗原性等性状都是由细菌的遗传物质所决定的。遗传(heredity)是亲代与子代间生物学性状的相似性,使细菌的性状保持相对稳定,种属得以保存。变异(variation)是亲代与子代间或子代与子代之间的生物学性状的差异性,可使细菌的性状发生变异。变异可使细菌产生新变种,变种的新特性靠遗传得以巩固,并使物种得以发展与进化。

　　细菌的变异分为遗传性变异与非遗传性变异,前者是细菌的基因结构发生了改变,如基因突变或基因转移与重组等,故又称基因型变异;后者是细菌在一定的环境条件影响下产生的变异,其基因结构未改变,称为表型变异。基因型变异常发生于个别的细菌,不受环境因素的影响,变异发生后是不可逆的,产生的新性状可稳定地遗传给后代。表型变异易受到环境因素的影响,凡在此环境因素作用下的所有细菌都出现变异,当环境中的影响因素去除后,变异的性状又可复原,表型变异不能遗传。

第一节　细菌的变异现象

一、形态结构的变异

　　细菌的形态、结构受外界环境条件的影响可发生变异。如鼠疫耶氏菌在含3%～6%高盐琼脂培养基中生长,可由椭圆形小杆菌变成球形、杆状、逗点状等多种形态。

　　一些细菌在青霉素、溶菌酶、补体等因素影响下,细胞壁合成受阻,细菌很容易裂解死亡,但有些细菌在高渗环境中仍能缓慢生长,因失去细胞壁而呈多形性,成为细胞壁缺陷型细菌,即L型细菌。临床上由于抗菌药物使用不规范,可使病人体内细菌发生L型变异。

　　细菌的一些特殊结构(荚膜、芽胞、鞭毛)也可以发生变异而丢失。如有鞭毛的变形杆菌在固体培养基上弥散生长,菌落似薄膜,称H菌落。若改变培养基成分,细菌则失去鞭毛,形成单个菌落,称为O菌落。通常将细菌失去鞭毛的变异称为H-O变异(图4-1)。改变炭疽芽胞杆菌的培养温度和时间(42 ℃,10～20 d),可使其失去形成芽胞的能力。肺炎链球菌经普通培养基培养或传代,荚膜可逐渐消失。

二、菌落变异

　　从标本中初次分离的细菌菌落多为光滑型(S型),长期人工培养后菌落可逐渐变为粗糙型(R型)。S型菌落表面光滑、湿润,边缘整齐。R型菌落表面粗糙、干皱,边缘不整齐。菌落从光滑型变为粗糙型称为S-R变异,菌落从粗糙型转变成光滑型称为R-S变异。S-R变异常见于肠道杆菌,R-S变异常见于结核分枝杆菌。细菌菌落变异时不仅菌落的特征发生改变,而且细菌的理化性状、抗原性、代谢酶活性及毒力等也可发生改变。

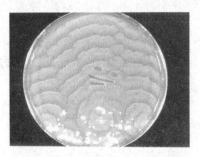 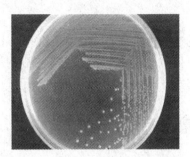

(a) 变形杆菌迁徙现象的(H)菌落　　　(b) 变形杆菌失去鞭毛的(O)菌落

图4-1　变形杆菌的形态变异

三、毒力变异

细菌的毒力变异包括毒力增强和减弱。毒力增强见于白喉棒状杆菌无毒株感染了β-棒状杆菌噬菌体后变成有毒株,获得产生白喉毒素的能力。毒力减弱见于结核分枝杆菌有毒株在含有胆汁的甘油、马铃薯培养基上连续传代,获得了毒力减弱但仍保持免疫原性的变异株卡介苗(BCG)。

四、耐药性变异

细菌对某种抗菌药物由敏感变为耐药,称为耐药性变异。自从抗生素等抗菌药物广泛应用以来,耐药菌株逐年增加,这已成为世界范围内的普遍趋势。金黄色葡萄球菌耐青霉素的菌株已从1946年的14%上升至目前的80%以上。在我国,耐甲氧西林的金黄色葡萄球菌已从1980年的5%,增加到1992年的70%。耐青霉素的肺炎链球菌也在50%以上。有些细菌可同时耐受多种抗菌药物,称为多重耐药菌株。细菌耐药性变异给临床治疗带来了很大困难,为减少耐药菌株的出现,应避免盲目使用抗菌药物,根据药敏结果选择用药。

细菌的变异现象是遗传变异还是表型变异,需通过对遗传物质的分析以及传代后才能区别。一般如属表型变异,培养环境条件改变后变异也会发生改变;如属基因型变异则不易随环境变化而变化,两者区别见表4-1。

表4-1　基因型变异与表型变异的比较

	基因型变异	表型变异
基因结构	变化	未变
可逆性	不或极少	可逆
受环境影响	不受影响	受影响
稳定性	相当稳定,经传代后不回复	环境条件改变后回复,不稳定
涉及细菌数	个别	全体

第二节　细菌遗传变异的物质基础

细菌的遗传物质是 DNA，遗传信息由 DNA 构成的特定基因来传递。细菌的基因组是指细菌染色体和染色体以外遗传物质所携带基因的总称。染色体外的遗传物质指质粒 DNA 和转位因子等。

一、细菌染色体

细菌染色体（bacteria chromosome）大多数是单一的环状双螺旋 DNA 长链，附着在横隔中介体上或细胞膜上。细菌染色体缺乏组蛋白，无核膜包围。以大肠埃希菌 K12 为例，染色体长 1300～2000 μm，约为菌细胞长的 1000 倍，在菌体内高度盘旋缠绕成丝团状。染色体 DNA 的分子量为 $3×10^9$ 左右，一般含 4000～5000 个基因，现已知编码了 2000 多种酶类及其结构蛋白。基因是具有一定生物学功能的核苷酸序列，如编码蛋白质结构基因的作用子（cistron）、编码核糖体 RNA（rRNA）的基因以及识别和附着另一分子部位的启动基因（promoter）和操纵基因（operator gene）等。

细菌染色体 DNA 的复制，在大肠埃希菌中已证明是双向复制，即双链 DNA 解链后从复制起点开始，在一条模板上按顺时针方向复制连续的大片段，另一条模板上按逆时针方向复制若干断续的小片段，然后再连接成长链，复制到 180° 时汇合。DNA 完成复制的全过程约需 20 min。

二、质粒

质粒（plasmid）是细菌染色体外遗传物质，存在于细胞质中的闭合环状或线性 dsDNA，具有自我复制的能力，一个质粒即为一个复制子（replicon）。质粒不是细菌生命活动不可缺少的遗传物质，但其可携带遗传信息，决定细菌的一些生物学特性。质粒在细菌间的转移是细菌获得某些遗传基因的重要方式。常见的质粒有：

（1）致育质粒（fertility plasmid）或称 F 质粒　编码有性生殖功能。带有 F 质粒的细菌为雄性菌，能长出性菌毛；无 F 质粒的细菌为雌性菌，无性菌毛。

（2）耐药性质粒（resistance plasmid）或称 R 质粒　编码细菌对抗菌药物或重金属盐类的耐药性。耐药性质粒分为两类，其中可以通过细菌间的接合进行传递的称接合性耐药质粒。另一类是不能通过接合传递的非接合性耐药质粒，但它可通过噬菌体传递。

（3）毒力质粒（virulence plasmid）或称 Vi 质粒　编码与该菌致病性有关的毒力因子。如致病性大肠埃希菌产生的耐热性肠毒素是由 ST 质粒决定的，产生不耐热肠毒素是由 LT 质粒决定的。细菌黏附定植在肠黏膜表面是由 K 质粒决定的；某些金黄色葡萄球菌产生表皮剥脱性毒素，就是该菌所携带的毒力质粒决定的。

（4）细菌素质粒（bacteriocin plasmid）　编码各种细菌产生细菌素。如 Col 质粒编码大肠埃希菌产生大肠菌素。

（5）代谢质粒（metabolic plasmid）　编码产生相关的代谢酶。如沙门菌发酵乳糖的能力通常是由质粒决定的，另外有产生 H_2S、脲酶及枸橼酸盐利用酶的若干种质粒。

细菌携带有哪种质粒，则有相应的功能，但也有某种质粒可同时决定几种功能，如 F 质粒除有致育性功能外，还能提供辅助质粒转移的能力，某些耐药性质粒上还带有编码毒力的基因，因而带有此种质粒的细菌，不仅获得了耐药性，而且致病性也得到了增强。

质粒 DNA 的特征：

（1）质粒具有自我复制的能力。质粒为 DNA，有复制的能力，可以在细菌胞浆内独立复制。一个质粒是一个复制子（replicon），在细菌内可复制出拷贝（copy）。有的质粒拷贝数只有 1~2 个，其复制往往与染色体的复制同步，称紧密型质粒；有的质粒拷贝数较多，可随时复制，与染色体的复制不相关，称松弛型质粒，这一特性在基因工程中扩增质粒时很有用处，因可使细菌停止繁殖而质粒仍继续复制，从而获得大量的质粒。

（2）质粒 DNA 所编码的基因产物赋予细菌某些性状特征，如致育性、耐药性、致病性、某些生化特性等。

（3）质粒可自行丢失与消除。质粒并非细菌生命活动不可缺少的遗传物质，可自行丢失或经紫外线等理化因素处理后消除，随着质粒的丢失与消除，质粒所赋予细菌的性状亦随之消失，但细菌仍存活。在细菌培养传代过程中，有些质粒可自行从宿主细菌中失去，这种丢失不像染色体突变发生率很低，而是较易发生。用紫外线、吖啶类染料及其他可以作用于 DNA 的物理、化学因子处理后，可以使一部分质粒消失。

（4）质粒的转移性。质粒可通过接合、转化或转导等方式在细菌间转移，如耐药性质粒的转移，并非限制在革兰阳性与革兰阳性菌或革兰阴性与革兰阴性菌之间，也可发生在革兰阳性与革兰阴性菌之间，在实验室中甚至能发生在细菌与哺乳动物细胞之间。质粒的传递（转移）是细菌遗传物质转移的一个重要方式。有些质粒本身即具有转移装置，如耐药性质粒（R 质粒）；而有些质粒本身无转移装置，需要通过媒介（如噬菌体）转移或随有转移装置的质粒一起转移。获得质粒的细菌可随之获得一些生物学特性，如耐药性或产生细菌素的能力等。

（5）质粒可分为相容性与不相容性两种。几种不同的质粒同时共存于同一个细菌内称相容性（compatibility），有些质粒则不能相容于同一个细菌内，称不相容性。质粒可独立复制，又能转移入细菌和自然失去，因此就有机会出现几种质粒的共存现象。但是并非任何质粒均可共存，已发现在有些情况下，两种以上的质粒不能稳定地共存于一个菌体内。

三、转位因子

转位因子（transposable element）是存在于细菌染色体或质粒 DNA 分子上的一段特异性核苷酸序列片段，它能在 DNA 分子中移动，不断改变它们在基因组的位置，能从一个基因组转移到另一基因组中。转位因子通过位移改变了遗传物质的核苷酸序列，或影响插入点附近基因的表达，或转位因子本身携带一定的基因序列。但是否能引起细菌的变异要根据染色体或质粒受转位因子作用后的整体功能状况。转位因子主要有三类：

1. 插入序列（insertion sequence，IS）

最小的转位因子，长度不超过 2 kb，不携带任何已知与插入功能无关的基因区域，往往是插入后与插入点附近的序列共同起作用，可能是原细胞正常代谢的调节开关之一。

2. 转座子（transposon，Tn）

长度一般超过 2 kb，除携带与转位有关的基因外，还携带耐药性基因、抗金属基因、毒素基因及其他结构基因等。因此当 Tn 插入某一基因时，一方面可引起插入基因失活产生基因突变，另一方面可因带入耐药性基因而使细菌获得耐药性。转座子可能与细菌的多重耐药性有关。

3. 整合子（integron，In）

基因盒为附着在一个小的识别部位的一个耐药基因组成，数个基因盒可以被包装成一个多基因盒阵列，并依次被整合进入一个易于快速流动的较大的 DNA 单位，称为整合子。整合子是一种遗传因素，包含一个能捕获外源基因的位点特异重组系统，这些被捕获的外源基因通常是耐药基因（如编码氨基糖苷类、β-内酰胺类、氯霉素、磺胺类等的基因）。目前已发现和鉴定的整合子有 10 种类型，但只有 5 种与编码抗生素耐药性的基因盒相关。

四、噬菌体

噬菌体（bacteriophage）是能感染细菌、真菌、放线菌、螺旋体等微生物的病毒。因能裂解细菌故名。噬菌体与细菌的变异密切相关。

1. 噬菌体的生物学性状

噬菌体广泛分布于自然界，个体微小，需用电子显微镜观察。噬菌体的基本形态有蝌蚪形、微球形、纤线形三种，以蝌蚪形居多。蝌蚪形噬菌体有头部和尾部，并由尾须、尾领连接。头部为双辐射状的六棱柱体，尾部呈管状，尾部中心是尾髓，外包尾鞘，终止于尾板。尾板连接的尾刺和尾丝是噬菌体与敏感微生物接触、吸附的部位（图 4-2）。噬菌体的化学成分是核酸和蛋白质。核酸存在于头部，大部分噬菌体的核酸是双链 DNA。蛋白质组成头部的外壳和尾部。

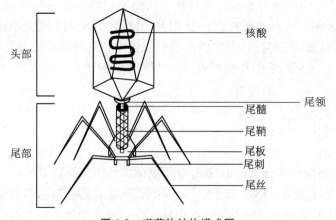

图 4-2　噬菌体结构模式图

噬菌体具有严格的宿主特异性，即某一种噬菌体只能感染某一种微生物，甚至只能感染某一种中的某一型。因此，可以利用噬菌体对细菌等进行鉴定与分型。噬菌体对理化因素的抵抗力比一般细菌繁殖体强，一般在 70 ℃下 30 min 仍不失去活性，在低温条件下能长期存活。

2. 噬菌体与宿主菌的相互关系

（1）毒性噬菌体　能在敏感细菌中增殖并引起细菌裂解的噬菌体称为毒性噬菌体。毒性噬菌体通过尾刺或尾丝特异地吸附在敏感细菌表面相应受体上，尾鞘收缩将头部中核酸经尾髓小孔注入菌细胞内，蛋白质外壳留在菌体外。噬菌体 DNA 进入菌细胞后，开始利用宿主细菌的物质进行生物合成。以复制的方式进行增殖，即以噬菌体 DNA 为模板，复制子代核酸，合成子代蛋白质，子代 DNA 与子代外壳蛋白在细菌胞质中装配成完整成熟的子代噬菌体。当子代噬菌体达到一定数目时，菌细胞裂解，释放出噬菌体。此过程称为溶菌周期。

（2）温和噬菌体　感染敏感细菌后噬菌体不增殖，也不引起宿主菌裂解，而是噬菌体的基因整合于细菌染色体中，这样的噬菌体称为温和噬菌体。此过程称为溶原周期。整合在细菌染色体中的噬菌体基因称为前噬菌体。带有前噬菌体的细菌称为溶原性细菌。溶原性细菌具有如下特征：① 能正常分裂，并将前噬菌体传给子代。② 前噬菌体可编码阻遏蛋白抑制后进入毒性噬菌体生物合成。③ 整合的前噬菌体给细菌带来新的性状。④ 前噬菌体可偶尔自发地或在某些理化和生物因素的诱导下，脱离宿主菌染色体进入溶菌周期，导致细菌裂解。

第三节　细菌变异的机制

细菌的遗传性变异是由于基因结构发生改变所致，主要通过基因突变、基因转移与重组两种方式实现。

一、基因的突变

突变（mutation）是细菌遗传物质的结构发生突然而稳定的改变，导致细菌性状的遗传性变异。突变包括基因突变和染色体畸变（chromosome aberration）两种。基因突变又称点突变（point mutation），指基因中一个或几个碱基对发生的改变，亦称小突变。一般只引起细菌发生少数的性状变异。染色体畸变指大段 DNA 发生改变，亦称大突变。大突变常导致细菌死亡。细菌基因突变包括碱基置换、插入、缺失及转位因子的转位等。碱基置换可分为转换（transition）和颠换（transversion）两种类型，如不同嘌呤之间或不同嘧啶之间的替代称为转换，若是嘌呤与嘧啶之间的相互交换则称为颠换。DNA 序列中一对或几对核苷酸发生插入或丢失，必将引起该部位其后的序列移位，由于遗传信息是以三联密码子的形式表达，移位必导致密码的意义发生错误，此称移码突变（frameshift mutation）。这一读码变化的结果通常导致无功能肽类或蛋白质的产生。大片段的 DNA 序列的丢失、重复、倒位或大段转位因子的转位等，将导致基因产物完全无效，出现无效性突变（null mutation）。大、小突变间无明显界限；大突变发生的频率比小突变高，相差可达 1 万倍。在细菌生长繁殖过程中，突变经常自发发生，但自然突变率（$10^{-9} \sim 10^{-6}$）极低，即细菌每分裂 $10^6 \sim 10^9$ 次才发生一次突变。如果用高温、紫外线、X射线、烷化剂、亚硝酸盐等理化因素去诱导细菌突变,可使诱导突变率提高$10\sim1000$倍,达到$10^{-6}\sim10^{-4}$左右。

基因突变规律:

1. 随机性

突变与选择突变是随机的、不定向的。发生突变的细菌只是大量菌群中的个别菌,要从大量细菌中找出该突变菌,必须将菌群放在一个有利于突变菌而不利于其他菌生长的环境中,才能将其选择出来。彷徨试验和影印试验是证明突变随机性的两个经典试验。彷徨试验是Luria与Delbruck(1943)所做的变量试验(fluctuation test),又称波动试验(图4-3)。他们将对噬菌体敏感的大肠杆菌菌液(菌数10^3/ml)分装在几个试管内,经培养至菌数达5×10^9/ml时,从各管取一定量菌液接种在涂有T噬菌体的琼脂平板上,经培养后计算噬菌体抗性菌菌数。从结果可见,从同一试管内几次取出的菌液含抗性菌数相关不大,而不同试管内取出的菌液所含抗性菌数相差悬殊。

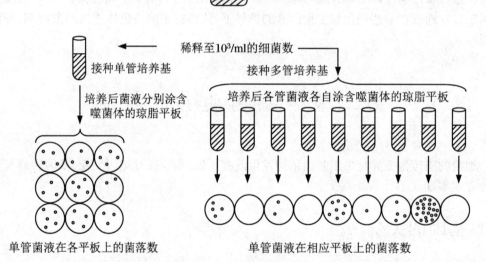

图 4-3 彷徨试验

A(左侧):同一管菌液接种的平板,各平板间噬菌体抗性菌落数基本相符

B(右侧):各管菌液接种的相应平板,各平板间噬菌体抗性菌落数相差较大

(引自:钱利生.医学微生物学[M].上海:复旦大学出版社,2003)

影印培养试验是Lederberg等(1952)设计的:先将少量细菌涂布在琼脂平板上,待细菌成长为分散的单个菌落后,取一块包有无菌丝绒的压模,在琼脂表面轻轻按印,丝绒表面即粘有细菌菌落的印迹;再将此丝绒压模按印在另一个含抗生素的琼脂平板表面,经培养后可见平板上有个别耐药菌菌落生长;根据含抗生素平板上耐药菌菌落的位置,可在原来无抗生素平板上找出相应的菌落,这些菌落中的细菌从未接触过抗生素,但对抗生素已有抗性(图4-4)。

此实验证明突变是自发的、随机的;突变在接触噬菌体或抗生素之前已经发生,而不是诱导的结果。

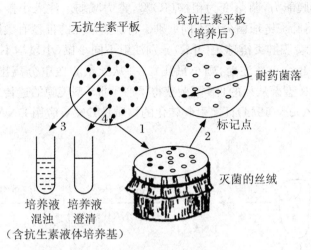

图 4-4　影印培养试验示意图

2. 独立性

突变的发生一般是独立的,即在某一个个体中可以发生任何基因的突变,而且某一基因的突变不影响任何其他基因的突变率。

3. 稳定性

由于基因突变的实质是遗传物质发生改变的结果,因此突变型的基因也具有相对稳定的结构,可以遗传给后代。

4. 可逆性

细菌在自然环境下具有的表现型称野生型(wild type),发生突变后的菌株称突变株(mutant)。细菌由野生型变为突变型是正向突变,有时突变株经过又一次突变可回复野生型的性状,这一过程称回复突变(backward mutation)。回复突变并不一定回复原来的基因型,再一次突变可以是一个抑制基因突变代偿了第一次突变在性状上的改变,称为抑制突变(suppressor mutation)。若再次回复突变发生在同一基因的不同部分,称为基因内抑制;若回复突变发生在不同的基因,则称为基因间抑制。

二、基因的转移与重组

与上述内在基因发生突变不同,外源性的遗传物质由供体菌转入受体菌细胞内的过程称为基因转移(gene transfer)。转移的基因与受体菌 DNA 整合在一起称为重组(recombination),使受体菌获得供体菌某些特性。外源性遗传物质包括供体菌染色体 DNA 片段、质粒 DNA 及噬菌体基因等。细菌的基因转移和重组可通过转化、接合、转导、溶原性转换和细胞融合等方式进行(图 4-5)。

(一) 转化

转化(transformation)是受体菌直接摄取供体菌的游离 DNA 片段,并将其整合于自己的基因中,从而获得供体菌部分遗传特性的过程。转化现象首先由 Griffith 在肺炎链球菌中发现。肺炎链球菌能产生荚膜,有荚膜的肺炎链球菌菌落表面光滑(S 型),细菌毒力强。给小鼠注射,引起小鼠死亡。将此 S 型菌加热杀死后注射,则小鼠不死。肺炎链球菌经变异可使其失去产生荚膜能力,菌落变为粗糙(R)型,毒力减弱。注入小鼠,小鼠不死。根据荚膜的抗原结构,可将肺炎链球菌分成不同型别。将加热杀死的Ⅲ型有荚膜的肺炎链球菌(ⅢS死)或活的Ⅱ型无荚膜肺炎链球菌(ⅡR)分别注射不同小鼠,小鼠均不死,若将死的ⅢS与活的ⅡR混合在一起给小鼠注射,则小鼠死亡,并从死鼠心血中分离出活的ⅢS肺炎链球菌。这表明活的ⅡR型菌从死的ⅢS型菌获得了产生Ⅲ型荚膜的遗传物质,使活的ⅡR型菌转化为ⅢS型。Avery(1944)证实引起转化的物质是DNA,应用DNA酶处理可以破坏转化。见图4-6。

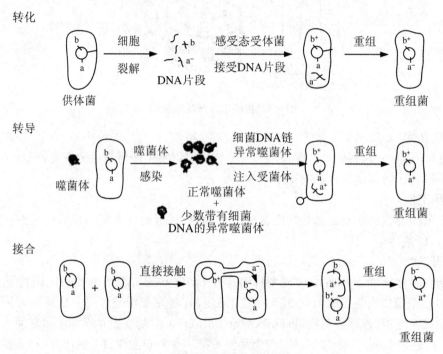

图 4-5 细菌间的基因转化、转导、接合

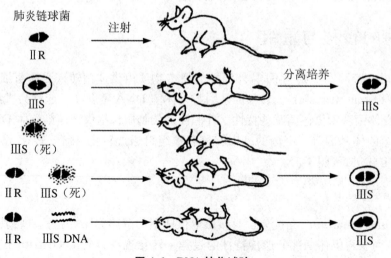

图 4-6 DNA 转化试验

在转化过程中,转化的 DNA 片段称为转化因子(transforming principle)。转化因子的分子量小于 1×10^7,最多不超过 10~20 个基因。受体菌只有处于感受态(competence)时,才能摄取转化因子。细菌处于感受态是因为其表面有一种吸附 DNA 的受体。感受态一般出现在细菌对数生长期的后期,保持时间短,仅数分钟至 3~4 h。用 Ca^{2+} 与 Mg^{2+} 处理,可增加感受细胞摄取 DNA 的能力。这也是基因工程的基础技术之一。

(二) 接合

接合是供体菌通过性菌毛将遗传物质(主要是质粒 DNA)转移给受体菌的过程。质粒有结合性质粒和非结合性质粒:能通过接合方式转移的质粒称为接合性质粒,主要包括 F 质粒、R 质粒、Col 质粒和毒力质粒等;不能通过性菌毛在细菌间转移的质粒为非接合性质粒。过去一直认为接合只是革兰阴性菌中质粒的特征,近年来发现革兰阳性菌也存在接合系统,主要是粪肠球菌菌株。

1. F 质粒的接合

带有 F 质粒的细菌有性菌毛,相当于雄菌(F^+),无性菌毛的细菌无 F 质粒,相当于雌菌(F^-)。像有性生殖一样,当 $F^+ \times F^-$ 菌杂交时,F^+ 菌性菌毛末端与 F^- 菌表面受体接合,性菌毛逐渐缩短使两菌之间靠近并形成通道,F^+ 菌的质粒 DNA 中的一条链断开并通过性菌毛通道进入 F^- 菌内,继而以滚环模式进行复制。所以,在受菌获得 F 质粒时供菌并不失去 F 质粒。受菌在获得 F 质粒后即变为 F^+ 菌,也长出性菌毛(图 4-7)。通过接合转移 F 质粒的频率可达 70%。

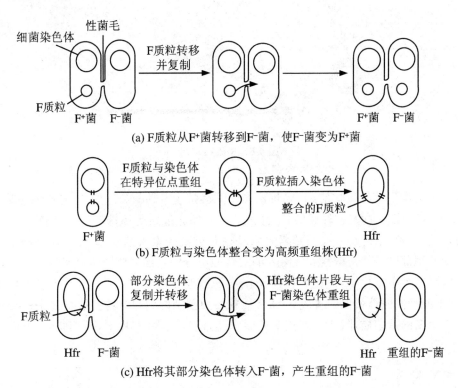

(a) F质粒从F+菌转移到F-菌,使F-菌变为F+菌

(b) F质粒与染色体整合变为高频重组株(Hfr)

(c) Hfr将其部分染色体转入F-菌,产生重组的F-菌

图 4-7　F 质粒接合

(引自:钱利生.医学微生物学[M].上海:复旦大学出版社,2003)

F质粒进入受体菌后,能单独存在和自行复制,但有小部分F质粒可插入到受体菌的染色体中,与染色体一起复制。整合后的细菌能高效地转移染色体上的基因,故称此菌为高频重组菌(high frequency recombinant,Hfr)。在Hfr中F质粒结合在染色体的末端。当Hfr与F⁻杂交时,F质粒起发动转移作用。首先从Hfr菌染色体伸出一股DNA链,通过性菌毛进入F⁻菌,整个转移需时约100 min。在转移过程中,任何震动都能使转移中的DNA断裂而中止。故在Hfr转移中,可有不同长度的供菌染色体片段进入F⁻菌进行重组。但F⁻菌获得F质粒的机会是很少的,因它位于染色体末端,最后进入F⁻受体菌(图4-7)。Hfr菌中的F质粒有时会从染色体上脱离下来,终止其Hfr状态。从染色体上脱离的质粒有时可带有染色体上几个邻近的基因,这种质粒称为F′。F⁺、Hfr、F′三种菌都有性菌毛,都为雄菌。在性菌毛表面有一种雄性特异性噬菌体(male specific phage)受体,在电镜下可见相应噬菌体黏附在性菌毛表面。

2. R质粒的接合

R质粒由耐药传递因子(resistance transfer factor,RTF)和耐药决定子(resistance determinant,r-det)两部分组成(图4-8),这两部分可以单独存在,也可结合在一起,但单独存在时不能发生质粒的接合性传递。RTF的功能与F质粒相似,可编码性菌毛的产生和通过接合转移;r-det能编码对抗菌药物的耐药性,可由几个转座子连接相邻排列,如Tn9带有氯霉素耐药基因,Tn4带有氨苄青霉素、磺胺、链霉素的耐药基因,Tn5带有卡那霉素的耐药基因。RTF与r-det之间结合与分离是因为两端有IS,每个Tn两端也均有IS可自由结合。

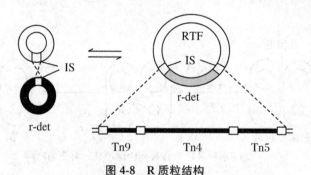

图 4-8　R质粒结构

(引自:李凡.医学微生物学[M].北京:人民卫生出版社,2013)

R质粒决定耐药的机制是:① 使细菌产生灭活抗生素的酶类。如β-内酰胺酶能水解青霉素、头孢霉素等β-内酰胺环而使其失去作用;又如通过耐药菌株产生磷酸转移酶以ATP为辅基,使链霉素、卡那霉素及新霉素等氨基糖苷类抗生素失活。② R质粒控制细菌改变药物作用的靶部位。如链霉素和红霉素的结合靶位分别是细菌核糖体上30S或50S亚基,R质粒可编码产生甲基化酶,使药物作用靶位上的氮原子甲基化,因而药物不能与核糖体结合,也就不能抑制菌体蛋白的合成。③ R质粒可控制细菌细胞对药物的通透性。如R质粒能编码产生新的蛋白质,阻塞细胞壁上的通水孔,使抗生素(四环素、异烟肼等)不能进入菌体内。

(三) 转导

转导(transduction)是以温和噬菌体(transducing phage)为载体,将供体菌的一段DNA转移到受体菌内,使受体菌获得新的性状。根据转导基因片段的范围可分为以下两种转导。

1. 普遍性转导(generalized transduction)

前噬菌体从溶原菌染色体上脱离,进行增殖,在裂解期的后期,噬菌体的 DNA 已大量复制,在噬菌体 DNA 装入外壳蛋白组成新的噬菌体时,在 $10^5 \sim 10^7$ 次装配中会发生一次装配错误,误将细菌的 DNA 片段装入噬菌体的头部,成为一个转导噬菌体。转导噬菌体能以正常方式感染另一宿主菌,并将其头部的染色体注入受体菌内。因被包装的 DNA 可以是供体菌染色体上的任何部分,故称为普遍性转导(图 4-9)。普遍性转导也能转导质粒,金黄色葡萄球菌中 R 质粒的转导在医学上具有重要意义。

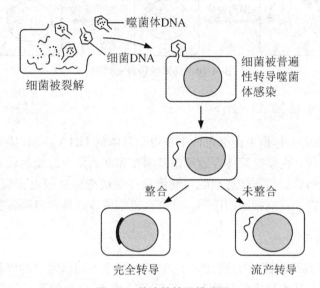

图 4-9 普遍性转导模式图
(引自:李凡.医学微生物学[M].北京:人民卫生出版社,2013)

转导比转化可转移更大片段的 DNA,而且由于包装在噬菌体的头部受到保护,不被 DNA 酶降解,故比转化的效率高。供体 DNA 片段进入受体菌后可发生两种结果:一种是外源性 DNA 片段与受体菌的染色体整合,并随染色体而传代,称完全转导;另一种是外源性 DNA 片段游离在胞质中,既不能与受体菌染色体整合,也不能自身复制,称为流产转导(abortive transduction),后一种结果属大多数。如编码色氨酸的外源性基因(trp$^+$)转导至 trp$^-$的受体菌中,trp 基因虽呈游离状态,但可使细菌产生色氨酸合成酶,故此菌能在无色氨酸的培养基中生长。但因 trp$^+$基因不能自身复制,故随着细菌分裂始终只有一个子细胞有 trp$^+$基因,另一个没有 trp 基因的子细胞在无色氨酸的培养基中则不能生长,所以流产转导的细菌菌落比正常菌落小得多,易于识别。

2. 局限性转导(restricted transduction)

又称特异性转导(specialized transduction),所转导的只限于供体菌染色体上特定的基因。如 λ 噬菌体进入大肠埃希菌 K12,当处于溶原期时,噬菌体 DNA 整合在大肠埃希菌染色体的特定部位,即半乳糖基因(gal)和生物素基因(bio)之间。当噬菌体 DNA 从细菌染色体上分离时,将有 10^{-6} 几率发生偏差分离。即噬菌体将其本身 DNA 上的一段留在细菌染色体上,却带走了细菌 DNA 上两侧的 gal 或 bio 基因。这样的噬菌体基因转导并整合到受体菌中,使受体菌获得供体菌的某些遗传性状。由于所转导的只限于供体菌 DNA 上个别的特定基因(如 *gal* 或 *bio*),故称局限性转导(图 4-10)。在局限性转导中的噬菌体由于缺少某些本身的基因,因而影响其相应功能,属于缺陷性噬菌体。

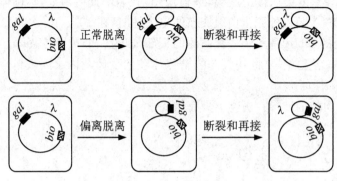

图 4-10　局限性转导模式图

(四)溶原性转换

当噬菌体感染细菌时,宿主菌染色体中获得噬菌体的 DNA 片段,使其成为溶原状态而使细菌获得新的性状。由前噬菌体导致细菌基因型和性状发生改变的状态称为溶原性转换(lysogenic conversion)。如不产毒素的白喉棒状杆菌被噬菌体侵染而发生溶原化时,会变成产毒素的致病菌株。其他如沙门氏菌、红曲霉、链霉菌等也具有溶原转变的能力。

(五)细胞融合

细胞融合(cell fusion)是在自发或人工诱导下,两个不同基因型的细胞或原生质体融合形成一个杂种细胞。基本过程包括细胞融合形成异核体,异核体通过细胞有丝分裂进行核融合,最终形成单核的杂种细胞。细胞融合作为一种实验方法广泛应用于单克隆抗体的制备、膜蛋白的研究。

第四节　细菌遗传变异的实际应用

一、形态结构的变异与细菌学诊断细菌

由于细菌的变异可发生在形态、结构、染色性、生化特性、抗原性及毒力等方面,故在临床细菌学检查中不仅要熟悉细菌的典型特性,还要了解细菌的变异规律,只有这样才能去伪存真做出正确的诊断。如金黄色葡萄球菌随着耐药性菌株的增加,绝大多数菌株所产生的色素也由金黄色变为灰白色,许多血浆凝固酶阴性的葡萄球菌也成为致病菌,这不仅给诊断和治疗带来困难,而且让人对以往判断葡萄球菌致病性的指标也产生了怀疑。另外从伤寒患者分离到的伤寒沙门菌中 10% 的菌株不产生鞭毛,检查时无动力,患者也不产生抗鞭毛(H)抗体,故进行血清学(肥达)试验时,不出现 H 凝集或 O 凝集,效价很低,影响正确的判断。

二、细菌的耐药变异与控制

由于抗生素的广泛应用,临床分离的细菌中耐药株日益增多,更发现有对多种抗生素多重耐药的菌株。以金黄色葡萄球菌为例,对青霉素、磺胺类药等的耐药菌株高达 90% 以上。目前,耐甲氧西林金黄色葡萄球菌(methicillin resistant staphyloccus aureus,MRSA)亦逐年上升,在我国已达 70% 以上。这些变异的耐药株给疾病的治疗带来了很大的困难。为此,对临床分离的致病菌,必须在细菌药物敏感试验的指导下正确选择用药,不能滥用抗生素。为提高抗生素的疗效,防止耐药菌株的扩散,应考虑合理的联合用药原则,尤其在治疗慢性疾病需长期用药时,除联合使用抗生素外,还要考虑使用免疫调节剂。

三、细菌毒力变异与疾病控制

为预防传染病的发生,用人工的方法减弱细菌的毒力,用遗传变异的原理使其诱变成保留原有免疫原性的减毒株或无毒株,制备成预防疾病的各种疫苗。如炭疽芽胞杆菌的减毒活疫苗用于炭疽病的预防;卡介苗(bacillus of Calmette Guerin,BCG)用于结核病的预防;布鲁氏菌和鼠疫耶尔森菌的减毒活疫苗用于预防布鲁氏菌病和鼠疫。目前通过条件选择和基因工程技术来获得新的变异株,用以制备更理想的疫苗。近年来除研制预防性疫苗外,还出现了具有治疗作用的疫苗,为疫苗的应用拓宽了范围。

四、检测致癌物方面的应用

肿瘤的发生一般认为是细胞内遗传物质发生了改变,使正常细胞变为转化细胞,因此凡能诱导细菌发生突变的物质都有可能是致癌物质。Ames 试验就是根据能导致细菌基因突变的物质均为可疑致癌物的原理设计的。选用几株鼠伤寒沙门菌的组氨酸营养缺陷型(his−)作为试验菌,以被检测的可疑化学物质作为诱变剂。his−菌在组氨酸缺乏的培养基上不能生长,若发生突变成为 his+ 菌则能生长。比较含有被检物的试验平板与无被检物的对照平板,计数培养基上的菌落数,凡能提高突变率、诱导菌落生长较多者,证明被检物有致癌的可能。

五、在流行病学中的应用

分子生物学分析方法已被用于流行病学调查,用于追踪基因水平的遗传物质转移和播散,有其独特的优点。如用质粒指纹图(plasmid fingerprinting,PFP)方法来检测不同来源细菌所带质粒的大小,比较质粒的各种酶切图,其产生片段的数目、大小、位置,引起某一疾病暴发流行的流行菌株与非流行菌株,也可用于调查医院感染的各种细菌的某种耐药质粒的传播扩散情况。另外,从对噬菌体的敏感性及溶原性、对细菌素的敏感性等也可研究流行菌株的同源性等。

六、基因工程方面的应用

基因工程(gene engineering)是一种 DNA 体外重组技术,是根据遗传变异中细菌可因基因转移和重组而获得新性状的原理设计的。基本过程是在生物体外用人工方法将目的基因重组于载体(质粒或噬菌体)上,通过载体将目的基因转移至受体细胞,使受体细胞表达出目的基因的性状。基因工程最大的特点和优点就是打破了生物种属间的界限,使微生物、动植物甚至人类之间的遗传物质可以相互转移和重组,人类可根据需要,选择不同的目的基因,在细菌中表达后供人类使用。目前通过基因工程已能使工程菌大量生产胰岛素、干扰素、各种生长激素、rIL－2 等细胞因子和 rHBs 乙肝疫苗等生物制品,并已探索用基因工程技术治疗基因缺陷性疾病等。

(郑庆委)

第五章 细菌的感染和免疫

第一节 细菌的致病性

细菌对宿主感染致病的能力又称为致病性（pathogenicity）。细菌的致病性是对于特定宿主而言的，一种细菌在某种宿主体内是强致病性的，但在另外一种宿主体内可能是弱致病性的甚至是无致病性的。细菌致病性的强弱程度用毒力（virulence）来表示。一般采用半数致死量（median lethal dose，LD_{50}）或半数感染量（median infective dose，ID_{50}）作为测定毒力的指标。半数致死量（LD_{50}）指在一定条件下能引起50%的实验动物死亡的微生物数量或毒素剂量。半数感染量（ID_{50}）是指能引起50%实验动物或组织培养细胞发生感染的微生物数量。微生物毒力越强，LD_{50}或ID_{50}数值越小。

构成细菌毒力的物质基础主要包括侵袭力和毒素。另外，微生物感染时，还可能通过超抗原、体内诱生抗原、免疫病理损伤引起病变。

一、细菌的侵袭力

侵袭力（invasion）是指致病菌突破宿主皮肤、黏膜等生理屏障，进入机体并在体内定植和繁殖扩散的能力。细菌的侵袭力包括黏附、定植和产生侵袭性相关物质的能力。与侵袭力有关的物质主要有黏附素、荚膜、侵袭素、侵袭性酶类和细菌生物被膜等。

（一）黏附素

黏附素（adhesin）是一类存在于细菌表面与黏附有关的分子。黏附素可分为菌毛黏附素和非菌毛黏附素两大类。菌毛黏附素是存在于细菌菌毛顶端并与黏附有关的分子，如大肠埃希菌的菌毛黏附素，又称为定植因子（colonization factor）。非菌毛黏附素是指存在于菌毛之外且与黏附有关的分子，如某些革兰阴性菌的外膜蛋白（outer membrane protein，OMP）和革兰阳性菌表面的某些分子。鼠疫耶尔森菌的外膜蛋白、A群链球菌细胞壁的LTA-M蛋白复合物及其F蛋白、肺炎支原体的PI蛋白等均为非菌毛黏附素。

黏附素能与宿主细胞表面的黏附素受体发生特异性的结合，介导细菌进入宿主细胞生长繁殖，形成细菌群体，称为定植（colonization）。黏附素的受体多为靶细胞表面的糖类或糖蛋白。例如大肠埃希菌I型菌毛黏附素的受体是肠黏膜上皮细胞表面的一种D-甘露糖，衣原体的表面凝集素的受体是靶细胞的一种N-乙酰葡糖胺。表5-1列举了部分细菌的黏附素及其靶细胞受体。

表 5-1 部分细菌的黏附素及其受体

细菌名称	菌毛黏附素	非菌毛黏附素	靶细胞受体
大肠埃希菌	Ⅰ型菌毛 定居因子抗原Ⅰ P菌毛		D-甘露糖 GM-神经节苷脂 P血型糖脂
其他肠道细菌	Ⅰ型菌毛		D-甘露糖
淋病奈瑟菌	菌毛		GD1-神经节苷脂
金黄色葡萄球菌		脂磷壁酸	纤维链接蛋白
A群链球菌		LTA-M蛋白复合体	纤维链接蛋白
肺炎链球菌		表面蛋白	N-乙酰氨基糖半乳糖
梅毒螺旋体		P1,P2,P3	纤维粘连蛋白
衣原体		表面凝集素	N-乙酰葡糖胺
肺炎支原体		P1蛋白	唾液腺
霍乱弧菌		Ⅳ型菌毛	岩藻糖和甘露糖

细菌的黏附作用与其致病性密切相关。例如从临床标本分离出来的肠产毒型大肠埃希菌大多数具有菌毛,通过菌毛黏附到肠黏膜细胞或泌尿道上皮细胞定植后,可引起腹泻或肾盂肾炎。如果志愿者口服肠产毒型大肠埃希菌的无菌毛菌株,则不会引起腹泻。

(二) 荚膜

荚膜是存在于细菌细胞壁外的特殊结构,具有黏附、抗吞噬和抵抗体液杀菌物质损伤的作用。细菌的荚膜本身没有毒性,但它具有抵抗吞噬细胞的吞噬和阻抑体液中杀菌物质的作用,使致病菌能在宿主体内大量繁殖并产生病变。某些细菌表面有类似于荚膜功能的物质,如金黄色葡萄球菌的A蛋白、A群链球菌的M蛋白等,通称为微荚膜。

(三) 侵袭性酶

侵袭性酶是某些病原菌在代谢过程中产生的一种或多种胞外酶,能在感染过程中协助病原菌抗吞噬或扩散。如金黄色葡萄球菌产生的血浆凝固酶,能使血浆中的可溶性纤维蛋白原转变为固态的纤维蛋白包绕在菌体表面,有利于抵抗宿主吞噬细胞的吞噬;A群链球菌产生的透明质酸酶可分解细胞间质透明质酸,有利于细菌及其毒素的扩散;淋病奈瑟菌、脑膜炎奈瑟菌、血链球菌、口腔链球菌、流感嗜血杆菌等可产生 sIgA 的蛋白酶,分解免疫球蛋白 IgA,破坏黏膜的特异性防御功能;某些致病菌被吞噬细胞摄入后,可产生一些酶类物质抵抗杀灭作用,如葡萄球菌能产生过氧化氢酶,抵抗中性粒细胞的髓过氧化物酶的杀菌作用,有利于细菌随吞噬细胞在组织中播散。

(四) 侵袭素

侵袭素是由细菌侵袭基因编码产生的蛋白质,可介导病原菌侵入邻近上皮细胞,尤其是黏膜上皮细胞内繁殖并扩散到其他组织细胞甚至全身,引起侵袭性感染。常见具有侵袭能力的病原菌有沙门菌、空肠弯曲菌、肠侵袭性大肠埃希菌、小肠结肠炎耶尔森菌、淋病奈瑟菌等。

（五）细菌生物被膜

细菌生物被膜，或称细菌生物膜（bacterial biofilm，BF），是由细菌及其所分泌的胞外多聚物附着在有生命或无生命材料表面后形成的膜状结构，是细菌的群体结构（图 5-1）。细菌生物被膜是细菌在生长过程中为了适应周围环境而形成的一种保护性生存状态。生物被膜的形成不仅有利于细菌附着在某些支持物表面，而且可以阻挡抗生素的渗入和机体免疫物质的杀伤作用。此外，生物被膜内的细菌彼此之间还容易发生信号传递、耐药基因和毒力基因的捕获及转移。细菌黏附在上皮细胞及人体内植入的各种人工医疗材料，如人工心脏瓣膜、气管插管、人工关节等表面，都易形成生物被膜。自生物被膜脱落的细菌还可扩散到其他的部位引起感染。

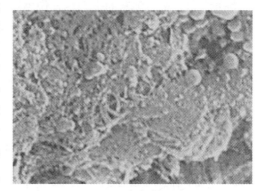

图 5-1　细菌生物被膜

二、细菌的毒素

细菌毒素（bacterial toxin）按其来源、性质和作用特点的不同，可分为外毒素（exotoxin）和内毒素（endotoxin）两大类。

（一）外毒素

外毒素是细菌合成并分泌（或释放）的毒性蛋白质。革兰阳性菌中的破伤风梭菌、肉毒梭菌、白喉棒状杆菌、产气荚膜梭菌、A 群链球菌、金黄色葡萄球菌等以及革兰阴性菌中的痢疾志贺菌、霍乱弧菌、肠产毒型大肠埃希菌、铜绿假单胞菌、鼠疫耶尔森菌等均能产生外毒素。大多数外毒素是在细菌细胞内合成后分泌到细胞外的；但也有外毒素存在于菌体内，待菌体细胞破坏后才释放出来，如痢疾志贺菌和肠产毒型大肠埃希菌。

1. 外毒素的主要特性

（1）大多数外毒素化学本质是蛋白质，性质不稳定。对热的抵抗力弱，一般 60 ℃作用 1 h 可灭活，失去生物学活性，如白喉外毒素 58～60 ℃作用 1～2 h，破伤风毒素 60 ℃处理 20 min 即可被破坏；但葡萄球菌肠毒素例外，100 ℃作用 30 min 仍有活性。

（2）很强的抗原性。可用 0.3%～0.4%甲醛溶液脱去毒性，但其免疫原性仍保留。利用此法可将外毒素制成类毒素（toxoid）。因类毒素可刺激机体产生具有中和外毒素作用的抗毒素抗体，故可利用类毒素进行人工主动免疫预防相关疾病。

（3）外毒素的化学结构多为 A－B 模式，即毒素分子由 A 亚单位和 B 亚单位构成。两者多由二硫键相连形成多聚体，如肠产毒型大肠埃希菌的肠毒素、霍乱弧菌的霍乱肠毒素等；也可在同一个毒素分子上，如铜绿假单胞菌的外毒素。A 亚单位是外毒素生物学活性部分，决定其毒性效应；B 亚单位是结合亚单位，是毒素的非毒性部分，与宿主细胞表面特异性受体结合后，介导 A 亚单位进入靶细胞，免疫原性强。A 和 B 亚单位必须联合作用才可对宿主细胞有致病作用，任何一个亚单位单独存在都无致病作用。

（4）外毒素毒性强，且对组织器官作用有选择性。如肉毒梭菌产生的肉毒毒素是目前已知毒性最强的毒物，其毒性比氰化钾强 1 万倍，1 mg 肉毒毒素纯品可杀死 2 亿只小白鼠。

2. 外毒素的分类及作用

按外毒素对宿主细胞的亲和性及作用靶点等，可分成神经毒素（neurotoxin）、细胞毒素（cytotoxin）和肠毒素（enterotoxin）三类（表 5-2）。

表 5-2　外毒素的种类和作用机制

类型	产生细菌	外毒素	所致疾病	作用机制	症状和体征
神经毒素	破伤风梭菌	痉挛毒素	破伤风	阻断抑制神经递质甘氨酸的释放	骨骼肌强直性痉挛
	肉毒梭菌	肉毒毒素	肉毒中毒	抑制胆碱能运动神经释放乙酰胆碱	肌肉松弛性麻痹
细胞毒素	白喉棒状杆菌	白喉毒素	白喉	灭活 EF-2，抑制细胞蛋白质合成	肾上腺出血，心肌损伤，外周神经麻痹
	金黄色葡萄球菌	毒性休克综合征毒素 1	毒性休克综合征	增强对内毒素作用的敏感性	发热、皮疹、休克
		表皮剥脱毒素	烫伤样皮肤综合征	表皮与真皮脱离	表皮剥脱性病变
	A 群链球菌	致热外毒素	猩红热	破坏毛细血管内皮细胞	发热、猩红热皮疹
肠毒素	霍乱弧菌	肠毒素	霍乱	激活肠黏膜腺苷环化酶，增高细胞内 cAMP 水平	水电解质平衡失调、腹泻、呕吐
	肠产毒型大肠埃希菌	肠毒素	腹泻	不耐热肠毒素，耐热肠毒素，使细胞内 cGMP 增高	同霍乱肠毒素
	产气荚膜梭菌	肠毒素	食物中毒	同霍乱肠毒素	呕吐为主、腹泻
	金黄色葡萄球菌	肠毒素	食物中毒	作用于呕吐中枢	呕吐、腹泻

（二）内毒素

内毒素是革兰阴性菌细胞壁中的脂多糖（lipopolysaccharide，LPS）组分，只有在细菌死亡裂解后才能释放出来。其分子结构由 O 特异性多糖、非特异核心多糖和脂质 A 三部分组成。螺旋体、衣原体、支原体、立克次体亦有类似的 LPS，具有内毒素活性。

1. 内毒素的主要特点

（1）产生于革兰阴性菌细胞壁。

（2）化学性质是 LPS。

（3）对理化因素稳定：160 ℃ 加热 2～4 h 或用强酸、强碱、强氧化剂煮沸 30 min 才被灭活。

（4）毒性作用相对较弱且对组织无选择性。各种革兰阴性菌产生的内毒素的致病作用基本相似，其原因可能是各种不同革兰阴性菌毒性组分脂质 A 高度保守，结构基本相似，毒性作用大致类同。

（5）不能用甲醛脱毒而成为类毒素。

2．内毒素引起的主要病理生理反应

（1）致发热反应：极微量（1～5 ng/公斤体重）内毒素就能引起体温上升。内毒素引起发热反应的原因是内毒素作用于体内的巨噬细胞、中性粒细胞等，使之产生白细胞介素 1、6 和肿瘤坏死因子 α 等细胞因子，这些细胞因子作用于宿主下丘脑的体温调节中枢，促使体温升高发热。

（2）引起白细胞数量变化：内毒素进入血液后，血液中白细胞数量变化趋势为先降后升。革兰阴性菌的伤寒沙门菌是例外，其内毒素使白细胞总数始终为减少状态。

（3）内毒素血症和内毒素休克：病灶或血流中革兰阴性病原菌大量死亡，释放出来的大量内毒素进入血液时，可发生内毒素血症（endotoxemia）。大量内毒素作用于机体的巨噬细胞、中性粒细胞、内皮细胞、血小板，以及补体系统和凝血系统等，便会产生白细胞介素 1、6、8 和肿瘤坏死因子 α、组胺、5 羟色胺、前列腺素、激肽等生物活性物质。这些物质作用于小血管造成功能紊乱而导致微循环障碍，组织器官毛细血管灌注不足、缺氧、酸中毒等。高浓度的内毒素也可激活补体替代途径，引发高热、低血压，以及活化凝血系统，最后导致弥散性血管内凝血（disseminated intravascular coagulation，DIC）。严重时可导致微循环衰竭、低血压、缺氧、酸中毒等，直至导致病人休克，称为内毒素休克。

3．内毒素致病机制

LPS 一般不直接损伤各种组织细胞，而是通过各种参与天然免疫的细胞、内皮细胞和黏膜细胞，诱导产生各种细胞因子、炎症因子、急性期蛋白、活性氧/氮分子，以及激活特异性免疫细胞，引起组织细胞及全身性多种病理生理反应（图 5-2）。

细菌内毒素与外毒素的主要区别见表 5-3。

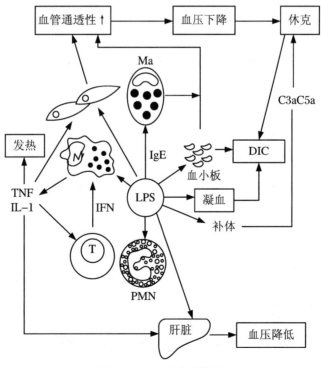

图 5-2　LPS 生物学作用

表 5-3 外毒素与内毒素的特性比较及主要区别

区别要点	外毒素	内毒素
来源	革兰阳性菌及部分革兰阴性菌	革兰阴性菌
化学成分	蛋白质	脂多糖
存在部位	多由活菌分泌后释放,少数菌体崩解后释放至体外	细胞壁外膜中,菌体裂解后释放至体外
稳定性	对热稳定性差,60 ℃,30～60 min 被破坏	热耐受,160 ℃,2～4 h 才被破坏
毒性作用	强,对组织器官有特异选择性,可引起特殊临床表现	相对较弱,毒性作用类似,表现为发热、白细胞反应、微循环障碍、休克、DIC 等
免疫原性	强,刺激机体产生抗毒素,可用甲醛脱毒制成类毒素	弱,刺激机体产生中和抗体能力较弱,不能脱毒形成类毒素

第二节 细菌感染的发生和类型

一、细菌的侵入数量

病原菌入侵机体能否引起疾病,除需具有一定的毒力外,还与侵入的细菌数量有关。侵入机体的细菌量与病原菌的毒力强弱有关,一般是细菌毒力愈强,所需的菌量愈少;反之则需菌量愈大。如毒力强的鼠疫耶尔森菌,在无特异性免疫力的机体中,几个即可引起鼠疫;而毒力弱的沙门菌,则需摄入数亿个才能引起宿主急性胃肠炎。

二、细菌的侵入门户

病原菌除具有一定的毒力和足够数量外,还需经过适当的门户侵入机体才能引起疾病。不同细菌侵入机体的门户不同,一般一种致病菌只有一种侵入门户,如破伤风梭菌及其芽胞,必须侵入缺氧的深部创口才能致病,而志贺菌则需经口侵入肠道才能引起痢疾。有些病原菌可有多种侵入门户,如结核分枝杆菌可经呼吸道、消化道、皮肤创伤等多个门户侵入引起感染。

三、感染源与传播

(一)感染的概念

在一定条件下,病原菌突破机体防御功能,侵入机体,与机体相互作用而引起的不同程度的病理过程称为感染。

（二）感染的来源和传播方式

1. 感染的来源

根据感染源的来源不同,可分为外源性感染(exogenous infection)和内源性感染(endogenous infection)两种。

（1）外源性感染　感染来源于宿主体外的称外源性感染。外源性感染源主要有患者、带菌者、患病或带菌动物等。

（2）内源性感染　来自病人自身体内或体表的感染,称为内源性感染。引起该类感染的病原菌多为体内正常菌群转变而来的条件致病菌。

2. 传播方式

根据病原菌侵入门户的不同,细菌的传播方式主要有:

（1）呼吸道感染　肺结核、白喉、百日咳等呼吸道传染病,由病人或带菌者通过咳嗽、喷嚏或大声说话等,将含有病原菌的飞沫或呼吸道分泌物散布到空气中,被易感者吸入而感染。

（2）消化道感染　伤寒、痢疾、霍乱等消化道传染病,大多是因为经消化道摄入被病人或带菌者排泄物污染的食物、饮水而感染。

（3）皮肤黏膜创伤感染　引起皮肤化脓性感染的病原菌如金黄色葡萄球菌以及引起破伤风等特殊感染的厌氧菌,通常经皮肤黏膜的创伤侵入机体引起感染。

（4）接触感染　淋病、梅毒、布鲁菌病等可通过人与人或人与带菌动物的密切接触而引起感染。

（5）节肢动物媒介感染　有些传染病可通过吸血昆虫叮咬传播,如鼠蚤叮人吸血可传播鼠疫。

四、感染的类型

感染的发生、发展和结局取决于机体和病原菌相互作用的结果。根据两者力量对比,感染可出现隐性感染、显性感染和带菌状态等不同的感染类型和临床表现,并可随着双方力量的增减而出现动态变化。

（一）隐性感染

当机体的免疫力较强或侵入的病原菌数量少、毒力弱,感染后对机体的损害较轻,不出现明显的临床症状时,称为隐性感染或称亚临床感染。隐性感染后机体可获得特异性免疫,能抵御同种细菌的再感染。

（二）显性感染

当机体的免疫力较弱或侵入的病原菌数量较多、毒力较强,感染后对机体组织细胞产生不同程度的病理损害或引起生理功能的改变,出现明显的临床症状和体征时,称为显性感染。

按病情缓急不同可将显性感染分为急性感染和慢性感染:

（1）急性感染(acute infection)　发作突然,病程较短,一般是数日至数周。病愈后,致病菌从宿主体内消失。急性感染的致病菌有脑膜炎奈瑟菌、霍乱弧菌、肠产毒型大肠埃希菌等。

（2）慢性感染（chronic infection）　病程缓慢，常持续数月至数年。胞内菌往往引起慢性感染，例如结核分枝杆菌、麻风分枝杆菌等。

临床上按感染的部位不同可将显性感染分为局部感染和全身感染：

（1）局部感染（local infection）　致病菌侵入机体后，局限在一定部位生长繁殖并引起病变。例如化脓性球菌所致的疖、痈等。

（2）全身感染（generalized infection，systemic infection）　多由胞外菌感染引起，致病菌或其毒性代谢产物向全身扩散引起全身性症状的一种感染类型。临床上常见的有下列几种情况：

① 毒血症（toxemia）　病原菌在入侵的局部组织生长繁殖，细菌不侵入血流，但其产生的外毒素进入血流，引起特殊的临床症状，称为毒血症。如白喉、破伤风等。

② 菌血症（bacteremia）　病原菌由局部侵入血流，但不在血流中生长繁殖，只是短暂地一过性通过血液循环到达体内适宜部位后再进行繁殖而致病。例如伤寒早期的菌血症。

③ 败血症（septicemia）　病原菌侵入血流，并在其中生长繁殖，产生毒素，引起严重的全身中毒症状，如高热、白细胞增多、皮肤和黏膜淤斑、肝脾肿大等，称为败血症。如鼠疫耶尔森菌、炭疽芽胞杆菌等可引起败血症。

④ 脓毒血症（pyemia）　指化脓性细菌侵入血流后，细菌在其中大量繁殖，并随血流播散至全身多种器官，引起新的化脓病灶，称为脓毒血症。如金黄色葡萄球菌引起的脓毒血症，常导致多发性肝脓肿、肾脓肿等。

⑤ 内毒素血症（endotoxemia）　革兰阴性菌侵入血流，并在其中大量繁殖，崩解后释放出大量内毒素；也可由病灶内大量革兰阴性菌死亡释放出的内毒素入血所致。在严重革兰阴性菌感染时，常发生内毒素血症。

（三）带菌状态

机体在显性感染或隐性感染后，病原菌未立即消失，仍在体内继续存留一定时间，与机体免疫力处于相对平衡，称带菌状态。处于带菌状态的人称为带菌者（carrier）。带菌者经常或间歇排出病原菌，成为重要传染源之一。因此，及时检出带菌者并进行隔离和治疗，对于控制传染病的流行具有重要意义。

第三节　抗细菌感染免疫

机体的抗细菌免疫是指机体对入侵致病菌的防御能力。因进入机体的病原菌种类不同，其参与的成分及作用机制也不同。

一、机体抗菌免疫的构成

1. 固有免疫

主要包括：① 屏障结构，如皮肤黏膜、组织屏障对病原微生物的机械性阻挡作用、正常微生物群的拮抗作用等。② 固有免疫细胞,如单核-吞噬细胞系统和外周血中的中性粒细胞对病原微生物的吞噬杀菌作用,γδT 细胞、B1 细胞的抗感染作用。③ 体液中的杀菌物质,如补体、溶菌酶、防御素、乙型溶素、白细胞素等具有杀菌或抑制作用。

2. 适应性免疫

主要包括体液免疫和细胞免疫两大类。

(1) 体液免疫　是特异抗体起主要作用的免疫应答。抗体的效应主要有:① 阻止病原菌的黏附。如黏膜表面的 SIgA 可阻挡致病菌在黏膜的定植。② 调理吞噬作用。吞噬细胞以其表面的 Fc 受体与 IgG 的 Fc 段结合,吞噬与 Fab 段结合的病原菌。抗体也可与补体活化的产物联合发挥免疫调理作用。③ 中和细菌外毒素。抗毒素与相应外毒素结合,可封闭外毒素的毒性部位或阻止其吸附于敏感细胞。④ 抗体依赖的细胞介导的细胞毒素作用(ADCC)。IgG 的 Fc 段通过与 NK 细胞表面的 Fc 受体结合而介导 NK 细胞对病原菌感染细胞的杀伤作用。

(2) 细胞免疫　是以效应 T 细胞为主的免疫应答。主要有:① 细胞毒性 T 细胞(CTL)。特异性杀伤胞内寄生菌感染的靶细胞,其杀伤作用受 MHC 限制。② Th1 细胞。活化的 Th1 细胞可通过分泌多种细胞因子,介导炎症反应和激活吞噬细胞等发挥抗感染作用,也可辅助 CTL 细胞的分化及活化。

二、机体抗菌免疫机制

不同的病原菌侵入机体后,根据致病菌与宿主的关系,可分为胞外菌(extracellular bacteria)和胞内菌(intracellular bacteria)两类。

1. 抗胞外菌感染免疫

多数致病菌在侵入体内时寄生在细胞外的组织间隙、血液、淋巴液或组织液等体液中,称为胞外菌。其致病特点是引起局部化脓性感染,或由产生的毒素引起全身炎症反应和系统性损伤。机体抗胞外菌感染免疫的主要作用是抵抗细菌的入侵、抑制细菌生长繁殖、杀灭细菌、中和毒素等。以固有免疫防御功能及适应性体液免疫起主导作用,细胞免疫只在某种情况下发挥作用。

(1) 吞噬细胞的吞噬作用　对于多数胞外菌,主要被中性粒细胞吞噬杀灭,单核/巨噬细胞对细菌的杀伤作用不及中性粒细胞。

(2) 补体的作用　补体可被革兰阴性菌的 LPS、甘露糖残基、MBL 等成分激活,直接发挥溶菌作用,也可通过激活后的裂解片段(如 C3b 等)与吞噬细胞相应受体结合,促进吞噬细胞的吞噬杀菌作用。

(3) 特异性抗体的作用　特异性抗体是针对病原菌抗原成分产生的,其抗菌免疫作用主要是通过 Fab 段与病原菌菌体表面抗原表位结合而阻止病原菌的黏附;通过与细菌外毒素结合而中和毒素;通过 Fc 段与吞噬细胞 Fc R 结合而调理吞噬作用;通过激活补体而溶解细菌。

(4) 免疫细胞的作用　B1 细胞可通过与某些细菌(如肺炎链球菌等)表面共有的多糖抗原配体交联结合而被激活,发挥抗感染作用;CD4$^+$ T 细胞除辅助 B 细胞产生特异性抗体外,还可通过产生多种细胞因子介导炎症反应和激活吞噬细胞等发挥抗感染作用。

2. 抗胞内菌感染免疫

病原菌侵入机体后,在宿主细胞内繁殖,称为胞内菌。胞内菌主要有结核分枝杆菌、麻风分枝杆菌、伤寒沙门菌等。胞内菌感染的特点除细胞内寄生外,尚有低细胞毒性,主要通过病理性免疫损伤而致病。抗胞内菌感染免疫以特异性细胞免疫发挥主要作用,吞噬细胞、中性粒细胞、NK 细胞等也参与对感染细胞的杀伤作用。

(1)效应 T 细胞　胞内菌主要靠效应 T 细胞为主的细胞免疫清除。CD^+8T 细胞直接杀伤细菌感染细胞,CD^+4T 细胞通过分泌 IFN‐γ、IL‐2 等细胞因子增强巨噬细胞的吞噬功能,从而清除细菌。

(2)其他细胞　单核/巨噬细胞对胞内菌有较强的吞噬作用,NK 细胞可直接杀伤感染细胞,中性粒细胞在感染早期有一定的杀菌作用。

在抗感染过程中,机体的免疫防御机制十分复杂。由于细菌致病性不同以及机体抗菌免疫的复杂性,因此感染的转归与结局也不相同。多数情况下能阻止、抑制和杀灭病原体,终止感染并恢复和维持机体正常生理功能,但在某种情况下可造成机体免疫病理性损伤。

(郑庆委)

第六章　正　常　菌　群

　　人自出生后,外界的微生物就逐渐进入人体,如婴儿的口腔、肠道等在母体中时是无菌的,在出生 6 小时之内会发现很少数量的细菌,之后随着年龄的增长逐渐发生变化,大量的菌群出现在正常人体皮肤、黏膜及与外界相通的各种腔道等部位,它们的存在对正常人体通常是无害的。在宿主的长期进化过程中,微生物群的内部及其与宿主之间互相依存、互相制约,形成一个动态平衡的生态系统,称之为正常菌群(normal flora)。正常菌群大部分是长期居留于人体的,又称为常居菌,也有少数微生物是暂时寄居的,称为过路菌。

第一节　正　常　菌　群

一、人体正常菌群的分布

　　人的体表及其与外界相通的腔道,如口腔、鼻咽腔、肠道、泌尿生殖道等腔道中都存在着不同种类和数量的微生物(表 6-1)。正常人体的血液、内脏、骨骼、肌肉等部位是无菌的。

表 6-1　人体常见的正常菌群

部位	主要菌类
皮肤	葡萄球菌、链球菌、类白喉棒状杆菌、铜绿假单胞菌、丙酸杆菌、白假丝酵母菌、非致病性分枝杆菌
口腔	葡萄球菌、甲型和丙型链球菌、肺炎链球菌、非致病性奈瑟菌、乳杆菌、类白喉棒状杆菌、放线菌、螺旋体、白假丝酵母菌、梭杆菌
鼻咽腔	葡萄球菌、甲型和丙型链球菌、肺炎链球菌、非致病性奈瑟菌、类杆菌
外耳道	葡萄球菌、类白喉棒状杆菌、铜绿假单胞菌、非致病性分枝杆菌
眼结膜	葡萄球菌、干燥棒状杆菌、非致病性奈瑟菌
肠道	大肠埃希菌、双歧杆菌、产气肠杆菌、变形杆菌、铜绿假单胞菌、葡萄球菌、肠球菌、类杆菌、产气荚膜梭菌、破伤风梭菌、真杆菌、乳杆菌、白假丝酵母菌
尿道	葡萄球菌、类白喉棒状杆菌、非致病性分枝杆菌
阴道	乳杆菌、类白喉棒状杆菌、非致病性奈瑟菌、白假丝酵母菌

　　正常菌群通过黏附和繁殖能形成一层自然菌膜,是一种非特异性的保护膜,可促机体抵抗致病微生物的侵袭及定植,从而对宿主起到一定程度的保护作用。正常菌群与宿主间存在着相互依存的关系。目前已知正常菌群对宿主主要有以下生理学作用:

　　(1)生物拮抗　寄居在宿主体内的正常菌群可以发挥生物拮抗(biological antagonism)的作用。正常菌群在宿主体内的正常寄居可以妨碍或抵御致病微生物的侵入与繁殖，对宿主起着保护作用。这种作用是通过如下机制来实现的：① 竞争营养物质和生存空间。② 降低 pH。③ 产生抗菌物质，如乳杆菌产生过氧化氢，嗜酸乳杆菌产生乳酸盐，有的细菌产生低分子肽，肠道内的厌氧菌产生未分解的挥发性脂肪酸、戊酮、异丁酸、丁酸及醋酸都有很大抗菌力。

（2）营养作用　正常菌群参与物质代谢、营养转化和合成。有的菌群还能合成宿主所必需的维生素。如大肠埃希菌、乳链球菌等能合成维生素 B、维生素 K 等，供机体利用；双歧杆菌产酸造成的酸性环境，可促进机体对维生素 D 和钙、铁的吸收。

（3）免疫作用　宿主的免疫系统有赖于抗原的刺激才能发育与成熟。正常菌群作为抗原可促进宿主免疫器官的发育，刺激免疫系统的成熟与免疫应答。产生的免疫物质对具有交叉抗原的致病菌有一定程度的抑制或杀灭作用。

（4）抗衰老作用　肠道菌群是人体内环境的重要组成部分。人类生长的不同阶段，肠道正常菌群的构成与数量是不一样的，它们与人体的发育、成熟和衰老有着一定关联。例如儿童及青少年时期肠道中的双歧杆菌、乳酸杆菌较老年时期为多，而到老年后，肠道中的产气杆菌较多。这是肠道菌群与其环境（人体肠道）相互作用的结果。如人体肠道能够维持一个有利于机体健康的生态内环境，对人体的健康和长寿是有益的。

第二节　机会性感染

一、微生态平衡与失调

正常微生物群与其宿主生态环境在长期进化过程中形成生理性组合的动态平衡过程，这种动态平衡不会引起疾病，称为微生态平衡（microeubiosis）。当宿主（免疫、营养及代谢等）、正常微生物群（种类、数量、位置等）或外界环境（理化和生物）等因素变化打破了微生态平衡，就会导致微生态失调（microdysbiosis），最常见的是菌群失调（dysbacteriosis）。在临床治疗工作中，诱发微生态失调的因素多见于不规范使用抗生素治疗、免疫抑制剂和肿瘤化疗药物，以及部分外科手术和插管等侵入性诊疗操作。

二、条件致病菌

正常菌群与宿主之间、正常菌群之间，通过营养竞争、代谢产物的相互制约等因素，维持着良好的生存平衡。在一定条件下这种平衡关系被打破，原本非致病的正常菌群可成为致病菌，这类细菌称为条件致病菌（opportunistic pathogen），也称机会性致病菌（opportunistic bacterium）。常见的情况主要有：

（1）正常菌群的寄居部位改变　例如大肠杆菌在肠道内通常是不致病的，但若从肠道进入泌尿生殖道，或手术时通过切口进入腹腔、血流，亦可引发尿道炎、肾盂肾炎、腹膜炎甚至败血症等。

（2）宿主免疫功能低下　大剂量皮质激素、抗肿瘤药物应用或放射治疗以及 AIDS 患者晚期等,可造成患者免疫功能降低。一些正常菌群可从原寄居部位穿透黏膜等屏障,引起局部组织或全身性感染,严重者可因败血症而死亡。

（3）菌群失调　抗生素治疗感染性疾病的过程中,因抗菌药物使用不规范,导致寄居宿主某部位的细菌种群发生改变或各种群的数量比例发生变化而导致疾病称为菌群失调。菌群失调可表现为引起二重感染或重叠感染（superinfection）,表现为原发感染的治疗中,发生了另一种新致病菌的感染。菌群失调的发生多见于抗生素使用不规范和慢性消耗性疾病等。临床上长期大量应用广谱抗生素后,大多数敏感菌和正常菌群被抑制或杀灭,但耐药菌则获得生存优势而大量繁殖致病,如耐药金黄色葡萄球菌引起腹泻、败血症,对抗生素不敏感的白假丝酵母菌引起鹅口疮、阴道炎、肠道感染和肛门感染等。

第三节　医院感染

医院感染（hospital infection,nosocomial infection）,又称院内感染,指住院病人在医院内获得的感染,包括在住院期间发生的感染和在医院内获得出院后发生的感染,但不包括入院前已开始或者入院时已处于潜伏期的感染。医院工作人员在医院内获得的感染也属医院感染。

医院感染已经成为当今医院面临的一个突出的公共卫生问题。从医学微生物学的角度出发,提出对医院感染的检测、预防和控制措施,有着重要的临床实际意义。

一、医院感染的分类

根据病原体的种类进行分类,可将医院感染分为细菌感染、病毒感染、真菌感染、支原体感染、衣原体感染及原虫感染等,其中细菌感染最常见。每类感染又可根据病原体的名称分类,如柯萨奇病毒感染、埃克病毒感染、铜绿假单胞菌感染、金黄色葡萄球菌感染等。

根据感染来源不同,医院感染分为:

（1）内源性医院感染（endogenous nosocomial infection）　亦称自身感染（self-infection）,指患者在医院内由于某种原因,自身体内寄主的微生物（包括正常菌群和潜伏的致病性微生物）大量繁殖而导致的感染。内源性医院感染的病原体主要是正常菌群,致病性不强,一般不引起健康人感染。但当其发生定位转移、菌群失调或机体免疫功能下降的特定机会下,正常菌群即可成为机会致病菌而引起各种内源性感染。

（2）外源性医院感染（exogenous nosocomial infection）　是指患者在医院环境遭受医院内非自身存在的微生物侵入而发生的感染。外源性医院感染又可分为:

① 交叉感染（cross infection）　即病人与病人、病人与工作人员间通过直接或间接传播引起的感染。

② 环境感染（environmental infection）　指在医院环境内,因吸入污染的空气,或接触到受污染的医院内设施而获得的感染。医院是一个人口密集、人员流动性大且疾病种类众多的公共场所,是一个容易发生污染的特殊环境,因此很容易造成病原体在人群中散播而导

致感染。

二、医院感染的微生态特征

（一）主要为条件致病菌

引起医院感染的病原体主要是条件致病菌，包括医院环境中的病原体和患者体内的内源性机会致病菌。引起医院感染的病原体中，细菌约占 90% 以上，且以革兰阴性杆菌为主。此外，病毒、真菌、衣原体、支原体和原虫等亦有可能引起医院感染。引起医院感染的常见微生物见表 6-2。

表 6-2　医院感染常见的微生物

感染类型	微生物名称
泌尿道感染	大肠埃希菌、克雷伯菌、沙雷菌、变形杆菌、铜绿假单胞菌、肠球菌、白假丝酵母菌等
呼吸道感染	流感嗜血杆菌、肺炎链球菌、分枝杆菌、鲍曼不动杆菌、呼吸道病毒等
伤口和皮肤脓毒症	金黄色葡萄球菌、链球菌、变形杆菌、厌氧菌、凝固酶阴性葡萄球菌等
胃肠道感染	沙门菌、宋内氏志贺菌、病毒等

（二）常具有耐药性

从医院感染患者分离的细菌，大多数具有耐药性，部分还是多重耐药性。例如引起医院感染的铜绿假单胞菌、肺炎克雷伯菌、鲍曼不动杆菌、金黄色葡萄球菌、白假丝酵母菌等对多种抗生素耐药。

（三）常发生种类的变迁

医院感染的微生物种类常随着抗生素使用品种的不同而发生变迁。在 20 世纪 50～60年代，世界范围内医院感染的主要病原菌为革兰阳性球菌；70～80 年代以后，国内外医院感染微生物均以革兰阴性杆菌为主。另外，白假丝酵母菌和鲍曼不动杆菌亦常引起医院感染。

三、医院感染的危险因素

（一）医院是医院感染易感者的集中地

医院环境存在大量医院感染的易感者。这些易感者多与他们的年龄或基础性疾病（原有疾病）有关。

（1）**年龄因素**　老年人和婴幼儿易发生医院感染。老年人随着年龄的增长器官老化、功能衰退，免疫功能也随之降低，而且常伴有慢性疾病。婴幼儿免疫器官发育欠成熟，功能未健全，从母体获得的被动免疫力逐渐消失。这两类人群易发生医院感染。

（2）**基础性疾病**　住院患者常常患有一些基础性疾病，如免疫缺陷性疾病、代谢性疾病（如糖尿病）、内分泌功能失调、器官移植、恶性肿瘤、尿毒症等，他们的免疫功能常常出现紊乱或低下，这些患者易在住院期间发生医院感染。

（二）诊疗技术和侵入性检查与治疗易导致医院感染

1. 诊疗技术

易引起医院感染的诊疗技术主要包括两类：

（1）器官移植　医院感染是器官移植患者常见的并发症，也是造成患者手术失败及死亡的主要原因。

（2）血液透析或腹膜透析　肾功能不全、尿毒症的患者进行血液透析或腹膜透析等创伤性治疗操作，极易发生医院感染。

2. 侵入性（介入性）检查与治疗

（1）侵入性检查　支气管镜、膀胱镜、胃镜等侵入性检查是引起患者医院感染的危险因素。一方面破坏了黏膜屏障，将这些部位正常菌群带入相应检查部位；另一方面因器械消毒灭菌不彻底，可将污染的微生物带入检查部位而造成感染。

（2）侵入性治疗　气管切口或气管插管、留置导尿管、大静脉插管、伤口引流管、心导管及人工心脏瓣膜等均属侵入性治疗用品，不仅破坏皮肤黏膜屏障引起感染，且侵入性治疗用品多为生物材料，易引起细菌等的黏附，形成生物被膜，细菌对抗菌药物的敏感性显著下降，逃逸机体免疫系统的杀伤作用，常导致医院感染呈现慢性或反复发作特点。

（三）损害免疫系统的因素

（1）放射治疗　放射治疗对组织无选择性作用，在损伤肿瘤组织的同时也破坏了正常组织，损害了免疫系统，降低了免疫功能，造成医院感染。

（2）化学治疗　采用细胞毒药物治疗恶性肿瘤，这类化疗药物也可作用于正常组织细胞，损伤和破坏免疫系统的功能，引起医院感染。

（3）激素的应用　主要是肾上腺皮质激素，它具有抗炎作用、免疫抑制作用及抗休克作用，临床常用来治疗急危重病症、自身免疫病及过敏性反应等，但这类药物也是免疫抑制剂，使用不规范或长期使用，也会引起医院感染。

（四）其他危险因素

抗生素使用不规范，甚至滥用；外科手术及各种引流操作，以及住院时间过长，长期使用呼吸机等都是医院感染的危险因素。

四、医院感染的预防和控制

发生医院感染的原因虽然多种多样，但只要加强管理，采取有效的措施，将近 2/3 的医院感染是可预防的。目前国际上普遍认为易感人群、院内环境及病原微生物是发生医院感染的主要危险因素。医院感染危险因素的控制是预防和遏制医院感染最有效的措施。国内外预防和控制感染的具体做法主要是强化消毒灭菌、隔离、净化以及对媒介因素与易感人群等采取相应措施。为此，我国在预防控制医院感染方面制定和颁布了一系列法规，主要包括消毒灭菌、合理使用抗生素、医院重点部门管理的要求，以及一次性使用医用器具和消毒药械、污水及污物处理等管理措施。

（一）做好消毒与灭菌处理

消毒与灭菌是控制医院感染的一项有效措施,在医院的常规诊疗过程中,必须严格执行无菌操作技术,加强对中心供应室和临床科室的消毒,对污物和污水的处理要进行监管,其中尤其要注意:

（1）进入人体组织或无菌器官的医疗用品必须灭菌;接触皮肤黏膜的器械和用品必须灭菌。提倡使用一次性注射器、输液器和血管内导管。

（2）污染医疗器材和物品,均应先消毒后清洗,再消毒或灭菌。

（3）医务人员要了解消毒剂的性能、作用以及使用方法。

（4）连续使用中的氧气湿化瓶、雾化器、呼吸机及其管道等,应定期消毒;湿化液应每日更换灭菌水;用完消毒,干燥保存。

（5）消毒灭菌后,应进行效果监测。

（6）强调经常洗手,注意手部皮肤清洁和消毒。接触传染是导致医院感染的最重要因素,根除因医务人员的诊疗行为而导致病人的医院感染。

（二）隔离预防

隔离预防是防止病原微生物从患者或带病者传给其他人群的一种保护性措施。医院感染的隔离预防应以切断感染的传播途径作为制定措施的依据,同时考虑病原微生物和宿主因素的特点。

（三）合理使用抗菌药物

抗菌药物是医院内应用最广泛的一类药物。抗菌药物使用不规范是造成医院感染的重要原因,合理使用抗菌药物是降低医院感染率的有效手段。

医院感染的预防及控制除采取上述措施外,还应对医院重点部门实施密切监测和预报。此外,一次性使用的医用器具、医院污物等应按照有关部门的规定和要求进行规范化管理或毁坏处理,以切断医院感染的传播途径,有效预防及控制医院感染。

（郑庆委）

第七章　细菌感染的诊断与防治

　　细菌性疾病的诊断,除个别因有特殊临床症状不需细菌学诊断外,一般均需进行细菌学诊断以明确病因。对病原性细菌进行分离和准确的鉴定,必要时进行药物敏感试验和毒力检查等,有助于对感染性疾病进行病因学诊断、指导合理用药及观察治疗效果,也可为传染病的流行病学调查提供可靠的依据。

　　细菌感染性疾病的防治原则主要是通过特异性预防,即接种疫苗、类毒素等制剂使机体获得特异性免疫力。用于人工免疫的免疫原(疫苗、类毒素等)、免疫血清、细胞制剂,以及诊断制剂(结核菌素、诊断血清、诊断菌液等)的生物性制剂统称为生物制品(bioproduct)。

第一节　细菌感染的诊断

　　根据临床上诊断的需要选择不同的标本和检查方法进行实验室诊断,从而鉴定出感染的病原菌。实验室诊断主要包括以检测病原菌及其抗原、代谢产物或核酸为目的的细菌性诊断(bacteriological diagnosis)和检测患者血清中特异性抗体的血清学诊断(serological diagnosis)。

一、标本的采集与运送原则

　　标本(specimen)的采集与送检方法的正确与否直接关系到检验结果的准确性。为提高检出率,避免诊断错误,应遵循以下几项原则:

　　(1)根据病原菌在患者不同病期的体内分布和排出部位,采集不同部位的标本。例如流行性脑膜炎病人发热期取脑脊液、血液或出血瘀斑;伤寒病人在病程1~2周内取血液,2~3周时取粪便。

　　(2)严格进行无菌操作,避免标本被杂菌污染。

　　(3)尽可能在疾病早期、急性期或症状典型时以及抗菌药物使用之前采集标本。

　　(4)检查病原体的特异性IgG抗体时,应采集急性期和恢复期双份血清,当恢复期血清抗体效价比急性期的效价明显升高达4倍或以上时具有诊断价值。

　　(5)标本必须新鲜,采集后尽快送检。大多数细菌标本可以冷藏送检,但对某些不耐寒冷的细菌,如脑膜炎奈瑟菌、淋病奈瑟菌等送检中要注意保温。为提高检出率,最好床边接种。粪便标本中含杂菌多,常置于甘油缓冲盐水保存液中。

二、病原菌的检测

(一) 细菌形态学检测

形态学检查包括不染色标本和染色标本的检查。

不染色标本主要用于检查在生活状态下细菌的动力及其运动情况,常采用压滴法和悬滴法,可用暗视野显微镜或相差显微镜观察。如疑似有霍乱弧菌或螺旋体的标本,可采用不染色标本的方法检测。

染色法有多种,最常用、最重要的分类鉴别染色法是革兰染色法。此法可将细菌分为两大类:不被乙醇脱色仍保留紫色者为革兰阳性菌,被乙醇脱色后复染成红色者为革兰阴性菌。革兰染色法在鉴别细菌、选择抗菌药物、研究细菌致病性等方面具有极其重要的意义。细菌染色法尚有单染色法、抗酸染色法,以及荚膜、芽胞、鞭毛、细胞壁、核质等特殊染色法。虽然标本直接涂片染色镜检临床检验常用,但对形态、排列、染色性并无特征的细菌,如粪便标本直接涂片镜检不能区分肠道致病性革兰阴性杆菌,必须进行分离培养才能鉴定。

(二) 细菌分离培养与鉴定

1. 细菌的分离培养

根据不同疾病采取不同标本如血、尿、粪便、咽拭子以及脑脊液等进行细菌的分离和鉴定,是确诊细菌性感染最可靠的方法。原则上所有标本均应做分离培养,以获得纯培养后再进一步鉴定。细菌培养时应选择适宜的培养基,以便提供特定细菌生长所需的必要条件。例如,培养基的成分和 pH,培养的时间、温度等,应给厌氧菌提供一个厌氧环境。通过分离培养获得单个菌落进行纯培养。根据细菌所需要的营养、生长条件,菌落特征比如菌落的大小、形态、颜色、表面性状、透明度和溶血性等对细菌做出初步的鉴别。如化脓性链球菌在血液琼脂平板上生长出小而透明的菌落,菌落周围有完全溶血环;肠道细菌在选择培养基上长出的菌落颜色、大小、透明度等有区别。但最后确诊还需进行涂片染色后镜检、生化反应和血清学鉴定。

2. 生化试验

细菌的代谢活动依靠一系列酶的催化作用,不同致病菌具有不同的酶系,故其代谢产物不尽相同,借此可对一些致病菌进行鉴别。例如肠道杆菌种类很多,它们的染色性、镜下形态和菌落特征基本相同,但各种肠道致病菌对不同种类的糖发酵能力不同,可利用含不同糖的培养基进行生化反应,其结果可作为进一步鉴别的依据。

3. 血清学鉴定

根据血清反应的特异性,采用含有已知的特异性抗体的免疫血清与分离培养出的未知纯种细菌进行血清学试验,可以确定致病菌的种或型。如用志贺菌属、沙门菌属等的特异性多价、单价诊断血清,与分离的待检菌做玻片凝集试验,鉴定菌种和确定菌型,是细菌学检验的常规方法。

4. 动物试验

主要用于分离、鉴定致病菌,测定菌株产毒性等。常用实验动物有小鼠、豚鼠和家兔等。应按实验要求,选用一定体重、年龄和具有高度易感性的健康动物。

5. 药物敏感试验

不同病原菌对抗菌药物的敏感性不同，即使同一种细菌的不同菌株对抗菌药物的敏感性也存在差别。药物敏感试验（简称药敏试验）是测定抗菌药物在体外对病原微生物有无抑菌或杀菌作用的方法，对指导临床选择用药，及时控制感染有重要意义。常用的方法包括纸片扩散、稀释法、抗生素连续梯度（E-test）法和自动化仪器法。纸片扩散法是将含有定量抗生素的滤纸片贴在已接种了定量待检病原菌的琼脂平板上，滤纸片中的抗菌药物在琼脂中扩散，随着扩散距离的增加抗菌药物的浓度呈对数减少，从而在纸片的周围形成一种浓度梯度。在抗菌药物扩散的同时，滤纸片周围抑菌浓度范围内的测试菌不能生长，而抑菌浓度范围外的菌株则继续生长，经过培养在滤纸片的周围形成透明的抑菌圈。根据抑菌圈的有无及大小来判定待检病原菌对该抗菌药物耐药或敏感程度。不同抗菌药物抑菌圈的直径因受药物在琼脂中的扩散速率的影响而可能不同，抑菌圈的大小可反映测试菌对测定抗菌药物的敏感程度，并与该药对测试菌的最低抑菌浓度（minimum inhibitory concentration，MIC）呈负相关，即抑菌圈越大，MIC 越小。稀释法是将抗生素在液体培养基或琼脂培养基中连续倍比稀释，接种定量细菌进行培养，以仍能抑制细菌生长或杀菌的抗菌药物的最高稀释度为终点，该培养基含药浓度即为试验菌的最低抑菌浓度或最低杀菌浓度（minimum bactericidal concentration，MBC）。MIC 和 MBC 的值越低，表示细菌对该药越敏感。近几年采用的 E-test 法是一种定量的抗生素药敏测定新技术，其原理是将稀释法和扩散法的原理相结合，使用预先设定的稳定且连续的抗菌药物浓度梯度，采用琼脂培养基培养以确定不同抗菌药物对微生物的 MIC，结果更加精确，重复性更好。

（三）细菌抗原的检测

从患者标本中分离病原菌，固然是诊断某种细菌性感染疾病的最确切依据，然而在许多情况下难以如愿。对于一些目前还难以培养或危重性感染，可通过检出病原菌的抗原成分达到明确诊断目的。病原菌抗原的检测优点在于即使在发病早期使用了抗生素，标本中的病原菌已被抑制或被杀死，也不影响病原菌抗原的检出率，敏感性高，用特异性抗体可检出极微量的细菌抗原成分。常用于细菌学诊断的免疫学技术有：

（1）沉淀反应　如用阿斯可利试验检测可疑炭疽病畜的尸体组织及皮革中炭疽芽胞杆菌的多糖抗原。此外，应用双向琼脂扩散试验及对流免疫电泳法可从 CSF 中检出脑膜炎奈瑟菌或肺炎链球菌抗原。其特异性和敏感性均较高。

（2）协同凝集试验　以分泌 SPA 的金黄色葡萄球菌 Cowan Ⅰ 株作为特异性抗体的载体，与待检抗原做协同凝集试验。常用于可溶性抗原的检测。该方法简便、快速，并且提高了敏感性。临床上用于流行性脑脊髓膜炎、伤寒、霍乱、淋病的早期诊断。

（3）免疫荧光法（IF）　荧光菌球检查法就是用免疫荧光技术检测抗原的试验。如有可疑细菌生长，一般在含荧光抗体的液体培养基中培养 4～6 h 后，即可在荧光显微镜下观察到荧光菌球。该法省时，特异性和敏感性均较高。此法还可直接从阳性标本中取出荧光菌球，进行分离培养获得纯种细菌。

（4）对流免疫电泳（CIE）　常用于检测脑膜炎奈瑟菌、肺炎链球菌或流感嗜血杆菌特异性抗原。因脑膜炎奈瑟菌易自溶，患者脑脊液中有可溶性抗原，采用 CIE 方法，1 h 内即可得结果。

（5）酶免疫测定（EIA）　目前常用的方法有酶联免疫吸附法和酶标免疫组化法。主要用于淋病奈瑟菌、沙门菌、大肠埃希菌等的检测。

（6）免疫印迹技术　由十二烷基硫酸钠-聚丙烯酰胺凝胶电泳、转印与标记技术相结合完成对标本中细菌蛋白的检测。目前胶体金诊断试剂盒也用于细菌感染诊断，使检测简便、快速。

（四）其他检测法

细菌代谢产物的检测，如气相色谱法鉴别厌氧细菌、$^{13}C^{14}C$ 呼吸试验检测幽门螺杆菌产生的尿素酶；PCR 技术检测细菌核酸；噬菌体对细菌分型和生物芯片技术等。

三、细菌感染的血清学诊断

用已知的细菌或其特异性抗原检测病人血清或其他体液中的抗体及其效价的变化，可以作为感染性疾病的辅助诊断。由于抗体存在于血清或其他体液中，故常称为血清学反应或血清学诊断。血清学诊断一般适用于抗原性较强的细菌，以及病程较长的感染性疾病；也可用于调查人群对某病原菌的免疫应答水平以及检测疫苗接种后的预防效果。

在血清学诊断中，通常采取双份血清检测。传染病流行区，健康人群由于某些病原菌的隐性感染或近期曾接受预防接种，其抗体水平普遍较高，单份血清往往不能区分现症感染和既往感染。如果恢复期或一周后血清抗体效价比早期升高 4 倍及 4 倍以上时，则可确认为现症感染。血清抗体效价受多种因素影响，如早期应用抗菌药物及年老、体弱、免疫功能低下等情况，此时感染后抗体效价可无明显升高，故抗体效价低时不要轻易否定。血清学诊断方法较多，常根据病原菌种类进行选择。常用于细菌感染的血清学诊断有：直接凝集试验（诊断伤寒、副伤寒的肥达试验，检测立克次体的外斐试验，诊断钩端螺旋体病的显微凝集试验等）；补体结合试验（检测 Q 热柯克斯体等抗体）；中和试验（诊断链球菌性风湿热的抗 O 试验等）；酶联免疫吸附试验（ELISA）。ELISA 具有技术简便、特异性强、敏感性高、重复性好、可检测大量标本、易于自动化操作等特点，已广泛应用于细菌、病毒等多种病原体的微生物学诊断和流行病学调查。

第二节　细菌感染的特异性预防

特异性预防是应用适应性免疫的原理，给机体注射或服用某种病原微生物抗原（包括类毒素）或注射特异性抗体，以达到预防和治疗感染性疾病的目的，这种方法称为人工免疫（artificial immunization）。根据其免疫产生的方式进一步又分为人工主动免疫（artificial active immunization）和人工被动免疫（artificial passive immunization）。采用人工主动免疫方法通常称为预防接种（prophylactic inoculation）或疫苗接种（vaccination）。人工被动免疫则用于应急预防或治疗某些疾病。

一、人工主动免疫

人工主动免疫是将抗原性物质（疫苗或类毒素）接种于人体，刺激机体免疫系统产生特异性免疫应答,从而对相应病原体感染产生特异性预防作用的措施。

(一)疫苗

疫苗的种类很多。按其生产技术,疫苗可分成传统疫苗和新型疫苗两类。传统疫苗是指采用病原微生物及其代谢产物,经过人工减毒、脱毒、灭活等方法制成的疫苗,如死疫苗、减毒活疫苗等。新型疫苗指应用基因工程技术和生物化学合成技术生产的疫苗,包括基因工程亚单位疫苗、重组疫苗、基因工程载体疫苗和核酸疫苗等。

1. 死疫苗(killed vaccine)

亦称灭活疫苗,是用物理、化学方法杀死病原微生物,但仍保持其免疫原性的一种生物制剂。常用的有伤寒、霍乱、流行性脑膜炎、钩端螺旋体病等灭活疫苗。为了维持血清抗体水平,常需多次接种,剂量较大,接种后局部和全身反应较明显,且需接种多次。为减少接种手续,可将不同种类的死疫苗适当混合组成联合疫苗,例如伤寒和副伤寒甲、乙混合的三联疫苗,多个型别钩端螺旋体组成的多价钩端螺旋体疫苗等。死疫苗的优点是生产方法简单,易保存,一般4 ℃可保存1年左右。

2. 活疫苗(living vaccine)

亦称减毒活疫苗(attenuated vaccine),是通过毒力变异或人工选择法(如温度敏感株)而获得的减毒或无毒株,或从自然界直接选择出来的弱毒或无毒株经培养后制成的疫苗,如BCG、鼠疫、炭疽、脊髓灰质炎、流感、麻疹等减毒活疫苗。活疫苗可在宿主体内短暂生长和增殖,延长了免疫系统对抗原的识别时间,有利于提高免疫能力和记忆型免疫细胞生成,且减毒或无毒的疫苗致病性弱,故只引起轻症或隐性感染。一般只需接种一次,剂量较小,副反应轻微或无;免疫效果优于死疫苗,因能同时产生细胞免疫和体液免疫两种应答。活疫苗的缺点是需冷藏保存,且保存期短,但此不足可用冻干法改进剂型来克服。

3. 亚单位疫苗(subunit vaccine)

是去除病原体中与激发保护性免疫无关或有害的成分,而保留有效免疫原成分,能诱发机体产生免疫应答的疫苗,称为亚单位疫苗。例如肺炎链球菌、脑膜炎奈瑟菌、流感嗜血杆菌的荚膜多糖疫苗,钩端螺旋体的外膜蛋白疫苗等,采用化学方法将这些免疫原物质予以抽取、纯化,亦可通过基因工程生产。荚膜多糖疫苗的免疫原性较弱,需加用佐剂;亦可与破伤风类毒素等结合成偶联疫苗(conjugated vaccine),以增强多糖免疫原的应答反应。

4. 基因工程疫苗(gene engineered vaccine)

利用基因工程技术将编码病原体保护性抗原表位的目的基因导入原核或真核表达系统中表达、纯化后制成的疫苗。实际上也是一种亚单位疫苗,例如带有宋内志贺菌表面抗原质粒的伤寒沙门菌Ty21a重组疫苗等。基因工程疫苗的优点是安全、高效、经济、可批量生产。但技术要求高,对表达的保护性抗原蛋白质的回收和纯化较困难。

5. 重组载体疫苗(recombinant carrier vaccine)

是将编码某一蛋白抗原的基因转入减毒的病毒或细菌而制成的疫苗。转入的目的基因可整合到病毒或细菌的基因组上或以质粒的形式存在。重组载体疫苗在应用于人体后,会在体内增殖并将蛋白抗原的基因表达成相应的蛋白质,后者刺激人体发生免疫应答。所以重组载体疫苗也是活疫苗的一种特殊形式。在构建过程中,可将一种病原体的两个或多个蛋白抗原的编码基因或多个病原体的蛋白抗原编码基因,转入同一种病原体内以制成重组载体疫苗。

6. 核酸疫苗(nucleic acid vaccine)

也称 DNA 疫苗。是将编码保护性抗原的基因重组到质粒真核表达载体上,经肌内注射或黏膜免疫等方法导入宿主体内,外源基因在体内所表达的抗原能刺激机体产生免疫应答。与其他疫苗相比,核酸疫苗仅采用编码病原体抗原的基因片段,这种核酸本身既是载体又能在真核细胞中表达抗原,刺激机体产生特异而有效的体液免疫和细胞免疫应答,尤其能诱导产生具有细胞毒杀伤功能的 T 淋巴细胞,可有效地预防病毒、细胞内寄生菌感染所引起的传染病。这给那些抗原结构不清楚或者预防效果不理想的传染病,例如结核病、艾滋病、流感、疟疾等的预防带来了希望。目前,核酸疫苗已成为疫苗研究领域中的热点之一,有关核酸疫苗的免疫机制、在人体使用的安全性等诸多问题正在深入研究之中。

(二)类毒素

细菌外毒素经 0.3%~0.4%甲醛液作用 3~4 周后可制成类毒素,类毒素毒性消失但仍保持疫原性。这种类毒素中加入适量磷酸铝或氢氧化铝等吸附型佐剂就成为精制吸附类毒素。佐剂可延缓类毒素在体内的吸收时间,刺激机体产生足量的抗毒素。常用的有白喉、破伤风等类毒素。如 DPT 三联疫苗,可同时预防白喉、百日咳、破伤风三种疾病。

二、人工被动免疫

人工被动免疫是输入含有特异性抗体的免疫血清、纯化免疫球蛋白抗体或细胞因子等免疫制剂,使机体立即获得特异性免疫力的过程,可用于某些急性传染病的紧急预防和治疗。但因这些免疫物质不是病人自身体内产生,故维持时间较短。

1. 抗毒素(antitoxin)

将类毒素或外毒素给马进行多次免疫,待马产生高效价抗毒素后采血,分离血清,提取其免疫球蛋白精制成抗毒素制剂。抗毒素主要用于外毒素所致疾病的治疗和紧急预防。临床常用的有精制破伤风、白喉和肉毒抗毒素以及多价精制气性坏疽抗毒素等。使用这些异种抗毒素时应注意避免 I 型超敏反应的发生。

2. 血清丙种球蛋白(serum gammaglobulin)

是从正常人血浆中提取的丙种球蛋白制剂。胎盘球蛋白(placental gammaglobulin)从健康产妇的胎盘或婴儿脐带血液中提制而成,主要含有丙种球蛋白,因大多数成人在成长过程中患过多种疾病、经历过多次隐性感染及疫苗接种,故血清中含有抗多种微生物的特异性抗体。这种制剂源自人血清球蛋白,对病人虽有同种抗原问题存在,但由于免疫原性较弱,一般不会发生超敏反应。主要用于对某些疾病的紧急预防及烧伤患者预防细菌感染。也可用于丙种球蛋白缺乏症患者,以及经长期化疗或放疗的肿瘤患者。因这类制剂抗体的种类和数量不同,不是针对某种特定致病微生物的特异性抗体,所以其免疫效果不如高效价的特异性抗体。

3. 抗菌血清(antiserum)

由于抗生素等抗菌药物的广泛应用,细菌性感染基本能得到控制。因细菌的菌型多,且抗菌血清的制备技术较繁杂并可能会引起超敏反应等,故采用抗菌血清的治疗技术已基本被淘汰。对于由铜绿假单胞菌多重耐药菌株所引起的严重烧伤疾病感染的治疗,尚可以考虑试用。

第三节　细菌感染的治疗

　　细菌感染的治疗主要采用抗菌药物。抗菌药物一般是指具有杀菌或抑菌活性的药物以及由微生物合成的抗生素类药物。抗生素类药物是战胜细菌感染的良方,自人类发明青霉素以来,大量针对不同致病细菌的抗生素类药物不断问世。但是,由于细菌受理化因素影响通常会发生各种变异,对抗生素类药物也会产生耐药性,当再次感染这种细菌后,抗生素会失去药效。正确合理应用抗菌药物是提高疗效、降低不良反应发生率以及减少或减缓细菌耐药性发生的关键。抗菌药物治疗性应用的基本原则是:① 诊断为细菌性感染者,有指征方可应用抗菌药物。② 尽早查明感染病原,根据病原种类及细菌药物敏感试验结果选用抗菌药物。③ 按照药物的抗菌作用特点及其体内过程特点选择用药。④ 抗菌药物治疗方案应综合患者病情、病原菌种类及抗菌药物特点制定。

一、抗菌药物的种类

　　抗菌药物的分类方法很多,可按产生的微生物分类,亦可按其化学结构和性质分类,还可按抗菌谱分类或按作用机制分类。

1. 按微生物来源分类

　　(1) 细菌产生的抗生素　如多黏菌素(polymyxin)和杆菌肽(bacitracin)。

　　(2) 真菌产生的抗生素　如青霉素(penicillin)及头孢菌素(cephalosporin),现在多用其半合成产物。

　　(3) 放线菌产生的抗生素　放线菌是抗生素产生的主要来源,其中链霉菌和小单孢菌产生的抗生素最多。常见的抗生素包括链霉素、卡那霉素、四环素、红霉素、两性霉素 B 以及抗癌抗生素-放线菌素 D 等。

2. 按化学结构和性质分类

　　(1) β-内酰胺类(β-lactams)　包括青霉素及头孢菌素等。

　　(2) 大环内酯类(macrolides)　包括红霉素、阿齐霉素及罗红霉素等。

　　(3) 氨基糖苷类(aminoglycosides)　链霉素、庆大霉素、卡那霉素以及人工半合成的妥布霉素、阿米卡星等属此类抗生素。

　　(4) 四环素类(tetracyclines)　四环素、土霉素、多西环素及米诺环素等。

　　(5) 氯霉素类(chloramphenicols)　现已人工合成。

　　(6) 人工合成的抗菌药　主要有喹诺酮类(quinolones)及磺胺类药物。

　　(7) 其他抗生素　如多肽类(杆菌肽)、万古霉素、林可霉素以及抗结核药物(异烟肼、利福平、乙胺丁醇以及吡嗪酰胺等)。

二、抗菌药物的主要作用机制

　　各种抗菌药物的作用包括影响细菌细胞壁的合成,影响细胞膜的功能,影响细菌细胞蛋白质的合成以及影响核酸合成等多种机制。

1. 影响细胞壁的合成

由于肽聚糖是在细菌生长繁殖过程中不断合成,因而这类抗生素对生长旺盛的细菌效果明显,对静息的细菌无效。青霉素之所以能与细菌结合,是因为在细菌胞质膜上有参与细胞壁肽聚糖合成的重要物质——青霉素结合蛋白(penicillin-binding proteins PBP)。PBP有 6 种(PBP1~PBP6),具有不同的酶活性。PBP 既是青霉素的受体,本身又具有酶的作用,在肽聚糖的形成中起重要作用。其中了解得比较多的是转肽酶。由于青霉素的结构与D-Ala-D-Ala 相似,于是 β-内酰胺环的酰胺键打开,竞争性地与转肽酶结合,阻止了此酶的正常功能。

2. 影响细胞膜的功能

多黏菌素属多肽类抗生素,分子由含亲水性多肽端与亲脂性脂肪酸端构成。脂肪酸一端与胞膜中磷脂结合,多肽端则插入膜的蛋白质部分,使类脂质膜的分子定向排列发生改变,胞膜被分层裂开,导致胞质成分泄漏,菌体死亡。多黏菌素对 G^- 菌作用较 G^+ 菌强,因为前者胞壁上 β 脂类含量多于后者。作用于真菌的两性霉素 B 是多烯类抗生素,可与固醇类形成复合物,破坏膜的结构,导致胞质泄漏而杀菌。真菌胞膜中含有大量固醇类物质,而细菌细胞膜缺乏固醇类,因而两性霉素 B 对细菌无作用。

3. 影响蛋白质的合成

(1) 作用于 30S 亚基的药物　氨基糖苷类抗生素包括链霉素、新霉素、卡那霉素、巴龙素、庆大霉素以及半合成抗生素丁胺卡那霉素等,都能与 30S 小亚基结合,抑制蛋白质合成的起始及密码子识别阶段,造成密码的错读,合成错读的或无活性的蛋白质。四环素类抗生素如四环素、金霉素、土霉素及其半合成的脱氧土霉素亦能与 30S 亚基结合,使 mRNA 上密码子的识别受阻。

(2) 作用于 50S 亚基的药物　氯霉素、林可霉素和大环内酯类抗生素(红霉素、阿齐霉素和罗红霉素等)属此类抗生素。

4. 影响核酸代谢的药物

喹诺酮类药物抑制 DNA 的合成;利福平抑制以 DNA 为模板的 RNA 聚合酶;而磺胺类药物则因其结构类似于对氨苯甲酸(PABA),故可与 PABA 竞争二氢叶酸合成酶,阻碍二氢叶酸的合成,从而影响核酸的生成,抑制细菌生长繁殖。

(赵芳芳)

第八章　球　　菌

　　球菌(coccus)是细菌中的一大类,种类多,分布广。对人类有致病性的病原性球菌主要包括葡萄球菌属、链球菌属、肠球菌属及奈瑟菌属中的一些细菌。病原性球菌感染特征是引起机体的化脓性炎症,故又称化脓性球菌。根据革兰染色不同,可将病原性球菌分为革兰阳性菌和革兰阴性菌两类。前者主要有葡萄球菌、链球菌、肺炎链球菌、肠球菌等;后者主要有脑膜炎奈瑟菌、淋病奈瑟菌、卡他布兰汉菌等。

第一节　葡萄球菌属

　　葡萄球菌属(*Staphylococcus*)细菌种类繁多,自然界如空气、土壤、物品当中均有广泛分布,在人体主要寄居于皮肤及与外界相通腔道中,大部分是不致病的腐物寄生菌及条件致病的表皮葡萄球菌。对人致病的主要是金黄色葡萄球菌,少数人的皮肤和鼻咽部有致病菌株,一般鼻咽部带菌率为20%~50%,医务人员带菌率可高达70%以上,是院内感染的重要传染源。葡萄球菌是引起化脓性感染最常见的病原菌,其中,金黄色葡萄球菌耐药菌率高达90%以上,其引起的败血症或脓毒血症居病原菌首位。

一、金黄色葡萄球菌

(一)生物学性状

1. 形态与染色

　　单个细菌呈球形,直径约 1 μm,革兰染色阳性,但当衰老、死亡、陈旧培养物或被中性粒细胞吞噬后常变为革兰阴性,排列成葡萄串状,故名葡萄球菌(图 8-1)。无鞭毛、芽胞、菌毛,体外培养不形成荚膜,体内少数菌株细胞壁外可见荚膜样黏液物质。在某些化学物质如青霉素等作用下,细胞壁可裂解或变成L型。

2. 培养特性

　　营养要求不高,普通培养基生长良好,需氧或兼性厌氧,最适生长温度为 37 ℃,最适 pH 为 7.2~7.4。普通琼脂平板培养24~48 h后,形成圆形、表面光滑、凸起、湿润、边缘整齐的油漆状菌落,直径大约 2 mm。葡萄球菌

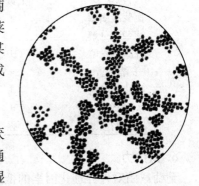

图 8-1　葡萄球菌(革兰染色,×1000)

菌落可出现金黄色、白色、柠檬色等三种不同颜色的色素,因仅有菌落着色,周围培养基无颜色改变,故为脂溶性色素。液体培养基中孵育18～24 h后,呈均匀浑浊。致病性葡萄球菌菌落为金黄色,血平板上菌落周围可见完全透明的无色溶血环(β溶血)。

3. 生化反应

多数菌株可发酵葡萄糖、蔗糖、麦芽糖,产酸不产气。致病菌株可分解甘露醇。触酶(过氧化氢酶)试验阳性,可与链球菌区分。

4. 抗原结构

葡萄球菌抗原结构复杂,种类繁多,目前已发现的抗原有30多种,主要化学成分是多糖抗原、蛋白质抗原及细胞壁抗原,重要的有以下几种:

(1) **葡萄球菌A蛋白**(staphylococcal protein A,SPA)　是存在于90%以上金黄色葡萄球菌细胞壁的表面蛋白,一种单链多肽,与胞壁肽聚糖共价结合。SPA为完全抗原,可与人或多种哺乳动物的IgG1、IgG2和IgG4分子的Fc段非特异结合,而IgG的Fab段保留,仍可与其他抗原发生特异性结合。SPA与IgG结合后形成的复合物在体内有抗吞噬、促进细胞分裂、引发超敏反应、损伤血小板等多种生物学活性;在体外,可利用此复合物为载体,进行协同凝集试验,广泛用于多种微生物抗原检测,如脑膜炎奈瑟菌等。

(2) **荚膜多糖**　宿主体内的大多数金黄色葡萄球菌表面有荚膜多糖抗原,有利于细菌黏附至宿主细胞或医用材料表面等。

(3) **多糖抗原**　有群特异性,是胞壁的磷壁酸组分。存在于金黄色葡萄球菌磷壁酸的N-乙酰葡糖胺核糖酸残基为A群多糖抗原;表皮葡萄球菌磷壁酸中的N-乙酰葡糖胺甘油残基为B群多糖抗原。多糖抗原通过与细胞表面纤维蛋白结合,介导细菌对黏膜表面的黏附。抗原性较弱,与肽聚糖结合后,可诱导免疫应答。

(4) **肽聚糖**　具有调理样作用,可促进单核细胞吞噬;趋化中性粒细胞,有利脓肿形成;另外,亦有活化补体、诱导热原质形成等作用。

5. 分类

根据色素、生化反应等表型差异,可分为金黄色葡萄球菌、表皮葡萄球菌、腐生葡萄球菌等三类,这三类分别代表了葡萄球菌中的致病菌、正常菌群或条件致病菌、非致病菌。三类葡萄球菌的主要生物学特性见表8-1。

表8-1　三种葡萄球菌的主要生物学特性比较

特性	金黄色葡萄球菌	表皮葡萄球菌	腐生葡萄球菌
色素	金黄色	白色	白色或柠檬色
血浆凝固酶	+	−	−
葡萄糖分解	+	+	−
甘露醇发酵	+	−	−
α溶血素	+	−	−
耐热核酸酶	+	−	−
SPA	+	−	−
致病性	强	弱	无

6. 抵抗力

葡萄球菌对外界理化因素的抵抗力强于其他无芽胞细菌。耐热,60 ℃下1 h或80 ℃下30 min才可被灭活。在干燥浓汁、痰液中可存活3个月。耐盐,在100～150 g/L NaCl培养基中仍可生长繁殖。葡萄球菌对青霉素、庆大霉素及红霉素等高度敏感,链霉素中度敏感,磺胺类药物、氯霉素耐药,但随着抗生素的广泛应用,近年来葡萄球菌耐药现象尤为突出,尤其是耐甲氧西林金黄色葡萄球菌已成为院内感染最常见致病菌。

(二)致病物质

葡萄球菌中金黄色葡萄球菌致病力最强,主要通过侵袭力及毒素致病。

1. 致病物质

毒力因子主要包括:① 细菌固有结构,如荚膜、胞壁肽聚糖及 SPA 等。② 蛋白酶:血浆凝固酶、纤维蛋白溶酶、耐热核酸酶、透明质酸酶、脂酶等。③ 毒素:葡萄球菌溶血素、杀白细胞素、表皮剥脱毒素、毒性休克综合征毒素-1、肠毒素等。

(1)血浆凝固酶(coagulase)　可使人或兔血浆凝固的物质,大多数致病菌株可产生。凝固酶有两种:一种是分泌至菌体外的,称为游离型血浆凝固酶(free coagulase)。游离凝固酶被血浆中协同因子激活后,转变为凝血酶样物质,使液态纤维蛋白原变成固态纤维蛋白,从而使血浆凝固;另一种为结合型凝固酶(bound coagulase),存在于菌体表面不释放,本质是纤维蛋白原受体,可与血浆中纤维蛋白原结合使细菌凝聚。游离型凝固酶用试管法检测,结合型凝固酶用玻片法检测。凝固酶阳性葡萄球菌进入机体后,可借助凝固酶作用,使血浆中纤维蛋白沉积于菌体表面,一方面可抵抗吞噬细胞吞噬,另一方面可保护致病菌免受体液中杀菌物质损伤。凝固酶阳性菌株感染特点为病灶局限、脓液黏稠、易形成血栓。

(2)其他酶类　如纤维蛋白溶酶或葡激酶,可激活血浆中的纤维蛋白酶原,使之成为纤维蛋白酶,溶解血浆纤维蛋白,有利于病原菌在体内的扩散。耐热核酸酶,可降解细胞 DNA 和 RNA,液化脓液,有利病菌扩散。透明质酸酶,可破坏组织间质中透明质酸,有利于细菌在组织中的播散。脂酶,可分解皮肤表面的脂肪和油类,有利于细菌入侵皮肤和皮下组织。

(3)葡萄球菌溶素(staphylolysin)　根据抗原性不同,可分为 α、β、γ、δ、ε 等,对人致病的主要是 α 溶素。α 溶素生物学活性广泛,对多种哺乳动物红细胞有溶血作用,对白细胞、血小板、肝细胞、血管平滑肌细胞等亦有损伤作用,其机制在于毒素分子可插入细胞膜疏水区,破坏膜完整性导致细胞溶解。

(4)杀白细胞素(leukocidin)　杀白细胞素可攻击中性粒细胞、单核细胞及巨噬细胞,其作用机制在于损伤细胞膜,胞膜通透性增加,胞质颗粒外排,细胞运动能力丧失,最终死亡。根据杀白细胞作用速度的快慢,可分为快杀白细胞素及慢杀白细胞素,两者必须协同作用才可杀死白细胞,单独存在任何一种都无杀灭白细胞作用。

(5)肠毒素(enterotoxin)　约 50% 的金黄色葡萄球菌临床分离株可产生肠毒素,有 9 个血清型。肠毒素化学本质为蛋白质,但对热稳定,100 ℃ 可耐受 30 min;可抵抗胃肠液中蛋白酶水解。产毒株污染肉类、牛奶等食物后,10 h 左右可产生大量肠毒素,引起以呕吐为主要症状的急性胃肠炎,称为食物中毒。肠毒素致病机制可能是毒素与肠道神经细胞受体作用,刺激机体呕吐中枢引起食物中毒。此外肠毒素还具有超抗原样作用,可非特异性激活 T 淋巴细胞,释放过量细胞因子,参与免疫抑制及自身免疫性疾病的病理过程。

(6)表皮剥脱毒素(exfoliative toxin)　主要由噬菌体Ⅱ群金黄色葡萄球菌质粒编码产生,有两个血清型:A 型耐热,B 型不耐热。引起的疾病称烫伤样皮肤综合征(staphylococcal scalded skin syndrome,SSSS),又称剥脱性皮炎,患者皮肤出现弥漫性红斑和水疱,而后表皮上层大片脱落,皮损部位炎症反应轻微,多见于新生儿、幼儿及免疫力低下的成人。

（7）毒性休克综合征毒素-1（toxic shock syndrome toxin-1，TSST-1）　由噬菌体Ⅰ群金黄色葡萄球菌产生，是一种超抗原，通过激活 T 细胞，分泌大量细胞因子，引起机体发热、休克及脱屑性皮疹，增加机体对内毒素敏感性，引起多器官系统功能紊乱或毒性休克综合征。

2. 所致疾病

金黄色葡萄球菌感染所致疾病分为侵袭性和毒素性两大类。

（1）侵袭性疾病　主要表现为化脓性感染，一般局限于皮肤表面，也可扩散至其他器官，严重时可波及全身，引起败血症。根据感染类型，可分为：① 皮肤软组织感染，如毛囊炎、疖、痈、蜂窝组织炎、伤口脓肿等。② 内脏器官化脓性感染，如气管炎、肺炎、中耳炎、脓胸、骨髓炎等。③ 全身感染，多由金黄色葡萄球菌引起，如败血症、脓毒素血症等，新生儿或免疫力低下者也可由表皮葡萄球菌引起。

（2）毒素性疾病　由金黄色葡萄球菌释放的外毒素引起。① 食物中毒：可产生肠毒素的金黄色葡萄球菌污染食品被机体摄入后，经 1～6 h 潜伏期，出现恶心、呕吐、腹泻等急性食物中毒症状。无发热，多于 1～2 d 内迅速恢复。由于肠毒素耐热，因此金黄色葡萄球菌引起的食物中毒是夏、秋季节常见胃肠道疾病。② 烫伤样皮肤综合征：由表皮剥脱毒素引起，多见于婴幼儿及免疫力低下人群。皮肤一开始出现弥漫性红斑，继而表皮起皱，内含清亮液体的无菌性水疱形成，轻触即破溃，最后表皮脱落。若不经及时治疗，患者病死率约为20%。③ 毒性休克综合征：主要由 TSST-1 引起。病人表现为急起高热、低血压、猩红热样皮疹伴脱屑，严重时可出现心、肾衰竭，甚至休克。

（三）免疫性

人体对葡萄球菌有一定天然免疫力。只有在皮肤黏膜受损，患有慢性消耗性疾病如糖尿病、结核、肿瘤或其他病原体感染导致机体抵抗力降低情况下，才易发生葡萄球菌感染。康复后，虽可获得一定免疫力，但不强，难以防止再次感染。

（四）微生物学检查

1. 标本采集

不同疾病采集不同部位标本，如化脓性感染采取脓汁、渗出液，食物中毒收集可疑剩余食物、患者呕吐物、粪便等，脑膜炎采集脑脊液，败血症或脓毒血症取血液。

2. 直接涂片镜检

取标本涂片，革兰染色后镜检。一般根据镜下细菌形态、排列方式及染色性可做出初步判断。

3. 分离培养鉴定

将标本接种至血平板，37 ℃孵育 18～24 h 后，挑取可疑菌落涂片染色镜检。血液标本需先经肉汤增菌，再移种至血平板。葡萄球菌致病力鉴定主要根据：① 金黄色菌落。② 血平板上菌落周围有 β 溶血环。③ 血浆凝固酶试验阳性。④ 耐热核酸酶试验阳性。⑤ 分解甘露醇。进一步型别鉴定可采用分子生物学方法，如质粒指纹图谱分析、荧光原位杂交、基因扩增等。

4. 药物敏感试验

金黄色葡萄球菌易出现耐药性，约 90% 临床分离株可产生 β-内酰胺酶，表现为对青霉素等药物耐药。因此,对临床分离菌株,要做药敏实验,筛选敏感抗生素,指导临床合理用药。

5. 葡萄球菌肠毒素检测

传统方法进行动物试验,取可疑污染食物,患者呕吐物、粪便等,分离培养,鉴定后挑取单个菌落肉汤增菌,取上清滤液腹腔注射至 6～8 周龄幼猫,注射 4 h 后动物出现呕吐、腹泻,体温升高或死亡,提示有肠毒素存在可能。近年来,多采用免疫学方法如 ELISA 法微量检测肠毒素,快速敏感;也可用分子生物学方法如基因探针、PCR 等技术检测产肠毒素菌株,但要防止假阳性出现。

(五) 防治原则

注意个人卫生,消毒隔离,防止医源性感染。对皮肤表面化脓性病灶应及时治疗和消毒处理。为防止葡萄球菌性食物中毒,对葡萄球菌感染未治愈者不宜从事食品制作或饮食相关的服务类行业。对医疗器材需严格消毒灭菌,医务人员无菌操作规范,可减少医源性葡萄球菌感染机会。治疗须根据药敏实验结果,筛选敏感抗生素,合理谨慎使用抗生素,防止耐药菌株出现。对反复发作的顽固性疖疮等,可采用自身菌苗或类毒素进行人工自动免疫,具有一定疗效。

二、凝固酶阴性葡萄球菌

以往认为凝固酶阴性葡萄球菌(coagulase negative *staphylococcus*,CNS)为非致病菌,但近年来临床及实验室诊断结果显示 CNS 为条件致病菌,已成为医源性感染的重要病原菌,且耐药菌株逐渐增多,诊治困难,已引起临床微生物学工作者关注。

(一) 生物学性状

CNS 在形态、排列及染色性上与金黄色葡萄球菌完全相同,合成色素为白色或柠檬色,不产生血浆凝固酶、溶血素、透明质酸酶等毒性物质,不发酵甘露醇。最常见的 CNS 为表皮葡萄球菌和腐生葡萄球菌,其他如人葡萄球菌、头葡萄球菌等,其生物学性状与金黄色葡萄球菌的比较见表 8-1。

(二) 致病性

CNS 是人体皮肤和黏膜表面正常菌群,当机体免疫力下降或 CNS 寄居部位改变时,可成为条件致病菌,引起多部位的机会性感染,在院内感染中的病原菌分离率居第二位,仅次于大肠埃希菌。CNS 致病机制主要通过:① 细胞壁外黏质(extracellular slime substance,ESS)。ESS 主要成分为多糖,在细菌黏附细胞和抵抗宿主免疫防御中有重要作用。② 溶血素,如 β 溶血素、δ 溶血素等。③ 表皮葡萄球菌可选择性黏附于尿道黏膜上皮细胞,极易定植,引起感染。CNS 可引起机体以下感染:

(1) 泌尿系统感染　是年轻女性急性膀胱炎的主要病原菌,临床尿路感染分离率仅次于大肠埃希菌。尿道插管或原有尿道疾病的老年男性亦易发生。常见有表皮葡萄球菌、人葡萄球菌和溶血葡萄球菌等。

(2) 细菌性心内膜炎　主要是心瓣膜修复术后感染(尤其安装人工心瓣膜后),表皮葡萄球菌为常见致病菌。

（3）败血症 CNS引起的败血症仅次于大肠埃希菌及金黄色葡萄球菌,新生儿败血症最为常见。主要致病菌为溶血葡萄球菌和人葡萄球菌。

（4）术后或植入医用器械后感染 CNS是外科术后感染的常见病原菌,如骨关节修补置换术、器官移植、动脉插管、心脏起搏器等植入性器械引发的CNS感染已成为重要医学问题。此外,长期腹膜透析、静脉滴注等亦可造成CNS感染。

（三）微生物学检查与防治原则

CNS临床实验室诊断与金黄色葡萄球菌相反,可依据凝固酶阴性、甘露醇发酵阴性、色素为白色或柠檬色等进行鉴别,有时需结合质粒图谱、耐药图谱进一步加以鉴定。防治原则主要是加强手术前后、医务人员、医疗器械及空气环境的消毒,控制医源性感染。CNS亦易产生耐药性,故应根据药敏试验结果筛选敏感抗生素,合理用药。

第二节 链球菌属

链球菌属（*Streptococcus*）细菌是化脓性球菌中另一大类常见的革兰阳性球菌。广泛分布于自然界、奶类及其制品、人或动物粪便、健康人鼻咽部,多为正常菌群。链球菌属中对人致病的主要是A群链球菌及肺炎链球菌,可引起人体多种疾病,如各种化脓性炎症、猩红热、肺炎、链球菌感染后变态反应性疾病等。链球菌通常根据以下三类原则分类:

1. 根据溶血现象分类

链球菌在血平板上生长后,根据菌落周围溶血现象分为以下3类:

（1）甲型溶血性链球菌（α-hemolytic *streptococcus*） 菌落周围有1～2 mm的不完全透明草绿色溶血环,为甲型溶血或α溶血,这类链球菌亦称为草绿色链球菌（*streptococcus viridans*）。α溶血环中红细胞未完全溶解,除肺炎链球菌外,这类链球菌多为机会致病菌。

（2）乙型溶血性链球菌（β-hemolytic *streptococcus*） 菌落周围有2～4 mm完全无色透明的溶血环,为乙型溶血或β溶血,亦称为溶血性链球菌（*streptococcus* hemolyticus）。β溶血环中红细胞完全溶解,因而这类链球菌致病力强,可引起人或动物的多种疾病。

（3）丙型链球菌（γ-*streptococcus*） 菌落周围无溶血环,因此称为不溶血性链球菌（*streptococcus* non-hemolyticus）。这类链球菌一般无致病性,偶尔引起泌尿系统感染或亚急性细菌性心内膜炎。

2. 根据抗原结构分类

根据细胞壁C多糖抗原结构不同,可将链球菌分为A～H、K～V 20个群,对人致病的90%属A群,B、C、D、G群偶见。同群链球菌又可根据M抗原不同,分成若干个血清型。如A群链球菌可分为150个型,B群可分为13个型等。

3. 根据生化反应分类

对一些不具有群特异性的链球菌,可根据生化反应、药敏实验、氧利用度不同分类。如按氧需求不同可分为需氧、兼性厌氧、厌氧性链球菌三类,对人致病的主要是前两类,厌氧链球菌是口腔、消化道、泌尿生殖道等部位正常菌群,只在特定条件下致病。

一、A 群链球菌

（一）生物学性状

1. 形态与染色

球形或椭圆形，直径一般为 $0.6\sim1.0~\mu m$，革兰染色阳性，链状排列。液体培养基中一般呈长链状排列，固体培养基上为短链状（图8-2）。无芽胞，无鞭毛。培养早期（如 $2\sim4$ h），细胞壁外可形成透明质酸的荚膜，随着培养时间延长，细菌自身可分泌透明质酸酶，使荚膜消失。

2. 培养特性

多为兼性厌氧菌。最适生长温度为 37 ℃，最适 pH 为 $7.4\sim7.6$。营养要求较高，在含血清、高浓度葡萄糖、血液的培养基中生长良好。血清肉汤中易形成长链，管底有絮状沉淀。血平板上呈灰白色、针尖样大小、表面凸起、湿润、边缘整齐的光滑型菌落，多数菌株菌落周围形成较宽的无色透明溶血环（β 溶血）。

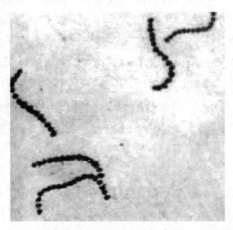

图 8-2 链球菌（革兰染色，×1000）

3. 生化反应

分解葡萄糖，产酸不产气。触酶试验阴性。一般不发酵菊糖，胆汁溶菌试验阴性，可利用此特性鉴定甲型溶血性链球菌与肺炎链球菌。对乳糖和甘露醇的分解，随不同菌株而异。

4. 抗原结构

链球菌抗原结构复杂，主要有多糖抗原、表面抗原、核蛋白抗原等三种。

5. 抵抗力

不耐热，60 ℃、30 min 可被灭活。对常用消毒剂敏感。对干燥抵抗力较强，在干燥尘埃中可存活数月。链球菌对青霉素敏感，很少有耐药现象发生。

（二）致病性

1. 致病物质

A 群链球菌的致病物质包括胞壁固有成分、外毒素和侵袭性酶。

（1）胞壁成分

① 黏附素 胞壁黏附素是链球菌定植在皮肤和呼吸道黏膜上皮细胞的主要侵袭因子，包括脂磷壁酸和 F 蛋白。脂磷壁酸与 M 蛋白共同构成 A 群链球菌普通菌毛样结构，与体内多种细胞膜有高度亲和力。F 蛋白是纤维粘连蛋白受体，可使链球菌黏附于上皮细胞表面，有利于细菌在宿主体内定植与增殖。

② M 蛋白 是 A 群链球菌的重要致病因子，有抗吞噬和抵抗吞噬细胞杀菌作用，有利于细菌在宿主体内的定居及繁殖。M 蛋白与机体心肌、肾小球基底膜之间有共同抗原，可刺激机体产生特异性抗体，诱发变态反应性疾病，损伤心、肾等器官。

③ 肽聚糖 A 群链球菌肽聚糖有致热、损伤血小板、增加血管通透性等作用。

（2）外毒素

① 致热外毒素（pyrogenic exotoxin） 又称猩红热毒素或红疹毒素，是引起人类猩红热的主要毒性物质。由携带溶原噬菌体的 A 群链球菌编码产生，有 A、B、C 三个血清型，相互之间无交叉抗原存在。抗原性强，有超抗原样作用，动物试验显示对兔有致热性和致死性。

② 链球菌溶素 有溶解红细胞、破坏白细胞及损伤血小板作用。根据对 O_2 稳定性不同，可分为链球菌溶素 O（streptolysin O，SLO）和链球菌溶素 S（streptolysin S，SLS）两种。① SLO。因含有—SH 基，对 O_2 敏感，遇到 O_2 后，—SH 基被氧化为—S—S 基，失去溶血活性。SLO 对哺乳动物的血小板、中性粒细胞、巨噬细胞、神经细胞、心肌细胞等均有毒性作用。抗原性强，约 90% 链球菌感染者，于感染后 2～3 周至愈后数月到一年内可检出抗 O 抗体（antistreptolysin O，ASO）。活动性风湿热病人血清中 SLO 抗体效价显著升高，一般在 1：400 以上，因此，定量检测血清中 ASO 抗体效价，可作为链球菌新近感染或风湿热及其活动期的辅助诊断指标。② SLS。为小分子糖肽，无免疫原性，对 O_2 稳定。链球菌在血平板上的溶血环即由 SLS 所致。SLS 对白细胞和多种组织细胞均有破坏作用。

（3）侵袭性酶

A 群链球菌可产生多种侵袭性蛋白酶，有利于病原菌在组织细胞间的侵袭与扩散。如透明质酸酶可分解组织间质的透明质酸，使组织通透性增加，有利于细菌在组织间的扩散。链激酶（streptokinase，SK）亦称链球菌纤维蛋白溶酶（streptococcal fibrinolysase），可使血液中纤维蛋白酶原变成纤维蛋白酶，溶解血块或阻止血浆凝固，促进细菌在组织间的播散。链道酶（streptodornase，SD）亦称链球菌 DNA 酶（streptococcal deoxyribonuclease），可降解脓液中具有高度黏稠性的 DNA，使脓液稀薄，有利于病原菌扩散。由于 SK、SD 可致敏 T 淋巴细胞，故临床常通过皮内注射，利用迟发型超敏反应原理测定受试者细胞免疫功能，此项试验称为 SK-SD 皮试。另外，SK、SD 亦可制成酶剂，临床用以液化脓液，使脓液变稀，以利抗菌药物治疗。

2. 所致疾病

A 群链球菌引起的疾病约占链球菌感染性疾病的 90%，传染源为病人及带菌者，可通过呼吸道飞沫、皮肤创口、污染食品等途径感染人体。临床表现主要为以下三类：

（1）化脓性感染 通常表现为皮肤和皮下组织感染，如淋巴管炎、淋巴结炎、蜂窝组织炎、痈等；亦可引起其他系统感染，如扁桃体炎、咽炎、咽峡炎、中耳炎、乳突炎、产褥感染等。

（2）毒素性疾病 由猩红热毒素引起，即猩红热，是一种儿童多发的上呼吸道急性传染病，潜伏期一般为 3 天，临床表现为发热、咽峡炎、全身弥漫性皮疹及疹退后皮肤脱屑。

（3）超敏反应性疾病 主要是链球菌感染后风湿热及急性肾小球肾炎，5～12 岁儿童多见。病因是 M 蛋白诱发的 II 及 III 型超敏反应而发病。

（三）免疫性

人体感染 A 群链球菌后，血清可产生多种抗体，获得对同型链球菌的牢固特异性免疫力。动物试验及临行病学调查均显示特异性 M 蛋白抗体可防止同型链球菌再次感染，主要通过诱生 γ 干扰素，增强吞噬细胞的吞噬功能。由于链球菌型别众多，且各型之间无交叉免疫存在，故常易反复感染。猩红热患者痊愈后，体内可产生同型致热外毒素抗体，建立牢固的同型抗毒素免疫。

（四）微生物学检查

1. 标本采集

根据不同疾病采取不同部位标本,如创伤感染的脓汁液、鼻咽腔的棉拭子、败血症血液等。

2. 直接涂片镜检

脓标本直接涂片,革兰染色后镜检,镜下见革兰染色阳性、呈链状排列的球菌,可初步诊断。

3. 分离培养鉴定

血液标本先增菌后再接种血平板,其他如脓汁、棉拭子直接接种血平板,37 ℃孵育24 h,如有 β 溶血,注意与葡萄球菌区别;若为 α 溶血,与肺炎链球菌相鉴别。

4. 血清学试验

取患者血液,分离血清,检测血清中 ASO 效价,可用于风湿热辅助诊断,称为抗链球菌溶素 O 试验(antistreptolysin O test),简称抗 O 试验。风湿热患者血清 ASO 效价显著升高,大多在 250 单位左右,活动性风湿热患者一般超过 400 单位。

（五）防治原则

链球菌主要通过飞沫传播,应对病人和带菌者及时治疗,减少传染源。预防感冒,避免链球菌感染,对减少风湿热、肾小球肾炎等疾病有较好效果。对急性咽炎、扁桃体炎患者,尤其是儿童,须彻底治疗,以防链球菌感染后急性肾小球肾炎、风湿热、亚急性细菌性心内膜炎等变态反应性疾病的发生。治疗链球菌感染,首选青霉素 G,一般少有耐药现象发生。

二、肺炎链球菌

肺炎链球菌(*S. penumoniae*),又称肺炎球菌(*pneumococcus*),正常情况下寄居于人的鼻咽腔部位,大多不致病,仅少数有致病力,可引起细菌性大叶性肺炎、支气管炎、脑膜炎等疾病。

（一）生物学性状

1. 形态与染色

革兰阳性球菌,单个菌体呈矛头状,成双排列,宽端相对,尖端向外(图 8-3)。在临床标本如痰液、脓汁、肺病变组织中可呈单个短链状。无鞭毛,无芽胞,在体内或含有血清培养基中可形成荚膜,菌体周围可见无色透明环。

2. 培养特性

营养要求较高,培养基中需加入血清或血液。兼性厌氧,最适生长温度为 37 ℃。最适 pH 为 7.4～7.8。血平板可形成草绿色(α 溶血)溶血环的针尖样细小菌落,与甲型溶血性链球菌很相似。肺炎

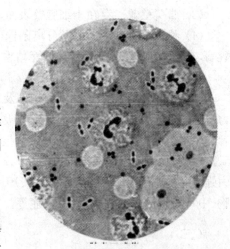

图 8-3　肺炎链球菌(革兰染色,×1000)

链球菌在生长后期，一般在 48 h 后，可产生足量自溶酶，自溶酶可破坏细菌细胞壁，使菌降解。平板上的菌落可因自溶酶产生，菌体逐渐溶解，菌落中央下陷呈"脐状"菌落；血清肉汤中，初期液体均匀混浊，后期因菌体自溶逐渐澄清。自溶酶可被胆汁或胆盐等活性物质激活，从而促进培养基中菌体溶解，称为胆汁溶菌试验，可用于鉴别肺炎链球菌和甲型溶血性链球菌，前者阳性，后者阴性。

3．生化反应

分解葡萄糖、麦芽糖、乳糖、蔗糖等，产酸不产气。肺炎链球菌大多数新分离株菊糖发酵阳性，故菊糖发酵试验对鉴定甲型溶血性链球菌和肺炎链球菌仅有参考价值。在菌液中加入牛、猪、兔等新鲜胆汁或 10% 去氧胆酸钠、2% 牛磺胆酸钠，37 ℃孵育 10 min，菌液变清，为胆汁溶菌试验阳性，此试验是鉴定甲型溶血性链球菌及肺炎链球菌的可靠试验，前者阴性，后者阳性。

4．抗原结构

肺炎链球菌抗原结构复杂。根据荚膜多糖抗原不同，可分成 90 多个血清型；C 多糖为存在于细胞壁中的抗原，有种特异性，各型菌株均具有；M 蛋白有型特异性，肺炎链球菌 M 蛋白无致病性，产生的抗体为非保护性抗体。

5．抵抗力

对理化因素抵抗力较弱。对一般消毒剂敏感，3% 苯酚或 0.1% 升汞溶液中 1～2 min 即被灭活。有荚膜的菌株可在干痰中存活 1～2 月。

（二）致病性

1．致病物质

（1）荚膜　荚膜有抗吞噬、抗杀菌物质损伤、黏附、抗干燥等作用，是肺炎链球菌的主要毒力因子。有荚膜的光滑型（smooth type，S）菌株失去荚膜变异为粗糙型（rough type，R）后，细菌毒力减弱或消失。

（2）肺炎链球菌溶素 O（pneumolysin O）　可与细胞膜上胆固醇结合，使细胞膜表面出现小孔，溶解羊、兔、马及人的红细胞；亦可抑制淋巴细胞增殖，阻止中性粒细胞趋化及吞噬作用。

（3）脂磷壁酸　存在于细胞壁表面，有利于细菌黏附至肺泡上皮细胞或血管内皮细胞。

（4）神经氨酸酶　一般新分离菌株可分泌产生，可分解细胞膜及糖脂的 N-乙酰神经氨酸酶，有利于细菌在鼻咽部、支气管黏膜上皮细胞定植、繁殖及扩散。

2．所致疾病

肺炎链球菌存在于正常人鼻咽部及口腔中，一般不致病，为带菌状态。只有当机体免疫力下降、感染、营养不良等因素导致呼吸道黏膜异常或损伤时可形成感染，婴幼儿、年老体弱者亦为易感人群。肺炎链球菌主要引起人类大叶性肺炎，其次为支气管炎。成人肺炎由 1～5、7、8、12、14、19 等 10 型引起，其中 1、2、3 型最多见，3 型菌株因可产生大量荚膜样物质，毒力强，病死率高。儿童多是 1、6、14、19 型所致，以 14 型最常见。肺炎后可继发胸膜炎、脓胸、中耳炎、乳突炎、脑膜炎、败血症等。

（三）免疫性

机体感染肺炎链球菌后，体内可产生荚膜多糖型特异性抗体，从而获得牢固的同型特异性免疫,故同型病原菌的二次感染少见。

(四)微生物学检查

1. 标本

主要采集痰液、脓汁、血液或脑脊液等标本。

2. 直接涂片镜检

痰、脓液、脑脊液等标本可直接涂片,革兰染色后镜检,镜下若有呈矛头状对称排列、有荚膜的革兰阳性双球菌,可做出初步诊断。

3. 分离培养鉴定

痰液、脓液等标本直接接种血平板,37 ℃孵育 24 h,挑取 α 溶血的可疑菌落鉴定。肺炎链球菌要与甲型溶血性链球菌区别,鉴定试验如下:

(1)胆汁溶菌试验 菌液内加入胆汁或 100 g/L 去氧胆酸钠,37 ℃孵育 10 min,菌液由混浊变澄清,为胆汁溶菌试验阳性。甲型溶血型链球菌为阴性。

(2)Optochin 敏感试验 测试菌均匀涂布平板,将无菌滤纸圆片于 1∶2000 的 Optochin 溶液中浸湿,贴于涂有细菌的平板,37 ℃孵育 48 h,测量纸片周围抑菌圈直径。肺炎链球菌通常>20 mm,甲型溶血型链球菌<12 mm。

(3)荚膜肿胀试验 肺炎链球菌与抗荚膜抗体反应后,镜下可见细胞壁外荚膜明显肿胀,甲型溶血型链球菌则为阴性。

(4)动物毒力试验 小白鼠腹腔注射肺炎链球菌后,24 h 内死亡,取腹腔液培养可得肺炎链球菌。甲型溶血性链球菌感染的小鼠不死亡。

(五)防治原则

多价肺炎链球菌荚膜多糖疫苗对预防儿童、老人、慢性病患者等人群肺炎链球菌感染有较好效果。目前,多价疫苗已增加至 23 个血清型。治疗肺炎链球菌感染可用青霉素 G,但近年来耐药株不断增多,需加强常规药物敏感试验,以筛选敏感抗生素,指导临床治疗。耐药者可选用万古霉素等敏感药物。

三、其他医学相关链球菌

(一)甲型溶血性链球菌

甲型溶血性链球菌常寄居于上呼吸道、口腔、消化道、生殖道等,偶见于皮肤。对人类致病的主要有变异链球菌、唾液链球菌、缓症链球菌、血链球菌等。

甲型溶血性链球菌是亚急性细菌性心内膜炎最常见的致病菌。牙科手术或摘除扁桃体时,口腔或龈隙寄居的这类细菌可侵入血流引起菌血症。大多情况下,血液中的少量细菌可被肝、脾、淋巴结及骨髓中的吞噬细胞清除,但在心瓣膜有病损时或对人工心瓣膜患者,细菌可停留繁殖,引起感染性心内膜炎。

变异链球菌与龋齿发病密切相关。致病机制在于该菌的葡糖基转移酶可分解蔗糖使其产生黏性大的不溶性葡聚糖,口腔中的众多菌群可趁机黏附于牙表面形成菌斑。这些菌群,尤其是乳杆菌可发酵多种糖类产生大量酸,使局部 pH 降至 4.5 左右,导致牙釉质及牙质脱钙,形成龋齿。

(二) B 群链球菌

B 群链球菌(group B streptococcus,GBS)又称为无乳链球菌,是寄居于下呼吸道、直肠和泌尿生殖道的正常菌群,人体带菌率为 30% 左右。目前,GBS 是引起新生儿败血症的主要病原体,新生儿感染与母体带菌有密切关系,分娩时胎儿可经带菌产道感染,亦可由医护人员呼吸道携带细菌传播引起,早产儿及产妇破水期延长的新生儿为 GBS 感染的易感者。

新生儿 GBS 感染有两种类型:① 早期发病,常见于出生一周以内的婴儿,主要在分娩时经带菌产道受染,常见细菌血清型为Ⅰ、Ⅱ和Ⅲ型。临床表现为暴发性败血症,发病急,病情凶险,患儿可在 1～2 天内死亡,死亡率高达 50%～70%。约 30% 患儿有脑膜炎并发症,伴呼吸窘迫,亦称新生儿呼吸窘迫症或新生儿休克综合征。② 晚期发病,发病年龄在 1 周～3 个月,平均为 4 周,主要是院内感染,常见细菌血清型为Ⅲ型。临床表现为化脓性脑膜炎,多伴有败血症。病死率为 15%,但存活者通常有痴呆、脑积水等后遗症,预后差。

(三) D 群链球菌

D 群链球菌主要有马肠链球菌(S. equinus)和牛链球菌(S. bovis)。D 群链球菌营养要求不高,菌落比大多数链球菌菌落大,直径一般 1～2 mm,血平板上多为 α 溶血或不溶血。

D 群链球菌是皮肤、上呼吸道、消化道及泌尿生殖道正常菌群。易感人群为免疫力低下如年老体弱者、恶性肿瘤患者、中青年女性等人群。通常表现为泌尿生殖道、皮肤、胆道、肠道等部位感染,败血症常继发于泌尿生殖道感染。牛链球菌偶可引起心肌炎,结肠癌病人继发的败血症亦与细菌有关。D 群链球菌对青霉素敏感性比其他链球菌低,对包括万古霉素等常用抗生素的耐药菌株近年不断增多。

第三节 肠 球 菌 属

肠球菌属(E. enterococcus)有 29 个种和亚种,是人和动物肠道正常菌群的一部分,自然界中亦存在。肠球菌是院内感染的重要病原菌。

一、生物学性状

(一) 分类

肠球菌属有粪肠球菌(E. faecalis)、屎肠球菌(E. faecium)、坚韧肠球菌(E. durans)等 29 个种。对人致病的主要是屎肠球菌和粪肠球菌,临床分离株中,粪肠球菌占 85%～95%,屎肠球菌占 5%～10%,其他极少数为坚韧肠球菌及其他肠球菌。

(二) 形态染色及培养特性

单个细菌为圆形或椭圆形,革兰染色阳性,链状排列。无鞭毛,无芽胞。兼性厌氧,营养要求较高,含血清培养基生长良好。血平板上可形成圆形、灰白色、表面光滑的不透明菌落。典型菌落无溶血环,也可出现 α 或 β 溶血环。肠球菌属有一个显著特点是耐盐性,可在含 65 g/L NaCL 和 400 g/L 胆盐的培养基中生长。

二、致病性

肠球菌毒力较弱,一般只在特定条件下才引起组织病理改变,导致感染性疾病发生。常见的致病物质有:

(1) 聚合物因子　为一种表面蛋白,可凝聚供体与受体菌,促进质粒转移;体外亦可增强细菌对肾小管上皮细胞的黏附。

(2) 细胞溶素　由肠球菌质粒编码产生,可恶化感染进程。

(3) 碳水化合物黏附素　有利于细菌黏附至肠道、尿道黏膜上皮细胞及心肌细胞。

(4) 多形核白细胞趋化因子　可介导与肠球菌感染有关的炎症反应。

肠球菌是院内感染的重要病原菌,易感人群为年老体弱者、表皮黏膜破损并且因使用抗生素后菌群失调病患者。常见感染类型有:

(1) 尿道感染　粪肠球菌感染常见,绝大部分为医院内感染。肠球菌引起的院内尿路感染仅次于大肠埃希菌,多与导尿管留置、其他器械操作及尿路结构异常等因素有关。临床表现一般为膀胱炎、肾盂肾炎、肾周围脓肿等。

(2) 腹腔、盆腔感染　肠球菌引起的盆腹腔感染占临床病原菌分离率第二位。

(3) 败血症　多由粪肠球菌引起,其次为屎肠球菌及坚韧肠球菌。多继发于静脉导管留置、盆腹腔化脓性感染、泌尿生殖道感染、胆道感染及烧伤创面感染后,患者为老年人、免疫力低下、肿瘤、中青年女性等人群。

(4) 心内膜炎　临床 5%～20% 的心内膜炎由肠球菌感染引起。

(5) 其他感染　如外科手术创口、烧伤创面、皮肤软组织、骨关节感染等,极少引起蜂窝织炎、呼吸道感染。

三、防治原则

机体免疫防御正常情况下,大多数肠球菌感染预后良好。但肠球菌耐药现象较为突出,给临床治疗带来一定困难。大部分肠球菌对呋喃妥因敏感,常用于治疗尿路感染。青霉素或氨苄西林与氨基糖苷类抗生素联合用药常用于治疗肠球菌引起的心内膜炎及脑膜炎感染。对耐万古霉素肠球菌株要严格依据药敏试验和临床效果,调整用药;实行严格隔离制度、合理谨慎使用抗生素,以防耐药菌株播散。

第四节　奈瑟菌属

奈瑟菌属(*Neisseria*)是一群革兰阴性双球菌,对称成双排列。无鞭毛,无芽胞,有荚膜和菌毛。专性需氧,氧化酶和触酶试验阳性,可发酵多种糖类,产酸不产气。奈瑟菌属有 23

个种和亚种,对人致病的只有脑膜炎奈瑟菌和淋病奈瑟菌,其他均为存在于人体鼻咽及口腔黏膜的正常菌群。

一、脑膜炎奈瑟菌

脑膜炎奈瑟菌又称脑膜炎球菌(*meningococcus*),是流行性脑脊髓膜炎(流脑)病原菌。

(一) 生物学性状

1. 形态与染色

肾形或豆形革兰阴性双球菌,两菌体接触面平坦或略向内陷(图 8-4)。人工培养后可成卵圆形或球形,排列不规则,单个、成双或 4 个相连排列。病人脑脊液标本中,细菌多位于中性粒细胞内,形态典型。新分离菌株多有荚膜和菌毛。

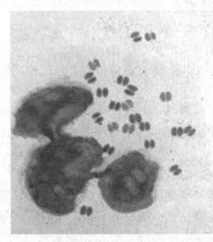

图 8-4　脑膜炎奈瑟菌(革兰染色,×1000)

2. 培养特性

营养要求较高,在含血清、血液培养基中方可生长,常用巧克力培养基分离培养。专性需氧,5% CO_2 环境下生长更佳。最适温度 37 ℃,最适 pH 为 7.4~7.6。菌落为无色、圆形光滑、透明的露滴状,血平板上无溶血环。培养超过 48 h 后,细菌可因自溶酶产生溶解死亡。

3. 生化反应

大多数脑膜炎奈瑟菌可分解葡萄糖和麦芽糖,产酸不产气。

4. 抗原结构

主要有以下四种:

(1) 荚膜多糖群特异抗原　有 A、B、C、D、H、I、K、X、Y、Z、29E、W135 及 L 等 13 个血清群,对人致病的主要是 A、B、C 三群,C 群致病力最强,我国以 A 群感染为主。

(2) 外膜蛋白型特异抗原　根据细菌外膜蛋白不同,各血清群又可分成若干个血清型,但 A 群所有菌株外膜蛋白组分均相同。

(3) 脂寡糖抗原　脑膜炎奈瑟菌主要致病物质,是外膜中糖脂成分,具有抗原性。

(4) 核蛋白抗原　存在于细胞核上的蛋白质抗原,无特异性。

5. 抵抗力

很弱,对干燥、热、消毒剂均很敏感。

(二) 致病性

1. 致病物质

(1) 荚膜　新分离菌株有荚膜,有抗吞噬、抗杀菌物质损伤等作用。

(2) 菌毛　可黏附于咽部黏膜上皮细胞表面,有利于细菌进一步入侵。

(3) IgA1 蛋白酶　可破坏 IgA1,帮助细菌黏附至细胞黏膜表面。

(4) 内毒素　是脑膜炎奈瑟菌主要致病物质。细菌死亡后崩解释放,作用于小血管及毛细血管,引起出血、坏死,导致皮肤瘀斑及微循环障碍。感染严重败血症时,可引起肾上腺出血、DIC 及中毒性休克。

2. 所致疾病

人类是脑膜炎奈瑟菌唯一易感宿主,传染源是病人和带菌者,引起的疾病称流行性脑脊髓膜炎,简称流脑。成人抵抗力强,6 个月至 2 岁儿童为流脑易感人群。细菌通过空气飞沫侵入鼻咽部,并在局部生长繁殖。潜伏期一般为 2～3 天,最长可达 10 天。根据病原菌毒力、侵入数量及机体免疫力强弱,流脑病情复杂多变、轻重不一,有普通型、暴发型、慢性败血症型等三种类型。患者先出现上呼吸道炎症,然后大量繁殖的病原菌从鼻咽部侵入血流,引起菌血症或败血症,出现突发性寒战、高热、恶心及出血性皮疹。细菌侵犯脑脊髓膜后,引起化脓性炎症,产生剧烈头疼、喷射性呕吐及颈项强直等脑膜刺激症状。普通型占 90% 左右;暴发型只见于少数患者,发病急凶险,严重可危及生命;慢性败血症型成人多见,病程可迁延数日。

(三) 免疫性

机体对脑膜炎奈瑟菌的免疫以体液免疫为主,人体可因正常寄居于鼻咽部、不致病的脑膜炎奈瑟菌间的交叉抗原而获得一定免疫力。群特异性多糖抗体及型特异性外膜蛋白抗体在补体存在下可杀伤病原菌。6 个月以内婴儿可通过母体获得抗体,产生自然被动免疫。

(四) 微生物学检查

取患者脑脊液、血液或出血瘀斑的渗出物,直接涂片,革兰染色后镜检,如发现中性粒细胞内、外革兰阴性双球菌,有利于初步诊断。脑膜炎奈瑟菌对低温和干燥极其敏感,标本采集后应注意保暖、保湿,立即送检,有条件者可床边接种。血液或脑脊液先血清肉汤增菌,再转种巧克力培养基,培养基需 37 ℃预热后再接种临床标本。脑膜炎奈瑟菌很易自溶,可用对流免疫电泳、SPA 协同凝集试验、ELISA 等法快速诊断血液或脑脊液中可溶性抗原。

(五) 防治原则

预防流脑关键是早发现、早诊断、早治疗、早防控。对流脑患者应注意隔离,控制传染源。儿童注射流脑荚膜多糖疫苗进行特异性预防,常用 A、C 二价或 A、C、Y、W135 四价混合多糖疫苗。治疗首选青霉素 G,剂量要足,过敏者可选用大环内酯类药物。流行期间儿童可口服磺胺类药物进行预防。

二、淋病奈瑟菌

淋病奈瑟菌又称淋球菌(*gonococcus*),是引起淋病的病原菌。淋病是我国目前发病率最高的性传播疾病。

(一) 生物学性状

1. 形态与染色

形态与脑膜炎奈瑟菌相似,成双排列,革兰染色阴性双球菌,两菌接触面平坦,似一对咖啡豆。泌尿生殖道脓性分泌物标本中,细菌多位于中性粒细胞内,若细菌多分布于中性粒细胞外,提示慢性淋病。无芽胞,无鞭毛,有荚膜和菌毛。

2．培养特性

营养要求高,专性需氧,初次分离培养需供给 5%CO_2,培养基为巧克力培养基。最适生长温度为 37 ℃。最适 pH 为 7.5。培养 48 h 后,形成圆形湿润、表面凸起、灰白色的光滑型菌落。

3．生化反应

只分解葡萄糖,不分解其他糖类,这点可与脑膜炎奈瑟菌区别,产酸不产气。氧化酶试验阳性。

4．抗原结构

淋病奈瑟菌的表层抗原至少可分为三类:

(1) 菌毛蛋白抗原　可帮助细菌黏附至细胞表面,抵抗中性粒细胞的杀菌作用。

(2) 脂寡糖抗原　与革兰阴性菌的 LPS 相似。

(3) 外膜蛋白抗原　包括 PⅠ、PⅡ和 PⅢ,PⅠ是主要外膜蛋白抗原,占淋病奈瑟菌外膜总量的 60%以上,是淋球菌分型主要依据,至少分成 18 个血清型,有助于流行病学调查。

5．抵抗力

与脑膜炎奈瑟菌相似,淋球菌抵抗力很弱,对热、冷、干燥及消毒剂敏感。

（二）致病性

1．致病物质

淋球菌进入泌尿生殖道后,通过菌毛黏附至柱状上皮细胞表面,在局部形成小菌落后,再入侵细胞增殖。T1、T2 型淋球菌有菌毛,为有毒株;T3~T5 型无菌毛,为无毒株。外膜蛋白 PⅠ可直接插入中性粒细胞膜上,导致细胞膜结构破坏,细胞受损;PⅡ参与淋球菌间以及细菌与宿主细胞之间的黏附作用;PⅢ可阻抑杀菌抗体活性。淋球菌细胞壁中的脂寡糖可与补体、IgM 等共同作用,促进局部炎症反应产生。淋球菌亦可产生 IgA1 蛋白酶,破坏黏膜表面特异性 sIgA 抗体,有利于细菌黏附至黏膜表面。

2．所致疾病

人类是淋球菌唯一自然宿主,主要通过性接触传播,细菌侵入尿道和生殖道引起感染,潜伏期一般为 2~5 d,引起的疾病为淋病。母体有淋菌性阴道炎或宫颈炎时,婴儿出生时可通过产道受染引起新生儿淋球菌性结膜炎。成人感染初期,男性表现为尿道炎,女性则为阴道炎或宫颈炎。患者临床表现为尿痛、尿频、尿道或宫颈有脓性分泌物,若进一步扩散到生殖系统,可引发慢性感染,男性发生前列腺炎、精囊精索炎和附睾炎;女性出现前庭大腺炎及盆腔炎等,可导致不孕不育。

（三）免疫性

人体对淋病奈瑟菌无天然免疫力。多数可自愈,体内可出现特异性 IgM、IgG 和 sIgA 抗体,但免疫力不持久,难以防止再次感染。淋病患者迁延为慢性者居多。

（四）微生物学检查

1．标本

无菌拭子取泌尿生殖道或宫颈口脓性分泌物标本。

2. 直接涂片镜检

脓性分泌物直接涂片,革兰染色镜检,如在中性粒细胞内发现革兰阴性双球菌,有诊断价值。

3. 分离培养鉴定

淋病奈瑟菌抵抗力很弱,标本采集后应注意保暖保湿,及时送检,有条件者床边接种。为抑制杂菌生长,可在培养基中加入多黏菌素和万古霉素等抗生素,常将标本接种于37 ℃预热的巧克力培养基或 Thayer-Martin(T-M)培养基,初次分离培养应供给5%CO_2,菌落涂片染色镜检为革兰阴性双球菌可明确诊断。如有需要,可进一步挑取可疑菌落做氧化酶试验、糖发酵试验或直接免疫荧光试验确证。

（五）防治原则

淋病为一种性传播疾病,是一个社会问题,成人淋病大多通过性接触直接感染,污染的毛巾、衣裤、被褥等也有一定传播作用。开展防治性病的知识教育及防止不正当两性关系是预防的重要环节。治疗可选青霉素、新青霉素及博来霉素等,但近年发现耐药菌株不断增多,尤其是多重耐药菌株的出现给临床治疗带来困难。因此,应做药物敏感试验以指导合理选择药物。目前尚无有效疫苗供特异性预防。婴儿出生时,不论母亲有无淋病,都必须以氯霉素链霉素合剂滴入双眼,以防新生儿淋球菌性结膜炎发生。

（刘婷婷）

第九章 肠杆菌科

肠杆菌科（*Enterobacteriaceae*）细菌是一大群生物学性状相似的革兰阴性杆菌，自然界中多分布于土壤、水及腐物中。常寄居在人和动物肠道内，大多数是肠道正常菌群，但当宿主免疫力降低或细菌移位至肠外时可成为条件致病菌而引起疾病；少数为病原菌，如伤寒沙门菌、志贺杆菌、致病性大肠杆菌等。还有一类是由正常菌群转变而来的致病菌，如引起胃肠炎的大肠埃希菌即是由于获得位于质粒、噬菌体或毒力岛的毒力因子基因而成为致病菌。

肠杆菌科细菌种类繁多，根据生化反应、抗原结构、核酸杂交和序列分析，目前已有 44 个菌属，170 个以上的菌种。与医学有关的有埃希菌属、志贺菌属、沙门菌属、克雷伯菌属、变形杆菌属、摩根菌属、枸橼酸菌属、肠杆菌属、沙雷菌属和耶尔森菌属等 10 个菌属。与医学关系密切的肠肝菌科细菌见表 9-1。

表 9-1 常见引起人类感染的肠杆菌科细菌

属	种
枸橼酸杆菌属（*Citrobacter*）	弗劳地枸橼酸杆菌（*C. freundii*）、柯塞枸橼酸杆菌（*C. koseri*）
肠杆菌属（*Enterobacter*）	产气肠杆菌（*E. aerogenes*）、阴沟肠杆菌（*E. cloacae*）
埃希菌属（*Escherichia*）	大肠埃希菌（*E. coli*）
克雷伯菌属（*Klebsiella*）	肺炎克雷伯菌肺炎亚种（*K. pneumoniae subsp. pneumoniae*）、催娩克雷伯菌（*K. oxytoca*）
摩根菌属（*Morganella*）	摩根摩根菌摩根亚种（*M. morganii subsp. morganii*）
变形杆菌属（*Proteus*）	奇异变形杆菌（*P. mirabilis*）、普通变形杆菌（*P. vuigaris*）
沙门菌属（*Salmonella*）	肠道沙门菌肠道亚种（*S. enterica subsp. enterica*）
沙雷菌属（*Serratia*）	黏质沙雷菌黏质亚种（*S. marcescens subsp. marcescens*）
志贺菌属（*Shigella*）	宋内志贺菌（*S. sonnei*）、福氏志贺菌（*S. flexneri*）、痢疾志贺菌（*S. dysenteriae*）、鲍氏志贺菌（*S. boydii*）
耶尔森菌属（*Yersinia*）	鼠疫耶尔森菌（*Y. pestis*）、小肠结肠炎耶尔森菌小肠结肠炎亚种（*Y. enterocolitiasubsp. enterocolitica*）、假结核耶尔森菌结核亚种（*Y. pseudotuberculosissubsp. pseudotubercuiosis*）

肠杆菌科细菌有下列共同生物学特性：

1. 形态与结构

中等大小的革兰阴性杆菌。无芽胞，多有周鞭毛和菌毛，少数有荚膜。

2. 培养特性

兼性厌氧或需氧。营养要求不高，普通琼脂平板上生长繁殖后形成湿润、光滑、灰白色的直径 2～3 mm 中等大小菌落。在血琼脂平板上，有些细菌可产生溶血圈。液体培养基中，呈均匀混浊生长。

3. 生化反应

分解多种糖类和蛋白质，形成不同代谢产物，常以之区别不同菌属和菌种。乳糖发酵试验对初步鉴别肠杆菌科中致病菌与非致病菌有重要价值，非致病菌可分解乳糖，而致病菌不能。

4. 抗原构造

主要有菌体(O)抗原、鞭毛(H)抗原和荚膜(K)或包膜抗原。其他尚有菌毛抗原。

(1) O抗原　存在于细胞壁脂多糖(LPS)最外层，有属特异性，其特异性取决于LPS分子末端重复结构多糖链的糖残基种类排列。O抗原耐热，100 ℃不被破坏。病人体内新分离菌株的菌落大多呈光滑(S)型，人工培养基多次传代移种保存日久后，LPS失去外层O特异性侧链，此时菌落变成粗糙(R)型，为S-R变异。S-R变异多伴有细菌毒力减弱，可借此初步判断细菌毒力大小。O抗原刺激机体产生IgM型抗体。

(2) H抗原　存在于鞭毛蛋白。不耐热，60 ℃下30 min即被破坏。H抗原特异性决定于多肽链上氨基酸的排列顺序和空间结构。细菌失去鞭毛后，运动能力消失；同时O抗原外露，是为H-O变异。H抗原刺激机体产生IgG型抗体。

(3) 荚膜或包膜抗原　位于O抗原外围，可阻止O凝集现象。化学本质为多糖，但60 ℃下30 min可去除。如伤寒杆菌的Vi抗原、大肠杆菌的K抗原等。

5. 抵抗力

因无芽胞，对外界理化因素抵抗力较弱。60 ℃下30 min即死亡。耐低温，易被一般化学消毒剂杀灭，常用氯进行饮水消毒。胆盐、煌绿等染料对非致病性肠杆菌科细菌有抑制作用，可借以制备选择培养基分离相关病原菌。

6. 变异性

肠杆菌科细菌易变异。除自发突变外，更因相互处于同一密切接触的肠道微环境，通过转导、接合或溶原性转换等方式转移遗传物质，使受体菌获得新的性状产生变异。最常见的是耐药性变异，此外尚有毒力、生化反应特性、H-O抗原和S-R菌落等变异。这种易变性在其致病性、诊断和防治中均有重要意义。

第一节　埃希菌属

埃希菌属(*Escherichia*)有6个种，其中大肠埃希菌(*E. coli*)是最常见的临床分离菌。

大肠埃希菌，通称大肠杆菌，婴儿出生后数小时就进入肠道，并终生伴随。当宿主免疫力下降或细菌侵入肠外组织或器官，可引起肠外感染。有些特殊菌株可导致腹泻。大肠杆菌在环境卫生及食品卫生学中，常用作粪便污染的卫生学检测指标。在分子生物学和基因工程研究中，大肠杆菌亦是重要的实验工具材料。

一、生物学性状

(一) 形态与染色

中等大小、(0.4～0.7)μm×(1～3)μm的革兰阴性杆菌(图9-1)。无芽胞，多数菌株有

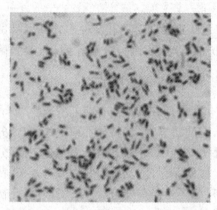

图 9-1　大肠埃希菌(革兰染色,×1000)

周身鞭毛。有普通菌毛和性菌毛。肠外感染菌株常有多糖包膜(微荚膜)。

(二)培养特性

兼性厌氧,营养要求不高,普通培养基生长良好,形成湿润、光滑、灰白色的直径 2～3 mm 中等大小菌落。血琼脂平板上,有些菌株可产生 β 溶血。液体培养基中,均匀混浊生长。

(三)生化反应

发酵葡萄糖等多种糖类,产酸并产气。发酵乳糖,克氏双糖管中,斜面和底层均产酸产气,硫化氢阴性,动力阳性,可与沙门菌、志贺菌等区别。吲哚、甲基红、VP、枸橼酸盐(IMViC)试验结果为"＋＋－－",为典型的大肠埃希菌特征。

(四)抗原构造

大肠杆菌抗原主要有 O、H 和 K 三种。O 抗原超过 170 种,是血清学分型的基础;H 抗原 60 种;K 抗原在 100 种以上。根据耐热性不同,K 抗原又分 L、A、B 三型。一个菌株中,一般只含一个型别的 K 抗原。表示大肠杆菌血清型的方式是按 O:K:H 排列,如 O111:K58(B4):H2。

(五)抵抗力

大肠埃希菌对热的抵抗力较其他肠道杆菌强,55 ℃加热 60 min 或 60 ℃下 15 min 仍有部分菌存活。自然界水中可生存数周或数月,低温粪便中存活更久。对氨基糖甙类、喹诺酮类抗生素敏感,但易产生耐药性。胆盐、亚硝酸盐和煌绿对大肠埃希菌有选择性抑制作用。

二、致病性

(一)致病物质

1. 定植因子(colonization factor,CF)

也称黏附素(adhesin),即大肠埃希菌的普通菌毛,可使细菌紧密黏附于泌尿道和肠道上皮细胞表面,避免因排尿时尿液的冲刷和肠道的蠕动作用而被清除。这种黏附作用有高度专一性。定植因子免疫原性强,可刺激机体产生特异性抗体,在兽医界已制成口服菌苗。

2. 外毒素

大肠埃希菌能产生多种类型的外毒素,决定感染特征和疾病严重程度。主要包括志贺毒素、耐热肠毒素和不耐热肠毒素、溶血素 A 等。

3. 脂多糖

即革兰阴性菌的内毒素,细菌死亡后崩解释放,可产生发热、白细胞反应、内毒素血症及 DIC 等不良反应。

4. 载铁体(siderophores)

铁是细胞色素酶和过氧化氢酶的重要成分,与细菌生长繁殖和致病密切相关,具有载铁体的细菌以共价键形式与铁整合并溶解铁,增强铁进入菌体的能力,故增加了细菌毒力。

(二) 所致疾病

1. 胃肠炎

大肠埃希菌的某些血清型别可引起人类胃肠炎,与摄入污染食品和饮水有关,为外源性感染。根据其致病机制不同,主要有五种类型(表9-2)。

表 9-2　引起胃肠炎的大肠埃希菌

菌株	作用部位	疾病与症状	致病机制	常见 O 血清型
ETEC	小肠	旅行者腹泻;婴幼儿腹泻;水样便,恶心,呕吐,腹痛,低热	质粒介导 LT 和 ST 肠毒素,大量分泌液体和电解质;黏附素	6、8、15、25、27、63、119、125、126、127、128、142
EIEC	大肠	水样便,继以少量血便,腹痛,发热	质粒介导侵袭和破坏结肠黏膜上皮细胞	78、115、148、153、159、167
EPEC	小肠	婴儿腹泻;水样便,恶心,呕吐,发热	质粒介导 A/E 组织病理变化,伴上皮细胞绒毛结构破坏,导致吸收受损和腹泻	26、55、86、111、114、125、126、127、128、142
EHEC	大肠	水样便,继以大量出血,剧烈腹痛,低热或无,可并发 HUS,血小板减少性紫癜	溶原性噬菌体编码 Stx-Ⅰ 或 Stx-Ⅱ,中断蛋白质合成;A/E 损伤,伴小肠绒毛结构破坏,导致吸收受损	157、26、28ac、111、112ac、124、136、143、144、152、164
EAEC	小肠	婴儿腹泻;持续性水样便,呕吐,脱水,低热	质粒介导集聚性黏附上皮细胞,伴绒毛变短,单核细胞浸润和出血,液体吸收下降	>50 个 O 血清型

(1) **肠产毒型大肠杆菌**(enterotoxigenic *E. coli*,ETEC)　是 5 岁以下婴幼儿和旅游者腹泻的重要病原菌。临床症状可从轻度腹泻至严重的霍乱样腹泻。致病物质主要是肠毒素和定植因子。

ETEC 的肠毒素有不耐热和耐热两种,均由质粒介导。不耐热肠毒素(heat labile enterotoxin,LT)对热不稳定,65 ℃下 30 min 可被破坏。LT 又可分 LT-Ⅰ 和 LT-Ⅱ 两型,LT-Ⅰ是引起人类胃肠炎的致病物质,LT-Ⅱ 与人类疾病无关。LT 由 1 个 A 亚单位和 5 个 B 亚单位组成。A 亚单位是毒素活性部位。B 亚单位与肠黏膜上皮细胞表面的 GM1 神经节苷脂结合后,介导 A 亚单位穿越细胞膜介入细胞内,A 亚单位与腺苷环化酶作用,使胞内 ATP 转化为 cAMP。胞质内 cAMP 水平增加后,导致肠黏膜细胞内水、钠、氯、碳酸氢钾等过度分泌至肠腔,同时细胞对钠的再吸收减少,导致腹泻。LT 一般不引起肠黏膜炎症或组织病变。LT 与霍乱肠毒素间的氨基酸组成同源性达 75% 左右;两者抗原性高度交叉;这两个毒素 B亚单位的肠黏膜结合受体都是同一个 GM1 神经节苷脂。

ETEC 的耐热肠毒素(heat stable enterotoxin,ST)对热稳定,100 ℃ 加热 20 min 仍不

失活。ST 作用机制与 LT 不同,其引起腹泻是通过激活肠黏膜细胞内的鸟苷环化酶,使胞内 cGMP 量增多而导致。ST 亦可分 STa 和 STb 两型。STa 致病,STb 与人类疾病无关。

菌毛是 ETEC 致病的另一重要因素。可形成肠毒素而无菌毛的菌株,不会引起腹泻。ETEC 菌毛的黏附作用具有高度专一性,通常将这类黏附素称为定植因子。如 ETEC 的定植因子有 1 型菌毛、CFA Ⅰ(colonization factor antigen type Ⅰ)和 CAF Ⅱ;猪 ETEC 有 K88、987P、F41、F107 等;K99 是猪、羊、牛 ETEC 所共有。定植因子有很强抗原性,可刺激宿主产生特异性抗体。在兽医界已制成口饲菌毛疫苗,猪人工免疫后,可抵抗猪 ETEC 的侵袭。

CAF Ⅰ 和 CAF Ⅱ 均由质粒介导,这些质粒也可同时编码 LT 和/或 ST。

与 ETEC 致病有关的物质尚有 LPS 及具有抗吞噬作用的 K 抗原等。

(2) 肠侵袭型大肠杆菌(enteroinvasive *E. coli*,EIEC)　较少见,主要侵犯较大儿童和成人。所致疾病很像菌痢,腹泻呈脓血便,有里急后重,故又称志贺样大肠杆菌(shigelloid *E. coli*)。EIEC 不产生肠毒素,侵袭结肠黏膜上皮细胞并在其中生长繁殖。细菌死亡崩解后释放出内毒素,破坏细胞形成炎症和溃疡,导致腹泻。EIEC 的侵袭与含编码侵袭性 pINV 基因的一种大质粒(120~140 MD)有关,携带该质粒的菌株可引起豚鼠角膜 Sereny 试验阳性,并可侵袭 HeLa 细胞。EIEC 的大质粒与志贺菌编码侵袭性基因的大质粒高度同源。含侵袭性基因的探针,与 EIEC 和志贺菌中的有毒株均能发生特异性反应。

EIEC 无动力,生化反应和抗原结构与志贺菌近似。若不注意,易误诊为志贺菌,因此,两者应注意鉴别。

(3) 肠致病型大肠杆菌(enteropathogenic *E. coli*,EPEC)　是婴幼腹泻的主要病原菌,严重者可致死;成人少见。不产生肠毒素。病菌在十二指肠、空肠和回肠上段黏膜表面大量繁殖,黏附于微绒毛,导致刷状缘被破坏、微绒毛萎缩、上皮细胞排列紊乱和功能受损,导致严重腹泻。

EPEC 黏附和破坏肠黏膜结构的步骤有三:① Bf(bundle forming pili)首先介导细菌与细胞的疏松黏附,Bfp 由 EAF(EPEC adherence factor)质粒上的 bfpA 基因编码并受 dsbA 基因的调控使之活化。② 信号传递,由染色体上的 eaeB(*E. coli* attachment B)基因介导,eaeA 基因受 per(plasmid encoded regulator)基因产物调控而活化。③ 紧密黏附素(intimin)介导细菌与细胞的紧密结合。紧密黏附素由染色体上 eaeA 基因编码,是一种外膜蛋白。在此最末阶段,细胞内肌动蛋白重排,导致微绒毛破坏,严重干扰对肠道中液体等的吸收功能。

EPEC 对细胞的黏附有两种类型。局限性黏附指病菌呈块状黏附于肠黏膜细胞表面某一部分;弥散性黏附是单个病菌分散黏附在细胞表面。由于两者在生物学特征、致病特点等方面存在较大差异,因此有学者建议称弥散黏附的 EPEC 为 EPEC Ⅱ 型或弥散黏附型大肠杆菌(diffusely adherent *E. coli*,DAEC)。

(4) 肠出血型大肠杆菌(enterohemorrhagic *E. coli*,EHEC)　亦称为 vero 毒素大肠杆菌(verotoxigenic *E. coli*,VTEC)。1982 年首先在美国发现,其血清型为 O157:H7。之后世界各地有散发或地方小流行。1996 年日本大阪地区为主发生流行,患者逾万,死亡 11 人。5 岁以下儿童易感染,感染细菌量可低于 100 个。临床症状轻重不一,可从轻度水泻至伴剧烈腹痛的血便。约 10% 10 岁以下患儿可并发有急性肾衰竭、血小板减少、溶血性贫血的溶血性尿毒综合征(hemolytic uremic syndrome,HUS),死亡率达 10% 左右。

EHEC 的致病因子主要有菌毛和毒素。病菌进入消化道后,由紧密黏附素介导与宿主末端回肠、盲肠和结肠上皮细胞结合,然后释放毒素,引起血性腹泻。该毒素可使 vero 细胞发生病变,故称 vero 毒素。又因同志贺菌毒素相似,亦称志贺样毒素(shiga-like toxin, SLT);实则 vero 毒素和 SLT 之间仅 1 个氨基酸不同,有学者认为 EHEC 的 vero 毒素即志贺毒素(shiga toxin,ST)。EHEC 的 VT 分两型,VT-Ⅰ与痢疾志贺菌的 ST 基本相同,VT-Ⅱ则与 ST 有 60% 的同源性。两型毒素均由溶原性噬菌体介导。VT 由 1 个 A 亚单位和 5 个 B 亚单位组成。B 亚单位与宿主细胞特异糖脂(globotriaosylceramide)结合后,介导 A 亚单位内在化,而后裂解成两个分子,其中 A1 片段与 28S rRNA 的 4324 位腺嘌呤作用,使核糖体灭活,终止蛋白质合成。HUS 在产生 VT-Ⅱ的 EHEC 中较多,实验表明 VT-Ⅱ可能选择性破坏肾小球内皮细胞。与 EHEC 致病有关的尚有内毒素及溶血素。能产生 VT 的大肠杆菌血清型至少有 160 种可从人、动物和食物中分离得到,另发现非大肠杆菌中亦有产 VT 菌株,如枸橼酸菌属中的某些种。产 VT 的大肠杆菌血清型以 O157:H7 为主,但不同国家流行株不尽相同。

(5) 肠集聚型大肠杆菌(enteroaggregative *E. coli*,EaggEC)　引起婴儿持续性腹泻,脱水,偶有血便。不侵袭细胞。这类细菌的特点是能在细胞表面自动聚集,形成砖状排列。感染后导致微绒毛变短,单核细胞浸润和出血。介导这种排列的是 60MDa 质粒编码的 Bfp 和集聚性黏附菌毛Ⅰ(aggregative adherence fimbriae Ⅰ,AAFⅠ)。EAEC 还可刺激黏液分泌,促使细菌形成生物被膜覆盖于小肠上皮表面。此外致病物质可能还包括毒素。

2. 肠道外感染

多数大肠杆菌在肠道内不致病,但若移位至肠道外组织或器官则引起肠外感染,病变以化脓性炎症最常见。肠外感染中以泌尿系统感染为主,如尿道炎、膀胱炎、肾盂肾炎等;亦可引起腹膜炎、阑尾炎、手术创口感染。在婴儿、老年人或免疫功能低下者中,可引起败血症。在新生儿中,大肠杆菌脑膜炎并不少见。

三、微生物学检查

(一) 临床标本的检查

1. 标本

肠外感染采取中段尿、血液、脓液、脑脊液等;胃肠炎则取粪便。

2. 分离培养与鉴定

(1) 肠外感染　除血液标本外,均需做涂片染色检查。脓、痰、分泌物可直接涂片,革兰染色后镜检。尿液和其他液体先低速离心,再取沉淀物涂片。分离培养时血液先接种肉汤增菌,待生长后再移种血琼脂平板。体液标本的离心沉淀物及其他标本直接划线分离于血琼脂平板,37 ℃孵育 18～24 h 后观察菌落形态。初步鉴定根据 IMViC(＋＋－－)试验,最后鉴定靠系列生化反应。尿路感染尚需记数菌落量,每毫升≥10^6CFU 有诊断价值。

(2) 肠内感染　将粪便标本接种于肠道鉴别选择培养基,挑选可疑菌落并鉴定为大肠杆菌后,再分别检测不同类型致腹泻大肠杆菌的肠毒素、毒力因子和血清型等特征。

(二) 卫生细菌学检查

大肠埃希菌随粪便排出体外,不断污染周围环境、食品等。样品中大肠埃希菌数量愈多,说明受粪便污染情况越严重,亦间接说明可能有肠道致病菌的污染。卫生细菌学以"大肠菌群数"作为饮用水、食物等被粪便污染的指标之一。"细菌总数"也为卫生细菌学指标之一。

(1)大肠菌群数　大肠菌群数指在 37 ℃下 24 h 内发酵乳糖产酸产气,需氧或兼性厌氧的肠道杆菌。我国卫生标准规定,每升饮水中大肠菌群数不得超过 3 个;每 100 ml 瓶装汽水、果汁中不得超过 5 个。药品是否符合卫生标准也是质量的重要组成部分,《中国药典》规定口服药不得检出大肠埃希菌。

(2)细菌总数　指每毫升或每克样品中所含的细菌个数。我国卫生标准规定,每毫升饮用水、瓶装汽水、果汁中的细菌总数不得超过 100 个。

四、防治原则

在 ETEC 的免疫预防研究中,发现其菌毛抗原在自然感染和人工主动免疫中是关键抗原之一。在家畜中,用菌毛疫苗防治新生畜崽腹泻已获得成功。

现已明确,有的牛群肠道中存在 EHEC。因此,食用加热不彻底被牛粪污染的牛肉、牛奶、果汁等都可能罹患出血性结肠炎。

治疗用磺胺、链霉素、卡那霉素、诺氟沙星等,因该菌易产生耐药性,应根据药敏试验结果选择抗菌药物,尤其是细菌性脑膜炎。

第二节　志贺菌属

志贺菌属(*Shigella*)是人类细菌性痢疾的病原菌,通称痢疾杆菌(*dysentery bacterium*)。细菌性痢疾是发展中国家常见传染病之一。全世界年病例数超过 2 亿,年死亡病例达65 万。

一、生物学性状

(一)形态与染色

大小为(0.5~0.7)μm×(2~3)μm 的革兰阴性短小杆菌。无芽胞,无鞭毛,有菌毛。

(二)培养特性

营养要求不高,普通琼脂平板上生长形成中等大小、半透明的光滑型菌落。志贺菌属中的宋内菌常出现扁平的粗糙型菌落。

(三)生化反应

发酵葡萄糖,产酸不产气。除宋内志贺菌个别菌株迟缓发酵乳糖,均不分解乳糖。故在SS 等肠道鉴别选择培养基上,呈无色半透明菌落。克氏双糖管中,斜面不发酵,底层产酸不产气,硫化氢阴性,动力阴性,可同沙门菌、大肠埃希菌等区别。

(四) 抗原构造

志贺菌属细菌有 O 和 K 两种抗原。O 抗原是分类依据,分群特异抗原和型特异抗原,借以将志贺菌属分为 4 群(种)和 40 余血清型(包括亚型)(表 9-3)。K 抗原在分类上无意义,但可阻止 O 抗原与 O 抗体结合。

表 9-3 志贺菌属的分类

菌种	群	型	亚型	甘露醇	鸟氨酸脱羧酶
痢疾志贺菌	A	1~10	8a,8b,8c	−	−
福氏志贺菌	B	1~6,x,y 变型	1a,1b,2a,2b,3a,3b,4a,4b	+	−
鲍氏志贺菌	C	1~18		+	−
宋内志贺菌	D	1		+	+

(五) 抵抗力

志贺菌在自然界有一定抵抗力,在污染物品及瓜果蔬菜上可存活 10~20 天,37 ℃水中可存活 20 天。对理化因素抵抗力较其他肠道杆菌弱,一般 60 ℃加热 10 min 即可杀死,对酸和一般消毒剂敏感。在粪便中,由于其他肠道菌产酸或噬菌体的作用常使本菌在数小时内死亡,故粪便标本应迅速送检。

二、致病性

(一) 致病物质

主要是侵袭力和内毒素,有的菌株可产生外毒素。

1. 侵袭力

志贺菌有菌毛,可黏附于回肠末端和结肠黏膜上皮细胞。志贺菌不是直接黏附于分化的黏膜细胞,而是先黏附并侵入位于派伊尔淋巴结的 M 细胞,通过宿主细胞内肌动纤维重排,推动细菌进入毗邻细胞,启动细胞间的传播。通过此方式,细菌可逃避免疫清除而得到自我保护,并通过诱导细胞程序性死亡,从吞噬中实现自身存活。在此过程中,坏死黏膜、死亡白细胞、细胞碎片、纤维蛋白和血液构成黏液脓血便。

2. 内毒素

志贺菌所有菌株均可释放内毒素。内毒素作用于肠黏膜,使其通透性增高,进一步促进对内毒素的吸收,引起发热、神志障碍甚至中毒性休克等一系列症状。内毒素破坏肠黏膜,可形成炎症、溃疡,形成典型黏液脓血便。内毒素亦能作用肠壁植物神经系统,使肠功能紊乱,肠蠕动痉挛及失调,尤其直肠括约肌痉挛最明显,出现腹痛、里急后重症状。

3. 外毒素

A 群志贺菌Ⅰ型及Ⅱ型均可产生一种外毒素称为志贺毒素(shiga toxin,ST)。ST 可引起 vero 细胞病变,故亦称 vero 毒素(vero toxin,VT)。VT 有 VT-Ⅰ和 VT-Ⅱ两种,A 群志贺菌产生的 ST 属 VT-Ⅰ型。ST 有 3 种生物学活性:① 肠毒性。类似大肠杆菌、霍乱弧菌肠毒素作用,在疾病早期出现水样腹泻。② 细胞毒性。对人肝细胞、HeLa 细胞、绿猴 vero

细胞均有毒性,以 HeLa 细胞最为敏感。③ 神经毒性。注射于家兔或小鼠,可引起动物麻痹、死亡。ST 由位于染色体的 stxA 和 stxB 基因编码。与 EHEC 产生的毒素相同,ST 亦由 1 个 A 亚单位及 5 个 B 亚单位组成。B 亚单位与宿主细胞糖脂(Gb3)受体结合,介导 A 亚单位进入细胞内,然后作用于 60S 核糖体亚单位的 28S rRNA,阻止其与氨酰 tRNA 结合,抑制蛋白质合成。志贺菌侵入宿主后,机体内的 IL1、IL6、TNF-α 和 INF-γ 等细胞因子增多。IL1 和 TNF-α 可增强 ST 受体在内皮细胞表面的表达,因此内皮细胞成为 ST 攻击的主要靶细胞。ST 与内毒素可协同作用,在体外加重对人血管内皮细胞损伤。在志贺菌感染的溶血性尿毒综合征等并发症中,ST 和内毒素的持续存在及联合作用可能发挥影响。

编码志贺菌黏附、侵袭、胞内繁殖、细胞间扩散等活性的基因,均存在于一个 140 MD 的大质粒上,此质粒一旦丢失,有毒株变异为无毒株。

(二)所致疾病

志贺菌引起细菌性痢疾。传染源是病人和带菌者,无动物宿主。主要通过粪-口途径传播。人类对志贺菌较易感,少至 200 个菌即可发病。志贺菌随饮食进入肠道,潜伏期一般为 1～3 天。痢疾志贺菌感染患者病情较重,宋内志贺菌多引起轻型感染,福氏志贺菌感染易转变为慢性,病程迁延。志贺菌感染有急性和慢性两种类型,病程超过两个月为慢性。急性细菌性痢疾常有发热、腹痛、里急后重等症状,典型患者有黏液脓血便。若及时治疗,预后良;治疗不彻底,可转为慢性。症状不典型者,易被误诊,影响治疗导致慢性和带菌。急性感染中有一种中毒性痢疾,小儿为多见,无明显消化道症状,主要表现为全身中毒症状。内毒素致使微血管痉挛、缺血和缺氧,导致 DIC、多器官功能衰竭、脑水肿,死亡率较高。各型志贺菌都可能引起。

三、免疫性

志贺菌感染仅局限于肠黏膜层,一般不入血,故其抗感染免疫主要是消化道黏膜表面的 sIgA。病后免疫力短,不牢固,其原因除细菌停留在肠壁局部外,其型别多也是因素之一。

四、微生物学检查

(一)标本

取材挑取粪便脓血或黏液部分。若不能及时送检,将标本保存于 30% 甘油缓冲盐水或专门运送培养基内。中毒性痢疾患者可取肛拭子。

(二)分离培养与鉴定

标本接种于肠道鉴别选择培养基,37 ℃孵育 18～24 h。挑取无色半透明可疑菌落,做生化反应和血清学试验,以确定其菌群(种)和菌型。

(三)毒力试验

测定志贺菌的侵袭力可用 Sereny 试验。将培养 18～24 h 的固体培养物,以生理盐水制成 9 亿/ml 菌悬液,接种于豚鼠眼结膜囊内。若发生角膜结膜炎,为 Sereny 试验阳性,表明受试菌有侵袭力。志贺菌 ST 的测定,可用 HeLa 细胞或 vero 细胞,也可用 PCR 技术直接检测其产毒基因 stxA、stxB。

(四) 快速诊断法

(1) **免疫染色法** 将粪便标本与志贺菌抗血清混匀,在光镜下观察有无凝集现象。

(2) **免疫荧光菌球法** 将标本接种于含有荧光素标记的志贺菌免疫血清液体培养基中,37 ℃孵育 4~8 h,若标本中有相应型别的志贺菌存在,则与荧光抗体凝集成小球,在荧光显微镜下易被检出。

(3) **协同凝集试验** 以志贺菌 IgG 抗体与 Cowan I 葡萄球菌结合成为试剂,用以检测病人粪便中有无志贺菌可溶性抗原。

(4) **胶乳凝集试验** 采用志贺菌抗血清致敏胶乳,与粪便中志贺菌抗原起凝集反应;也可用志贺菌抗原致敏胶乳,诊断粪便中有无志贺菌抗体。

(5) **分子生物学方法** PCR 技术、基因探针检测 140 MD 的大质粒等。

五、防治原则

鉴于志贺菌的免疫防御机制主要是分泌至肠黏膜表面的 sIgA,而 sIgA 需由活菌作用于黏膜局部才可诱发,因此,接种死疫苗防御志贺菌感染的试验现已放弃,目前致力于活疫苗的研究。如链霉素依赖株(streptomycin dependent strain,Sd)活疫苗为一种变异株,环境中存在有链霉素时始能生长繁殖。将其制成活疫苗给志愿者口服后,因正常人体内不存在链霉素,该 Sd 株不能生长繁殖,但也不立即死亡,尚可有一定程度的侵袭力而激发局部免疫应答,产生 sIgA;同时,血清中 IgM、IgG 特异抗体也增多。目前已研制出多价志贺菌 Sd 活疫苗。多种杂交株活疫苗也在研发中,如将志贺菌的大质粒导入另一弱毒或无毒株内,形成二价减毒活疫苗。曾被选为研究对象的有宋内志贺菌与伤寒杆菌 Ty2la 的杂交疫苗等。

治疗志贺菌感染药物颇多,但细菌易出现多重耐药菌株。同一菌株可对 5~6 种甚至更多种抗生素耐药,给临床防治带来很大困难。

第三节　沙门菌属

沙门菌属(*Salmonella*)是一群寄生在人和动物肠道,生化反应与抗原结构相似的革兰阴性杆菌。根据生化反应、DNA 同源性等,沙门菌属分为肠道沙门菌(*S. enterica*)和邦戈沙门菌(*S. bongori*)两个种。肠道沙门菌又分为 6 个亚种,与人有关的均在第一亚种。沙门菌属细菌的血清型在 2500 种以上,但只有少数对人致病,如引起肠热症的伤寒、副伤寒的沙门菌是人的病原菌,对人类有直接致病作用,而对非人类宿主不致病。其余对动物致病,有些沙门菌偶可传染给人,引起食物中毒或败血症,如鼠伤寒沙门菌、肠炎沙门菌、鸭沙门菌、猪霍乱沙门菌等十余种。

一、生物学性状

(一) 形态与染色

大小为(0.6～1.0)μm×(2～4)μm,革兰阴性杆菌,多有周身鞭毛及菌毛。一般无荚膜。均无芽胞。

(二) 培养特性

营养要求不高,普通琼脂平板上形成中等大小、无色半透明的 S 型菌落。

(三) 生化反应

不发酵乳糖或蔗糖,对葡萄糖、麦芽糖和甘露醇发酵,除伤寒沙门菌不产气外,其他沙门菌均产酸产气。克氏双糖管中,斜面不发酵,底层产酸产气(但伤寒沙门菌产酸不产气),硫化氢阳性或阴性,动力阳性,可与大肠埃希菌、志贺菌等区别。生化反应对沙门菌属的种及亚种鉴定有重要意义(表9-4)。

表 9-4 主要沙门菌的生化特性

菌名	葡萄糖	乳糖	H₂S	枸橼酸盐	动力
甲型副伤寒沙门菌	⊕	−	−/+	+	+
肖氏沙门菌	⊕	−	+++	+/−	+
鼠伤寒沙门菌	⊕	−	+++	+	+
希氏沙门菌	⊕	−	+++	+	+
猪霍乱沙门菌	⊕	−	+/−	+	+
伤寒沙门菌	+	−	−/+	−	+
肠炎沙门菌	⊕	−	+++	−	+

注:＋阳性或产酸;⊕产酸产气;－阴性。

(四) 抗原构造

沙门菌属细菌抗原主要有 O 和 H 两种抗原,少数菌中还有一种表面抗原,功能上与大肠杆菌 K 抗原类似,一般认为它与毒力有关,故称 Vi 抗原。

1. 菌体抗原(O抗原)

细胞壁脂多糖成分,性质较稳定,可耐受 100 ℃ 2 h。本菌 O 抗原至少有 58 种,以阿拉伯数字顺序排列,现已排至 67(其中 9 种被删除)。每个沙门菌的血清型含一种或多种 O 抗原。凡含有相同抗原组分的归为一个组,引起人类疾病的沙门菌大多数在 A～E 组。O 抗原刺激机体产生 IgM 抗体。

2. 鞭毛抗原(H抗原)

化学本质为蛋白质,性质不稳定,60 ℃下 30 min 即被破坏。细菌经甲醛杀死后,仍保留 H 抗原,H 抗原与相应免疫血清混合时,可出现絮状凝集。H 抗原刺激机体主要产生 IgG 抗体。沙门菌 H 抗原分第Ⅰ相和第Ⅱ相两种。第Ⅰ相特异性高,又称特异相,以 a,b,c,… 表示;第Ⅱ相特异性低,为多种沙门菌共有,故亦称非特异相,以 1,2,3,… 表示。同时有第Ⅰ

相和第Ⅱ相 H 抗原的菌株称双相菌,仅有一种相者为单相菌。每一组沙门菌根据 H 抗原不同,可进一步将组内沙门菌分成不同菌型。

3. 表面抗原(Vi 抗原)

包绕于 O 抗原外的一种表面抗原。存在于新分离的伤寒沙门菌和丙型伤寒沙门菌,人工培养后易消失。Vi 抗原不耐热,60 ℃加热被破坏。免疫原性弱,刺激机体产生的抗体效价低,体内有该菌存在时才有抗体产生,细菌消失抗体也消失,故可做伤寒沙门菌带菌者检测指标。常见沙门菌的抗原成分见表9-5。

表 9-5　常见沙门菌的抗原组成

组	菌　　名	O 抗原	H 抗原	
			第Ⅰ相	第Ⅱ相
A 组	甲型副伤寒沙门菌(*S. paratyphi A*)	1,2,12	a	–
B 组	肖氏沙门菌(*S. Schottmuelleri*)	1,4,5,12	b	1,2
	鼠伤寒沙门菌(*S. Typhimurium*)	1,4,5,12	i	1,2
C 组	希氏沙门菌(*S. Hirschfeldii*)	6,7,Vi	c	1,5
	猪霍乱沙门菌(*S. Cholerae-suis*)	6,7	c	1,5
D 组	伤寒沙门菌(*S. Typhi*)	9,12,Vi	d	–
	肠炎沙门菌(*S. Enteritidis*)	1,9,12	g,m	–

(五)抵抗力

本属细菌对光、热、干燥及化学消毒剂的抵抗力较弱,60 ℃加热30 min 死亡。在污染的水及土壤中,可生存数日到数月。

二、致病性

(一)致病物质

沙门菌有较强的内毒素,并有一定的侵袭力。个别菌还能产生肠毒素。

1. 侵袭力

沙门菌有毒株可侵袭小肠黏膜,细菌先侵入小肠末端位于派伊尔淋巴结的 M 细胞并在其中生长繁殖。M 细胞主要功能是输送外源性抗原至其下方的巨噬细胞供其吞噬和清除。具体过程是细菌先黏附至 M 细胞表面,引发细胞肌动蛋白重排、内在化,沙门菌在吞噬小泡内生长繁殖,导致宿主细胞死亡,细菌扩散并进入毗邻细胞淋巴组织。

伤寒沙门菌和希氏沙门菌在宿主体内可形成 Vi 抗原。该抗原有微荚膜功能,能抵抗吞噬细胞吞噬和杀伤,并抑制抗体、补体的杀菌作用。

2. 内毒素

沙门菌死亡崩解后释放内毒素,可引起机体体温升高、白细胞下降,大剂量时导致中毒症状和休克。这些与内毒素激活补体替代途径产生 C3a、C5a 及诱发免疫细胞分泌 TNT-α、IL-1、IFN-γ 等细胞因子有关。

3. 肠毒素

个别沙门菌如鼠伤寒沙门菌可产生肠毒素,其性质类似 ETEC 产生的肠毒素。

（二）所致疾病

只对人类致病的仅有引起伤寒和副伤寒的沙门菌。有不少沙门菌是人畜共患病的病原菌。动物宿主范围广泛。家畜有猪、牛、马、羊、猫、狗等，家禽有鸡、鸭等，野生动物如狮、熊、鼠类，以及冷血动物、软体动物、环形动物、节肢动物等均可带菌。人类因食用患病或带菌动物的肉、乳、蛋或被病鼠尿污染的食物等而罹患。人类沙门菌感染有以下 4 种类型：

（1）肠热症　包括伤寒沙门菌引起的伤寒，以及甲型副伤寒沙门菌、肖氏沙门菌（原称乙型副伤寒沙门菌）、希氏沙门菌引起的副伤寒。伤寒和副伤寒的致病机制和临床症状基本相似，但副伤寒病情较轻，病程较短。沙门菌为胞内寄生菌，被巨噬细胞吞噬后，由耐酸应答基因（acid tolerance response gene）介导使细菌在吞噬体的酸性环境中生存繁殖，同时细菌产生过氧化氢酶和超氧化物歧化酶保护细菌免受胞内杀菌机制损伤。部分沙门菌通过淋巴液到达肠系膜淋巴结大量繁殖后，经胸导管入血引起第一次菌血症，病人出现发热、不适、全身疼痛等前驱症状。细菌随血流进入肝、脾、肾、胆囊等器官并在其中繁殖后，再次入血造成第二次菌血症。此时症状明显，持续高热，出现相对缓脉、肝脾肿大，全身中毒症状显著，皮肤出现玫瑰疹，外周血白细胞明显下降。胆囊中细菌通过胆汁进入肠道，一部分随粪便排出体外，另一部分再次侵入肠壁淋巴组织，使已致敏的组织发生超敏反应，导致局部坏死和溃疡，严重者可出现出血或肠穿孔等并发症。肾脏中的病菌可随尿排出。以上病变在疾病第 2～3 周出现。若无并发症，自第 3～4 周后病情开始好转。

（2）胃肠炎（食物中毒）　是最常见的沙门菌感染，约占 70%。因摄入大量（>10^6）鼠伤寒沙门菌、猪霍乱沙门菌、肠炎沙门菌等引起。潜伏期 6～24 h。起病急，主要症状为发热、恶心、呕吐、腹痛、水样泻，偶有黏液或脓性腹泻。严重者伴迅速脱水，可导致休克、肾功能衰竭而死亡，大多发生于婴儿、老人及身体衰弱者。一般沙门菌胃肠炎多在 2～3 天内自愈。

（3）败血症　多见于儿童和免疫力低下的成人。病菌以猪霍乱沙门菌、希氏沙门菌、鼠伤寒沙门菌、肠炎沙门菌等常见。败血症症状严重，有高热、寒战、厌食和贫血等。细菌可随血流播散导致脑膜炎、骨髓炎、胆囊炎、心内膜炎等发生，但肠道症状较少见。

（4）无症状带菌者　约 1%～5%伤寒或副伤寒患者，于症状消失后 1 年内仍可在其粪便中检出相应沙门菌。这些菌留在胆囊中，有时也可在尿道中，成为人类伤寒及副伤寒病原菌的储存场所和重要传染源。年龄和性别与无症状带菌关系密切。20 岁以下，无症状带菌率常小于 1%；50 岁以上者，可达 10%以上。女性转变为无症状带菌状态是男性的 2 倍。其他沙门菌的带菌者少见，不到 1%，故在人类感染中不是主要传染源。

三、免疫性

沙门菌侵入宿主后，主要在细胞内生长繁殖，因而 T 细胞介导的特异性细胞免疫是主要防御机制。在致病过程中，沙门菌亦有存在于血流和细胞外的阶段，故 B 细胞介导的特异性体液免疫也有辅助杀菌作用。胃肠炎的恢复与肠道局部生成 sIgA 有关。

四、微生物学检查

（一）标本采集

肠热症因病程不同采取不同标本。第 1 周取外周血，第 2 周起取粪便，第 3 周起取尿液，第 1～3 周均可取骨髓液。胃肠炎取粪便、呕吐物和可疑食物。败血症取血液。

（二）分离培养和鉴定

血液和骨髓液需先增菌，然后接种肠道鉴别选择培养基；粪便和经离心的尿沉淀物等直接接种于 SS(Salmonella-Shigella)选择培养基或其他肠道鉴别培养基。37 ℃孵育 24 h 后，挑取无色半透明的乳糖不发酵菌落接种至双糖或三糖铁培养基。若疑为沙门菌，继续做系列生化反应，并用沙门菌多价抗血清作玻片凝集试验予以确定。

免疫学方法可采用 SPA 协同凝集试验、对流免疫电泳、胶乳凝集试验和 ELISA 法等，可快速早期诊断粪便、血清或尿液中的沙门菌可溶性抗原。

分子生物学技术也可用于沙门菌感染检测。基因探针检出标本中的伤寒沙门菌量需 1000 个，而 PCR 法对 10 个伤寒沙门菌就可检出，灵敏度更高。

在流行病学调查和传染源追踪中，Vi 噬菌体分型是一种常用方法。标准 Vi 噬菌体有 33 个型，其特异性比血清学分型更为专一。

（三）血清学诊断

肠热症由伤寒沙门菌和甲型副伤寒沙门菌、肖氏沙门菌、希氏沙门菌所引起，病程长。因目前抗生素使用普遍，肠热症症状通常不典型，临床标本病原菌阳性分离率低，故血清学试验仍有协助诊断意义。用于肠热症的血清学试验有肥达（Widal）试验、间接血凝法、ELISA 法等，其中肥达试验仍较普及。

肥达试验是用已知伤寒沙门菌菌体(O)抗原和鞭毛(H)抗原，以及引起副伤寒的甲型副伤寒、肖氏沙门菌和希氏沙门菌 H 抗原的诊断菌液与受检血清作试管或微孔板凝集试验，测定受检血清中有无相应抗体及其效价的试验。肥达试验结果解释须结合临床表现、病程、病史及地区流行病学情况。

（1）正常值　正常人因沙门菌隐性感染或预防接种，血清中可有一定量的有关抗体，且其效价随地区有差异。一般伤寒沙门菌 O 凝集效价小于 1∶80，H 凝集效价小于 1∶160，引起副伤寒的沙门菌 H 凝集效价小于 1∶80。只有当结果大于或等于上述相应数值方有诊断价值。

（2）动态观察　有时单次效价增高不能明确诊断定论，可在病程中逐周复查。若效价逐次递增或恢复期效价比初次≥4 倍者始有意义。

（3）O 与 H 抗体的诊断意义　患伤寒或副伤寒后，O 与 H 在体内的消长情况不同。IgM 类 O 抗体出现较早，持续约半年，消退后不易受非伤寒沙门菌等病原体的非特异刺激而重现。IgG 类 H 抗体出现较晚，持续时间长达数年，消失后易受非特异性病原刺激可短暂重新出现。因此，O、H 凝集效价均超过正常值，则肠热症可能性大；如两者均低，患病可能性小；若 O 不高 H 高，可能是预防接种或非特异性回忆反应；如 O 高 H 不高，可能是感染早期或与伤寒沙门菌 O 抗原有交叉反应的其他沙门菌(如肠炎沙门菌)感染。

(4)其他 有少数病例,在整个病程中,肥达试验始终在正常范围内,其原因可能由于早期使用抗生素治疗或患者免疫功能低下等所致,对此类人群,要注意检测结果假阴性。

(四)伤寒带菌者的检出

采取可疑者粪便、肛拭、胆汁或尿液,分离出病原菌是金标准,但检出率不高。一般可先用血清学方法检测可疑者血清 Vi 抗体效价,若≥1∶10,再反复取粪便等标本分离培养,以确定是否为伤寒带菌者。

五、防治原则

加强一般的预防措施,搞好卫生,注意灭蝇,加强对饮水、食品的卫生监督管理,切断传播途径。及时发现、早期隔离、及时治疗患者和带菌者,消灭传染源。对食品加工和饮食服务人员应定期检查健康,如发现带菌者应及时治疗,并调整工作。预防接种,增强机体免疫力。目前国际上新一代疫苗是伤寒 Vi 荚膜多糖疫苗,该疫苗安全性好,且易于保存和运输。免疫效果强而持久,有效期至少 3 年。

预防沙门菌食物中毒,主要是加强畜产品的检疫工作和食品卫生管理。

治疗伤寒一般采用氯霉素、氨苄西林、阿莫西林、头孢菌素等。中药白花蛇舌草、穿心莲等也有效。中医对肠热症按卫气营血辨证施治,可用厚朴夏苓汤、竹叶石膏汤、清营汤、莲朴汤、藿香正气散等。近年来,沙门菌的多重耐药菌株出现,给临床治疗带来一定困难,目前使用的有效药物主要是环丙沙星。

第四节 其 他 菌 属

一、克雷伯菌属

克雷伯菌属(Klebsiella)共有 7 个种,其中肺炎克雷伯菌(K. pneumoniae)、臭鼻克雷伯菌(K. ozaenae)、催娩克雷伯菌(K. oxytoca)与人类关系密切。肺炎克雷伯菌肺炎亚种是最常见的分离菌种。

克雷伯菌属为革兰阴性短杆菌,常见端对端成对排列,无鞭毛,无芽胞,多数菌株有菌毛,有较厚荚膜。营养要求不高,普通培养基上生长的菌落大,呈黏液状,相互融合,以接种环挑之易拉成丝,有助于鉴别。根据荚膜抗原不同,将克雷伯菌属分成 80 多个型。肺炎克雷伯菌属 3 及 12 型,其中 12 型对小鼠有高度致病力。

肺炎克雷伯菌是本属中最重要的致病菌,50% 健康人体的呼吸道和粪便中可分离出此菌。细菌性肺炎病例中有 1% 是由肺炎克雷伯菌引起的。

肺炎克雷伯菌肺炎亚种存在于正常人肠道、呼吸道及水和谷物中,是目前除大肠埃希菌外医源性感染中最重要的条件致病菌。机体免疫力下降、使用免疫抑制剂或长期大量使用抗生素导致菌群失调时，可引起多种感染。糖尿病和恶性肿瘤患者、全身麻醉者、年老体弱者和婴幼儿等为易感人群。临床表现常见有肺炎、支气管炎、泌尿道和创伤感染及腹泻，有时也引起严重败血症、脑膜炎、腹膜炎等。

二、变形杆菌属

变形杆菌属（*Proteus*）在自然界中分布广泛，土壤、污水、垃圾中均有存在，是肠道正常菌群，一般不致病。革兰阴性杆菌。无荚膜，有菌毛，周身鞭毛，运动活泼。营养要求不高，固体培养基中呈迁徙状生长，形成以菌接种部位为中心的同心圆状、厚薄交替的层层菌苔。如果在培养基中加入少量苯酚，使鞭毛抑制，这种迁徙现象消失。本菌的重要特征是具有尿素酶，可与沙门菌属相鉴别。不发酵乳糖。

本菌中某些特殊菌株，如 OX19，OX2，OXk 的菌体抗原与某些立克次体有共同抗原成分，故可利用变形杆菌代替立克次体抗原与患者血清进行交叉凝集反应，称为外斐试验（Weil-Felix test），可用于立克次体病的辅助诊断。

变形杆菌中的奇异变形杆菌和普通变形杆菌与人类疾病相关，离开肠道可引起人的原发及继发感染，变形杆菌运动能力强，有利于侵袭泌尿系统，是仅次于大肠埃希菌的泌尿道感染主要病原菌。变形杆菌含有尿素酶可分解尿素产氨，使尿液 pH 升高，有利细菌生长；这种碱性环境亦可促进肾结石、膀胱结石形成。除此以外，变形杆菌亦可引起败血症、脑膜炎、腹膜炎和食物中毒等疾病。

三、摩根菌属

摩根菌属（*Morganella*）仅有两个亚种，即摩根菌属摩根亚种（*M. morganii ssp morganni*）和摩根菌属西伯尼亚种（*M. morganii ssp siboniii*）。摩根菌形态、染色和生化反应与变形杆菌相似，但生长无迁徙现象。枸橼酸盐阴性，硫化氢阴性和鸟氨酸脱羧酶阳性。发酵葡萄糖，产酸产气。分解尿素，吲哚阳性，液化明胶。

摩根菌摩根亚种可致住院患者和免疫力低下者引起化脓性感染，其中以泌尿道感染多见；亦可引起伤口感染及腹泻。

四、枸橼酸杆菌属

枸橼酸杆菌属（*Citrobacter*）为革兰阴性杆菌。周身鞭毛，无芽胞，无荚膜，营养要求不高，可利用枸橼酸盐，分解乳糖（或缓慢分解），硫化氢阳性。其 O 抗原与沙门菌和大肠埃希菌常有交叉。

枸橼酸杆菌广泛存在于自然界，是人和动物肠道的正常菌群，也是条件致病菌。可引起胃肠道感染、新生儿脑膜炎和败血症等。有时枸橼酸杆菌可与产黑色素类杆菌等革兰阴性无芽胞厌氧菌合并感染。

五、肠杆菌属

肠杆菌属(*Enterobacter*)为革兰阴性杆菌,有周身鞭毛,无芽胞,部分菌株有荚膜。营养要求不高。发酵甘露醇、乳糖、蔗糖,能利用枸橼酸盐及醋酸盐为碳源,甲基红试验阴性,VP反应阴性,不形成吲哚,不产生硫化氢。

本属细菌是肠杆菌科中最常见的环境菌群,但不是肠道常居菌群,为条件致病菌,很少引起原发感染。产气肠杆菌和阴沟肠杆菌常可从临床标本中分离出,在机体免疫功能低下时,可导致败血症、泌尿道感染或脑膜炎,一般不引起腹泻。肠杆菌属亦可引起医源性感染。

六、沙雷菌属

沙雷菌属(*Serratia*)有6个种和1个群,革兰阴性短小杆菌,有周身鞭毛,无芽胞,部分菌株有荚膜。广泛存在于土壤、水、垃圾和污染食品中。代表菌株为黏质沙雷菌(*S. marcescens*),是细菌中最小者,大小为 0.5 μm×(0.5~1)μm。

沙雷菌可自土壤、水、人和动物粪便中分离到,一般不致病。近年发现黏质沙雷菌可引起医院内二重感染,特别是对新生儿、年老衰弱等免疫功能低下者,可引起肺炎、败血症、心内膜炎、泌尿道感染、创伤感染等疾患,一般通过拔牙、医务人员的手等方式传播。泌尿道和呼吸道是重要的储菌部位。致病机制主要有菌毛血凝素、肠杆菌素和产气菌素介导的铁摄取系统、胞外酶和志贺毒素等。

(刘婷婷　马丽娜)

第十章　弧　菌

弧菌(*Vibrio*)为一大群菌体短小、弯曲成弧形或直杆状的革兰阴性菌,具有氧化酶试验阳性,可发酵葡萄糖,具有一根端极鞭毛,运动活泼等特点。弧菌在自然界分布广泛,多存在于水中,对人有致病性的主要为霍乱弧菌和副溶血弧菌。

第一节　霍　乱　弧　菌

霍乱弧菌是引起霍乱的病原体,霍乱是一种烈性肠道传染病,在我国被列为甲类传染病,2000 多年前已有记载。O1 群及 O139 群霍乱弧菌是引起烈性传染病霍乱的病原体,自 1817 年以来,已发生 7 次世界性霍乱大流行,均为 O1 群霍乱弧菌感染。1992 年发现一个新的流行株即 O139 群在沿孟加拉湾的印度和孟加拉一些城市出现,并很快传遍亚洲,这是首次由非 O1 群霍乱弧菌所引起的流行。

一、生物学特性

1. 形态与染色

革兰阴性弧菌(图 10-1),单鞭毛,有菌毛,个别有荚膜,无芽胞。霍乱病人可排泄特征性的"米泔水"样粪便,革兰染色观察可见头尾相接、平行排列的"鱼群"样的细菌,霍乱弧菌运动活泼,悬滴法可见呈穿梭样或流星状运动。

2. 培养特性

兼性厌氧,氧气充分时生长良好。营养要求不高,耐碱不耐酸(pH 7.4~9.6),故用 pH 8~9 碱性培养基培养,形成光滑透明湿润的"水滴样"菌落,在 TCBS 平板上因分解蔗糖产生黄色菌落,见图 10-2。霍乱弧菌能在无盐培养基中生长,区别其他弧菌。

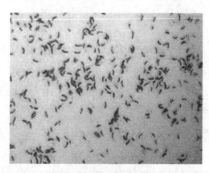

图 10-1　霍乱弧菌(革兰染色,×1000)

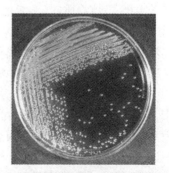

图 10-2　霍乱弧菌在 TCBS 平板上的黄色菌落

3. 生化反应

触酶试验阳性,氧化酶试验阳性,从而区别于肠杆菌科细菌,硝酸盐还原试验、吲哚试验即靛基质试验也均为阳性。

4. 抗原分型

根据菌体 O 抗原的不同,已发现有 155 个血清群,其中 O1 群、O139 群可引起霍乱,其余则不致病或仅引起胃肠炎等,O1 群包括两个血清型,即古典生物型和埃尔托生物型(El Tor biotype)。鞭毛 H 抗原无特异性。

5. 抵抗力

较弱,干燥时易死亡,水环境中可存活两周(水源性传播,水性爆发);怕酸,正常胃酸 4 min 杀灭;不耐热,100 ℃下 1～2 min 杀灭;对消毒剂敏感,可用漂白粉处理病人的排泄物或呕吐物。

二、致病性与免疫性

1. 致病物质

(1)霍乱肠毒素　是目前已知的致泻毒素中最为强烈的细菌外毒素。其致病机制与 ETEC 的 LT 相似,但作用很强。由一个 A 亚单位和五个相同的 B 亚单位构成的一个热不稳定性多聚体蛋白,能作用于小肠黏膜上皮细胞上相应受体,使细胞内 cAMP 水平升高,主动分泌 Na^+、K^+、HCO_3^- 和水,导致严重的腹泻与呕吐。霍乱肠毒素 A 亚单位又分为 A1 和 A2 两个肽链,两者依靠二硫链连接。A 亚单位为毒性单位,其中 A1 肽链具有酶活性,A2 肽链与 B 亚单位结合参与受体介导的内吞作用中的转位作用。B 亚单位为结合单位,能特异地识别肠上皮细胞上的受体(由神经节苷脂 GM1 组成),使毒素分子变构,介导 A 亚单位进入细胞,在酶的作用下裂解为 A1 和 A2 两条多肽。A1 激活腺苷环化酶,使三磷酸腺苷 ATP 转化为环磷酸腺苷 cAMP,细胞内 cAMP 浓度增高,导致肠黏膜细胞分泌功能亢进,使大量体液和电解质进入肠腔而发生剧烈吐泻,由于大量脱水和失盐,可发生代谢性酸中毒,血循环衰竭,甚至休克或死亡。

(2)普通菌毛　使细菌定植于小肠,细菌的普通菌毛是细菌定居于小肠所必需的因子,只有黏附定居后方可致病。

(3)鞭毛　活泼的鞭毛运动有助于细菌穿过肠黏膜表面黏液层而接近肠壁上皮细胞。

其他毒力因子还包括具有溶血溶细胞作用的蛋白;有助于细菌从死亡细胞上解离的血凝素/蛋白酶。O139 群霍乱弧菌除了具有上述 O1 群的致病物质和相关基因外,还存在荚膜多糖和特殊 LPS 毒性物质,其功能是抵抗血清中杀菌物质损伤和黏附到小肠黏膜上。

2. 所致疾病

引起烈性肠道传染病霍乱,为我国的甲类法定传染病。在自然情况下,人类是霍乱弧菌的唯一易感者。在地方性流行区,除病人外,无症状感染者也是重要传染源。传播途径主要是通过污染的水源或食物经口感染。在正常胃酸条件下,需要进入大量的细菌(10^8 个)方能引起感染,但当胃酸低时,感染剂量可减少到 10^3～10^5 个细菌。

病菌到达小肠后,黏附于肠黏膜表面并迅速繁殖,不侵入肠上皮细胞和肠腺,细菌在繁殖过程中产生肠毒素而致病。

O1 群霍乱弧菌感染可从无症状或轻型腹泻到严重的致死性腹泻,霍乱弧菌古典生物型所致疾病较 El Tor 生物型严重。典型病例一般在吞食细菌后 2～3 天突然出现剧烈腹泻和呕吐,在疾病最严重时,每小时失水量可高达 1 L,排出如"米泔水"腹泻物。由于大量水分和电解质丧失而导致脱水,代谢性酸中毒,低容量性休克及心衰和肾衰,如未经治疗处理,病人死亡率高达 60%,但若及时给病人补充液体及电解质,死亡率可小于 1%。

O139 群霍乱弧菌感染比 O1 群严重,表现为严重脱水和高死亡率,成人病例＞70%,而 O1 群霍乱弧菌流行高峰期,儿童病例约占 60%。病愈后一些患者可短期带菌,一般不超过 3～4 周,病菌主要存在于胆囊中。霍乱传染源为病人和无症状感染者的粪便污染的水源和食物。传播途径为经口传播;潜伏期 2～3 天;临床表现为剧烈吐泻、米泔样,每日数十次,持续 2～3 天,失水 12000 mL,严重吐泻引起水电解质紊乱,脱水酸中毒,肾衰、循环衰竭、休克、死亡,及时补充液体和电解质,可大大降低死亡率。

3. 免疫力

病人愈后可获得牢固免疫。但以前感染 O1 群获得的免疫对 O139 群感染无交叉保护作用。霍乱弧菌引起的肠道局部黏膜免疫是霍乱保护性免疫的基础。

三、微生物学检查

霍乱是烈性传染病,特点为发病率高、流行迅速、死亡率高。对首例病人的病原学诊断应快速、准确,并及时做出疫情报告,这对防止感染蔓延意义重大。

1. 标本

"米泔样"便及呕吐物,快速送检。

2. 直接涂片镜检

悬滴法或暗视野显微镜,观察到穿梭样运动有助于诊断。

3. 分离培养鉴定

常将标本直接接种于碱性蛋白胨水增菌,或将运送培养基的表层接种于碱性蛋白胨水中,37 ℃孵育 6～8 h 后,直接镜检并做分离培养,接种 TCBS,35 ℃孵育 12～18 h,挑选可疑菌落,用 O1 群和 O139 群的多价和单价抗血清作玻片凝集。根据与 O1 群、O139 群抗血清凝集情况,结合菌落特征、菌体形态,氧化酶试验阳性者时可做出初步报告。将抗血清凝集确定的菌落,进一步纯培养,进行全面生化反应、血清学分群及分型,区分古典生物型和 El Tor 生物型,以做出最后鉴定。

4. 快速诊断

如荧光菌球法、SPA 协同凝集试验。

四、防治原则

加强国境检疫,加强水源及粪便管理;及时检出病人,隔离封锁疫区,疫苗接种;对症治疗,及时补充液体和电解质,预防大量失水引起的低血容量性休克和酸中毒,同时给予抗菌治疗。

第二节　副溶血弧菌

副溶血弧菌为嗜盐性弧菌,沿海地区常见,存在于近海海水、海泥、海产品中,1950 年首发于日本大阪,主要引起食物中毒。

一、生物学性状

革兰阴性弧菌,常呈多形性,单鞭毛。

具有耐盐性(与霍乱弧菌具有显著差别),在含有 3.5% NaCl 培养基中生长良好,无盐不长,但 NaCl 浓度>8%也不能生长。

神奈川现象(KP):在特定条件下,副溶血性弧菌中某些菌株在含高盐(7%)的人 O 型血或兔血及以 D-甘露醇为碳源的血琼脂平板上可产生 β 溶血,该现象作为鉴定致病性与非致病性菌株的一项重要指标。

二、致病性与免疫性

副溶血性弧菌属于弧菌科、弧菌属,具有嗜盐性。根据菌体 O 抗原不同,现已有 13 个血清群。该菌存在于近海的海水、海底沉积物和鱼类、贝壳等海产品及盐渍食品中。于 1950 年从日本一次暴发性食物中毒中分离发现。是夏、秋季沿海地区食物中毒和急性腹泻的主要病原菌。引起食物中毒的确切致病机制尚待阐明。KP[+] 菌株为致病性菌株基本肯定,现已从 KP[+] 菌株分离出两种致病因子。

1. 致病物质

KP[+] 有耐热性溶血毒素(耐热直接溶血素和耐热相关溶血素)和黏液素及黏液素酶。

(1) 耐热直接溶血素(TDH)　是一种肠毒素,动物试验表明其具有细胞毒和心脏毒作用。TDH 对人和兔红细胞的溶血性较高(致病性与溶血能力呈平行关系,KP[+] 菌感染后 12 小时内可出现食物中毒的典型症状),对马红细胞不溶血;其基因为双拷贝(tdh1 和 tdh2),KP 实验中的溶血现象即由 tdh2 位点决定。最近的研究还表明,tdh 基因家族也广泛存在于其他人类致病性弧菌中,如大多数霍利斯弧菌菌株,某些拟态弧菌菌株中也有 tdh 基因,非 O1 群霍乱弧菌中也存在同源性约为 93%～96%的 tdh 相关基因,提示该基因与致病关系密切。

(2) 耐热相关溶血素(TRH)　生物学功能与 TDH 相似,其基因与 tdh 同源性为 68%。

2. 所致疾病

引起食物中毒,好发夏季,潜伏期短(5～72 小时,平均 24 小时),急性胃肠炎症状,水样便,病程短,可自愈。该菌引起的食物中毒经烹饪不当的海产品或盐腌制品所传播。常见的为海蜇、海鱼、海虾及各种贝类,因食物容器或砧板生熟不分污染本菌后,也可发生食物中毒。该病常年均可发生,有腹痛、腹泻、呕吐和低热,粪便多为水样,少数为血水样,病程短(3 天),有自限性,恢复较快,病后免疫力不强,可重复感染。也可引起中度霍乱样腹泻。该菌还可引起浅表创伤感染、败血症等。

3. 免疫力

病愈后免疫力不牢固,可重复感染。

三、微生物学检验

1. 标本采集

粪便、肛拭子、可疑食物,本菌对干燥敏感,如不能及时送检应将标本置于碱性胨水或卡-布运送培养基中。

2. 分离培养与鉴定

(1) 增菌培养　1%NaCl碱性胨水、4%NaCl蛋白胨水,35 ℃孵育6~8 h,挑取菌膜或表面生长物进一步分离培养。

(2) 分离培养　标本直接接种/增菌后接种TCBS/嗜盐菌选择性平板。可疑菌落:TCBS上为不发酵蔗糖的蓝绿色菌落,嗜盐菌选择性平板形成较大、圆形、隆起、稍混浊、半透明或不透明、无黏性的菌落。

(3) 鉴定　如出现可疑菌落,进一步做嗜盐性试验与生化反应,最后用诊断血清进行鉴定。

四、防治原则

注意饮食卫生,煮熟食用,发病后对症治疗,抗菌治疗。

(陈登宇)

第十一章 厌 氧 菌

厌氧菌(*Anaerobic bacteria*)，是生长和代谢不需要氧气,利用发酵而获取能量的一群细菌。厌氧菌能引起人体不同部位的感染,常见的有阑尾炎、胆囊炎、口腔感染、脑脓肿、腹膜炎、脓胸、肝脓肿、鼻窦炎、肠道手术或创伤后伤口感染、盆腔炎等。根据芽胞有无可分为:厌氧性芽胞梭菌,主要引起外源性感染,多属致病菌;无芽胞厌氧菌,主要引起内源性感染,为条件致病菌。

厌氧芽胞梭菌共同特点为:革兰阳性梭形杆菌,有芽胞,抵抗力强;在自然界(水、土壤等)、动物及人体肠道中广泛存在;产生外毒素致病。厌氧性芽胞梭菌主要有破伤风梭菌、产气荚膜梭菌、肉毒梭菌及艰难梭菌。前三种可引起严重的临床疾病,将分节介绍。艰难梭菌为革兰阳性粗大杆菌,有鞭毛,有芽胞,芽胞位于菌体次极端。艰难梭菌是肠道中的正常菌群,长期使用抗生素,耐药的艰难梭菌可导致抗生素相关性腹泻和假膜性结肠炎。

无芽胞厌氧菌是人类的正常菌群,常见的有:革兰阳性球菌,主要是消化链球菌属;革兰阴性球菌,如韦荣菌属;革兰阳性杆菌,如丙酸杆菌、双歧杆菌;革兰阴性杆菌,如类杆菌属。在某些特定状态下,这些厌氧菌作为机会致病菌可导致内源性感染。感染特征:无特定病型,多为化脓性感染;分泌物黏稠,有色,恶臭;常用的抗生素无效;涂片可见细菌,普通培养无菌生长。

第一节 破伤风梭菌

破伤风梭菌是破伤风的病原菌,大量存在于人和动物肠道中,由粪便污染土壤。创口污染、分娩时用不洁器械剪断脐带,本菌可从伤口侵入,引起破伤风,患者表现为肌肉痉挛,抽搐,最终呼吸衰竭或窒息而死,发病后死亡率很高。

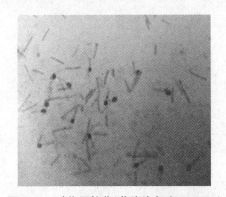

图 11-1　破伤风梭菌(芽胞染色法,×1000)

一、生物学特性

1. 形态与染色

革兰染色阳性,菌体梭状,或细杆状,有周鞭毛,无荚膜,芽胞呈正圆形,位于菌体顶端,大于菌体宽度,经芽胞染色法可见菌体呈鼓槌状,见图11-1。

2. 培养特性

专性厌氧,在血平板上呈扩散羽毛状生长,有微溶血。

3. 抵抗力

抵抗力强,芽胞在干燥的土壤和尘埃中可存活数年;对青霉素敏感。

二、致病性与免疫性

破伤风梭菌经创口感染,感染发生的重要条件是伤口形成厌氧微环境:伤口窄而深,混有泥土及异物;坏死组织多,局部缺血;伴有需氧菌或兼性厌氧菌的混合感染。

致病物质主要为破伤风痉挛毒素,属于细菌外毒素,为神经毒素,毒性强,与脊髓前角运动细胞及脑干神经细胞有高度的亲和力,破伤风痉挛毒素可与中枢神经抑制性突触前膜的神经节苷脂结合,阻断抑制性神经介质的释放,导致神经持续兴奋,骨骼肌强直性痉挛,肌张力升高。破伤风痉挛毒素化学本质为蛋白质,在菌体内为一条多肽链,菌体外为重链和轻链,以二硫键相连;只有重链(与受体结合)和轻链(毒性部分)同时存在,才能致病,对人的致死量是 1 μg。抗原性强,可制成类毒素。

破伤风潜伏期为 7~14 天,与伤口距离中枢神经系统的远近有关。临床表现为肌肉强直性收缩,牙关紧闭,吞咽困难,苦笑面容,角弓反张,阵发性抽搐等,严重者因呼吸肌痉挛窒息死亡。病愈后免疫力不牢固。

三、微生物学检查与防治原则

根据患者典型的症状和病史即可以诊断。

预防:① 及时清创扩创,防止形成厌氧微环境;② 注射百白破三联疫苗,对可能引发破伤风的外伤,紧急注射抗毒素,同时使用抗生素。

第二节　产气荚膜梭菌

产气荚膜梭菌是引起气性坏疽的病原菌,广泛存在于自然界及人和动物肠道中。

一、生物学性状

属于革兰阳性粗大杆菌,无鞭毛,有荚膜,芽胞椭圆形,位于菌体次极端,宽度小于菌体,见图 11-2。不严格厌氧,营养要求不高,繁殖快(增殖 1 代仅需 8 min)。血平板培养出现双层溶血环(内环 β 溶血;外环 α 溶血);在蛋黄琼脂板上培养,菌落周围出现乳白色浑浊圈,是由细菌产生的卵磷脂酶(α 毒素)分解蛋黄中卵磷脂所致。生化代谢活跃,分解多种糖,产酸产

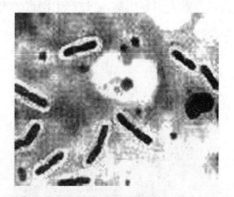

图 11-2　产气荚膜梭菌(荚膜染色法,×1000)

气;会出现特有的"汹涌发酵"现象,即由于其在牛奶培养基中可分解乳糖产酸,使其中的酪蛋白发生凝固,同时产生大量的气体,可将凝固的酪蛋白冲成蜂窝状,气势凶猛。根据其主要毒素的抗原性分 A、B、C、D、E 5 个型,以 A 型为主。

二、致病性

1. 致病物质

主要有:α 毒素(卵磷脂酶),最重要,增加血管通透性,溶血,导致软组织坏死作用;β 毒素,组织坏死;ε 毒素,增加胃肠壁通透性;ι 毒素,坏死。

2. 所致疾病

(1) 气性坏疽(产气荚膜梭菌为主)　创伤感染,伤口条件与破伤风相似,潜伏期短为 8～48 小时,局部组织坏死,产生大量气体,组织气肿(捻发音),压迫神经末梢,剧烈疼痛并伴有恶臭,最后大块肌肉坏死,毒素入血(毒血症),全身中毒症状,休克,死亡(死亡率可达 30%)。

(2) 食物中毒　较轻,1～2 天自愈。

三、微生物学检查与防治原则

微生物学检查:由于气性坏疽发病急剧、后果严重,病原学诊断十分重要。脓液直接涂片镜检,见革兰阳性粗大杆菌,白细胞少且形态不典型,伴有杂菌。后做分离培养鉴定、动物试验。

防治原则:因无类毒素特异性预防,所以应及时清创、扩创,切除坏死组织,必要时截肢;大剂量使用青霉素等抗生素,也可使用气性坏疽多价抗毒素和高压氧舱法。

第三节　肉　毒　梭　菌

肉毒梭菌主要存在于土壤及海洋沉淀物中,偶尔存在于动物粪便中,在厌氧环境下能产生肉毒毒素而引起疾病,通过产生剧毒的肉毒毒素引起肉毒性食物中毒和婴儿肉毒病。

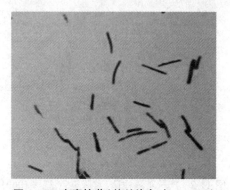

一、生物学特性

属于革兰阳性粗短杆菌,芽胞呈椭圆形,直径粗于菌体,位于菌体的次极端,使细菌呈网球拍状,见图 11-3,有鞭毛,无荚膜。肉毒毒素不耐热,100 ℃作用 1 min 即可破坏。

图 11-3　肉毒梭菌(革兰染色法,×1000)

二、致病性

1. 致病物质

肉毒毒素是目前已知毒性最强的毒素,对人的致死剂量是 0.1 μg。肉毒毒素作用于外周胆碱能神经,抑制神经肌肉接点处乙酰胆碱的释放,造成运动神经末梢功能失调,导致肌肉松弛性麻痹(软瘫)。

2. 所致疾病

(1) 毒素性食物中毒(肉毒中毒) 食入被肉毒梭菌芽胞污染的食物,芽胞发芽繁殖,产生毒素,导致食物中毒。国外以罐头、香肠、腊肠、发酵豆制品等制品为主,潜伏期短。临床表现:无胃肠道症状,为神经末梢麻痹症状,乏力,头痛,病变部位包括眼肌(复视、斜视、眼睑下垂)、喉肌(吞咽困难、咀嚼不灵、语言障碍)、膈肌(呼吸困难,死亡率高达 20%～70%)。

(2) 婴儿肉毒病

(3) 创伤感染中毒

三、微生物学检查与防治原则

检测毒素,可做动物试验;加强相关食品的卫生监督和管理,发病后尽早注射肉毒多价抗毒素。

(陈登宇)

第十二章　分枝杆菌属

分枝杆菌属(*Mycobacterium*)是一类细长略弯曲的杆菌,因繁殖时有分枝生长的趋势而得名。此菌属的显著特性为:① 胞壁中含有大量脂质,主要是分枝菌酸,可达菌体干重的40%左右,故生长形成粗糙的疏水性菌落,并且也难以用一般染料染色,需用助染剂并加温使之着色,而着色后又不易被含有3%HCl的乙醇脱色,故也称为抗酸杆菌(acid-fast bacilli);② 无鞭毛,无芽胞,也不产生内、外毒素,其致病性和菌体成分有关;③ 种类很多,有致病性和非致病性两大类,其中引起人类疾病的主要有结核分枝杆菌、牛分枝杆菌、麻风分枝杆菌,另外还有几种非结核分枝杆菌也可引起感染;④ 所致感染多为慢性感染过程,长期迁延,并有破坏性的组织病变。

第一节　结核分枝杆菌

结核分枝杆菌(*Mycobacterium tuberculosis*)是1882年由德国细菌学家柯赫(Koch)发现并证明是结核病的病原菌。本菌可侵犯全身各组织器官,但以肺部感染最多见。人是结核分枝杆菌唯一的宿主。随着抗结核药物的不断发展和卫生状况的改善,世界各国结核病的发病率和死亡率曾大幅度下降。但自20世纪90年代以来,由于结核分枝杆菌耐药菌株特别是多重耐药株的出现,艾滋病的流行使易感人群增加,社会快速发展中的人群流动性和环境污染增加而使病原体传播增加等原因,结核病的发病率又重新上升。目前该病是全球尤其是发展中国家危害最为严重的慢性传染病之一,每年约有800万例新病例发生,每年死于结核病的人数达300万人之多,其中95%发生在发展中国家。近年来我国结核病的发病率和死亡人数在27种法定报告传染病中排第一位,每年死于结核病的人数约为25万人。

一、生物学性状

1. 形态与染色

结核分枝杆菌细长略弯曲,大小一般为1~4 μm×0.4 μm,呈单个或分枝状排列,无鞭毛,无芽胞。结核分枝杆菌常用齐一尼(Ziehl-Neelsen)抗酸染色,结核分枝杆菌染成红色,而其他非抗酸性细菌及细胞等呈蓝色(图12-1)。结核分枝杆菌的抗酸性与胞壁内所含分枝菌酸残基和胞壁固有层的完整性有关。

近年来发现结核分枝杆菌在细胞壁外尚有一层微荚膜,一般因制片时遭受破坏而不易看到。若在制备电镜标本固定前用明胶处理,可防止微荚膜脱水收缩,在电镜下可看到菌体外有一层较厚的透明区,即微荚膜。

结核分枝杆菌在体内外经青霉素、环丝氨酸或溶菌酶诱导可影响细胞壁中肽聚糖的合成,异烟肼影响分枝菌酸的合成,巨噬细胞吞噬结核分枝杆菌后溶菌酶的作用可破坏肽聚糖,均可导致其变为 L 型,呈颗粒状或丝状。异烟肼影响分枝菌酸的合成,可使其变为抗酸染色阴性。这种形态、染色变异在肺内外结核感染标本中常能见到。临床结核性冷脓疡和痰标本中甚至还可见有非抗酸性革兰阳性颗粒,过去称为 Much 颗粒。该颗粒在体内或细胞培养中能返回为抗酸性杆菌,故亦为 L 型。

2. 培养特性与生化反应

结核分枝杆菌为专性需氧菌,营养要求高,初次分离需要营养丰富的培养基,常用的有罗琴(Lowenstein-Jensen)固体培养基,内含蛋黄、马铃薯、甘油、孔雀绿和天门冬酰胺等。孔雀绿可抑制杂菌生长,便于分离和长期培养。蛋黄含脂质生长因子,能刺激其生长。细菌生长缓慢,一般 12～24 小时繁殖一代,3～4 周才出现肉眼可见的菌落。菌落干燥、坚硬、表面呈颗粒状,乳酪色或黄色,形似菜花样(图 12-2)。在液体培养基中呈粗糙皱纹状菌膜生长,若在液体培养基内加入水溶性脂肪酸,可降低结核分枝杆菌表面的疏水性,细菌呈均匀分散生长,有利于进行药物敏感试验等。

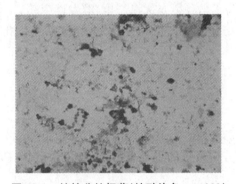 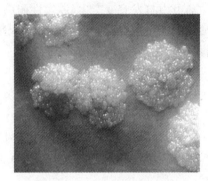

图 12-1　结核分枝杆菌(抗酸染色,×1000)　　　　**图 12-2　结核分枝杆菌菌落**

结核分枝杆菌不发酵糖类。与牛分枝杆菌的区别在于结核分枝杆菌可合成烟酸和还原硝酸盐,而牛分枝杆菌不能。热触酶试验对区别结核分枝杆菌与非结核分枝杆菌有重要意义。结核分枝杆菌大多数触酶试验阳性,而热触酶试验阴性;非结核分枝杆菌则大多数两种试验均阳性。热触酶试验检查方法是将浓的细菌悬液置 68 ℃水浴加温 20 min,然后再加 H_2O_2,观察是否产生气泡,有气泡者为阳性。

3. 抵抗力

结核分枝杆菌细胞壁中含有脂质,故对乙醇敏感,在 70% 乙醇中 2 min 死亡。黏附在尘埃上保持传染性 8～10 天,在干燥痰内可存活 6～8 个月。结核分枝杆菌对湿热敏感,在液体中 62～63 ℃加热 15 min 或煮沸即被杀死。结核分枝杆菌对紫外线敏感,直接日光照射数小时可被杀死,可用于结核患者衣服、书籍等的消毒。

结核分枝杆菌的抵抗力与环境中有机物的存在有密切关系,如痰液可增强结核分枝杆菌的抵抗力,因大多数消毒剂可使痰中的蛋白质凝固,包在细菌周围,使细菌不易被杀死。5%石炭酸在无痰时 30 min 可杀死结核分枝杆菌,有痰时需要 24 小时;5%来苏儿无痰时 5 min 杀死结核分枝杆菌,有痰时需要 1～2 小时。

结核分枝杆菌对酸(3% HCl 或 6% H_2SO_4)或碱(4% NaOH)有抵抗力,作用 15 min 不受影响。可在分离培养时用于处理有杂菌污染的标本和消化标本中的黏稠物质。结核分枝杆菌对 1∶13000 孔雀绿有抵抗力,加在培养基中可抑制杂菌生长。结核分枝杆菌对链霉素、异烟肼、利福平、环丝氨酸、乙胺丁醇、卡那霉素、对氨基水杨酸等敏感,但长期用药容易出现耐药性,而吡嗪酰胺的耐药性<5%。

4. 变异性

结核分枝杆菌可发生形态、菌落、毒力、免疫原性及耐药性等变异。Calmette 和 Guerin 将有毒的牛分枝杆菌培养于含胆汁、甘油、马铃薯的培养基中,经 230 次传代,历时 13 年,使其毒力发生变异,成为对人无致病性,而仍保持良好免疫原性的疫苗株,称为卡介苗(Bacille Calmette-Guerin,BCG)。

结核分枝杆菌易发生耐药性。在固体培养基中对常用的含异烟肼 1 μg、链霉素 10 μg、利福平 50 μg 能生长的结核分枝杆菌为耐药菌。耐药菌株毒力有所减弱。异烟肼可影响细胞壁中分枝菌酸的合成,诱导结核分枝杆菌成为 L 型,这可能是细菌耐异烟肼的原因之一。药物敏感试验表明细菌对异烟肼耐药,而对利福平和链霉素大多仍敏感。故目前治疗多主张异烟肼和利福平或吡嗪酰胺联合用药,以减少耐药性的产生,增强疗效。

近年来世界各地结核分枝杆菌的多耐菌株逐渐增多,甚至引起暴发流行。结核分枝杆菌的耐药可由自发突变产生(原发性耐药)或由用药不当经突变选择产生(继发性耐药)。但多数耐药的产生主要可能由于后者。耐药基因在染色体上,对不同药物的耐药基因不相连接,所以联合用药治疗有效。

二、致病性

结核分枝杆菌无内毒素,也不产生外毒素和侵袭性酶类,其致病作用主要靠菌体成分,特别是胞壁中所含的大量脂质。脂质含量与结核分枝杆菌的毒力呈平行关系,含量越高毒力越强。

(一)致病物质

主要是菌体成分,包括脂质、蛋白质和多糖。

1. 脂质(lipid)

结核分枝杆菌的脂质占菌体干重的 20%～40%,占胞壁干重的 60%,主要是磷脂、脂肪酸和蜡质 D,它们大多与蛋白质或多糖结合以复合物存在。① 磷脂:能刺激单核细胞增生,并可抑制蛋白酶的分解作用,使病灶组织溶解不完全,形成结核结节和干酪样坏死。② 分枝菌酸(mycolic acid):在脂质中比重较大,与分枝杆菌的抗酸性有关。其中 6,6-双分枝菌酸海藻糖(6,6-dimycocyl-a,a′-D-trehalose)具有破坏细胞线粒体膜,毒害微粒体酶类,抑制中性粒细胞游走和吞噬,引起慢性肉芽肿的作用,具有该物质的结核分枝杆菌毒株在液体培养基中能紧密黏成索状,故该物质也称为索状因子(cord factor)。③ 蜡质 D:为胞壁中的主要成分,是一种肽糖脂(peptidoglycolipid)与分枝菌酸的复合物,能引起迟发型超敏反应,并具有佐剂作用。④ 硫酸脑苷脂(sulfatide)和硫酸多酰基化海藻糖(multiacylated trehalose sulfate):存在于结核分枝杆菌毒株细胞壁中,能抑制吞噬细胞中的吞噬体与溶酶体融合,使结核分枝杆菌在细胞内存活。

2. 蛋白质

结核分枝杆菌菌体内含有多种蛋白质,其中重要的是结核菌素(tuberculin)。结核菌素能与蜡质 D 结合而使机体产生迟发型超敏反应,导致组织坏死和全身中毒症状,并参与结核结节的形成。蛋白质有抗原性,能刺激机体产生相应抗体。

3. 多糖(polysaccharide)

常与脂质结合存在于胞壁中,主要有半乳糖、甘露醇、阿拉伯糖等。多糖可使中性粒细胞增多,引起局部病灶细胞浸润。

4. 核酸

结核分枝杆菌的 rRNA 是该菌的免疫原之一,能刺激机体产生特异性细胞免疫。结核分枝杆菌的全基因组序列约 4.41 Mb,有 3924 个开放阅读框,约 4000 个基因;基因组特征是 G+C 含量高达 65.6%;每个可能的药物靶子和可用于疫苗设计的保护性抗原均可能从基因组序列中检索。

5. 荚膜

荚膜的主要成分为多糖,含部分脂质和蛋白质。其对结核分枝杆菌的作用有:① 荚膜能与吞噬细胞表面的补体受体 3(CR3)结合,有助于结核分枝杆菌在宿主细胞上的黏附与入侵。② 荚膜中有多种酶可降解宿主组织中的大分子物质,供入侵的结核分枝杆菌繁殖所需的营养。③ 荚膜能防止宿主的有害物质进入结核分枝杆菌,甚至如小分子 NaOH 也不易进入,故结核标本用 4%NaOH 消化时,一般细菌很快杀死,但结核分枝杆菌可耐受数十分钟。结核分枝杆菌入侵后,荚膜还可抑制吞噬体与溶酶体的融合。

(二)所致疾病

结核分枝杆菌可通过呼吸道、消化道或皮肤损伤侵入易感机体,引起多种组织器官的结核病,其中以通过呼吸道引起肺结核为最多。其致病机制主要与细菌在组织细胞内大量增殖引起的炎症反应、菌体成分的毒性作用以及机体产生的超敏反应有关。

1. 肺部感染

由于感染菌的毒力、数量、机体的免疫状态不同,肺结核可有以下两类表现。

(1)原发感染　原发感染是指首次感染结核分枝杆菌,多见于儿童。结核分枝杆菌随同飞沫和尘埃通过呼吸道进入肺泡,被巨噬细胞吞噬后,由于细菌细胞壁的硫酸脑苷脂和其他脂质成分抑制吞噬体与溶酶体结合,不能发挥杀菌溶菌作用,致使结核分枝杆菌在细胞内大量生长繁殖,最终导致细胞死亡崩解。释放出的结核分枝杆菌在细胞外繁殖或再被细胞吞噬,重复上述过程,如此反复引起渗出性炎症病灶,称为原发灶。原发灶内的结核分枝杆菌可经淋巴管扩散至肺门淋巴结,引起淋巴管炎和淋巴结肿大,X 线胸片显示哑铃状阴影,称为原发综合征。此时,可有少量结核分枝杆菌进入血液,向全身扩散,但不一定有明显症状(称隐性菌血症);与此同时灶内巨噬细胞将特异性抗原递呈给周围淋巴细胞。感染 3~6 周,机体产生特异性细胞免疫,同时出现超敏反应。病灶中结核分枝杆菌细胞壁磷脂,一方面刺激巨噬细胞转化为上皮样细胞,后者相互融合或经核分裂形成多核巨细胞(即朗罕巨细胞),另一方面抑制蛋白酶对组织的溶解,使病灶组织溶解不完全,产生干酪样坏死,周围包着上皮样细胞,外有淋巴细胞、巨噬细胞和成纤维细胞,形成结核结节(即结核肉芽肿)是结核的典型病理特征。感染后约 5%可发展为活动性肺结核,其中少数患者因免疫低下,可经血和淋巴系统,播散至骨、关节、肾、脑膜及其他部位引起相应的结核病。90%以上的原发感染形成纤维化或钙化,不治而愈,但病灶内常仍有一定量的结核分枝杆菌长期潜伏,不但能刺激机体产生免疫也可成为日后内源性感染的来源。只有极少数免疫力低下者,结核分枝杆菌可经淋巴、血流扩散至全身,导致全身粟粒性结核或结核性脑膜炎。

（2）原发后感染　多见于成年人,大多为内源性感染,极少由外源性感染所致。由于机体已形成对结核分枝杆菌的特异性细胞免疫,对再次侵入的结核分枝杆菌有较强的局限能力,故原发后感染的特点是病灶局限,一般不累及邻近的淋巴结,主要表现为慢性肉芽肿性炎症,形成结核结节,发生纤维化或干酪样坏死;病变常发生在肺尖部位。

2. 肺外感染

部分肺结核患者体内的结核分枝杆菌可经血液、淋巴液扩散侵入肺外组织器官,引起相应的脏器结核,如脑、肾、骨、关节、生殖器官等结核。艾滋病患者等免疫力极度低下者,严重时可造成全身播散性结核。痰菌被咽入消化道可引起肠结核、结核性腹膜炎等。通过破损皮肤感染结核分枝杆菌可导致皮肤结核。近年有许多报道指出,肺外结核标本中结核分枝杆菌 L 型的检出率比较高,应引起足够重视。

值得指出的是,人体感染结核分枝杆菌后,发病与否取决于感染菌株的毒力、数量和机体的免疫状态。若机体免疫状态良好,感染菌株的毒力不强,数量有限,一般不发病,但可形成对该菌的带菌免疫,即细菌可以"休眠"状态存在于体内,刺激感染免疫的继续和存在。若机体免疫功能低下,感染菌株的毒力强,且数量较多,即可引起结核病的发生和发展。

三、免疫性与超敏反应

人类对结核分枝杆菌的感染率很高,但发病率却较低,这表明人体对结核分枝杆菌有较强的免疫力。机体感染结核分枝杆菌后,虽能产生多种抗菌体蛋白的抗体,但这些抗体仅对细胞外的细菌具有一定作用,而对细胞内细菌不起作用。结核分枝杆菌的免疫性与致病性均与结核分枝杆菌感染后诱发机体产生的由 T 淋巴细胞介导的两种免疫应答反应相关,即细胞免疫应答和迟发型超敏反应。

（一）免疫性

抗结核免疫力的持久性,依赖于结核分枝杆菌或其组分在体内的存在,一旦体内结核分枝杆菌或其组分全部消失,抗结核免疫力也随之消失,这种免疫称为有菌免疫或感染免疫（infection immunity）。

结核分枝杆菌为胞内寄生菌,故机体的抗结核免疫主要是细胞免疫,包括致敏的 T 淋巴细胞和被激活的巨噬细胞。致敏的 T 淋巴细胞可直接杀死带有结核分枝杆菌的靶细胞,同时释放多种淋巴因子,如 TNF-α、IFN-γ、IL-2、IL-6 等,不仅能吸引 NK 细胞、T 细胞、巨噬细胞等聚集到炎症部位,还能增强这类细胞的直接或间接的杀菌活性。被激活的巨噬细胞极大地增强了对结核分枝杆菌的吞噬消化、抑制繁殖、阻止扩散甚至彻底消灭的能力。

（二）超敏反应

机体获得对结核分枝杆菌免疫力的同时,菌体的一些成分如蛋白质与蜡质 D 等也可共同刺激 T 淋巴细胞,形成致敏状态;体内被致敏的 T 淋巴细胞再次遇到结核分枝杆菌时,即释放出淋巴因子,引起强烈的迟发型超敏反应,形成以单核细胞浸润为主的炎症反应,容易发生干酪样坏死,甚至液化形成空洞。

儿童结核病大多为初次感染,机体尚未建立免疫和超敏反应,可发生急性全身粟粒性结核和结核性脑膜炎。成年人结核大多为复发或再次感染,此时机体已建立了抗结核分枝杆菌的免疫和超敏反应性,病症常为慢性局限性结核,不引起全身粟粒性结核和结核性脑膜炎,但局部病症较重,形成结核结节,发生纤维化或干酪样坏死。

(三) 免疫与超敏反应的关系

在结核分枝杆菌感染时,细胞免疫与迟发型超敏反应同时存在,此可用郭霍现象(Koch's phenomenon)说明:① 在健康豚鼠皮下首次注射一定量结核分枝杆菌,10~14 天后注射部位缓慢地出现溃疡,深而不易愈合,邻近淋巴结肿大,细菌扩散至全身,此时结核菌素测试为阴性;② 相同剂量的结核分枝杆菌注入曾感染并已康复的豚鼠皮下,在 1~2 天内即迅速发生溃疡,但溃疡浅而易愈合,邻近淋巴结不肿大,细菌也很少扩散,结核菌素测试为阳性;③ 在康复的豚鼠皮下注射大量结核分枝杆菌,则引起注射局部及全身严重的迟发型超敏反应,甚至导致动物死亡。上述三种现象表明,首次感染出现的炎症反应偏重于病理过程,说明机体尚未建立起抗结核免疫力;再次感染发生的炎症反应则偏重免疫预防,溃疡浅而易愈合,细菌不扩散,说明机体对结核分枝杆菌已具有一定的细胞免疫力,而溃疡迅速形成,则说明在产生免疫的同时有迟发型超敏反应发生,表现出对机体有利的一面;用过量的结核分枝杆菌进行再次感染,则引起剧烈的迟发性超敏反应,说明迟发性超敏反应对机体不利的一面。人类的原发性肺结核、原发后肺结核、严重而恶化的肺结核,相当于郭霍现象的三种情况。

近年来的实验研究证明,抗结核分枝杆菌细胞免疫与迟发型超敏反应是由不同的结核分枝杆菌抗原诱导,由不同的 T 淋巴细胞亚群介导和不同的淋巴因子承担的,是独立存在的两种反应。① 目前结核分枝杆菌抗原研究中仅发现结核分枝杆菌的 rRNA 和少数分泌蛋白,如 Ag85B、ESAT-6、MPT-64 等十多种分泌蛋白可刺激机体产生抗结核分枝杆菌的细胞免疫,而其他众多的结核分枝杆菌蛋白与蜡质 D 等脂质联合作用下,仅刺激机体产生针对结核分枝杆菌的迟发型超敏反应,而不产生抗结核分枝杆菌的细胞免疫;② 小鼠实验表明,结核分枝杆菌感染的细胞免疫应答为 $Lytl^+ 2^-$ 和 $Lytl^- 2^-$ T 淋巴细胞,而迟发型超敏反应则为 $Lytl^+ 2^+$ T 淋巴细胞。

(四) 结核菌素试验

1. 原理和试剂

结核菌素试验是应用结核菌素进行皮肤试验来测定机体对结核分枝杆菌是否能引起超敏反应的一种试验。人类感染结核分枝杆菌后,产生免疫力的同时也会发生迟发性超敏反应。将一定量的结核菌素注入体内,如受试者曾感染结核分枝杆菌,则在注射部位出现迟发性超敏反应炎症,判为阳性,未感染结核分枝杆菌的则为阴性。此法可用于检测可疑患者曾否感染过结核分枝杆菌,接种卡介苗后是否阳转以及检测机体细胞免疫功能。

结核菌素试剂有两种,一种为旧结核菌素(old tuberculin,OT),为含有结核分枝杆菌的甘油肉汤培养物加热过滤液,主要成分是结核蛋白,也含有结核分枝杆菌生长过程中产生的其他代谢产物和培养基成分。另一种为纯蛋白衍生物(purified protein derivative,PPD),是 OT 经三氯醋酸沉淀后的纯化物;PPD 有两种,即 PPDC 和 BCGPPD,前者由人结核分枝杆菌提取,后者由卡介苗制成,每 0.1 ml 含 5 单位。

2．方法

目前多采用 PPD 法。规范试验方法是取 PPDC 和 BCGPPD 各 5 单位分别注入受试者两前臂掌侧皮内（目前仍有沿用单侧注射 PPD 的方法），48～72 小时后，红肿硬结小于 5 mm 者为阴性反应；超过 5 mm 者为阳性；$\geqslant$15 mm 者为强阳性。两侧红肿中，若 PPDC 侧大于 BCGPPD 侧时为感染，反之则可能为接种卡介苗所致。

3．结果分析

阳性反应表明机体已感染过结核分枝杆菌或卡介苗接种成功，对结核分枝杆菌有迟发型超敏反应，并说明有特异性免疫力。强阳性反应则表明可能有活动性结核病，尤其是婴儿。阴性反应表明受试者可能未感染过结核分枝杆菌或未接种过卡介苗。但应注意受试者处于原发感染早期，超敏反应尚未产生，或正患严重的结核病如全身粟粒性结核或结核性脑膜炎时机体无反应能力，或患其他严重疾病致细胞免疫功能低下者（如艾滋病患者、肿瘤患者或用过免疫抑制剂者），也可能出现阴性反应。

4．应用

结核菌素试验可用于：① 诊断婴幼儿的结核病；② 测定接种卡介苗后免疫效果；③ 在未接种卡介苗的人群中进行结核分枝杆菌感染的流行病学调查；④ 用于测定肿瘤患者的细胞免疫功能。

四、微生物学检查

根据结核分枝杆菌感染的类型，应采取病灶部位的适当样本。如肺结核采取咳痰（最好取早晨第一次咳痰，挑取带血痰或脓痰），肾或膀胱结核以无菌导尿或取中段尿液，肠结核采取粪便样本，结核性脑膜炎进行腰椎穿刺采取脑脊液，脓胸、胸膜炎、腹膜炎或骨髓结核等则穿刺取脓汁。

（一）直接涂片染色

咳痰可直接涂片或集菌后涂片。用抗酸染色法染色，结核分枝杆菌染成红色，而其他非抗酸性细菌及细胞等呈蓝色。若镜检找到抗酸性杆菌，可能是结核分枝杆菌，但通常应报告："查到抗酸性杆菌"，因样本中可能混杂有非致病性抗酸杆菌，单凭形态染色不能确定是结核分枝杆菌，需进一步分离培养鉴定。

如样本中结核分枝杆菌量少，杂菌和杂质多时，直接涂片不易检出（一般需要每毫升痰液含有结核分枝杆菌 10 万个以上才能检出），应浓缩集菌后，再涂片染色镜检，以提高检出阳性率。培养与动物试验也必须经集菌过程以除去杂菌。无菌采取的脑脊液、导尿或中段尿可直接用离心沉淀集菌。咳痰或粪便样本因含杂菌多，在浓缩集菌时需先用 4% NaOH 或 3% HCl 或 6% H_2SO_4 处理，然后用离心沉淀法将结核分枝杆菌浓缩聚集于管底，再取沉淀物涂片做抗酸染色检查、分离培养或动物试验。

（二）分离培养

结核分枝杆菌生长缓慢，培养期长，当浓缩集菌的沉淀物以酸碱中和，接种于固体培养基上后，应以蜡封口防止干燥。37 ℃培养，每周观察 1 次，4～6 周后检查结果。根据生长缓慢、菌落干燥、颗粒状、乳酪色像菜花状、菌体染色抗酸性强等特点，可判定为结核分枝杆菌。

如菌落、菌体染色都不典型,则可能为非典型结核分枝杆菌,应进一步做鉴别试验。由于抗结核药物的使用,患者标本中常分离出结核分枝杆菌 L 型,故多次检出 L 型亦可作为结核病活动判断标准之一。

为了缩短培养时间,可采用液体快速玻片培养法:将浓缩集菌的沉淀物涂于玻片上,待干燥后将玻片置于含血清的结核分枝杆菌专用液体培养基,37 ℃培养 1 周,取出玻片进行抗酸染色镜检。此方法虽较快,但需进一步与非结核分枝杆菌区分。

(三)动物试验

常用豚鼠或地鼠鉴别疑似结核分枝杆菌的分离培养物以及进行毒力测定。取经浓缩集菌处理的样本 1 ml 注射于豚鼠或地鼠腹股沟皮下,经 3~4 周饲养观察,如出现局部淋巴结肿大,消瘦或结核菌素试验阳性,可及时剖检;观察肺、肝、淋巴结等器官有无结核病变,并做形态、培养等检查。

(四)快速诊断

一般涂片检查菌数需 $5 \times 10^{3\sim4}/\text{ml}$,培养需 $1 \times 10^{2}/\text{ml}$,标本中菌数少于此数时不易获得阳性结果,且培养需时较长。目前已将多聚酶链反应(PCR)扩增技术应用于结核分枝杆菌 DNA 鉴定,每 ml 中只需含几个细菌即可获得阳性,且 1~2 天得出结果。操作中需注意实验器材的污染问题,防止出现假阳性。目前有条件的单位使用 BACTEC 法,以含 ^{14}C 棕榈酸作碳源底物的 7H_{12} 培养基,测量在细菌代谢过程中所产生的 ^{14}C 量推算出标本中是否有抗酸杆菌,5~7 天就可出报告。此外,目前也有以结核分枝杆菌抗原采用 ELISPOT 等方法检测患者外周血中结核特异性效应 T 细胞分泌 IFN-γ 的免疫试验进行结核病的辅助诊断。

五、防治原则

(一)预防接种

广泛接种卡介苗能大大地降低结核病的发病率。根据调查统计,未接种组的发病率比接种组高 4~5 倍,婴儿因免疫力低,为卡介苗接种的主要对象。我国规定新生儿出生后即接种卡介苗,7 岁时复种,在农村 12 岁时再复种一次。一般在接种后 6~8 周如结核菌素试验转阳,则表示接种者已产生免疫力;试验阴性者应再行接种。皮内接种卡介苗后,结核菌素试验转阳率可达 96%~99%,阳性反应可维持 5 年左右。卡介苗是减毒活疫苗,因此剂型及苗内活菌数会直接影响免疫效果。

(二)治疗

结核分枝杆菌的结构及其繁殖特性比较特殊,其致病机制也尚未完全阐明,因此结核病的治疗不同于其他大多数细菌感染的治疗。抗结核治疗的原则是早期、联合、足量、规范、全程用药,尤以联合和规范用药最为重要。常用的药物有异烟肼、链霉素、对氨基水杨酸钠、利福平、乙胺丁醇、喹诺酮类等。各种抗结核药物如联合应用,有协同作用,且能降低耐药性的产生,减少毒性。目前结核分枝杆菌的耐药菌株出现较多,且常有多重耐药菌株,因此在治疗过程中应对患者体内分离的结核分枝杆菌菌株做药敏试验,以测定耐药性的产生情况并指导用药。

第二节　麻风分枝杆菌

麻风分枝杆菌(*Mycobacterium leprae*),俗称麻风杆菌,可引起麻风病。该病是一种慢性传染病,在世界各地均有流行。病菌侵犯皮肤、黏膜和外周神经组织,晚期还可侵入深部组织和脏器,形成肉芽肿病变。从 1985 年以来,麻风病在全球的流行已降低 90% 左右。1985 年,全球有 122 个国家呈地方性流行,而到 2003 年已减少至 10 个国家,主要集中在非洲、亚洲和拉丁美洲,病例高发国家为印度、尼泊尔和巴西。以往该病在我国不少地区均可见到,现经积极开展防治工作后,病例已大为减少,近年来稳定在 2000 例左右,新发病例已很少见。但治愈后有一定复发率,应予重视。

一、生物学性状

麻风分枝杆菌的形态、染色与结核分枝杆菌相似。细长,略带弯曲,常呈束状排列,革兰和抗酸染色均为阳性。常在患者破溃皮肤渗出液的细胞中发现。该菌是典型的胞内寄生菌,某些类型患者的渗出物标本中可见有大量麻风分枝杆菌存在的感染细胞,这种细胞的胞质呈泡沫状,称为泡沫细胞(foam cell)或麻风细胞(leprosy cell),这是与结核分枝杆菌感染的一个主要区别。麻风分枝杆菌是至今唯一仍不能人工培养的细菌。以麻风分枝杆菌感染小鼠足垫或接种至犰狳可引起动物的进行性麻风感染,是研究麻风病的主要动物模型。此法可供药物筛选和免疫及治疗研究之用。

二、致病性与免疫性

自然状态下麻风分枝杆菌只侵害人,细菌由患者鼻分泌物及其他分泌物、精液或阴道分泌液中排出,主要通过呼吸道、破损的皮肤黏膜和密切接触等方式传播,以家庭内传播多见。流行地区的人群多为隐性感染,幼年最为敏感。潜伏期长,平均 2~5 年,长者可达数十年。发病缓慢,病程长,迁延不愈。根据临床表现、免疫病理变化、细菌检查结果等可将大部分患者分为瘤型麻风(lepromatous type)和结核样型麻风(tuberculoid type);介于两型之间的少数患者又可再分为两类,即界限类与未定类,两类可向两型转化。

机体对麻风分枝杆菌感染的免疫主要依靠细胞免疫,其特点与结核免疫相似。

(一) 瘤型麻风

为疾病的进行性和严重临床类型,而且传染性强。细菌主要侵犯皮肤、黏膜,严重时累及神经、眼及内脏,病理镜检可见大量麻风细胞和肉芽肿。常在皮肤或黏膜下见有红斑或结节形成,称为麻风结节(leproma),是由于机体产生的自身抗体与受损组织释放的抗原结合形成的免疫复合物沉积而致。面部的结节可融合呈"狮面容",是麻风的典型病征。本型麻风患者的 T 细胞免疫应答有所缺陷,表现为细胞免疫低下或免疫抑制,巨噬细胞活化功能低,超敏反应皮肤试验(麻风菌素试验)阴性,故麻风分枝杆菌能在体内持续繁殖。如不进行及时有效的治疗,患者往往发展至最终死亡。

(二) 结核样型麻风

此型麻风常为自限性疾病,较稳定,损害可自行消退。细菌侵犯真皮浅层,病变主要在皮肤,早期病变为小血管周围淋巴细胞浸润,以后出现上皮样细胞和多核巨细胞浸润,也可累及周围神经,使受累处感觉功能障碍。患者体内不易检出麻风分枝杆菌,故传染性小。患者的细胞免疫正常,麻风菌素试验反应阳性。

三、微生物学检查

麻风病的临床表现和类型多,易与其他类似疾病相混淆,所以实验诊断有实际意义,主要是标本涂片染色显微镜检查。

(一) 涂片染色镜检

可从患者鼻黏膜或皮肤病变处取材,抗酸染色法检查有无排列成束的抗酸性杆菌存在。一般瘤型和界限类患者标本在细胞内找到抗酸染色阳性杆菌有诊断意义,而结核样型患者标本中则很难找到抗酸染色阳性杆菌。也可以用金胺染色后荧光显微镜检查以提高阳性率。病理活检也是较好的诊断方法。

(二) 麻风菌素试验

麻风菌素试验的应用原理和结核菌素试验相同,因与结核菌有交叉反应,所以对诊断没有重要意义,但可用于评价麻风患者的细胞免疫状态,瘤型麻风患者因有免疫抑制而呈阴性反应。因麻风分枝杆菌至今不能人工培养,因此麻风菌素常由麻风结节病变组织制备。

四、防治原则

麻风目前尚无特异性预防办法,主要依靠早期发现、早期隔离及早期治疗,特别是对密切接触者要做定期检查。目前也无特异性的疫苗。因麻风分枝杆菌与结核分枝杆菌有共同抗原,在某些麻风病高发国家和地区用卡介苗来预防麻风病,收到一定效果。

治疗麻风的药物主要是砜类,如氨苯砜、苯丙砜、醋氨苯砜等。利福平也有较强的抗麻风分枝杆菌作用。为防止耐药性产生,应采用多种药物联合治疗。

(赵芳芳　韦莉)

第十三章 其他细菌

第一节 白喉棒状杆菌

棒状杆菌属(*Corynebacterium*)菌体细长,略弯曲,一端或两端膨大呈棒状,故名棒状杆菌。革兰染色阳性,但菌体染色不均匀,出现节段性浓染或异染颗粒。排列不规则,呈栅栏状或字母状。大多数棒状杆菌为条件致病菌,对人类致病的主要是白喉棒状杆菌。

白喉棒状杆菌俗称白喉杆菌,是人类急性呼吸道传染病白喉的病原体。白喉患者在咽喉部出现灰白色的假膜。白喉杆菌可产生白喉毒素,引起全身中毒症状。

一、生物学性状

(一)形态与染色

革兰染色阳性,一端或两端膨大成棒状,排列不规则,呈字母或栅栏状排列。用 Albert 或 Neisser 染色法染色后,菌体内可见有明显的与菌体颜色不同的颗粒,称为异染颗粒(图 13-1),主要的成分是核糖核酸和多偏磷酸盐,具有鉴定意义。

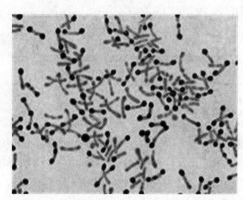

图 13-1 白喉棒状杆菌(Albert 染色,×1000)

(二)培养特性

白喉棒状杆菌对营养要求较高,在含有凝固血清的吕氏培养基上生长迅速,37 ℃培养 12～18 h,可形成细小、灰白色、湿润、圆形突起的菌落。培养后染色镜检,菌体形态典型,异染颗粒明显。在含有 0.03%～0.04%亚碲酸钾血平板上生长,可以将亚碲酸钾还原成碲,使菌落呈黑色或灰黑色。亚碲酸盐可以抑制其他杂菌的生长,而不影响白喉杆菌的生长,故其可作为白喉棒状杆菌的选择鉴别培养基。

(三)抵抗力

白喉棒状杆菌对湿热和一般消毒剂敏感,100 ℃下 1 min 即可被杀死。但对干燥、寒冷和日光抵抗力较强。在衣服、床单、玩具等物品表面可存活数日至数周。对青霉素和红霉素类抗生素敏感。

二、致病性与免疫性

（一）致病物质

白喉棒状杆菌感染机体后,主要依靠其产生的白喉毒素致病。白喉棒状杆菌本身无产毒基因,仅携带 β-棒状噬菌体的溶原性白喉棒状杆菌才能产生白喉毒素。

白喉毒素是一种外毒素,其毒力和抗原性很强。白喉毒素由 A 肽链和 B 肽链组成,其中 A 肽链有毒性功能,而 B 肽链可与心脏、神经、肾上腺等宿主细胞表面受体结合,协助 A 链进入易感细胞内。A 链可使细胞中蛋白质合成中必需的延伸因子 EF2 灭活,从而抑制肽链延长,细胞蛋白合成受阻,细胞变性死亡。

另外,白喉棒状杆菌菌体内还有索状因子,可破坏细胞线粒体,影响细胞呼吸和能量产生。白喉棒状杆菌细胞壁外面还有 K 抗原,具有抗吞噬作用,有利于细菌定植。

（二）所致疾病

白喉棒状杆菌是白喉的病原体。人群普遍易感,尤其是 6 月～5 岁儿童。传染源是病人和带菌者,细菌通过飞沫传播,在呼吸道局部繁殖,并分泌外毒素,在喉部产生炎症反应及组织坏死,形成灰白色膜状物,称为假膜。若假膜扩散至气管、支气管的黏膜,则容易脱落,引起呼吸道阻塞,甚至窒息死亡,是白喉早期死亡的主要原因。外毒素进入血液,与心肌细胞和外周神经细胞结合可引起心肌炎、软腭麻痹、吞咽困难等全身中毒症状。心肌受损是白喉晚期致死的主要原因。

（三）免疫性

白喉病后、隐性感染、预防接种均可获得免疫力。主要依靠血中白喉抗毒素中和外毒素作用。白喉抗毒素可阻止白喉毒素 A 链与易感细胞结合,使 A 链不能进入细胞内发挥毒性作用。新生儿可以从母体获得被动免疫,出生后被动免疫逐渐消失。以往白喉患者 50% 发生在 5 岁以内,但随着计划免疫的推广,儿童、青少年发病率降低,发病年龄有推迟现象。

三、微生物学检查

包括细菌学检查和毒力试验。

1. 标本采集

用无菌棉拭子从患者病变部位假膜边缘取材。

2. 涂片镜检

将棉拭子直接涂片,进行革兰染色或 Albert 染色后镜检。如有白喉棒状杆菌典型形态、排列,有异染颗粒,结合临床即可做初步诊断。白喉的治疗是否及时,与死亡率密切相关,故早期快速诊断至关重要。

3. 分离培养

将标本接种于吕氏血清斜面,37 ℃培养 6～12 h 后再涂片镜检,检出率可大大提高,有助于早期诊断。或将标本接种于亚碲酸钾血平板上,37 ℃培养 18～24 h,可见黑色菌落。

4. 毒力试验

是鉴别产毒白喉棒状杆菌与其他棒状杆菌的重要方法,包括体内法与体外法。体内法可通过豚鼠做体内中和试验,体外法常用 Elek 平板毒力试验。

四、防治原则

对白喉的预防主要采用白百破混合疫苗,即白喉类毒素、百日咳菌苗、破伤风类毒素的混合制剂(DPT 混合疫苗),在 3 个月、3~4 岁、6 岁各注射一次。对与患病儿童密切接触者可用 1000 U 至 3000 U 白喉抗毒素肌内注射,进行紧急预防。

对白喉的治疗采用早期足量使用白喉抗毒素血清以及选用敏感抗生素配合治疗。注射抗毒素前需做皮肤试验,阳性者可进行脱敏注射。

第二节　铜绿假单胞菌

假单胞菌属(*Pseudomonas*)是一类革兰阴性,无芽胞,有荚膜、鞭毛和菌毛,直或微弯的需氧菌,其广泛分布于土壤、水和空气中,种类繁多,与人类关系密切的主要有铜绿假单胞菌、荧光假单胞菌和类鼻疽假单胞菌等。

铜绿假单胞菌,简称绿脓杆菌,是一种常见的条件致病菌。因其生长过程中形成绿色水溶性色素,使感染形成的脓汁或敷料被染成绿色而得名。本菌是医院感染的常见病原菌。

一、生物学性状

铜绿假单胞菌为革兰阴性杆菌,直或微弯,一端有 1~3 根鞭毛,运动活泼。无芽胞,有荚膜和菌毛。专性需氧,普通培养基生长良好,最适生长温度为 35 ℃,在 4 ℃ 不生长而 42 ℃生长是铜绿假单胞菌的一个特点。菌落偏平湿润,大小不一,可产生带荧光的水溶性色素(青脓素和绿脓素)使培养基呈亮绿色。在液体培养基中呈混浊生长,并可形成菌膜。

铜绿假单胞菌可分解葡萄糖、木胶糖,产酸不产气;不分解甘露醇、麦芽糖、乳糖或蔗糖。能利用枸橼酸盐,分解尿素。氧化酶阳性,不形成吲哚。

铜绿假单胞菌抵抗力强,耐热,56 ℃下 1 h 才可杀死细菌。天然抵抗多种抗生素及化学消毒剂。

铜绿假单胞菌有 O 和 H 两种抗原。O 抗原包括两种成分,一种是内毒素,另一种是原内毒素蛋白(OEP)。OEP 是一种高分子抗原,有强免疫性,广泛存在于一些革兰阴性菌中,其抗体不仅可保护同一血清型细菌,对不同血清型细菌亦有保护作用。

二、致病性与免疫性

铜绿假单胞菌主要致病物质为内毒素,此外尚有菌毛、荚膜、胞外酶、外毒素多种致病因子(表 13-1)。

表 13-1 铜绿假单胞菌的致病物质

致病物质	生物学活性
菌体结构	
菌毛	黏附宿主细胞
荚膜多糖	抗吞噬
毒素	
内毒素	致发热、休克、DIC 等
外毒素 A	抑制蛋白质合成
细胞溶解毒素	损伤组织、细胞
蛋白分解酶	
胞外酶 S	抑制蛋白质合成
弹性蛋白酶	降解弹性蛋白,损伤血管
碱性蛋白酶	损伤组织、抗补体、灭活 IgG、抑制中性粒细胞
磷酸酯酶 C	损伤组织

本菌广泛存在于人体肠道、呼吸道及皮肤,为条件致病菌,通过多种途径感染人体任何组织和器官。其感染多见于皮肤黏膜受损部位,如烧伤、创伤或手术切口等,表现为局部化脓性感染,亦可引起中耳炎、角膜炎、脓胸、泌尿道感染以及菌血症、败血症、胃肠炎等。长期化疗或使用免疫抑制剂者常感染此菌。

铜绿假单胞菌感染在医院感染中占 10%。在某些特殊环境,如烧伤和肿瘤病房、各种导管和内镜检查室内,铜绿假单胞菌感染率可高达 30%。

中性粒细胞的吞噬作用在抗铜绿假单胞菌感染免疫中发挥巨大作用,感染后机体产生的特异性抗体也有一定抗感染作用。

三、微生物学检查

根据病变部位和检查目的选取不同标本,接种于血琼脂平板,培养后根据其菌落特征、色素及生化反应予以鉴定。

四、防治原则

对铜绿假单胞菌感染的预防,要注意加强医用仪器的消毒,防止医院感染。目前已研制出多种铜绿假单胞菌疫苗,其中 OPE 疫苗最为常用,其具有不受菌群限制、保护范围广、毒性低等优点。

对铜绿假单胞菌感染的治疗可选用庆大霉素、多黏菌素等。

第三节 军 团 菌

军团菌属细菌广泛存在于自然界中,尤其是水中多见。1976 年在美国费城的一次退伍军人大会期间,爆发了不明原因的肺炎,造成 34 人死亡,后从病人体内分离出了一种革兰阴性杆菌,命名为军团菌。本属细菌有 39 个种、61 个血清型,其中对人类致病的主要为嗜肺军团菌。

一、嗜肺军团菌生物学性状

1. 形态与染色

革兰阴性短小杆菌,不易着色,形态呈多形性。常用 Giemsa 染色或 Dieterle 镀银染色,分别染成红色和黑褐色。有鞭毛、菌毛及微荚膜,无芽胞。

2. 培养特性

专性需氧,$2.5\% \sim 5\% CO_2$ 环境下生长良好。最适生长温度为 35 ℃,最适 pH 为 6.4～7.2。嗜肺军团菌对营养要求较高,生长需要 L-半胱氨酸、甲硫氨酸以及钙、铁、镁等多种元素。培养常用活性碳-酵母浸出液琼脂(BCYE),生长缓慢,3～5 天可见针尖大小灰白色 S 型菌落。在含 L-酪氨酸-苯丙氨酸琼脂平板上能产生棕色水溶性色素。

3. 抗原组成

左右有菌体(O)抗原和鞭毛(H)抗原。H 抗原无特异性。根据 O 抗原不同,可将嗜肺军团菌分为 15 个血清型,其中 1 型是 1976 年军团病的病原体,也是人群中最常见的血清型。

4. 抵抗力

嗜肺军团菌抵抗力强,在 36～70 ℃热水中能存活,在蒸馏水中可存活 100 天以上,在下水道污水中可存活一年时间。对化学消毒剂、干燥、紫外线敏感,但对氯和酸有一定抵抗力。

二、嗜肺军团菌的致病性与免疫性

嗜肺军团菌普遍存在于天然淡水和人工水域环境中,如自来水、热水淋浴、中央空调等,以气溶胶的方式传播,致病机制不很明确。其致病物质主要有细菌的菌毛、微荚膜,以及生长过程中产生的毒素和多种酶。

嗜肺军团菌主要引起军团病,病菌通过飞沫传播,常见于夏秋季。军团病临床上有 3 种类型:流感样型、肺炎型和肺外感染型。流感样型又称旁地亚克热,症状较轻,主要表现为发热、寒战等上感症状,X 线检查无肺炎征象,预后良好。肺炎型即军团病,起病急骤,以肺炎为主,临床表现为寒战、高热、剧烈头痛、干咳,全身症状明显,不及时治疗可因多器官衰竭死亡,死亡率约 15%。肺外感染型,为继发感染,可出现肝、脑、肾等多脏器感染症状。

嗜肺军团菌是胞内寄生菌,抗感染免疫以细胞免疫为主。

三、嗜肺军团菌的微生物学检查

标本多采集下呼吸道分泌物、胸腔积液、血液或活检肺组织等。标本涂片后用特异性荧光抗体染色直接镜检可做快速诊断。分离培养用 BCYE 培养基,接种后置 $2.5\% CO_2$ 环境中培养,根据其培养特性、菌落特征、生化反应做出鉴定。

四、嗜肺军团菌的防治原则

目前尚无嗜肺军团菌特异性疫苗。预防主要是加强水源管理及人工输水管道系统的消毒处理。治疗首选红霉素。

第四节 炭疽芽胞杆菌

芽胞杆菌属(*Bacillus*)是一群需氧,能形成芽胞的革兰阳性粗大杆菌。本属细菌大多为腐生菌,主要存在于土壤、水和尘埃中,一般不致病,如枯草芽胞杆菌。对人类致病的主要有炭疽芽胞杆菌,能引起人和动物炭疽病;蜡样芽胞杆菌,可产生肠毒素,引起食物中毒。

炭疽芽胞杆菌是人类历史上第一个被发现的病原菌,是芽胞杆菌属主要致病菌,可引起人和动物炭疽病。牛、羊等食草动物的发病率最高,人可通过食用或接触患病动物或畜产品而感染。

一、生物学特性

(一)形态与染色

炭疽芽胞杆菌为革兰阳性粗大杆菌,是致病菌中最大者,两端平齐,呈竹节状排列(图13-2)。有氧条件下可形成芽胞,椭圆形,比菌体小,位于菌体中央。有毒菌株可形成荚膜,是本菌与其他芽胞杆菌的主要区别。

(二)培养特性

需氧或兼性厌氧,最适温度为 30~35 ℃。对营养要求不高,在普通琼脂平板上培养 24 h,形成灰白色粗糙菌落,在低倍镜下观察菌落边缘呈卷发样。在肉体培养基中由于形成长链而呈絮状沉淀生长。有毒菌株接种于含 NaHCO$_3$ 的血琼脂

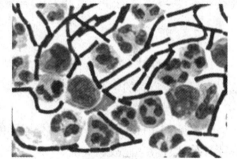

图 13-2 炭疽芽胞杆菌(革兰染色,×1000)

平板上置 5% CO$_2$ 温箱 37 ℃孵育 48 h 后,可因产生荚膜而变成黏液性菌落。

(三)抗原构造

炭疽芽胞杆菌的抗原分为两部分,一部分为结构抗原,包括荚膜多肽抗原、菌体多糖抗原和芽胞抗原;另一部分为炭疽毒素复合物。

1. 荚膜多肽抗原

由质粒 PXO$_2$ 的基因编码,化学成分为 D-谷氨酸多肽,与细菌毒力有关,具有抗吞噬作用。

2. 菌体多糖抗原

由 D-葡萄糖胺和 D-半乳糖组成,与毒力无关。由于耐热,此抗原经长时间煮沸后仍可与相应抗体发生沉淀反应,称 Ascoli 热沉淀反应,可用于炭疽芽胞杆菌的流行病学调查。

3. 芽胞抗原

由芽胞的外膜、中层、皮质等组成,具有免疫原性和血清学诊断价值。

4. 炭疽毒素

由保护性抗原、致死因子和水肿因子三种不同成分蛋白质组成的复合毒素,由质粒 PXO_1 的基因编码。致死因子和水肿因子单独作用均不能发挥生物学活性,必须与保护性抗原结合后才能引起实验动物的水肿和致死。炭疽毒素具有抗吞噬作用和免疫原性。

(四) 抵抗力

炭疽芽胞杆菌抵抗力很强,细菌芽胞在干燥的土壤或皮毛中可存活数年至 20 年,牧场一旦被污染,传染性可持续数十年。芽胞对化学消毒剂的抵抗力也比较强,如在 5% 苯酚溶液中需 5 天才被杀死。但对碘和氧化剂较敏感,1∶2500 碘液 10 min、0.5% 过氧乙酸 10 min 即可被杀死。本菌对青霉素、红霉素、氯霉素等均敏感。

二、致病性与免疫性

(一) 致病物质

炭疽芽胞杆菌的主要致病物质是荚膜和炭疽毒素。荚膜有抗吞噬作用,有利于细菌在组织内繁殖扩散。炭疽毒素直接损伤微血管内皮细胞,引起组织水肿、微循环障碍、血液呈高凝状态,最终因感染性休克和 DIC 而致死亡。

(二) 所致疾病

炭疽芽胞杆菌主要为食草动物(牛、羊、马等)炭疽病的病原菌,人可经多种方式感染,引起炭疽病。炭疽病的主要临床类型有:

1. 皮肤炭疽

最多见,人因接触患病动物或受感染毛皮引发。病菌经微小伤口侵入,导致皮肤凝固样坏死,出现黑色焦痂,故名炭疽。

2. 肠炭疽

经口感染,食入未煮熟的病畜的肉、奶或被污染的食物引起,患者出现呕吐、肠麻痹及血便,以全身中毒为主,2~3 天后死于毒血症。

3. 肺炭疽

吸入含大量病菌芽胞的气溶胶感染,出现血痰等呼吸道症状,很快也出现全身中毒症状而死亡。

三种类型炭疽病均可引起败血症、炭疽性脑膜炎,死亡率高。

(三) 免疫性

感染炭疽后机体可获得牢固免疫力,一般认为与机体产生针对炭疽毒素的保护性抗体及吞噬细胞的吞噬功能增强有关。

三、微生物学检查

炭疽为烈性传染病,属国际检疫范围,病原学诊断极为重要。

(一)标本采集

根据病变类型采取不同标本。皮肤炭疽取水疱、脓疱内容物或血液;肠炭疽取粪便、血液及畜肉等;肺炭疽取痰、胸腔渗出液及血液等。动物尸体严禁室外解剖,避免形成芽胞,污染牧场及环境。

(二)直接涂片镜检

取标本涂片进行革兰染色,发现有荚膜的呈竹节状排列的革兰阳性大杆菌,或用特异性荧光抗体镜检,结合临床症状可做出初步诊断。

(三)分离培养

标本接种于血琼脂平板和碳酸氢钠琼脂平板,培养后观察有无卷发样菌落,用青霉素串珠试验、噬菌体裂解试验等鉴定。串珠试验是炭疽芽胞杆菌在含微量(0.05~0.5U/ml)青霉素的培养基上,发生形态变异,形成大而均匀圆球形,呈串珠状,而其他需氧芽胞杆菌无此现象。

四、防治原则

炭疽的预防重点主要是预防家畜感染和牧场污染。病畜应严格隔离或处死,死畜严禁剥皮或煮食,必须焚毁或加大量石灰深埋 2 m 以下。对疫区易感人群,如皮革和毛纺工人、牧民、屠宰场工作人员、兽医等应用炭疽减毒活疫苗进行皮上划痕接种。免疫力可维持1年。

治疗首选青霉素 G,环丙沙星、氯霉素、红霉素等药物也有效。

(赵芳芳)

第十四章 支原体、衣原体、立克次体、螺旋体

第一节 支原体

支原体(*Mycoplasma*)是一类能在无生命培养基上生长繁殖的最小的原核细胞型微生物,没有细胞壁结构,形态具有多形性,可以通过除菌滤器。因其在生长过程中能形成有分枝的长丝而命名为支原体。支原体属于柔膜体纲(*Mollicutes*)、支原体目(*Mycoplasmatales*)、支原体科(*Mycoplasmataceae*),该科又分支原体属(*Mycoplasma*)和脲原体属(*Ureaplasma*)两个属。支原体属从人体中已分离出 16 个种,其中大多数为正常菌群,对人类致病的主要有肺炎支原体、人型支原体、生殖支原体、穿透支原体、发酵支原体等。脲原体属有 7 种,对人致病的仅溶脲脲原体 1 种。

一、生物学性状

1. 形态结构

支原体没有细胞壁,具有高度多形性,基本形态为球形、杆形、丝状和分支状,大小为 0.3～0.5 μm。革兰染色阴性,但不易着色,用 Giemsa 染色着色较好,呈淡紫色。支原体的细胞膜较厚,电镜下可分为三层结构,内、外层为蛋白质和糖类,中间层为脂质成分。脂质中胆固醇含量约 36%,对保护细胞膜有一定作用。细胞质中含核糖体、双股环状 DNA 和 RNA 等。

2. 培养特性

支原体的营养要求比一般细菌高,培养基中须加入 10%～20%的人或动物血清及其他营养物质。多数支原体在 pH 7.6～8.0 间生长良好。最适生长温度为 36～37 ℃。支原体以二分裂繁殖为主,繁殖速度缓慢,在固体培养基上培养 2～3 天(有的需要 2 周)后形成细小菌落,用低倍镜观察可见典型菌落呈"荷包蛋"样,中心较厚,周边为一层薄薄的透明区域(图 14-1)。在液体培养基中支原体的生长量较少,且个体小,一般不易见到混浊,呈小颗粒状黏附于管壁或沉于管底。

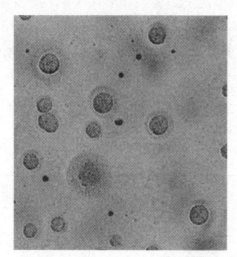

图 14-1 支原体的荷包蛋样菌落(光镜下)

3. 生化反应

支原体可根据其是否能利用葡萄糖、水解精氨酸以及分解尿素来进行鉴别(见表 14-1)。

表 14-1　人类主要致病性支原体生化反应

	葡萄糖	精氨酸	尿素	吸附血细胞
肺炎支原体	+	−	−	红细胞
人型支原体	−	+	−	−
生殖器支原体	+	−	−	−
穿透支原体	+	+	−	红细胞、CD4$^+$ T 细胞、巨噬细胞
溶脲脲原体	−	−	+	

4. 抗原构造

支原体细胞膜上的抗原由蛋白质和糖脂组成,特异性强,各支原体间特异性抗原很少交叉,在鉴定支原体时有重要意义。根据特异性抗体能阻止支原体生长及代谢这一特性,可用已知血清做生长抑制试验(growth inhibition test,GIT)和代谢抑制试验(metabolic inhibition test,MIT)进行血清学诊断与分型。GIT 试验是将沾有抗体的纸片贴于划有支原体的琼脂平板表面,若两者相应,则纸片周围的支原体生长受到抑制。MIT 试验是将支原体接种在含有抗血清和酚红的葡萄糖培养基中,若抗体与支原体相应,则支原体生长、代谢被抑制,酚红不变色。

5. 抵抗力

支原体因无细胞壁,对理化因素的影响比细菌敏感。对醋酸铊、结晶紫的抵抗力大于细菌,培养基中加入一定量醋酸铊可抑制杂菌生长。支原体对干扰细胞壁合成的抗生素耐药,但作用于脂质和胆固醇的物质如两性霉素 B、皂素、毛地黄甙等可破坏其细胞膜而使其死亡。

二、致病性与免疫性

1. 致病性

致病性支原体可定居于呼吸道和泌尿生殖道的黏膜上皮细胞,亦可黏附于精子、红细胞和巨噬细胞等致病。支原体的可分泌型黏附蛋白构成特殊的顶端结构,能使支原体紧密黏附于宿主细胞膜上,通过释放毒性代谢产物损伤宿主细胞膜。支原体也可通过消耗宿主细胞的营养和各种生物合成的前体破坏宿主细胞的功能。此外,支原体还具有与宿主细胞膜相似的抗原成分,可借此逃避宿主的免疫监视而长期寄居。在机体免疫功能低下时,支原体可合并其他微生物感染。

2. 免疫性

由于支原体没有细胞壁、鞭毛,产生的酶也很少,其免疫原性主要来自细胞膜。在特异性细胞免疫建立前,支原体可黏附于吞噬细胞表面而不被吞噬,即使被吞噬也不能被杀灭。但当特异性抗体产生后,在抗体的调理作用下,吞噬作用可立即发生并杀灭支原体。支原体细胞免疫由膜蛋白引起,而体液免疫由糖脂抗原引起。通常在支原体感染 2~3 周内可检出特异性抗体。

三、主要致病性支原体

(一)肺炎支原体

肺炎支原体主要引起下呼吸道感染,在人类的非细菌性肺炎中,支原体肺炎约占50%。肺炎支原体通过呼吸道传播,多发生于5~20岁青少年,秋、冬季多见。多数患者表现为气管炎、支气管炎,少数可引起支原体肺炎。支原体肺炎的病理变化以间质性肺炎为主,有时伴有支气管肺炎,过去称为原发性非典型肺炎。肺炎支原体初次感染病程长,消失缓慢,再次感染时病程进展快,消失也变快。

对肺炎支原体的微生物学检查,临床上多用血清学方法检查患者特异性抗体,如ELISA、间接血凝试验和补体结合反应等。亦可将患者痰标本进行分离培养,分离到的支原体可用MIT、GIT等免疫学方法鉴定其菌株。

(二)泌尿生殖道感染支原体

人类泌尿生殖道中常见的致病性支原体主要有解脲脲原体、人型支原体和生殖支原体等。主要通过性接触传播引起非淋菌性尿道炎,在性传播性疾病中占重要地位。其临床症状轻微,病程漫长,有时加重。除非淋菌性尿道炎外,支原体还可引起前列腺炎、肾盂肾炎、阴道炎、盆腔炎等。

解脲脲原体属于脲原体属,除通过性传播引起非淋菌性尿道炎外,还可通过胎盘、产道感染胎儿和新生儿,导致流产、早产和新生儿呼吸道感染等。解脲脲原体的感染还可引起不孕不育。

(三)穿透支原体

穿透支原体是发酵支原体的一种,是新近从AIDS患者中分离出的一种人类致病性支原体。穿透支原体凭借顶端结构黏附于尿道上皮细胞、红细胞、单核细胞及CD4$^+$T淋巴细胞,穿过细胞膜进入细胞内繁殖,导致宿主细胞受损、死亡。体外实验显示:穿透支原体能促进无症状HIV感染者进展为有症状的AIDS,可能是AIDS的辅助致病因素。

第二节 衣 原 体

衣原体(*Chlamydiae*)是一类严格在真核细胞内寄生,有独特的发育周期,能通过0.45 μm滤菌器的原核细胞型微生物,属于细菌。

共同特性有:① 革兰阴性,圆形或椭圆形体,大小为0.2~0.5 μm;② 有细胞壁,与革兰阴性菌相似;③ 以二分裂方式繁殖,并有独特的发育周期;④ 同时含有DNA和RNA两种核酸;⑤ 有核糖体和一定数目的酶,在宿主细胞提供能量的情况下能进行多种代谢;⑥ 严格细胞内寄生;⑦ 对多种抗生素敏感。

衣原体中对人致病的主要有沙眼衣原体、肺炎嗜衣原体、鹦鹉热嗜衣原体和兽类嗜衣原体4个种,主要引起眼、泌尿道和呼吸道感染。

一、生物学性状

1. 形态染色与发育周期

衣原体在宿主细胞内繁殖,具有独特的发育周期(图14-2),呈现两种不同的形态结构,分别称为原体(elementary body,EB)和网状体(reticulate body,RB)。

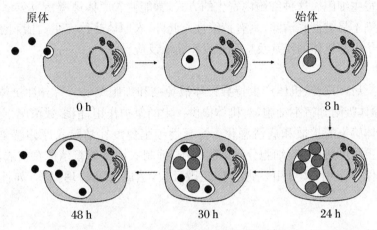

图14-2　衣原体的发育周期模式图

原体小而致密,呈球形、椭圆形或梨形,是衣原体在细胞外的存在形式,是发育成熟的衣原体,有高度的感染性,无繁殖能力。Giemsa染色紫色,Macchiavello染色红色。

网状体,又叫始体(initial body),呈球形,较原体大,内无致密核质,有纤细的网状结构,以二分裂方式繁殖。网状体是衣原体在细胞内的存在形式,是衣原体的繁殖型,不具有感染性。Giemsa和Macchiavello染色均呈蓝色。

2. 培养特性

衣原体为专性细胞内寄生。大多数衣原体能在6~8日龄的鸡胚卵黄囊中繁殖,并可在卵黄囊中找到包涵体、原体和网状体颗粒。衣原体可在HeLa、McCoy或HL等细胞中生长良好。某些衣原体,如鹦鹉热嗜衣原体可接种于小鼠腹腔培养。

3. 抗原结构

根据成分的不同,衣原体的抗原可分为属、种、型特异性抗原。① 属特异性抗原:位于细胞壁,为脂多糖,与革兰阴性菌的脂多糖类似。② 种特异性抗原:大多数衣原体的种特异性抗原位于主要外膜蛋白中,可鉴别不同种衣原体。③ 型特异性抗原:位于主要外膜蛋白的第1和第2可变区,可将每种衣原体分为不同的血清型或生物型。

4. 抵抗力

衣原体耐冷怕热,在60 ℃仅能存活5~10 min。对常用消毒剂也敏感,75%酒精1 min,1%盐酸或2%氢氧化钠2~3 min即可杀死衣原体。红霉素、强力霉素和四环素等抗生素亦有抑制衣原体繁殖的作用。

二、致病性与免疫性

1. 致病性

衣原体侵入机体后,原体吸附于易感的柱状或杯状黏膜上皮细胞表面,并进入细胞生长繁殖。衣原体能产生类似于革兰阴性菌内毒素的毒性物质,抑制宿主细胞代谢,破坏宿主细胞。原体侵入细胞后,主要外膜蛋白能阻止吞噬体与溶酶体的结合,有利于衣原体在吞噬体内繁殖并破坏宿主细胞。这种细胞内寄生的方式,常能使衣原体逃避宿主免疫系统的攻击,因此衣原体感染不易被彻底清除,具有持续性。此外,衣原体热休克蛋白能刺激机体产生多种炎性细胞因子引起机体的炎症反应和迟发型超敏反应。

2. 免疫性

衣原体感染后,可刺激机体产生特异性体液免疫和细胞免疫。特异性抗体具有中和作用,可抑制衣原体吸附到宿主细胞,对机体提供一定的保护作用,但多数情况下免疫力不强,无法阻止衣原体感染的扩散和病情恶化。特异性细胞免疫在清除衣原体感染中起主要作用。主要外膜蛋白可活化 Th 细胞分泌细胞因子,抑制衣原体的繁殖。在抗衣原体感染中,免疫反应既起保护作用,又可引发迟发型超敏反应,造成免疫病理损伤,如性病淋巴肉芽肿等。

三、主要致病性衣原体

(一) 沙眼衣原体

根据侵袭力和致病性不同,沙眼衣原体可分为三个生物型,即沙眼生物型(*biovar trachoma*)、性病淋巴肉芽肿生物型(*biovar lymphogranuloma venereum*,LGV)和生殖生物型(*biovar genital*)。

1. 生物学性状

原体为细小圆形颗粒,中央有致密核质,具有高度传染性,用 Giemsa 染色呈紫红色。网状体较大,核质分散,Giemsa 染色呈深蓝色。原体能合成糖原,掺入沙眼包涵体基质中,可被碘溶液染成棕褐色。根据三个生物型主要外膜蛋白的不同,沙眼衣原体可分为 19 个生物型。

2. 致病性

沙眼衣原体主要寄生于人类,可引起以下疾病:

(1) 沙眼 由沙眼生物型 A、B、Ba 和 C 血清型引起。传染源为沙眼患者和无症状携带者,主要通过眼-眼或眼-手-眼的途径传播。沙眼衣原体侵犯结膜上皮细胞,并在其中增殖,早期症状为眼睛干涩、发痒,有黏液或脓性分泌物,眼结膜充血。后期出现结膜瘢痕、眼睑内翻、倒睫、角膜血管翳等角膜伤害,严重者可致盲。

(2) 包涵体结膜炎 由沙眼生物型和生殖生物型引起。临床上有两种类型:成人结膜炎和婴儿结膜炎。成人感染可因性接触、经手传染至眼,亦可因污染的游泳池水而感染,故又称游泳池结膜炎。婴儿通过产道时受染,引起急性化脓性结膜炎。

(3) 泌尿生殖道感染 经性接触传播引起,是非淋菌性尿道炎的重要致病因子。男性可合并附睾炎、前列腺炎和直肠炎。女性可引起宫颈炎、盆腔炎、输卵管炎等,引起不孕。

(4) 沙眼衣原体肺炎 D-K 血清型可引起婴儿沙眼衣原体肺炎。

(5) 性病淋巴肉芽肿 由 LGV 生物型引起,通过性接触传播。男性侵犯腹股沟淋巴结,引起化脓性淋巴结炎和慢性淋巴肉芽肿,可形成瘘管。女性常侵犯会阴、直肠和肛门,形成肠-皮肤瘘管,也可引起会阴-肛门-直肠狭窄。

3. 微生物学检查

微生物学检查是确诊衣原体感染的重要手段。根据临床症状不同,取合适标本进行实验室检查。

(1) 直接涂片镜检 标本经 Giemsa 染色或免疫荧光染色后检查上皮细胞内有无包涵体。

(2) 分离培养 标本接种鸡胚卵黄囊或 McCoy 细胞,35 ℃培养 48～72 h。再涂片染色镜检,观察有无包涵体。

(3) 血清学试验 检测衣原体抗原、抗体与核酸。① 微量免疫荧光实验检测特异性 IgM 和 IgG 抗体;② ELISA 法检测衣原体主要外膜蛋白抗原;③ 通过 PCR 和 LCR 技术检测衣原体 DNA,可直接鉴定衣原体的种、型和亚型。

(二) 肺炎嗜衣原体

肺炎嗜衣原体是呼吸道感染的重要病原体,通过呼吸道分泌物传播,引起儿童后期、青少年和成人急性呼吸道感染。

1. 生物学性状

原体呈梨形,中央有致密核质。包涵体不含糖原,碘染色阴性。肺炎嗜衣原体主要有两种抗原:主要外膜蛋白和脂多糖。主要外膜蛋白有较强的免疫原性,对肺炎嗜衣原体特异性诊断和疫苗研制有重要意义。脂多糖为肺炎嗜衣原体属特异性抗原,并可与其他微生物脂多糖发生交叉反应。

2. 致病性

肺炎嗜衣原体在人与人之间通过呼吸道传播。在人群聚集地区可相互传染,感染具有散发和流行交替出现的特点。肺炎嗜衣原体是呼吸道感染的重要病原体,主要引起肺炎、支气管炎等,起病缓慢。大多数感染者为亚临床型。临床症状常表现为发热、咽痛、咳嗽、咳痰等,亦可并发咽炎、鼻窦炎、中耳炎等。近年研究证实,肺炎嗜衣原体感染与心肌梗死、动脉粥样硬化、冠心病等心血管疾病的发生密切相关。

3. 微生物学检查

(1) 直接涂片镜检 痰标本或鼻咽拭子涂片后经 Giemsa 染色或免疫荧光染色,检查上皮细胞内有无包涵体。

(2) 血清学试验 微量免疫荧光实验可检测患者血清中特异性 IgM 和 IgG 抗体,是目前检测肺炎嗜衣原体感染的"金标准"。

第三节 立 克 次 体

立克次体(*Rickettsia*)是一类以节肢动物为传播媒介,严格细胞内寄生的原核细胞型微生物,是引起斑疹伤寒、恙虫病、Q热等传染病的病原体。立克次体是美国病理学家 Howard Taylor Ricketts 在研究洛基山斑疹热时首先发现的,次年,他在研究中不幸感染斑疹伤寒而献身,为了纪念这位伟大的科学家,用他的名字为这种微生物命名。

立克次体种类繁多,立克次体目分为立克次体科和无形体科,前者包括立克次体属和东方体属,后者包括无形体属、埃立克次体属、新立克次体属和沃巴哈属。其中,对人类致病的立克次体主要有立克次体属的斑疹伤寒群和斑点热群,以及东方体属的恙虫病东方体。

立克次体共同特点是:① 革兰染色阴性,呈多形性,大小介于细菌与病毒之间;② 专性细胞内寄生,以二分裂方式繁殖;③ 以节肢动物为储存宿主和传播媒介,引起人类发热出疹性疾病;④ 大多数是人畜共患病的病原体;⑤ 对多种抗生素敏感。

一、生物学性状

1. 形态与染色

立克次体呈多形态性,以短杆形为主。革兰染色阴性,不易着色。常用 Gimenez 法染色呈鲜红色,Giemsa 法染色呈紫色或蓝色;Macchiavello 法染色呈红色。

2. 培养特性

大多数立克次体为专性活细胞内寄生,以二分裂方式繁殖,可用动物接种、鸡胚接种和细胞培养法培养。采用豚鼠和小鼠接种是最常用的方法。

3. 抗原构造

立克次体细胞壁有两类抗原,一类为群特异性的可溶性抗原,主要是细胞壁的脂多糖成分,耐热;另一类为种特异性抗原,为细胞壁外膜蛋白,不耐热。斑疹伤寒立克次体和恙虫病东方体与普通变形杆菌的某些菌株的菌体抗原(如 OX_{19}、OX_2 等)具有共同的抗原成分,临床上常用变形杆菌这些菌体抗原代替相应的立克次体抗原进行非特异性凝集反应,以检测患者血清中有无相应抗体,这种交叉凝集试验称为外斐反应(Weil-Felix reaction)。用于检测患者体内是否有抗立克次体抗体,以辅助诊断斑疹伤寒、斑点热和恙虫病。

4. 抵抗力

立克次体抵抗力较弱,56 ℃下 30 min 即被灭活。在节肢动物粪便中可存活数月。对氯霉素、四环素类抗生素敏感,但磺胺类药物可刺激其生长繁殖。

二、致病性与免疫性

1. 流行环节

立克次体以吸血的节肢动物为传播媒介和储存宿主,啮齿类动物也是常见的储存宿主。

2. 致病物质

立克次体主要致病物质为脂多糖和磷脂酶 A,脂多糖生物学活性与革兰阴性菌内毒素类似,磷脂酶 A 则可破坏吞噬体膜,使立克次体从吞噬体进入胞质中生长繁殖,引起细胞中毒,裂解死亡。

3. 所致疾病

立克次体感染多引起人兽共患性疾病,绝大多数为自然疫源性疾病,呈地区性流行。临床表现以发热、头痛、皮疹、肝脾肿大为主。不同立克次体感染,其疾病表现形式也有所不同。

4. 免疫性

立克次体为胞内感染,抗感染免疫以细胞免疫为主。产生大量细胞因子,可增强吞噬细胞功能,清除细胞内立克次体。立克次体感染后,机体可产生特异性保护性抗体,可与立克次体结合,阻止其黏附易感细胞。患者病后可获得一定抵抗力,但可复发。

三、微生物学检查

立克次体容易引起实验室感染,做微生物学检查时应注意生物安全,严格遵守实验室操作规程,防止感染事故的发生。

1. 标本采集

一般在未用抗生素之前采集血标本。

2. 分离培养

初次分离培养通常采用豚鼠接种进行,对立克次体做进一步鉴定时可采用鸡胚卵黄囊传代,采用免疫荧光实验加以鉴定。

3. 血清学检测

是目前诊断立克次体感染的主要方法。多用微量免疫荧光法检测特异性抗体,取急性期和恢复期双份血清,效价升高4倍及以上有诊断意义。

四、防治原则

预防立克次体病的措施主要是控制和消灭中间宿主及储存宿主。改善居住条件,讲究个人卫生,灭虱、灭蚤和灭鼠。特异性预防用可接种疫苗,我国目前主要使用针对普氏立克次体的鼠肺疫苗,效果良好。

氯霉素和四环素类抗生素对普氏立克次体和其他立克次体均有效,可使病程明显缩短,病死率大幅下降。禁用磺胺类药物。

五、主要致病性立克次体

(一)普氏立克次体

是流行性斑疹伤寒的病原体,本病多见于冬、春季,在世界各地均可流行。患者是唯一传染源,人虱是传播媒介,传播方式是虱-人-虱。人虱叮咬病人后,病人血中普氏立克次体进入人虱体内,在肠管上皮细胞内繁殖,并随粪便排出。当受染虱叮咬人时,将粪便排泄于皮肤上,立克次体通过抓破伤口进入体内致病。经10～14天潜伏期后骤然发病,表现为高热、剧烈头痛和周身疼痛,4～7天出现皮疹,可伴有明显的实质性器官损害。

(二)斑疹伤寒立克次体

是地方性斑疹伤寒的病原体,本病散发于世界各地,非洲和南美洲多见。啮齿类动物是斑疹伤寒立克次体的主要传染源和储存宿主,鼠蚤、鼠虱是主要传播媒介。斑疹伤寒立克次体以鼠蚤-鼠-鼠蚤的方式在鼠间传播。鼠蚤叮咬人后,可将斑疹伤寒立克次体传染给人,并通过人虱在人群中传播,因此,患者也有可能成为传染源。地方性斑疹伤寒临床症状与流行性斑疹伤寒相似,但症状较轻,病程较短。

(三) 恙虫病东方体

是恙虫病的病原体,该病主要分布在东南亚,在我国主要在东南和西南地区。恙虫病是一种自然疫源性疾病,传染源为野鼠和家鼠,恙螨是寄生宿主、储存宿主和传播媒介。人若被恙螨叮咬后,经 7~10 天潜伏期发病,主要症状为高热、剧烈头痛,叮咬处形成黑色焦痂。同时由于病原体释放出毒素,可引起全身淋巴结肿大及各内脏器官的病变,严重者导致死亡。

第四节　螺　旋　体

螺旋体(*Spirochete*)是一类细长、柔软、弯曲成螺旋状、运动活泼的原核细胞型微生物,在自然界和动物体内广泛存在,种类繁多。能引起人类有关疾病的螺旋体主要分布在螺旋体科的密螺旋体属和疏螺旋体属,以及钩端螺旋体科的钩端螺旋体属。

一、苍白密螺旋体苍白亚种(*T . pallidum subsp . pallidum*)

属密螺旋体属,俗称梅毒螺旋体,人是其唯一宿主,可引起梅毒。梅毒是性传播性疾病中危害较严重的一种。

(一) 生物学性状

1. 形态
全长 5~15 μm,有 8~14 个致密而规则的小螺旋,两端尖直,运动活泼。普通染色不易着色,常用镀银染色法可染成棕褐色(图 14-3)。也可用暗视野显微镜,直接观察悬滴标本中的活体。

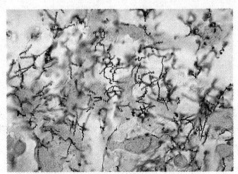

图 14-3　梅毒螺旋体(镀银染色,×1000)

2. 培养特性
不能在无生命的人工培养基中生长繁殖。接种家兔睾丸或眼前房能保持其毒力和繁殖性。

3. 抵抗力
抵抗力极弱,对温度和干燥特别敏感,血液中的螺旋体,在 4 ℃放置 3 天后可死亡,故 4 ℃储存 3 天以上的血液通常无传染梅毒的危险;对青霉素、四环素、红霉素或砷剂均敏感。

（二）致病性

自然情况下，梅毒螺旋体只感染人类，人是梅毒的唯一传染源。梅毒有先天性和获得性两种。

1. 先天性梅毒

又称胎传梅毒，由母体通过胎盘传染胎儿，引起胎儿的全身性感染，导致流产、早产或死胎；或出生梅毒儿，呈现马鞍鼻、锯齿形牙、间质性角膜炎、先天性耳聋等特殊体征。

2. 获得性梅毒

主要经性接触传播，属性传播疾病，临床上分为三期：

（1）Ⅰ期梅毒　也称硬下疳，感染后 3 周左右出现。多见外生殖器溃疡，有渗出液，含大量螺旋体，此时传染性极强，4～8 周后硬下疳可自愈。梅毒螺旋体潜伏于体内，经 2～3 个月无症状潜伏期后进入第Ⅱ期。

（2）Ⅱ期梅毒　全身皮肤黏膜出现梅毒疹，多见于躯干以及四肢。全身淋巴结肿大，可累及骨、关节、眼等，此时传染性强。若不治疗，3 周～3 个月后上述体征会自行消退，但潜伏 2 年后进入第Ⅲ期。Ⅰ、Ⅱ期梅毒又称为早期梅毒，传染性强，但破坏性小。

（3）Ⅲ期梅毒　亦称晚期梅毒，多发生于感染 2 年后，潜伏期亦可长达 10～15 年。病变可波及全身组织器官，基本损害为慢性肉芽肿，局部动脉内膜炎引起局部组织缺血、坏死，侵犯神经和血管时可危及生命。该期一般无传染性，但破坏组织能力强。

（三）免疫性

梅毒的免疫是传染性免疫，即有梅毒螺旋体感染时才有免疫力，若梅毒螺旋体被清除，免疫力也随之消失。细胞免疫在抗梅毒螺旋体感染中起重要作用，以迟发型超敏反应为主。在感染的所有阶段，患者可产生两种抗体：特异性抗梅毒螺旋体抗体和非特异性抗心磷脂抗体。梅毒螺旋体抗体可在补体帮助下杀死或溶解梅毒螺旋体，同时对吞噬细胞有调理作用。抗心磷脂抗体，即反应素（regain），能与生物组织中的某些脂质发生反应，无保护作用，仅用于梅毒的血清学诊断。

（四）微生物学检查

1. 直接镜检

取Ⅰ、Ⅱ期梅毒疹渗出液或局部淋巴结抽出液直接在暗视野显微镜下观察获得梅毒螺旋体，也可将标本与荧光标记的梅毒螺旋体抗体结合后，在荧光显微镜下观察；或用 ELISA 法，在普通光学显微镜下检查。

2. 血清学试验

有非梅毒螺旋体抗原试验和梅毒螺旋体抗原试验两类：

（1）非梅毒螺旋体抗原试验　采用正常牛心肌的心脂质（cardiolipin）作为抗原，测定患者血清中的反应素（抗脂质抗体）。最常用的有 RPR（rapid plasma reagin）试验和 TRUST（tolulized red unheated serum test）试验，因是非特异性抗原抗体反应，所以适用于初筛时使用。

（2）螺旋体抗原试验　采用 Nichols 株螺旋体作为抗原，测定血清中的螺旋体特异抗体，特异性强，可用作梅毒确诊试验。常用的有荧光密螺旋体抗体吸收试验（FTA-ABS）、梅毒螺旋体血凝试验(TPHA)和梅毒螺旋体抗体微量血凝试验(MHA-TP)等。

（五）防治原则

梅毒是性传播性疾病,对其预防应加强性卫生教育并严格社会管理。梅毒确诊后,宜用青霉素等药物及早予以彻底治疗。疗程一般3个月～1年,血清学试验转阴为治愈,治疗结束后需定期复查。

二、伯氏疏螺旋体(*B. burgdorferi*)

属疏螺旋体属,此属中对人致病的主要有伯氏疏螺旋体、回归热螺旋体,它们均通过吸血昆虫媒介而分别致莱姆病(Lyme disease)和回归热。

（一）生物学性状

螺旋稀疏且不规则,两端稍尖(图14-4),运动活泼,有扭转、翻滚、抖动等多种运动方式。能在无生命培养基上生长,营养要求高,生长缓慢,一般需培养2～3周始可观察到生长情况。

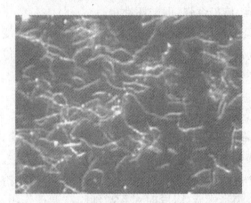

图14-4　伯氏疏螺旋体(荧光抗体染色,×3000)

（二）致病性与免疫性

伯氏疏螺旋体可引起莱姆病,是一种自然疫源性传染病,野生和驯养的哺乳动物是主要储存宿主,传染源是啮齿类动物,主要传播媒介是硬蜱。人被疫蜱叮咬后,经3～30天潜伏期,在局部可形成一个或数个慢性移行性红斑。开始为红色斑丘疹,继而扩大为直径5～50 cm的圆形皮损,外缘鲜红,中间呈退行性变,似一红环,多个红斑可重叠在一起形成枪靶形。早期症状可有发热、乏力、头痛、肌肉和关节酸痛,未经治疗,80%患者可发展至晚期,主要表现为慢性关节炎、周围神经炎和慢性萎缩性肌皮炎。

抗伯氏疏螺旋体感染主要依赖于特异性体液免疫。伯氏疏螺旋体感染后机体可产生特异性抗体,能增强吞噬细胞吞噬及杀灭伯氏疏螺旋体的作用。

（三）微生物学检查

主要依靠血清学试验(免疫荧光法和ELISA)和分子生物学技术来诊断莱姆病。

（四）防治原则

疫区工作人员要加强个人保护,避免硬蜱叮咬。根据患者临床表现及病程不同采用不同抗生素及给药方式。早期莱姆病用多西环素、阿莫西林或红霉素口服即可,晚期伴随多种深部组织损害,一般用青霉素联合头孢曲松等静脉滴注。

三、钩端螺旋体（*Leptospira*）

简称钩体，属钩端螺旋体属，可引起人或动物的钩端螺旋体病。钩端螺旋体病是全球性分布的人兽共患病，我国绝大部分地区均有流行，是我国目前重点防控的 13 种传染病之一。

（一）生物学性状

1. 形态与染色

螺旋细密、规则，形似细小珍珠排列的细链。一端或两端弯曲呈钩状。运动活泼，常使菌体呈 C、S 或 8 字形。常用 Fontana 镀银染色法，钩端螺旋体被染成棕褐色（图 14-5）。菌体折光性强，可在暗视野显微镜下观察其运动和形态。

2. 培养特性

营养要求较高，常用 Korthof 培养基，最适生长温度为 28～30 ℃，钩端螺旋体在其中生长缓慢，1 周后在距液面 1 cm 处呈半透明云雾状生长；在固体培养基上，经 28 ℃ 孵育 1～3 周，可形成半透明、不规则、直径 1～2 mm 的扁平细小菌落。

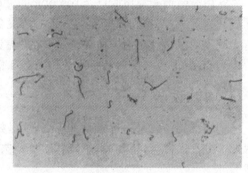

图 14-5 钩端螺旋体（镀银染色，×1000）

3. 抵抗力

钩端螺旋体抵抗力弱，60 ℃下 1 min 即死亡。对青霉素敏感。但在湿土或水中可存活数月，这在钩端螺旋体传播上有重要意义。

（二）致病性与免疫性

1. 传染源和传播途径

钩端螺旋体病是一种人畜共患传染病，鼠类和猪等为传染源和储存宿主。其排泄物直接或通过土壤污染水源，人类与污染的水或土壤接触，钩端螺旋体可通过皮肤创口及鼻、眼、口腔等黏膜侵入。

2. 致病性

钩端螺旋体主要致病物质有侵袭力和毒素。包括黏附素、内毒素样物质和溶血素等。人感染钩端螺旋体以后，引起钩端螺旋体病，多见于农民和渔民等。钩端螺旋体侵入人体后可进入血流引起钩端螺旋体血症，患者可出现发热、乏力、头痛、眼结膜充血、浅表淋巴结肿大等症状。继而钩端螺旋体侵入肝、肾、肺、心、中枢神经系统等，并在其中繁殖，引起相关脏器和组织损害。钩端螺旋体也可通过胎盘垂直感染胎儿，导致流产。

3. 免疫性

以特异性体液免疫为主。感染后机体可产生特异性抗体清除体内钩端螺旋体，防止再感染。感染后机体可获得对同一血清型钩端螺旋体的持久免疫力，但不同血清型之间无交叉反应。

（三）微生物学检查

包括病原体检测和血清学诊断。

1. 标本采集

病原体检测在发病 10 天内取外周血，1 周后取尿液，有脑膜刺激者取脑脊液标本。

2. 直接镜检

标本离心后做暗视野显微镜检查，或镀银染色后镜检。

3. 分离培养

将标本接种，Korthof 培养基，28 ℃培养 2 周后镜检。或接种豚鼠腹腔 1 周后鉴定。

4. 血清学诊断

常用显微镜凝集试验(microscopic agglutination test，MAT)。用已知血清型的活钩端螺旋体为抗原，与不同稀释度的患者血清混合后 37 ℃孵育 1～2 h，在暗视野显微镜下观察有无凝集现象。若血清中有相应抗体，可见钩端螺旋体被凝集成蜘蛛状。单份血清标本效价 1∶300 以上或双份血清标本效价升高 4 倍以上有诊断意义。

（四）防治原则

钩端螺旋体病是一种人畜共患病，要做好防鼠、灭鼠工作，加强对带菌家畜的管理，保护水源。疫区人群可接种钩端螺旋体多价疫苗。钩端螺旋体病的治疗首选青霉素。

（赵芳芳　高淑娴）

第十五章 真 菌 学

真菌(fungus)，是一种具真核细胞型的微生物。真菌是生物界中很大的一个类群，世界上已被描述的真菌约有1万属12万余种(属与种都是单位，且属大于种)，真菌学家戴芳澜教授估计中国大约有4万种(种为单位)。按照林奈(Linneaus)的两界123分类系统，人们通常将真菌门分为鞭毛菌亚门、接合菌亚门、子囊菌亚门、担子菌亚门和半知菌亚门。最常见的真菌是各类蕈类，另外真菌也包括霉菌和酵母。它们在自然界分布广泛，现在已经发现了7万多种真菌，估计只是所有存在真菌的一小半。真菌和植物相区别之处在于，真菌的细胞有以甲壳素(又叫几丁质、甲壳素、壳多糖)为主要成分的细胞壁，和植物的细胞壁主要是由纤维素组成不同。

与医学有关的真菌有四个亚门：① 接合亚门(Zygomycotina)，绝大多数为无隔多核菌丝体，属条件致病性真菌，如毛霉、根霉等。② 子囊菌亚门(Ascomycotina)，具有子囊和子囊孢子，如芽生菌属、组织胞浆菌属、小孢子菌属及酵母菌属等。③ 担子菌亚门(Basidiomycotina)，具有担子和担孢子，如食用菌蘑菇、灵芝以及致病性新生隐球菌等。④ 半知菌亚门(Deutermycotina 或 Fungus imperfecti)，对此类菌生活史了解不完全，未发现其有性阶段，故称之为半知菌。在医学上有重要意义的真菌绝大部分在半知菌亚门中，如球孢子菌属和假丝酵母菌属。最新的真菌分类是将真菌界分为4个门，即接合菌门(Zycomycota)、担子菌门(Basidomycota)、子囊菌门(Ascomycota)和壶菌门(Chytridiomycota)，而将原半知菌亚门中的真菌划分到前3个门中。

绝大多数真菌对人有利，如酿酒，制酱，发酵饲料，农田增肥，制造抗生素，生长蘑菇，食品加工及提供中草药药源(如灵芝、茯苓、冬虫夏草等，都是真菌的产物或本身，或是利用真菌的作用所制备的)。对人类致病的真菌分浅部真菌、深部真菌及条件致病菌等。

第一节 真菌的生物学特性

一、形态结构

真菌比细菌大几倍至几十倍，结构比细菌复杂。细胞壁不含肽聚糖，主要由多糖(75%)与蛋白质(25%)组成。多糖主要为几丁质的微原纤维，缺乏肽聚糖，故真菌不受青霉素或头孢菌素的作用。真菌的细胞膜与细菌的细胞膜区别在于真菌含固醇(sterol)而细菌无。

真菌可分单细胞和多细胞两类。

单细胞真菌呈圆形或卵圆形，常见于酵母菌(yeast)或类酵母菌，对人致病的主要有新生隐球菌和白假丝酵母菌。这类真菌以出芽方式繁殖,芽生孢子成熟后脱落成独立个体。

多细胞丝状真菌能长出菌丝,菌丝延伸分枝,有的菌丝上长出孢子。各种丝状菌长出的菌丝和孢子形态不同,是鉴别真菌的重要标志。

1. 菌丝(hypha)

真菌的孢子以出芽方式繁殖,在环境适宜情况下由孢子长出芽管,逐渐延长呈丝状,称菌丝。菌丝又可长出许多分枝,交织成团称菌丝体(mycelium)。有的菌丝伸入培养基中吸取养料,称营养菌丝。有的菌丝向上生长,称气生菌丝。其中产生孢子的称生殖菌丝。有的菌丝内能形成横隔,称隔膜(septum),将1条菌丝分成几个细胞,是为有隔菌丝(septate hypha)。大多数致病性真菌均有隔膜,隔膜中有小孔,允许胞质流通。皮肤癣菌、组织胞浆菌和曲霉等孔较大,细胞核亦可通过。有些真菌菌丝无横隔,为无隔菌丝(nonseptate hypha)。整条菌丝为1个细胞,在1个细胞内有多个细胞核。

菌丝可有多种形态:螺旋状、球拍状、结节状、鹿角状和梳状等。不同种类的真菌可有不同形态的菌丝,故菌丝形态有助于鉴别(图15-1)。

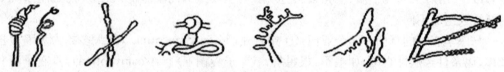

(a) 螺旋状菌丝 (b) 球拍状菌丝 (c) 结节状菌丝 (d) 鹿角状菌丝 (e) 梳状菌丝   (f) 关节状菌丝

图15-1 真菌菌丝的形态

2. 孢子(spore)

孢子是真菌的繁殖结构。真菌的孢子与细菌的芽胞不同,其抵抗力不强,加热60~70℃短时间即可死亡。孢子可分有性孢子和无性孢子两种。有性孢子分为卵孢子(oospore)、子囊孢子(ascospore)、接合孢子(zygospore)、担子孢子(basidiospoe),多见于非致病性真菌。病原性真菌大多形成无性孢子,无性孢子根据形态分为3种。

(1) 分生孢子(conidium) 分生孢子是真菌中最常见的一种无性孢子,由生殖菌丝末端的细胞分裂或收缩形成分生孢子梗,然后在梗上产生分生孢子,也可在菌丝侧面出芽形成。按其形态和结构又可分大分生孢子(图15-2)和小分生孢子(图15-3)。① 大分生孢子(macroconidium):体积较大,由多个细胞组成,常呈梭状、棍棒状或梨状。其大小、细胞数和颜色是鉴定的重要依据。② 小分生孢子(microconidium):体积较小,单细胞性,外壁薄,有球形、卵形、梨形以及棍棒状等各种不同形态。真菌都能产生小分生孢子,其诊断价值不大。

大分生孢子

小分生孢子

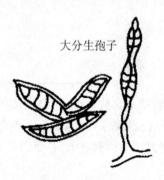
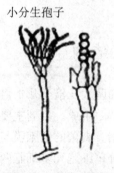

图15-2 大分生孢子   **图15-3 小分生孢子**

（2）叶状孢子（thallospore） 叶状孢子是由菌丝细胞直接形成的生殖孢子,有芽生孢子（blastospore）、关节孢子（arthroconidium）和厚膜孢子（chlamydospore）三种（图15-4）。
① 芽生孢子:由菌细胞直接出芽而形成,如酵母菌。芽生孢子长到一定大小一般会与母体脱离,若不与母体脱离,便延长呈丝状,形成假菌丝,多数念珠菌属菌种可形成假菌丝。
② 关节孢子:菌丝生长到一定阶段后,出现很多横隔膜,然后从横隔膜处断裂形成矩形、筒形或短柱状的孢子,如毛孢子菌、球孢子菌等。③ 厚膜孢子:由菌丝内胞浆浓缩,细胞壁增厚,为躲避不利环境而形成的休眠细胞。当条件适宜时又可出芽繁殖,如白色念珠菌、絮状表皮癣菌等可产生。

（3）孢子囊孢子（sporangiospore） 菌丝末端膨大形成囊状结构即孢子囊,其内密集许多细胞核,每个核都被细胞质包围,分隔割裂成块,并逐渐形成孢子壁,最终成为孢子囊孢子（图15-5）。毛霉菌、根霉菌等丝状真菌和酵母样真菌可产生此类孢子。

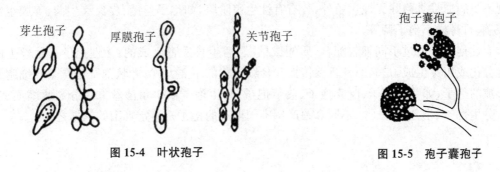

图 15-4 叶状孢子　　　　　　图 15-5 孢子囊孢子

二、培养特性

真菌对营养的要求不高,在一般细菌培养基上能生长。真菌能分泌酶使有机物降解成可溶性营养成分,吸收至细胞内进行新陈代谢。检查时常用沙保弱（Sabouraud）培养基。此培养基成分简单,主要含有 1%蛋白胨、4%葡萄糖和 2%琼脂,pH 5.5。皮肤癣菌在此培养基上生长较慢,常需 1～4 周;但腐生性真菌在此培养基上生长迅速。故分离真菌时常在此培养基中加一定量的放线菌酮和氯霉素,前者用以抑制污染真菌,后者用以抑制细菌的生长。有些病原性真菌,如白假丝酵母菌、组织胞浆菌、新生隐球菌等加放线菌酮即不能生长,宜用无抗生素的血琼脂平板,见有生长后移种沙保弱培养基,并同时做玻片培养以观察自然状态下的形态结构。

培养真菌最适宜的酸碱度是 pH 4.0～6.0,浅部感染真菌的最适温度为 22～28 ℃,某些深部感染真菌一般在 37 ℃下生长最好。培养真菌需较高的湿度与氧。真菌的菌落有三类:

（1）酵母型菌落（yeast type colony） 酵母型菌落是单细胞真菌的菌落形式,菌落光滑湿润,柔软而致密,形态与一般细菌菌落相似,如隐球菌即属之。

（2）类酵母型菌落（yeast like colony） 有部分单细胞真菌在出芽繁殖后,芽管延长不与母细胞脱离,形成假菌丝。假菌丝由菌落向下生长,伸入培养基中,这种菌落称为类酵母菌落,如假丝酵母菌。

（3）丝状菌落（filamentous type colony） 丝状菌落是多细胞真菌的菌落形式,由许多疏松的菌丝体构成。菌落成棉絮状、绒毛状或粉末状,菌落正背两面呈现不同的颜色。丝状菌落的形态、结构和颜色常作为鉴定真菌的参考。

真菌有从中心向四周等距离生长形成圆形菌落的倾向,所以临床体癣、股癣、叠瓦癣等皮损表现为环形或多环形。若要真实地观察菌丝与孢子生长的关系,可做小培养:切取一小块沙保弱培养基置玻片上,挑取小片真菌菌落接种在培养基周边,盖上无菌盖玻片。培养1周后用乳酚棉蓝(lactophenol cotton blue)染色。镜检可见菌丝和孢子的结构和排列。真菌容易发生变异。在培养基上人工传代或培养时间过久,其形态、培养特性甚至毒力都可发生改变。

三、繁殖方式

病原性真菌大多以出芽、分枝和断裂或形成无性孢子等无性生殖方式进行繁殖。近年发现不少病原性真菌除无性生殖外,具有有性生殖阶段,如孢子丝菌、皮炎芽生菌、荚膜组织胞浆菌、石膏样小孢子菌等。

有性孢子是通过不同细胞配合(质配或核配)后生长发育生成的;无性孢子是菌丝上的细胞分化或出芽生成,是病原性真菌传播和延续后代的主要方式;叶状孢子是从菌丝细胞直接形成的孢子,如芽生孢子、厚膜孢子、关节孢子;分生孢子由生殖菌丝末端分裂收缩而成,如大分生孢子、小分生孢子。不同真菌产生不同形态的孢子是鉴定真菌的依据之一。

四、变异

真菌易发生变异,在人工培养基中多次传代或孵育过久,可出现形态结构、菌落性状、色素及毒力等改变。有些真菌在不同寄生环境和培养条件下出现两种形态,称二相性真菌,即在机体内或含血培养中 37 ℃孵育,呈现酵母型菌落,而在沙保弱培养基上室温孵育,则形成丝状菌落,如荚膜组织胞浆菌、皮炎芽生菌等。

五、抵抗力

真菌对干燥、阳光、紫外线及一般消毒剂有较强的抵抗力。不耐热,60 ℃下 1 h 菌丝和孢子均被杀死。对 2%石炭酸、2.5%碘酊、0.1%升汞或 10%甲醛溶液较敏感。对常用于抗细菌感染的抗生素均不敏感。

第二节　真菌的致病性与免疫性

一、真菌的致病性

真菌引起机体感染同样需要具备一定的毒力,如白假丝酵母菌、烟曲霉、黄曲霉的细胞壁糖蛋白有内毒素样活性,能引起组织化脓性反应和休克,烟曲霉和黄曲霉还能致多种器官的出血和坏死。白假丝酵母菌具有黏附人体细胞的能力,随着其芽管的形成,黏附力加强。

二相性真菌如荚膜组织胞浆菌、皮炎芽生菌等进入机体后必须先转换成酵母型,在巨噬细胞中不被杀灭反而扩散。新生隐球菌的荚膜有抗吞噬作用。近来研究表明,白假丝酵母菌和烟曲霉的热休克蛋白 HSP90 与宿主细胞和血清蛋白结合能使之功能改变,是其能致病的一种原因。至今对真菌致病性的研究仅限于少数几种真菌,不同的真菌可通过下列几种形式致病:

1. 致病性真菌感染

主要是一些外源性真菌感染。浅部真菌如皮肤癣菌是由于这些真菌的嗜角质性,并能产生角蛋白酶水解角蛋白,在皮肤局部大量繁殖后通过机械刺激和代谢产物的作用,引起局部炎症和病变。深部真菌感染后不被杀死,能在吞噬细胞中生存、繁殖,引起慢性肉芽肿或组织溃疡坏死。

2. 条件致病性真菌感染

主要是由一些内源性真菌引起的,如假丝酵母菌、曲霉、毛霉。这些真菌的致病性不强,只有在机体免疫力降低时发生致病,如肿瘤、糖尿病、免疫缺陷、长期应用广谱抗生素、皮质激素、放射治疗或在应用导管、手术等过程中易继发感染。例如导管、插管入口为真菌入侵提供门户,真菌黏附其上,并不断增殖,从而进入血液,并播散至全身。

3. 真菌超敏反应性疾病

敏感患者吸入或食入某些菌丝或孢子时可引起各种类型的超敏反应,如荨麻疹、变应性皮炎与哮喘等。

4. 真菌性中毒症

粮食受潮霉变,摄入真菌或其产生的毒素后可引起急、慢性中毒,称为真菌中毒症(mycotoxicosis)。病变多样,因毒素而异。有的引起肝、肾损害,有的引起血液系统变化,有的作用于神经系统引起抽搐、昏迷等症状。

真菌中毒与一般细菌性或病毒性感染不同。真菌是在粮食中产生毒素,受环境条件的影响,所以发病有地区性和季节性,但没有传染性,不引起流行。粮食经多次搓洗可以减少污染的毒素,有一定的预防作用。

5. 真菌毒素与肿瘤的关系

近年来不断发现有些真菌产物和肿瘤有关,其中研究最多的是黄曲霉毒素。黄曲霉毒素是一种双呋喃氧杂萘邻酮衍化物,毒性很强,小剂量即有致癌作用。根据荧光分析有 20 多种衍化物,其中 B1 致癌作用最强,B2 次之。大鼠口服 B1 后易被吸收,在肝脏中迅速达到高峰。B1 与 RNA 和 DNA 结合的能力很强,从而抑制细胞 RNA 与 DNA 的合成,与致癌有一定关系。在肝癌高发区的花生、玉米、油粮作物中,黄曲霉污染率很高,黄曲霉毒素含量可高达 1 ppm。大鼠试验饲料中含 0.015 ppm 即可诱发肝癌。也有人认为肝癌与乙型肝炎有关,经调查 90% 患者感染过乙型肝炎。故人肝癌的病因可能是多因素的,黄曲霉毒素只是重要因素之一。

自然界中并非所有黄曲霉株都能产生黄曲霉毒素,事实上无毒株多于产毒株。相反,除黄曲霉外,寄生曲霉、黑曲霉、赤曲霉、温特曲霉等也可产生黄曲霉毒素。

其他致癌的真菌毒素还有赭曲霉产生的黄褐毒素也可诱生肝肿瘤,镰刀菌 T-2 毒素可诱发大鼠胃癌、胰腺癌、垂体和脑肿瘤,展青霉素可引起局部肉瘤等。

二、真菌的免疫性

1. 天然免疫

真菌感染的发生与机体的天然免疫状态有关,最主要的是皮肤黏膜屏障,一旦皮肤破损、受创伤或放置导管,真菌即可入侵。皮脂腺分泌的饱和和不饱和脂肪酸均有杀真菌作用。儿童头皮脂肪酸分泌量比成人少,故易患头癣。成人因手、足汗较多,且掌跖部缺乏皮脂腺,故易患手足癣。

在正常菌群中有细菌也有真菌。由于菌与菌之间的相互拮抗,不能大量生长引起疾病。长期应用广谱抗生素破坏菌群间的比例,或因恶性疾病以及长期服用免疫抑制剂后,机体免疫力降低,均可引起继发性真菌感染。此外,某些内分泌功能失调也是促使某种真菌感染的一种因素。如肾上腺皮质功能低下、糖尿病、甲状腺功能低下等病人,常并发皮肤黏膜假丝酵母菌病。抗真菌中中性粒细胞与巨噬细胞起重要作用,被真菌激活后释放 H_2O_2、次氯酸和防御素,能杀灭假丝酵母菌、烟曲霉等真菌。铁对活细胞是必不可少的,但铁浓度过高有助于细菌和真菌感染,如糖尿病酮中毒患者易发生毛霉病,低浓度不饱和转铁蛋白和高浓度血清铁可诱发白假丝酵母菌感染。血浆中的转铁蛋白,经皮下小血管或汗腺扩散至皮角质层内,可限制数种真菌的生长。

2. 获得性免疫

真菌因其胞壁厚,即使有抗体和补体也不能完全杀灭它。但特异性抗体可阻止真菌转为菌丝相以提高吞噬率,并抵制真菌吸附于体表。如假丝酵母菌,SIgA 抗体即可与其表面甘露聚糖复合体结合阻止其吸附。但一般认为真菌感染的恢复主要靠细胞免疫,真菌抗原刺激后特异性淋巴细胞增殖,释放 IFN-γ 和 IL-2 等激活巨噬细胞、NK 细胞和 CTL 等,参与对真菌的杀伤。播散性真菌感染患者常伴有 T 细胞功能的抑制,如 AIDS、淋巴瘤和使用免疫抑制剂等。真菌感染可引发迟发型超敏反应。临床上常见的癣菌疹就是真菌感染所引起的一种超敏反应。

第三节　常见病原性真菌

病原性真菌按其侵犯的部位和临床表现,可分为浅部感染真菌、深部感染真菌和条件致病性真菌。

一、浅部感染真菌

(一)表面感染真菌

这类真菌主要寄居于人体皮肤和毛干的最表层。因不接触组织细胞,很少引起宿主细胞反应。这类真菌在我国主要有秕糠马拉癣菌(*Malassezia furfur*),可引起皮肤表面出现黄褐色的花斑癣,如汗渍斑点,俗称汗斑。此菌具嗜脂性。有报道称从92%正常人头皮、躯干、面部、四肢等部位可分离出。诱发因素为高温多汗。此菌能产生对黑色素细胞有抑制作用的二羧酸,使花斑癣局部色素减退。此菌有粗短、分枝的有隔菌丝和成丛的酵母样细胞。患者皮肤用 Wood 灯紫外线波长 365 nm 照射或刮取鳞屑照射,能发出金黄色荧光,有助于诊断。

(二) 皮肤癣真菌

引起皮肤浅部感染的真菌主要是一些皮肤癣菌(dermatophytes)。皮肤癣菌有嗜角质蛋白的特性,使其侵犯部位只限于角化的表皮、毛发和指(趾)甲,而病理变化是由真菌的增殖及其代谢产物刺激宿主引起的反应。皮肤癣,特别是手足癣是人类最多见的真菌病。皮肤癣菌分毛癣菌(*Trichophyton*)、表皮癣菌(*Epidermophyton*)和小孢子癣菌(*Microsporum*)3 个属。

皮肤癣菌可在沙保弱培养基上生长,形成丝状菌落。根据菌落形态、颜色和所产生的大分生孢子,可对皮肤癣菌做出初步鉴定。

毛癣菌菌落为灰白、红、橙或棕色,表面呈绒毛状、粉粒状或蜡样。镜下可见细长棒状的薄壁大分生孢子和葡萄状或梨状的小分生孢子。菌丝有螺旋状、球拍状、鹿角状和结节状。

表皮癣菌菌落初为白色鹅毛状,以后转变为黄绿色粉末状。镜下可见有卵圆形或粗棒状薄壁大分生孢子和球拍状菌丝,陈旧培养中还可见有厚膜孢子。

小孢子癣菌菌落为灰色、橘红色或棕黄色,由绒毛状逐渐变至粉末状。镜下见有厚壁梭形大分生孢子,卵圆形的小分生孢子长在菌丝的侧枝末端。菌丝有结节状、梳状和球拍状。

一种皮肤癣菌可在不同部位引起病变,相同部位的病变也可由不同的皮肤癣菌引起。三种癣菌均可侵犯皮肤,引起手足癣、体癣、股癣、叠瓦癣等。毛癣菌和表皮癣菌可侵犯指(趾)甲,引起甲癣(俗称灰指甲),使指甲失去光泽,增厚变形。此外,毛癣菌与小孢子癣菌还可侵犯毛发,引起头癣、黄癣和须癣。

(三) 皮下组织真菌感染

引起皮下组织感染的真菌主要有着色真菌和孢子丝菌。感染常发生于真菌侵入的创伤部位。感染最初发生于真皮深层、皮下组织或骨,逐渐扩展。感染一般只限于局部,但也可缓慢扩散至周围组织。

着色真菌是一些在分类上接近且引起的疾病症状近似的真菌的总称。感染都发生在暴露部位,病损皮肤变黑,故称着色真菌病。在我国主要有卡氏枝孢霉和裴氏着色芽生菌。着色真菌的分生孢子有 3 型:① 树枝型,菌丝末端有分生孢子柄,柄端分叉长出孢子;② 剑顶型,围绕菌丝末端或菌丝横隔处长有一圈分生孢子;③ 花瓶型,在菌丝分隔处长出花瓶状的分生孢子柄,在瓶口长出成丛的小分生孢子。

在裴氏着色芽生菌中 3 型孢子均有。卡氏枝孢霉主要有树枝型,偶见花瓶型。这类真菌在沙保弱培养基上生长缓慢,常需数周。菌落棕褐色,表面有极短的菌丝。在人体主要侵犯肢体皮肤。潜伏期约一个多月,长者数月乃至 1 年。病程可长达几十年。早期皮肤患处发生丘疹,丘疹增大形成结节,结节融合成疣状或菜花状。随病情发展,原病灶结疤愈合,新灶又在四周产生。日久疤痕广泛,影响淋巴回流,形成肢体象皮肿。免疫功能低下时亦可侵犯中枢神经,或经血行扩散。

孢子丝菌属于腐生性真菌,广泛存在于土壤、植物、木材上,常因外伤接触带菌的花草、荆棘等引起感染,在农艺师中最为多见。感染的主要病原为申克孢子丝菌。此菌可经微小损伤侵入皮肤,然后沿淋巴管分布,引起亚急性或慢性肉芽肿,使淋巴管形成链状硬结,称为孢子丝菌下疳。此菌也可经口进入肠道或经呼吸道进入肺,随后经血行播散至其他器官引起深部感染。此病在我国传播较广,20世纪50年代以来全国大部分地区均有发现。病例以东北地区较多,约占全国已发表病例的70%。申克孢子丝菌是一种二相性真菌。在组织内或37℃培养为酵母相,可见有卵圆形小体(($3\sim7$)μm×($1\sim2$)μm),常位于中性粒细胞或单核细胞内,偶见有菌丝。有时在组织中见有星状体,外有嗜酸性物质向四周放射。在沙保弱培养基上置室温或37℃下3~5 d即见生长,开始为灰白色黏稠小点,逐渐扩大变成黑褐皱褶薄膜菌落。玻片培养可见细长的分生孢子柄从菌丝二侧成直角伸出,柄端长有成群的梨状小分生孢子。在含有胱氨酸的血平板上37℃培养,则长出酵母型菌,以出芽方式繁殖。

二、深部感染真菌

深部或系统性感染真菌是能侵袭深部组织和内脏以及全身的真菌。感染大多系外源性,致病性较强,能引起慢性肉芽肿样炎症、溃疡和坏死等。其中以新生隐球菌病比较常见。其他如组织胞浆菌、球孢子菌、芽生菌以及副球孢子菌等则仅出现于南美洲、北美洲等某些局部地区,故又称之为地方流行性真菌。在我国极为少见,仅有个别病例报道。

(一)新生隐球菌

新生隐球菌广泛分布于自然界,主要传染源是鸽子,在鸽粪中有大量存在。鸽自身有抗此菌的能力。人因吸入鸽粪污染的空气而感染,特别是免疫低下者。主要引起肺和脑的急性、亚急性或慢性感染。肺部感染后可扩散至皮肤、黏膜、骨和内脏等。

1.生物学特性

新生隐球菌为圆形的酵母型菌,外周有荚膜,折光性强。一般染色法不被着色难以发现,故称隐球菌。用墨汁做负染后镜检,可见在黑色的背景中有圆形或卵圆形的透亮菌体,内有1个较大与数个小的反光颗粒。为双壁细胞,外包有一层透明的荚膜。荚膜可比菌体大1~3倍。非致病的隐球菌则无荚膜。在组织中的隐球菌较大(5~20 μm),经培养后变小(2~5 μm)。菌体常见有出芽,但不生成假菌丝。

新生隐球菌在沙保弱和血琼脂培养基上,于25℃和37℃下皆能生长,非致病性隐球菌在37℃下则不能生长。新生隐球菌培养数天后即生成酵母型菌落,表面黏稠,由乳白色转变为橘黄色,最后成棕褐色。有的菌落日久液化,可以流动。此菌能分解尿素,以此可与假丝酵母菌区别。新生隐球菌荚膜由多糖构成,根据其抗原分为A~D 4个血清型。从临床分离的菌株,在我国约70%属A型。

2.致病性

新生隐球菌一般是外源性感染。肺是主要的入侵途径。大多数肺隐球菌感染症状不明显,且能自愈。有的患者可引起支气管肺炎。严重病例可见肺大片浸润,呈暴发型感染迅速致死。部分患者发生血行播散而累及中枢神经系统及其他组织。主要引起脑膜的亚急性和慢性感染,如纽约某医院报道,1982~1991年10年中151例艾滋病尸检材料发现17例合并隐球菌感染,其中12例发生脑膜炎(70.6%),其次为肺炎与淋巴结炎。

小鼠对新生隐球菌易感,将此菌注入脑、静脉或腹腔内,小鼠于1~3周内死亡。荚膜多糖是重要的致病物质,有抑制吞噬、诱使动物免疫无反应性,削弱机体抵抗力的作用。新生隐球菌经紫外线照射后失去荚膜,对小鼠的致病力也消失,一旦荚膜产生回复,致病力也恢复。

三、条件致病性真菌

条件致病性真菌感染多为内源性,如假丝酵母菌病和曲霉病等。这类真菌致病性不强,大多在久病体弱、免疫力低下或在菌群失调时发生,如肿瘤、糖尿病、器官移植及 HIV 患者以及长期使用广谱抗生素、放疗、化疗等过程中易伴这类真菌感染。其致病性虽弱,不及时诊治亦可危及生命。

(一) 假丝酵母菌

亦称念珠菌(*Candida Albicans*),主要引起皮肤、黏膜和内脏的急性和慢性炎症。可以是原发性,但大多为继发性感染,发生于免疫力低下患者。口腔假丝酵母菌病常为艾滋病患者最先发生的继发性感染。假丝酵母菌中引起致病的有白假丝酵母菌(*C. albicans*)、热带假丝酵母菌(*C. tropicalis*)、近平滑假丝酵母菌(*C. parapsilokis*)、克柔假丝酵母菌(*C. krusei*)等多种。

1. 生物学特征

白色念珠菌(*Monilia albicans* 或 *Canidia albicans*)通常存在于正常人口腔、上呼吸道、肠道及阴道中,一般在正常机体中数量少,不引起疾病,当机体免疫功能或一般防御力下降或正常菌群相互制约作用失调时,则本菌大量繁殖并改变生长形式(芽生菌丝相)侵入细胞引起疾病。

本菌细胞呈卵圆形,很像酵母菌,比葡萄球菌大 5~6 倍,革兰染色阳性,但着色不均匀。在病灶材料中常见菌细胞出芽生成假菌丝,假菌丝长短不一,并不分枝,假菌丝收缩断裂又成为芽生的菌细胞(图 15-6)。

本菌在血琼脂或沙保弱培养基上,37 ℃ 或室温孵育 2~3 日后,生成灰白乳酪样菌落,涂

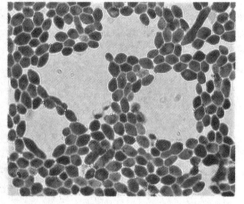

图 15-6　白色念珠菌(革兰染色,×1000)

片镜检,可看到表层为卵圆形芽生细胞,底层有较多假菌丝。若接种于玉米粉培养基,室温孵育 3~5 日可见假菌丝、芽生孢子、厚膜孢子。

2. 致病性

白色念珠菌可侵犯人体许多部位,可引起如下疾病:① 皮肤念珠菌病,好发于皮肤皱褶处(腋窝、腹股沟,乳房下,肛门周围及甲沟、指间),皮肤潮红、潮湿、发亮,有时盖上一层白色或呈破裂状物,病变周围有小水泡。② 黏膜念珠菌病,以鹅口疮、口角炎、阴道炎最多见,在黏膜表面盖有凝乳大小不等的白色薄膜,剥除后,留下潮红基底,并产生裂隙及浅表溃疡。③ 内脏及中枢神经念珠菌病,可由黏膜、皮肤等处病菌播散引起,有肺炎、肠胃炎、心内膜炎、脑膜炎、脑炎等,偶尔也可发生败血症。

3. 微生物学检查

采取检材直接检查可见卵圆形细胞,有芽生孢子和假菌丝,接种沙保弱培养基可长出类酵母型菌落。假丝酵母菌种类繁多,可根据形态结构、培养特性及生化反应等进行鉴别(表15-1)。

表 15-1   四种病原性假丝酵母菌的鉴别要点

菌种	芽管形成试验	厚膜孢子形成试验	沙氏肉汤培养基菌膜形成	糖发酵试验			
				葡萄糖	麦芽糖	蔗糖	乳糖
白假丝酵母菌(*C. albicans*)	+	+	−	+	+	+	−
热带假丝酵母菌(*C. tropicalls*)	−	±	+	+	+	+	−
近平滑假丝酵母菌(*C. parapsilokis*)	−	−	−	+	+	+	−
克柔假丝酵母菌(*C. krusei*)	−	−	+	+	−	−	−

4. 微生物学防治

念珠菌病预防主要是个人清洁,合理使用抗生素、激素,增强机体免疫功能。治疗浅表感染可擦龙胆紫、雷琐辛或制霉素,二性霉素 B 或咪唑药物局部应用,全身性感染可滴注二性霉素 B,口服 5-氟胞嘧啶、克霉唑及大蒜素静脉滴注等。

(二) 曲霉(*Aspergillus*)

曲霉菌在自然界分布广泛,为条件致病性真菌,常在许多因素降低机体免疫力时,继发传染引起疾病,最常见的有烟曲霉菌(*A. fumigatus*)、黑曲霉菌(*A. niger*)、黄曲霉菌(*A. flavus*)等。本菌生长迅速,形成丝状菌落,开始为白色,随孢子的产生呈绿色或暗红色,镜检见分生孢子柄顶端有包囊(Vesicle),在包囊表面有带着成串孢子的擎丝(图15-7)。

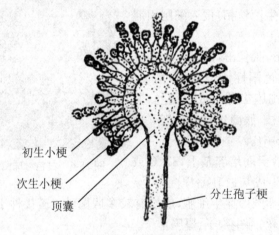

初生小梗
次生小梗
顶囊
分生孢子梗

图 15-7   曲霉菌图

曲霉菌病原发的常局限于耳、眼睛与肺部,继发的见于肿瘤、结核等病人。成年男性多见,特别在灰尘环境中工作者及家禽饲养员等。最多见的肺曲霉菌病主要表现为慢性气喘,局限性浸润性损害,或形成肉芽肿样的真菌球。此外皮肤、外耳道、鼻窦、眼眶及骨和脑膜等,也可发生炎症性肉芽肿,伴有组织坏死与脓肿,在病变组织中可找到有隔菌丝,长短不一呈杆状,有分枝。并有圆形小孢子散在或堆积成团。

诊断可取病人痰、体液或组织用 KOH 处理制成片子镜检找菌丝和孢子,或培养鉴定。

治疗局部曲霉菌病可用龙胆紫溶液、碘化钾、制霉素等；过敏性肺曲霉菌病可用皮质类固醇，全身性的用二性霉素-B和5-氟胞嘧啶。曲霉菌肉芽肿瘤可做外科手术疗法。

（三）毛霉（*Mucor*）

由毛霉菌引起的疾病，主要菌种为丝生毛霉菌（*M. corymbifer*），可侵犯血管壁，引起血栓、组织坏死。多继发于糖尿病或其他慢性消耗病，病程急性，症状严重者可以致死。依据临床表现分为：① 脑型毛霉菌病，系毛霉菌从鼻腔、副鼻窦沿小血管到达脑部，引成血栓及坏死；② 肺毛霉菌病，主要表现为支气管肺炎，亦有肺梗塞及血栓形成；③ 胃肠道毛霉菌病，多见于回肠末端、盲肠及结肠，食道及胃亦可累及。

取病变组织直接镜检，可见无隔菌丝，与曲霉菌比较，菌丝较粗大，分枝少，孢子亦不多，标本接种于沙保弱培养基上生长的菌落，开始为白色，以后渐变为灰黑色，菌丝体可长出孢子柄，末端生有孢子囊孢子，有时偶可看到接合孢子。治疗可用二性霉素B，有时结合外科切除或引流。

（四）肺孢子菌（*Pneumocystis*）

肺孢子菌分布于自然界、人和多种哺乳动物肺内，常见的有卡氏肺孢子菌（*P. carinii*）和伊氏肺孢子菌（*P. jiroveci*）。过去认为属原虫，现根据形态学和分子遗传学分析证实属于真菌：因其孢子囊壁结构与真菌相似；16SrRNA的保守区与子囊菌纲相似；5SrRNA与接合菌纲相似。卡氏肺孢子菌的生物学特性与一般真菌有些不同，可分几个阶段：最初为营养型，呈单核的孢子囊（4～5 μm）；成熟的孢子囊（5.0 μm）内含8个球状、卵圆状或梭状孢子；孢子囊成熟后破裂，释放出其中的孢子。

卡氏肺孢子菌可引起健康人的亚临床感染。对一些先天免疫缺陷或因各种原因受到免疫抑制的患者，可引起肺炎。艾滋病患者当 CD4$^+$ T 细胞降至 200/μl 时，80%以上可受感染。发病为渐进性，开始引起间质性肺炎，最终患者因窒息而死。此菌可从痰或支气管灌洗液中用革兰或美蓝染色检出。此菌对多种抗真菌药物均不敏感，治疗可用甲氧苄氨嘧啶-磺胺甲基异恶唑（trimethoprim-sulfamethoxazole）或羟乙磺酸戊烷胺（pentamidineisethionate）。

四、地方性流行真菌

这些真菌均属二相性，对环境温度敏感。一般在体内或 37 ℃ 培养时呈酵母型，在室温下人工培养变为丝状型。

（1）荚膜组织胞浆菌　标本在油镜下检查可见单核细胞或中性粒细胞中有圆形或卵圆形的酵母型细胞（直径1～5 μm）。以出芽繁殖，四周有不着色的荚膜样物质。在沙保弱培养基上室温下生长缓慢，形成白色棉絮样菌落，逐渐从黄色转变为褐色。镜检可见细长有隔菌丝，在菌丝侧面或孢子柄上长有特殊的圆形大分生孢子（8～15 μm），厚壁，四周有棘突，排列如齿轮，这种孢子有诊断价值。

（2）厌酷球孢子菌　镜检可见有较大的厚壁球孢子（20～80 μm），内含许多内生孢子（2～6 μm），厚壁破裂则内生孢子逸出。在沙保弱培养基上生长迅速，开始为白色菌落，很快变为棕黄色棉絮样菌落。镜下见有大量关节孢子。

（3）皮炎芽生菌和巴西副球孢子菌　在镜下可见细胞呈酵母型，均以出芽繁殖。二者的区别是皮炎芽生菌每1个细胞仅出1个芽,而巴西副球孢子菌细胞上可有多个芽。

第四节　真菌感染的检查与防治

各种真菌的形态结构有其一定的特殊性,一般可以通过直接镜检和培养进行鉴定,但具体方法应根据标本种类和检查目的而异。

一、标本的采集

浅部感染真菌的检查可用70%乙醇棉球擦拭局部后取皮屑、毛发、指(趾)甲屑等标本。深部感染真菌的检查可根据病情取痰、血液、脑脊液等标本。

二、真菌感染的检查

(一)直接检查

直接检查是最简单而重要的方法,将浅部感染真菌的病变标本如毛发、皮屑、甲屑置玻片上,滴加10% KOH,覆盖玻片微热熔化角质层,再将玻片压紧,用吸水纸吸去周围多余碱液,在显微镜下观察,见皮屑、甲屑中有菌丝,或毛发内部或外部有成串孢子,即可初步诊断为癣菌感染,但不能确定菌种。深部感染真菌标本如痰,脑脊液亦可做涂片用革兰染色(白色念珠菌)或墨汁负染色(隐球菌)观察形态特征。

(二)培养检查

本法可确定菌种,辅助直接检查的不足,通常用沙保弱培养基(22~28 ℃),深部真菌可用血琼脂或脑心葡萄糖血琼脂37 ℃培养,或根据不同菌种运用不同培养基,如孢子丝菌可用胱氨酸血液葡萄糖琼脂,必要时运用鉴别培养基和生化反应、同化试验等进行鉴定。

(三)免疫学试验

近年来有许多方法用于检测深部感染真菌的抗体,做辅助诊断荚膜组织胞浆菌、念珠菌、曲霉菌。但系统性感染患者常因免疫功能降低不出现抗体;而且许多真菌间抗原性有交叉反应;有的产生抗体后维护时间较长,正常人群中有一定比例的阳性率,则必须结合临床情况分析结果才能做出恰当的诊断。

由于上述检测抗体受到许多因素的限制,以及深部真菌感染时,早期培养阳性率甚低,晚期则多失去治疗时机,因此用免疫学方法从血清或其他部位检测真菌抗原,对早期诊断具有重要意义。如乳胶凝集法检测新型隐球菌病患者的荚膜多糖抗原,ELISA法检测白色念珠菌感染者的甘露聚糖抗原及免疫荧光法检测孢子丝菌病患者的可溶性抗原等,均为早期、快速、特异的诊断方法。

（四）动物试验

某些真菌对实验动物有致病性，如皮炎芽生菌、球孢子菌可在小白鼠、豚鼠体内生长，白色念珠菌接种家兔、小白鼠可发生肾脏脓肿致死。

三、真菌感染的防治

皮肤癣菌的传播主要靠孢子。遇潮湿和温暖环境又能发芽繁殖。当体表角质层破损或糜烂时，更易引起感染。预防主要要注意清洁卫生，保持鞋袜干燥，防止真菌孳生，或以含福尔马林棉球置鞋内杀菌后再穿。避免直接或间接与患者接触。真菌由于表面抗原性弱，无有效的预防疫苗。局部治疗可用 5% 硫黄软膏、咪康唑霜、克霉唑软膏或 0.5% 碘伏。若疗效不佳或深部感染可口服抗真菌药物，如二性霉素 B、制霉菌素、咪康唑（miconazole）、酮康唑（ketoconazole）、氟康唑（fluconazole）和伊曲康唑（itraconazole）等。近年来发现灰黄霉素对小鼠有致癌作用，使用时应加注意。20 世纪 90 年代以来主要使用氟康唑和伊曲康唑，对表皮癣菌与深部真菌均有疗效。近年报道 5-氟胞嘧啶（5-FC）治疗单细胞真菌感染疗效显著。

（郑庆委）

第十六章 病毒的基本性状

病毒(virus)属于非细胞型微生物(acellular microorganism)。其特点表现为：体积微小，通过普通的光学显微镜一般无法观察到病毒形态，必须借助电子显微镜放大数万或数十万倍后方可观察；结构简单，病毒无细胞结构，遗传物质仅有一种核酸(RNA 或 DNA)类型，外围有蛋白质衣壳或包膜包绕；病毒因缺少其繁殖所需的高级细胞器(线粒体、核糖体等)，必须借助于活细胞，才能生长繁殖。

病毒属于非细胞型微生物的范畴，在医学微生物学中占有相当重要的地位，而由病毒引起的感染性疾病约占感染性疾病的 75%。人类常见的病毒性疾病有流行性感冒、麻疹、腮腺炎、风疹、脊髓灰质炎、病毒性心肌炎、病毒性肝炎、水痘、疱疹、艾滋病和狂犬病等。病毒性疾病因其传染性强、流行广、死亡率高、有效治疗药物少等特点，常对人类健康、经济发展和社会安定造成严重威胁。病毒性疾病临床表现呈现多样性，除急性感染外，部分病毒还可引起持续性感染、整合感染等，且与部分肿瘤和自身免疫性疾病的发生密切相关。随着分子生物学和分子流行病学的发展，人类对病毒的认识逐渐形成一门新的学科——病毒学。随着对病毒与宿主间关系认识的不断深入，其致病机制不断被阐释，病毒学已成为现代医学和生命科学研究的热点学科之一。

第一节 病毒的形态结构与化学组成

一、病毒的大小与形态

病毒体(virion)是一个完整、成熟的病毒颗粒，是病毒在细胞外的结构形式，具有典型的形式、结构，具有感染性。病毒体大小测量最可靠的方法是电子显微镜，也可用超速离心沉淀和 X 线晶体衍射等技术来研究病毒的大小、形态、结构和亚单位等。病毒体大小测量单位为纳米(nanometer, nm)。不同病毒体的大小差异悬殊，大型病毒体约为 300 nm(如痘类病毒)，中型病毒体为 100 nm(如流感病毒)，小型病毒体 20～30 nm(如肠道病毒)。病毒体的形态亦呈多样性，人和动物病毒多数呈球形或近球形，少数呈丝状、弹状或砖块状，而植物病毒体多数呈杆状，噬菌体呈蝌蚪状。病毒体与其他微生物大小及形态比较见表 16-1。

二、病毒的结构

病毒体的基本结构是由核心(core)和衣壳(capsid)构成的核衣壳(nucleocapsid)，有些病毒的核衣壳外部还有一层包膜(envelope)包裹。

表 16-1　病毒与其他微生物的比较

特性	病毒	细菌	支原体	立克次体	衣原体	螺旋体	真菌
结构	非细胞	原核细胞	原核细胞	原核细胞	原核细胞	原核细胞	真核细胞
核酸类型	DNA 或 RNA	DNA+ RNA	DNA+ RNA	DNA+ RNA	DNA+ RNA	DNA+ RNA	DNA+ RNA
有无细胞壁	无	有	无	有	有	有	有
细胞培养	+	不用	不用	+	+	不用	不用
人工培养基培养	−	+	+	−	−	+	+
通过 0.45 μm 细菌滤器	+	−	+	−	+	−	−
繁殖方式	复制	二分裂	二分裂	二分裂	二分裂	二分裂	有性或无性
抗菌药物敏感性	−	+	+	+	+	+	+
干扰素敏感性	+	+	+	+	+	+	+

(一) 核衣壳

1. 核心

位于病毒体中心,主要成分为核酸,除核酸外可能含有少量的病毒非结构蛋白。病毒的核酸构成其基因组,为病毒复制、遗传和变异提供遗传信息。非结构蛋白,如核酸多聚酶、反转录酶、整合酶和蛋白酶等,可参与病毒的增殖。

2. 衣壳

是包绕在核酸外面的蛋白质外壳。衣壳由一定数量的壳粒(capsomere)所组成,壳粒为衣壳的形态亚单位(morphologic submit),由一个或多个多肽分子组成,多肽分子又称为结构亚单位(structuarl submit)。不同病毒体的衣壳所含有的壳粒数量和对称方式均不同,可作为病毒鉴定和分类的依据之一。病毒的对称类型主要有三种:① 螺旋对称型(helical symmetry),壳粒沿着螺旋形盘旋的病毒核酸对称排列,如流感病毒、麻疹病毒等。② 二十面体对称型(icosahedral symmetry),核酸浓集成球形或近球形,外周的壳粒排列成二十面体对称型,如脊髓灰质炎病毒、轮状病毒、甲肝病毒等。③ 复合对称型(complex symmetry),病毒体结构较为复杂,既有螺旋对称又有二十面体对称,如痘病毒、噬菌体等。衣壳具有抗原性,是病毒体的主要抗原成分,可保护内部的核酸免受外界的核酸酶或其他影响因素的破坏,介导病毒进入宿主细胞,参与病毒的增殖。

(二) 包膜

包膜(envelope)是包绕在病毒核衣壳外面的双层膜,是部分病毒在成熟、释放过程中以出芽形式穿过宿主细胞时获得,含有宿主细胞膜或核膜成分,包括脂质、多糖和少许蛋白质。包膜表面常存在不同形状的突起,称为包膜刺突(spike)或子粒(peplomere),其化学成分为糖蛋白(glycoprotein),具有抗原性,也是病毒体的主要抗原成分,保护内部的核衣壳,参与病毒的增殖。具有包膜的病毒体称为包膜病毒(enveloped virus),反之为裸露病毒(naked virus)。人和动物病毒多数具有包膜。包膜的主要功能有:① 保护病毒;② 介导病毒体吸附、穿入易感细胞;③ 具有免疫原性,激发机体产生免疫应答;④ 化学本质是脂质,对脂溶剂敏感,可作为鉴定病毒的一个指标;⑤ 脂蛋白可引起机体发热反应。有些包膜病毒在核衣壳外层和包膜内层之间有基质蛋白,其主要功能是把内部核衣壳蛋白和包膜联系起来,此区域称为被膜。不同病毒的被膜薄厚不一,也可作为病毒鉴定的参考。病毒的结构在病毒分类和病毒感染诊断方面具有重要价值。

三、病毒的化学组成与功能

(一)核酸

病毒核酸的化学成分为 DNA 或 RNA,但只有一种,据此分成 DNA 和 RNA 病毒两大类。病毒的核酸具有多样性,可为线性或环状,如流感病毒和环状病毒;可为单链或双链,如流感病毒和疱疹病毒;可为分节段或不分节段,如流感病毒和副流感病毒。双链 DNA 或 RNA 有正链和负链,单链 RNA 也有正链和负链之分。病毒核酸大小差异悬殊,有的仅有 5000 个核苷酸组成,如细小病毒;有的约有 4000000 个核苷酸组成,如痘类病毒。病毒的核酸是病毒感染、增殖、遗传和变异的物质基础。病毒核酸的功能有:① 控制病毒的增殖。病毒增殖以病毒核酸基因组(genome)为模板,经过转录、翻译、合成、装配和释放等复制方式进行。② 决定病毒的特性。病毒的核酸携带病毒全部信息,决定病毒遗传和变异的特性;③ 参与病毒的感染。部分病毒的核酸具有感染性,被称为感染性核酸(infectious nucleic acid),即除去衣壳的病毒核酸进入宿主细胞也能增殖。感染性核酸不受衣壳蛋白和宿主细胞表面受体的限制,易感细胞范围较广,但缺少衣壳蛋白的保护,易被环境中核酸酶或其他因素破坏,因此感染性较完整的病毒体低。

(二)蛋白质

病毒蛋白质是病毒的主要组成部分,约占病毒体总重的 70%,由病毒基因组所编码。病毒蛋白质可分为非结构蛋白和结构蛋白。病毒的非结构蛋白主要由酶类和特殊功能蛋白组成,如蛋白水解酶、DNA 聚合酶、反转录酶等,参与控制病毒复制过程,但不构成病毒体的组成。病毒的非结构蛋白可以存在于病毒体内,也可以存在于感染细胞中。病毒的结构蛋白是指构成病毒体的蛋白质成分,主要分布于衣壳、基质和包膜中,具有良好的抗原性。结构蛋白中能与宿主细胞表面受体结合的蛋白称为病毒吸附蛋白(viral attachment protein, VAP),VAP 与宿主细胞表面受体的相互作用决定了病毒感染的组织亲嗜性,如呼吸道病毒结合红细胞的血凝素(hemagglutinin, HA)。病毒的结构蛋白主要功能有:① 保护病毒核酸。如衣壳蛋白保护内部核酸免受外界环境影响。② 参与感染过程。如 VAP 吸附易感细胞,介导病毒进入易感细胞,引起感染。③ 具有抗原性。如包膜刺突或衣壳蛋白均是一种良好抗原,刺激机体引发特异性体液免疫和细胞免疫,也是疫苗研究的热点。

(三)脂类和糖类

病毒体的脂类主要存在包膜中,部分病毒含有少量糖类,糖类以糖蛋白形式也存在于包膜之中。包膜中磷脂、胆固醇及脂肪等加固病毒体的结构,且包膜中的脂类成分与宿主细胞脂类成分具有同源性,易于彼此融合和释放,参与病毒感染。包膜中糖蛋白具有病毒种、型特异性,是病毒鉴定和分型的依据之一。

第二节　病毒的增殖

病毒因缺乏增殖所需的酶系统,不能独立地进行代谢,必须在易感的活细胞内才能进行增殖。病毒以复制方式进行增殖,即以其基因组为模板,在 DNA 聚合酶或 RNA 聚合酶和其他必要因素共同作用下,进行复杂的生物合成,复制出子代病毒的基因组,转录、翻译出大量病毒结构蛋白,经过装配,最终从宿主细胞内释放出子代病毒体。

一、病毒的复制周期

病毒从进入宿主细胞开始,经过基因复制、转录、翻译、装配,到最后释放子代病毒体,被称为一个复制周期(replication cycle)。感染性病毒颗粒进入宿主细胞内的复制初期时,其结构消失,通常称为隐蔽期(eclipse period),继而进入增殖期。病毒量逐渐增多的时间长短视病毒种类而异。人和动物病毒的复制周期依次包括吸附、穿入、脱壳、生物合成、装配和释放等 5 个阶段。

1. 吸附(adsorption)

病毒通过表面的 VAP 吸附易感宿主细胞表面的特异性受体,是引发感染的第一步。病毒不能吸附于无受体细胞,因此病毒不能感染无受体的细胞。不同宿主细胞表面有着不同的受体,它决定了病毒的不同嗜组织性和感染宿主的范围。包膜病毒多通过表面糖蛋白与细胞之间的特异性受体结合而完成吸附,如流感病毒通过 HA 与细胞表面受体唾液酸结合发生吸附,人类免疫缺陷病毒(human immunodeficiency virus,HIV)包膜 gp120 糖蛋白与人类细胞表面受体 CD4 相结合。裸露病毒通过衣壳蛋白或突起与细胞表面受体相结合完成吸附,如小 RNA 病毒通过衣壳蛋白与人类及灵长类动物细胞表面脂蛋白受体结合,腺病毒通过衣壳触须样纤维与细胞表面特异性受体蛋白相结合。VAP 与受体结合是组织亲嗜性的主要决定因素,但并不是唯一的决定因素,如流感病毒受体存在于许多组织中,但病毒却不能感染所有的细胞类型。不同细胞含有的受体数量不尽相同,最敏感细胞可含有 10 万个受体。吸附过程可在几分钟到几十分钟内完成。常见病毒的吸附蛋白(VAP)与相对应的宿主细胞受体见表 16-2。

2. 穿入(penetration)

病毒吸附易感的宿主细胞后,不同的病毒进入细胞的方式不同,主要通过吞饮(endocytosis)、融合(fusion)和直接穿入等方式进入细胞。

(1)吞饮　病毒与细胞表面结合后通过内凹入细胞或细胞膜内陷等形式进入细胞,病毒整体进入细胞质内。裸露病毒多以吞饮形式进入易感细胞内。

(2)融合　在融合蛋白的作用下,病毒包膜与细胞膜融合,将病毒的核衣壳释放到细胞质内。包膜病毒多数以融合的形式穿入细胞。

(3)直接穿入　有的病毒体表面位点与细胞受体结合后,由细胞表面的酶类协助病毒脱壳,将病毒核酸直接注入宿主细胞内。噬菌体多以直接穿入方式进入细胞。

表 16-2　　常见病毒的吸附蛋白(VAP)与相对应的宿主细胞受体

病毒	VAP	宿主细胞受体
甲型流感病毒	HA	唾液酸
鼻病毒	VP1～VP3	黏附因子 I(ICAM-1)
麻疹病毒	HA	CD46
呼肠病毒	δ1 蛋白	β-肾上腺素受体
脊髓灰质炎病毒	VP1～VP3	特异膜受体(Ig 超家族成员)
埃可病毒	VP1～VP3	连接素(nectin)
单纯疱疹病毒	gB、gC、gD	硫酸乙酰肝素聚糖及 FGF 受体
人巨细胞病毒	CD13 样分子	MHC-I 类抗原受体
EBV	gp350	CD21
HIV	gp120	CD4、CCR5、CXCR4
狂犬病毒	GpG	乙酰胆碱受体

3. 脱壳(uncoating)

病毒体必须脱去蛋白质衣壳后,核酸才能发挥作用,多数病毒在穿入细胞时在胞内溶酶体作用下脱壳释放出核酸。

4. 生物合成(biosynthesis)

病毒脱壳后释放出基因组,即进入病毒复制的生物合成阶段。此阶段病毒利用宿主细胞提供的低分子物质大量合成病毒核酸和蛋白质,用血清学方法和电子显微镜检查宿主细胞时找不到病毒颗粒,故被称为隐蔽期。不同病毒隐蔽期的长短不一,如脊髓灰质炎病毒为 3～4 小时,流感病毒 7～8 小时,腺病毒 16～17 小时。根据病毒基因组转录和翻译的不同,病毒生物合成过程可分为 7 大类型:双链 DNA 病毒、单链 DNA 病毒、双链 RNA 病毒、单正链 RNA 病毒、单负链 RNA 病毒、反转录病毒和嗜肝 DNA 病毒。核酸类型不同的病毒,其生物合成过程也是不同的。

(1) 双链 DNA(dsDNA)病毒　　大多数感染人和动物的病毒 DNA 基因组为双链 DNA,除痘类病毒外,dsDNA 病毒在细胞核内进行 DNA 复制和细胞质内进行 mRNA 翻译。dsDNA 病毒生物合成一般分为三个阶段:① 合成早期蛋白。双链 DNA 病毒转录出早期 mRNA,翻译出早期蛋白。早期蛋白是非结构蛋白,主要为 DNA 复制所需的 DNA 多聚酶和脱氧胸腺嘧啶激酶。② 合成子代 DNA 分子。双链 DNA 病毒以自身 DNA 分子为模板,半保留复制,合成大量子代 DNA 分子。③ 合成晚期蛋白。子代 DNA 分子转录晚期 mRNA,翻译出晚期蛋白。晚期蛋白属结构蛋白,主要为衣壳蛋白。病毒合成衣壳蛋白通常先合成一个大的蛋白,再在蛋白酶作用下将其降解成若干小的衣壳蛋白,为后续组装做好准备。若没有蛋白酶作用,或者蛋白酶受到抑制和灭活,不能形成衣壳蛋白,病毒则无法组装,可形成缺陷病毒(defective virus)。双链 DNA 病毒生物合成示意图见图 16-1。

(2) 单链 DNA(ssDNA)病毒　　ssDNA 病毒的种类较少,如细小病毒 B19。ssDNA 病毒以自身为模板,在 DNA 聚合酶作用下,产生互补链,合成双链 DNA 作为其复制中间型,然后遵循双链 DNA 病毒合成的三个阶段:① 合成早期蛋白。双链 DNA 病毒转录出早期 mRNA,翻译出早期蛋白。② 合成子代 DNA 分子。以互补链为模板,合成大量子代 DNA 分子。③ 合成晚期蛋白。双链 DNA 病毒转录出晚期 mRNA,翻译出晚期蛋白。单链 DNA 病毒生物合成示意图见图 16-2。

（3）单正链 RNA（＋ssRNA）病毒　单正链 RNA 病毒主要有小 RNA 病毒、黄病毒、出血热病毒和冠状病毒等。生物合成分为三个阶段：① 合成早期蛋白。单正链 RNA 病毒本身具有 mRNA 功能，翻译出早期蛋白。② 合成子代 RNA 分子。在 RNA 聚合酶的作用下，转录出互补链负链，以负链为模板，合成大量子代 RNA 分子。③ 合成晚期蛋白。以子代 RNA 为 mRNA，翻译出晚期蛋白。单正链 RNA 病毒生物合成示意图见图 16-3。

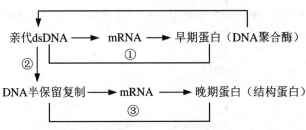

图 16-1　双链 DNA 生物合成示意图
①：早期蛋白合成；②：子代 DNA 分子合成；③：晚期蛋白合成

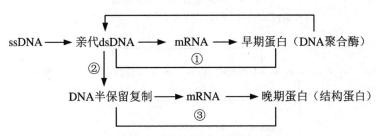

图 16-2　单链 DNA 生物合成示意图
①：早期蛋白合成；②：子代 DNA 分子合成；③：晚期蛋白合成

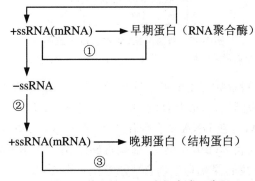

图 16-3　单正链 RNA 生物合成示意图
①：早期蛋白合成；②：子代 RNA 分子合成；③：晚期蛋白合成

（4）单负链 RNA（-ssRNA）病毒　单负链 RNA 病毒为大多数包膜病毒，如流感病毒、麻疹病毒、腮腺炎病毒和狂犬病毒等。-ssRNA 病毒在 RNA 聚合酶作用下，合成双链 RNA 作为其复制中间型，然后分为三个阶段：① 合成早期蛋白。正链 RNA 具有 mRNA 功能，翻译出早期蛋白。② 合成子代 RNA 分子。以正链为模板，合成大量子代 RNA 分子。③ 合成晚期蛋白。以正链为 mRNA，翻译出晚期蛋白。单负链 RNA 病毒生物合成示意图见图 16-4。

（5）双链 RNA（dsRNA）病毒　双链 RNA 病毒主要见于呼肠病毒科。其生物合成分为三个阶段:① 合成早期蛋白。正链 RNA 具有 mRNA 功能,翻译出早期蛋白。② 合成子代 RNA 分子。以负链为模板,合成正链,以正链为模板,合成负链。与双链 DNA 半保留复制不同,双链 RNA 复制为全保留复制,子代每条 RNA 分子链都是新合成的。③ 合成晚期蛋白。以正链为 mRNA,翻译出晚期蛋白。双链 RNA 病毒生物合成示意图见图 16-5。

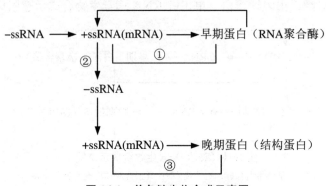

图 16-4　单负链生物合成示意图

①:早期蛋白合成;②:子代 RNA 分子合成;③:晚期蛋白合成

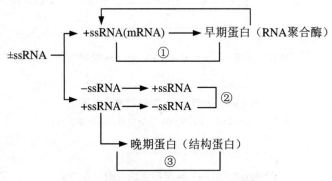

图 16-5　双链 RNA 生物合成示意图

①:早期蛋白合成;②:子代 RNA 分子合成;③:晚期蛋白合成

(6)反转录病毒　反转录病毒主要见于反转录病毒科,如 HIV 病毒等。病毒在反转录酶作用下,以病毒 RNA 为模板,合成互补的 DNA,形成 RNA:DNA 中间体,中间体在 RNA 酶作用下,形成单链 DNA,再在 DNA 聚合酶作用下,形成双链 DNA。双链 DNA 整合到宿主细胞的 DNA 上,成为前病毒(provirus)。前病毒转录出子代 RNA 和 mRNA,mRNA 翻译出子代病毒的蛋白质。反转录病毒生物合成示意图见图 16-6。

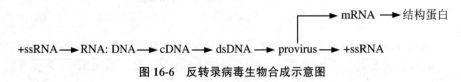

图 16-6　反转录病毒生物合成示意图

(7)嗜肝 DNA 病毒　乙型肝炎病毒属于该类型病毒,其复制过程中有反转录过程。病毒基因组为不完全闭合的双链 DNA,生物合成时首先补齐短链变成完全闭合双链 DNA,转录出前基因组 RNA 和 mRNA,mRNA 翻译出衣壳蛋白包裹前基因组 RNA,以前基因组为模板反转录形成 RNA:DNA 中间体,在 RNA 酶作用下形成负链 DNA,合成部分互补正链

DNA,形成不完全闭合的环状子代 DNA。嗜肝 DNA 病毒生物合成示意图见图 16-7。

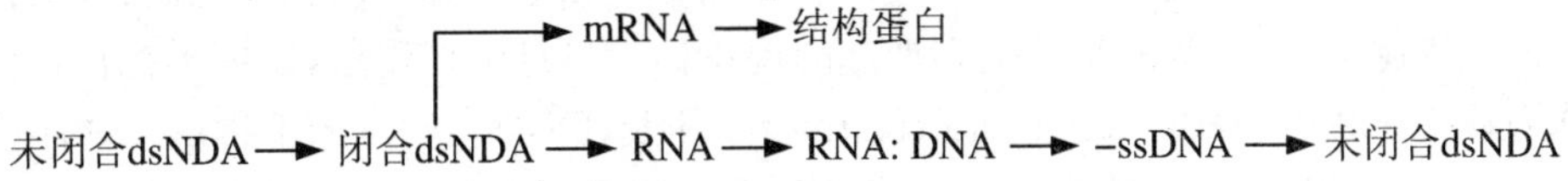

```
                           ┌──→ mRNA ──→ 结构蛋白
                           │
未闭合dsNDA ──→ 闭合dsNDA ──→ RNA ──→ RNA: DNA ──→ –ssDNA ──→ 未闭合dsNDA
```

图 16-7　嗜肝 DNA 病毒生物合成示意图

5. 装配与释放(assembly and release)

病毒核酸与蛋白质合成后,病毒复制进入装配与释放阶段。依据病毒种类的不同,其在细胞内装配的部位和方式也有所不同。DNA 病毒多在细胞核内装配,痘病毒除外;大多数 RNA 病毒在细胞质内装配,流感病毒除外。装配一般需经过核酸浓缩、壳粒聚集及核酸装灌等步骤,包膜病毒还需在衣壳外加装一层包膜。装配完成后,裸露病毒以宿主细胞破裂的方式释放病毒,包膜病毒以出芽方式释放病毒。部分病毒以细胞间桥或细胞融合等方式在细胞间传播,或通过整合宿主细胞染色体随细胞分裂出现在子代细胞中。

二、病毒的异常增殖与干扰现象

病毒进入细胞并在细胞内复制的实质是病毒和细胞相互作用的过程,不是所有的病毒成分均能组装成完整的子代病毒,可因病毒自身和宿主细胞两方面的原因导致病毒不能完成复制,出现异常增殖。此外,两种或两种以上病毒感染同一细胞时,病毒之间也会出现相互影响,表现干扰现象。

(一)异常增殖

(1) 缺陷病毒(defective virus)　病毒基因位点有改变或基因组不完整,病毒不能正常增殖,复制不出完整的有感染性病毒颗粒,此病毒称为缺陷病毒。缺陷病毒与另一种病毒共同培养时,若该病毒能为缺陷病毒提供所必需物质,帮助缺陷病毒完成正常增殖,这种具有辅助作用的病毒称为辅助病毒(helper virus)。丁型肝炎病毒就是一种缺陷病毒,必须依赖于其辅助病毒乙型肝炎病毒才能复制;腺病毒伴随病毒(adenoassociated virus)也是一种缺陷病毒,只有依赖于腺病毒才能复制。

(2) 顿挫感染(abortive infection)　病毒进入宿主细胞后,细胞不为病毒增殖提供必要的成分,病毒不能合成本身成分,或者虽然能合成成分但不能组装和释放出有感染性病毒颗粒,此类感染称为顿挫感染。不为病毒增殖提供必要条件的细胞称为非容纳细胞(nonpermissive cell)。病毒在非容纳细胞内呈顿挫感染。非容纳细胞可依据病毒种类的不同而有不同结局,对一种病毒为非容纳细胞,但对另一种病毒可为容纳细胞,该病毒在细胞内可完成增殖。例如,人腺病毒感染人胚肾细胞能正常增殖,若感染猴肾细胞则发生顿挫感染;对于腺病毒而言,人胚肾为容纳细胞,而猴肾细胞则为非容纳细胞。顿挫感染和非容纳细胞成为在病毒学的临床诊断和实验研究中必须要考虑的因素之一。

(二)干扰现象(interference)

同一宿主细胞被两种病毒感染时,可出现一种病毒抑制另一种病毒增殖的现象,该现象称为干扰现象。病毒干扰现象发生范围较广,可发生于异种病毒之间,也可发生于同种、同型及同株病毒之间,如脊髓灰质炎病毒 3 型间存在干扰现象。干扰现象不仅可以在活病毒间出现,灭活病毒也能干扰活病毒。当同一病毒株中有完整病毒与缺陷病毒混合时,同时感染同一宿主细胞,完整病毒的增殖受到抑制的现象称为自身干扰现象,发挥干扰作用的缺陷病毒称为缺陷干扰颗粒(defective interfering particle,DIP)。病毒的干扰现象能阻止宿主发病,也可使感染终止,使宿主康复。干扰现象出现原因可能是病毒诱导宿主细胞产生干扰素,或者病毒的吸附封闭细胞的表面受体及改变宿主细胞的代谢途径,阻止另一种病毒的吸附和穿入等过程。

第三节 理化因素对病毒的影响

病毒受理化因素影响后,失去感染性称为灭活(inactivation)。灭活的病毒仍然保留许多病毒的特性,如抗原性、血凝、红细胞吸附及细胞融合等,这些特性在病毒的诊断和预防方面有着重要的价值。

一、物理因素

1. 温度

大多数病毒耐冷不耐热,在 0 ℃ 以下的温度,或在干冰温度(−70 ℃)和液氮温度(−196 ℃)下,病毒可保持长期的感染性,但反复冻融可使许多病毒灭活。多数病毒在 50～60 ℃下 30 min 很快灭活,但肝炎病毒除外。热对病毒的灭活主要是使病毒结构蛋白(衣壳蛋白、包膜糖蛋白)发生变性,使其失去感染性。同时热也能破坏病毒增殖所需的酶类,使病毒不能正常增殖。

2. pH

大多数病毒在 pH 5～9 的范围内较为稳定,当 pH<5.0 或 pH>9.0 时,病毒很快灭活。保存病毒则以中性或微碱性为宜。不同病毒对 pH 的耐受能力有很大区别,如肠道病毒在 pH 3.0～5.0 时稳定,但鼻病毒迅速被灭活。

3. 射线和紫外线

γ 线、X 线和紫外线都能灭活病毒。射线可引起病毒核苷酸链发生致死性断裂,紫外线则引起病毒的多核苷酸(胸腺嘧啶、尿嘧啶)形成二聚体,抑制病毒的增殖。部分病毒经紫外线照射灭活后,若再用可见光照射,又可出现灭活的病毒重新复活的现象。因此,紫外线不宜用来制备灭活病毒的疫苗。

二、化学因素

1. 脂溶剂

包膜病毒的包膜中含有脂类物质,容易被脂溶剂(乙醚、三氯甲烷、去氧胆酸盐等)溶解。在脂溶剂中,乙醚对病毒的包膜破坏作用最大,但对裸露病毒无作用,因此可用乙醚灭活试验来鉴别包膜病毒和裸露病毒。包膜病毒进入人体消化道后,即被肠道内胆汁破坏,故包膜病毒疫苗不建议使用口服途径。

2. 酚类

酚及其衍生物多数为蛋白质变性剂,可作为病毒的消毒剂。但消毒剂对病毒的灭活效果不如细菌,且不同病毒对消毒剂的敏感性也不同,无包膜的小病毒对消毒剂的抵抗力较强。

3. 氧化剂、卤素及其化合物

病毒对这些化学物质都很敏感。

4. 抗生素和中草药

抗生素对病毒无抑制作用,但可以抑制待检样品中的细菌,有利于病毒的分离。部分中草药如板蓝根、大青叶、大黄、黄芪等对一些病毒有一定的抑制作用,可用于一般性治疗。

第四节　病毒的遗传与变异

病毒的基因组比较简单,基因数量仅有几个,其增殖速度快,是较早用于遗传学研究的工具。病毒的遗传(heredity)是指病毒在复制过程中,子代与亲代性状的相对稳定性;病毒的变异(variation)是指病毒在复制过程中,子代与亲代性状的差异性。病毒的变异有遗传性变异和非遗传性变异,前者是病毒遗传物质发生改变,变异的性状可遗传给子代病毒,其主要包括基因突变、基因重组与重配及基因整合等;后者病毒遗传物质并未发生改变,变异的性状不可遗传给子代病毒,其主要包括基因产物的互补、表型混合与核质转移等。

病毒的遗传与变异机制的研究对于病毒性疾病发病机制的阐明、病毒疫苗的制备和病毒性疾病的防治都具有十分重要的意义。病毒的基因组少,为充分利用核酸,病毒基因组中的多种基因常常以互相重叠的形式存在,即基因中的编码序列的外显子(exon)间有重叠现象,而病毒基因的转录和翻译的产物也需要在细胞内进行剪切和加工等过程。

一、基因突变

病毒在增殖过程中常发生基因组中碱基序列的变化,如置换、缺失或插入等,引起基因突变,其自发突变率通常为 $10^{-8} \sim 10^{-6}$。用理化因素(如紫外线、γ 射线、亚硝基胍、5-氟尿嘧啶等)处理病毒时,可诱发病毒突变,并提高突变率。因基因突变而产生的病毒表型性状改变的毒株称为突变株(mutant),突变株可出现多种表型的改变,如病毒颗粒大小和形状、病毒抗原性、病毒宿主范围、营养要求、细胞病变及致病性的改变等。常见且有实际意义的突变株主要有以下几种:

(1) 条件致死性突变株(conditional lethal mutant)　是指只能在某种条件下增殖,而在另一种条件下不能增殖的病毒株,如温度敏感性突变株(temperature sensitive mutant,ts)在 28~35 ℃ 条件下可增殖(称容许性温度),而在 37~40 ℃ 条件下不能增殖(称非容许性温度)。ts 株可来源于基因组任何部位的改变,产生各种类型的 ts 突变株,而典型的 ts 株的基因编码的酶蛋白或结构蛋白在较高温度下失去活性或功能,导致病毒不能增殖。ts 突变株通常具有毒力减弱而保持免疫原性的特点,是生成减毒活疫苗的理想突变株,但其极易出现回复突变(回复率 10^{-4}),因此在制备疫苗时,必须经多次诱变,才能获得在一定宿主范围内稳定传代的突变株,又称变异株(variant)。脊髓灰质炎减毒活疫苗就是这种稳定的 ts 突变株。

(2) 缺陷型干扰突变株(defective interference mutant,DIM)　是指病毒基因组中碱基缺失突变引起,其所含核酸较正常病毒明显减少,且发生各种各样的结构重排。DIM 株的特点是因基因的缺陷而不能单独复制,必须在辅助病毒(野生株)存在时才能复制,同时能干扰野生株的增殖。DIM 株对野生株的干扰作用可以减弱野生株的毒性,但在有些疾病中其也起到重要作用,特别是与部分慢性疾病的发病机制有关。

(3) 耐药突变株(drug-resistant mutant)　是指临床上使用抗病毒药物后,部分病毒经短暂的抑制后又重新复制,通常是因为编码病毒酶的基因改变而降低了病毒酶对药物的亲和力或作用,从而使病毒对药物产生抗药性而能继续增殖。

(4) 宿主范围突变株(host-range mutant)　是指病毒基因组突变而影响了对宿主细胞的感染范围,能感染野生病毒不能感染的宿主细胞。人类利用此特性可制备狂犬病毒疫苗,也可对分离的流感病毒株等进行基因分析,及时发现是否携带非人来源的病毒株等。

二、基因重组与重配

两种或两种以上病毒感染同一宿主细胞时,病毒之间可发生多种形式的相互作用,如干扰现象、共同感染、基因转移与互换、基因产物的相互作用等,但常发生于亲缘关系相近的病毒或宿主敏感性相似的病毒间。两种病毒感染同一宿主细胞发生基因的交换,产生具有两个亲代特征的子代病毒,并且能继续增殖,此变化称为基因重组(gene recombination),子代病毒称为重组体(recombinant)。基因重组能发生于两种活病毒之间,也可发生于一种活病毒与另一种灭活病毒之间,甚至发生于两种灭活病毒之间。有些病毒(如流感病毒、轮状病毒等)通过交换基因节段而进行基因重组的被称为基因重配(gene reassortment)。基因重组与重配可使病毒的基因序列发生改变从而影响其性状。灭活的病毒在基因重组中可成为具有感染性的病毒,如经紫外线灭活的病毒与另一种近缘的活病毒感染同一宿主细胞时,经基因重组而使灭活病毒复活,称为交叉复活(crossing reactivation);两种或两种以上的近缘的灭活病毒感染同一宿主细胞,经过基因重组出现感染性的子代病毒,称为多重复活(multi-plicity reactivation)。

三、基因整合

病毒感染宿主细胞的过程中,有时病毒将基因组或基因中某些 DNA 片段插入宿主染色体中,这种病毒基因组与细胞基因组的重组过程称为基因整合(gene integration)。转导性噬菌体可引起宿主菌基因的普遍性转导和局限性转导,溶原性噬菌体可使宿主菌变成溶原状态。多种 DNA 病毒、反转录病毒等均有整合宿主细胞染色体的特性,整合既可引起病毒基因的变异,也可引起宿主细胞染色体基因的改变,导致细胞转化发生肿瘤等。

四、病毒基因产物的相互作用

两种病毒感染同一细胞时，除可以发生基因重组外，也可发生病毒基因产物的相互作用，主要有互补、表型混合与核壳转移及基因型混合等，产生子代病毒的表型变异。

（1）互补作用（complementation）　是指两种病毒感染同一细胞时，其中一种病毒的基因产物（如代谢酶或结构蛋白）促使另一种病毒增殖。这种现象可发生于感染性病毒与缺陷病毒或灭活病毒之间，甚至发生于两种缺陷病毒之间，从而产生两种子代病毒。

（2）表型混合与核壳转移　病毒增殖过程中，核酸复制与转录、病毒蛋白质的翻译是分别在细胞内不同场所中进行的，因此有时两株病毒共同感染同一细胞时，一种病毒复制的核酸可能被另一种病毒编码的蛋白质衣壳或包膜包裹，发生例如耐药性或细胞嗜性等生物学特征的改变，这种改变不是由于遗传物质的交换，而是基因产物的交换，称为表型混合（phenotypic mixing）。表型混合获得的新的性状并不稳定，经细胞传代后又可恢复为亲代表型。无包膜病毒发生的表型混合称为核壳转移（transcapsidation），例如脊髓灰质炎病毒与柯萨奇病毒感染同一细胞时，常发生核壳转移，甚至有两亲代病毒核酸编码的壳粒相互混合组成的衣壳。通常用传代来确定病毒新性状的稳定性，以区分是基因的重组体还是表型混合。

（3）基因型混合（genotype mixing）　是指两种病毒的核酸偶尔混合装在同一病毒衣壳内，或两种病毒的核衣壳偶尔包在一个囊膜内，但它们的核酸都未发生重组，也没有遗传性。

第五节　病毒的分类

病毒分类的研究历史较短，一般采用一种非系统、多原则、分等级的分类法。国际病毒分类委员会（international committee on taxonomy of viruses，ICTV）公布的病毒分类报告将病毒分为科、亚科、属等等级。随着病毒基因和基因组测序研究的不断深入，病毒的分类从单一基因水平进入全基因水平。

病毒分类的依据主要有以下几种：① 核酸的类型与结构（DNA 或 RNA、单链或双链、分子量、基因数及基因组信息），详见表 16-3 和表 16-4；② 病毒体的大小与形状；③ 病毒体有无包膜；④ 病毒衣壳对称方式；⑤ 病毒对理化因素的敏感性；⑥ 病毒生物学特征（繁殖方式、宿主范围、传播途径和致病性）；⑦ 病毒表面抗原的抗原性。

表 16-3　DNA 病毒分科及重要病毒

病毒科名	分类特点	主要病毒
痘病毒科（*Poxviridae*）	dsDNA 有包膜	天花病毒、传染性软疣病毒等
疱疹病毒科（*Herpesviridae*）	dsDNA 有包膜	单纯疱疹、水痘-带状疱疹、EB 病毒、巨细胞病毒等
腺病毒科（*Adenoviridae*）	dsDNA 无包膜	腺病毒
嗜肝病毒科（*Hepadnaviridae*）	dsDNA 环状，有反转录	乙型肝炎病毒
小 DNA 病毒科（*Parvoviridae*）	＋ssDNA，无包膜	细小 B19、腺病毒伴随病毒
乳多空病毒科（*Papovaviridae*）	dsDNA 环状，无包膜	乳头瘤病毒

表 16-4　RNA 病毒分科及重要病毒

病毒科名	分类特点	主要病毒
正黏病毒科（*Orthomyxoviridae*）	-ssRNA 分节段，有包膜	流感病毒
副黏病毒科（*Paramyxoviridae*）	-ssRNA 不分节段，有包膜	副流感病毒、麻疹病毒、腮腺炎病毒等
冠状病毒科（*Coronaviridae*）	＋ssRNA 不分节段，有包膜	冠状病毒
小 RNA 病毒科（*Picornaviridae*）	＋ssRNA 不分节段，无包膜	脊髓灰质炎病毒、柯萨奇病毒等
反转录病毒科（*Retroviridae*）	两条相同＋ssRNA，不分节段，有包膜	人类免疫缺陷病毒、人类嗜 T 细胞病毒
沙粒病毒科（*Arenaviridae*）	-ssRNA 分节段，有包膜	拉沙热病毒等
纤丝病毒科（*Filoviridae*）	-ssRNA 不分节段，有包膜	埃博拉病毒等
弹状病毒科（*Rhabdoviridae*）	-ssRNA 不分节段，有包膜	狂犬病毒等

在研究病毒过程中还发现一些比病毒更小、结构更简单的微生物，称为亚病毒（subvirus），其主要包括类病毒、卫星病毒等，是一些非寻常病毒。

（1）类病毒（viroid）　多为植物病毒，仅有 250～400 个核苷酸组成，为单链杆状 RNA，不含有蛋白质，无包膜或衣壳，有二级结构。类病毒在细胞核内增殖，利用细胞的 RNA 聚合酶Ⅱ进行复制。类病毒对核酸酶敏感，对热、有机溶剂有抵抗力，可直接干扰宿主细胞的核酸代谢而致病，但与人类疾病的关系尚不清楚。

（2）卫星病毒（satellite virus）　与植物病害有关的病毒，通常有 500～2000 个核苷酸构成的单链 RNA。卫星病毒可分为两类：一类为卫星病毒 RNA 分子，曾称为拟病毒（virusoid），不能编码自身衣壳蛋白，需利用辅助病毒衣壳完成增殖；另一类为可编码自身衣壳蛋白的病毒。

（张涛　陈勇）

第十七章　病毒的感染与免疫

病毒进入机体后,在易感的宿主细胞中增殖的过程称为病毒感染(viral infection)。病毒的感染是从病毒侵入宿主开始,其致病作用主要是通过易感细胞的损伤或改变细胞的功能而引发组织、器官和系统病理性改变。病毒感染的结局取决于病毒和宿主两方面力量的对比。病毒因素主要与病毒的毒力相关,包括病毒株、病毒量和感染途径等因素。宿主因素主要与机体的免疫应答相关,包括宿主基因背景、免疫状态、年龄以及个体的一般健康状况等因素。因此,不同个体感染同一病毒体或同一病毒体感染不同个体的感染结局各异。

第一节　病毒的感染

感染机体的病毒来源于外环境,传染源主要有患者、病毒携带者和患病及携带病毒的动物或中间宿主。病毒必须通过一定的途径进入机体,以特定的方式突破机体的屏障进入宿主细胞后才可能产生感染。

一、病毒感染的传播方式及体内播散

(一)病毒感染的途径

病毒感染途径是指病毒侵入宿主的部位,不同的病毒通过不同途径侵入机体(见表 17-1),在相对适应的系统、器官和组织内寄居、生长和繁殖并引发疾病。多数病毒以一种途径进入

表 17-1　人类病毒的感染途径

感染途径	传播方式及媒介	常见病毒
呼吸道感染	气溶胶、飞沫、痰液、唾液等	流感病毒、副流感病毒、麻疹病毒、腮腺炎病毒、水痘病毒等
消化道感染	饮水、食物等	脊髓灰质炎病毒、轮状病毒、甲型肝炎病毒、戊型肝炎病毒等
经血感染	注射、输血、针刺、器官移植等	乙型肝炎病毒、丙型肝炎病毒、人类免疫缺陷病毒、人巨细胞病毒等
经皮肤感染	动物咬伤、昆虫叮咬等	乙型脑炎病毒、狂犬病毒等
眼或泌尿生殖道感染	游泳池、洗浴用具、性接触等	人类免疫缺陷病毒、单纯疱疹病毒、人乳头瘤病毒等
胎盘、产道或围生期感染	胎盘、分娩、哺乳等	人类免疫缺陷病毒、乙型肝炎病毒、风疹病毒、人巨细胞病毒、单纯疱疹病毒等

机体,但也有多种途径感染的病毒,如乙型肝炎病毒、人类免疫缺陷病毒等。

(二)病毒感染的传播方式

病毒感染的传播方式是指病毒以某种方式从传染源到达机体的过程。流行病学把病毒传播分为水平传播(horizontal transmission)和垂直传播(vertical transmission)两种方式。

水平传播是指病毒在人群中不同个体之间的传播,也包括病毒从动物到动物再到人的传播。水平传播为大多数病毒的传播方式,病毒主要通过呼吸道、消化道、皮肤、黏膜和血液等途径进入机体。

垂直传播是指病毒由宿主的亲代传给子代的传播方式,主要通过胎盘、产道、哺乳等方式传播,也可见其他方式传播,如病毒基因经生殖细胞的遗传等。

(三)病毒在体内的播散方式

病毒侵入机体后,有些病毒只在侵入部位感染细胞,增殖和产生病变,称为局部感染(local infection)或表面感染(superficial infection),如鼻病毒仅在上呼吸道黏膜细胞内增殖,引起普通感冒;轮状病毒在肠道黏膜内增殖而引起急性胃肠炎。当病毒的毒力过强或机体的免疫力下降时,有些病毒可由入侵部位向周围组织或全身播散、增殖并产生病变,称为全身感染(systemic infection)。病毒侵入血液称为病毒血症(viremia)。

病毒播散的方式有:① 接触播散,经过细胞间的接触而播散;② 血流播散,从入侵部位直接进入血液播散,或通过输血、接种、注射、动物叮咬和外伤等方式进入血液播散;③ 神经系统播散,病毒和感染部位的神经元接触,发生感染并向远端或全身播散(表17-2)。

表 17-2 病毒体内播散方式

播散方式	常见病毒
直接接触播散	流感病毒、副流感病毒、腺病毒等
经血流播散	乙型肝炎病毒、麻疹病毒、脊髓灰质炎病毒、柯萨奇病毒、乙型脑炎病毒、巨细胞病毒及 EB 病毒等
经神经系统播散	单纯疱疹病毒、带状疱疹病毒及狂犬病毒等

病毒感染组织具有亲嗜性,即病毒侵入机体感染细胞具有一定的选择性,特定的病毒只对机体某些种类的细胞易感,并在一定种类细胞内寄生和增殖,如流感病毒对呼吸道黏膜有亲嗜性,肝炎病毒对肝脏组织有亲嗜性,乙型脑炎病毒对神经组织有亲嗜性等。病毒对组织的亲嗜性造成病毒对特定组织的损伤,也是形成临床上不同系统病毒性疾病的原因。病毒亲嗜性的物质基础是特定组织的细胞表面有病毒受体,特异性与病毒相结合,但多数病毒受体的化学性质目前并不清楚。

二、病毒感染的致病机制

病毒侵入机体后,在宿主细胞内增殖,形成病毒性感染,是否能引起病毒性疾病与病毒的致病机制密切相关。病毒的致病机制由病毒与机体两方面因素决定:一方面,病毒在宿主细胞内增殖干扰细胞代谢,导致细胞损害及功能障碍;另一方面,病毒成分诱发机体产生免疫病理反应,直接或间接导致细胞及器官的免疫损伤及功能障碍。

（一）病毒对宿主细胞的致病作用

1. 杀细胞感染（cytocidal infection）

病毒在宿主细胞内复制增殖，在较短时间释放出大量子代病毒，细胞被裂解而死亡，此种杀细胞效应（cytocidal effect）的感染为杀细胞感染。杀细胞感染主要见于无包膜、杀伤力强的裸露病毒，如脊髓灰质炎病毒、柯萨奇病毒等。病毒的杀细胞效应可通过细胞病变效应（cytopathic effect，CPE）直接观察到，即通过体外细胞培养和接种杀细胞性病毒，经过一定时间孵育，可用光学显微镜观察到细胞肿胀变圆、聚集、融合、裂解、坏死等细胞病理性改变。一般来说病毒在体外细胞培养所产生的 CPE 和体内感染产生的杀细胞效应是一致的，但因体内条件复杂，也会存在一定差异。病毒引起杀细胞感染的主要机制有：① 病毒在增殖过程中可通过阻断细胞核酸与蛋白质的合成，使细胞的新陈代谢功能紊乱，造成细胞病变或死亡。② 病毒诱导细胞溶酶体膜通透性增高，释放大量溶酶体酶，引发细胞自溶。③ 病毒蛋白的毒性作用，部分病毒产生的蛋白具有直接杀伤宿主细胞的效应，如腺病毒蛋白纤维突起。④ 病毒感染早期可造成宿主细胞核、细胞膜、内质网、线粒体和核糖体等细胞器的损伤。⑤ 病毒抗原蛋白可表达在细胞膜表面，引发细胞间融合或免疫损伤。病毒的杀细胞效应若发生在重要器官，如中枢神经系统，当达到一定程度可引起严重后果，甚至危及生命或造成严重后遗症。

2. 稳定状态感染（steady state infection）

有些病毒进入宿主细胞内增殖过程相对缓慢，对细胞的病理作用（如细胞代谢干扰、溶酶体膜通透性增高等）较轻，常以出芽方式释放子代病毒，细胞在短时间内并不会立即裂解死亡，这类感染称为稳定状态感染，如流感病毒、疱疹病毒等。受病毒感染的细胞在病毒大量释放子代病毒时，细胞表面可表达新抗原（如病毒抗原）成为细胞免疫攻击的靶细胞，最终导致感染细胞的死亡。这类受病毒感染细胞的胞膜常出现一定的变化：① 细胞表面抗原改变。病毒在细胞内增殖过程中，病毒基因编码的蛋白质插入细胞膜表面，导致细胞膜表面抗原改变，这些改变的抗原可被机体的特异性抗体和细胞毒性 T 细胞所识别，诱导机体免疫损伤。② 细胞融合。有些病毒感染宿主细胞后，细胞的胞膜表面病毒蛋白具有融合膜的生物学活性（如麻疹病毒），可以使感染细胞与邻近细胞融合，导致病毒从感染细胞直接进入相邻的正常细胞，有利于病毒在细胞间的扩散。细胞融合的结果是形成多核巨细胞或合胞体，如麻疹病毒在体内形成多核巨细胞，可辅助疾病的诊断。

3. 包涵体形成

有些病毒感染细胞后，在光学显微镜下可观察到宿主细胞的细胞质或（和）细胞核内出现嗜酸性或嗜碱性、大小数量不同的圆形或椭圆形斑块结构，与正常细胞的结构不同，称为包涵体（inclusion body）。病毒包涵体是由病毒颗粒或未装配的病毒成分在细胞内堆积而成，也可能是病毒增殖场所或细胞对病毒作用的反应物。包涵体的形成破坏或干扰了细胞正常结构和功能，有时也可引起细胞死亡。病毒包涵体有的位于胞质内，有的位于胞核内，或者两者都有；有的嗜酸性，有的嗜碱性。因包涵体与病毒的增殖、存在有关，且具有病毒感染的特征，故可作为诊断依据和鉴定病毒的参考。

4. 细胞凋亡（cell apoptosis）

细胞凋亡是由宿主细胞基因指令发生的一种生物学过程。当细胞受到一些诱导因子作用后激发信号传入细胞内，细胞凋亡基因被激活，细胞核浓缩形成凋亡小体，染色体 DNA

被降解,凝胶电泳出现阶梯式 DNA 条带,而细胞膜出现鼓泡等凋亡现象。有些病毒感染细胞后(如腺病毒、人类免疫缺陷病毒等),可直接由病毒本身或病毒编码的蛋白发挥作用,诱导宿主细胞产生细胞凋亡。病毒感染过程中细胞凋亡可能促进细胞中病毒释放,但同时也限制了细胞内病毒增殖的数量。

5. 病毒基因整合(viral gene integration)

病毒的遗传物质(如 DNA)结合至宿主细胞的染色体中,称为病毒基因整合。整合在宿主细胞染色体上的病毒核酸称为前病毒(provirus)。整合的病毒 DNA 可随着细胞分裂而带入子代细胞。病毒基因的整合会导致宿主细胞基因的损伤。整合在细胞中的病毒有些能增殖(如人类免疫缺陷病毒),有些不能增殖,但可导致细胞染色体整合处基因失活或附近基因被激活等现象,若病毒整合宿主细胞染色体处有抑癌基因或癌基因的存在,细胞可能发生与肿瘤相关的一系列变化。

6. 细胞增生与细胞转化

少数病毒感染细胞后不仅不抑制宿主细胞 DNA 的合成,反而促进 DNA 合成,导致细胞增生。有些病毒感染细胞可使细胞形态发生改变,细胞繁殖加快,失去细胞间的接触抑制,呈成堆生长等特点,这些细胞生物学行为的改变,称为细胞转化(cell transformation)。部分增生或转化的细胞可以变成肿瘤细胞,但并非所有的增生或转化细胞都会转变成肿瘤细胞发生癌变。

(二) 病毒感染的免疫病理作用

病毒感染机体后会诱发机体的免疫应答。免疫应答一方面有利于机体清除病毒,另一方面所产生的超敏反应和炎症反应也会导致病毒感染局部的免疫病理损伤。虽然不少病毒的致病机制目前还不清楚,但病毒通过免疫病理损伤在病毒感染性疾病中的作用越发显得重要,特别是持续性病毒感染及病毒感染自身免疫病等疾病。病毒免疫病理损伤主要包括特异性体液免疫病理作用和特异性细胞免疫病理作用,少数病毒免疫病理损伤还可能存在非特异性免疫机制引起的损伤。一种病毒感染可能诱发一种免疫损伤机制,也可能存在两种或两种以上的免疫损伤机制。

1. 体液免疫病理作用

病毒的包膜蛋白、衣壳蛋白均为较强的抗原,能刺激机体产生相应的特异性抗体,抗体与抗原结合可阻止病毒扩散,利于病毒的清除。特异性抗体产生也会介导机体产生体液免疫病理作用:① 特异性抗体与出现在细胞膜上的病毒抗原结合,激活补体引发宿主细胞破坏、溶解,发生 II 型超敏反应。例如,血细胞表面登革热病毒抗原与相应抗体结合,激活补体导致红细胞和血小板的破坏,临床上出现溶血性休克综合征。② 特异性抗体与病毒抗原结合形成免疫复合物,沉积在某些器官组织的膜表面,激活补体引起 III 型超敏反应,造成器官组织的损伤和炎症。例如,慢性病毒性肝炎患者产生的免疫复合物沉积在关节、肾脏等器官,并发关节炎、肾炎等疾病。

2. 细胞免疫病理作用

特异性细胞免疫是宿主清除细胞内病毒的重要机制,对病毒感染的恢复起到关键作用。但细胞免疫也会损伤宿主细胞,导致组织器官功能紊乱,也是病毒致病机制中的一个重要方面,属于 IV 型超敏反应。病毒感染细胞后,致敏的细胞毒性 T 细胞(CTL)可损伤特异性表达病毒抗原的宿主细胞的细胞膜,造成宿主细胞的病变、死亡。例如,乙型肝炎病毒感染的肝细胞表面存在乙肝病毒的多种蛋白抗原(HBsAg、HBeAg 等),细胞毒性 T 细胞介导的细胞毒性效应在清除病毒的同时也造成肝细胞的损伤,其免疫应答的强弱决定了疾病的预后。

3. 炎性因子病理作用

病毒感染细胞时,诱导产生大量炎性细胞因子(如 INF-g、TNF-a、IL-1 等),导致代谢紊乱,并活化血管活化因子,引起休克、弥散性血管内凝血(DIC)等严重病理过程,严重者可危及生命。

4. 免疫抑制作用

某些病毒感染后可主动抑制宿主的免疫应答,导致机体的免疫应答性降低。免疫应答低下与病毒侵犯免疫细胞有关,如麻疹病毒可侵入 T 细胞、B 细胞、巨噬细胞,并导致淋巴组织中出现多核巨细胞;人类免疫缺陷病毒侵犯 T 辅助性细胞和巨噬细胞等,导致艾滋病的发生。病毒免疫抑制不仅影响机体的免疫功能(如吞噬功能降低、抗原提呈功能降低、抗体产生低下、细胞杀伤功能低下等),导致清除病毒困难,还可激活体内潜伏的病毒或促进某些肿瘤的生长,使病毒性疾病更加复杂化,也是导致病毒持续性感染的原因之一。

5. 免疫逃逸作用

病毒的免疫病理作用除了直接损伤和免疫抑制外,也与病毒的免疫逃逸(immune escape)能力有关。病毒可通过免疫逃逸机制逃避机体免疫防御、防止免疫激活或阻止免疫应答的发生等方式来逃脱免疫应答。有些病毒通过编码抑制免疫应答的蛋白质实现免疫逃脱,有些病毒形成合胞体让病毒在细胞间传播逃避免疫应答。常见病毒的免疫逃逸机制见表 17-3。

表 17-3 病毒免疫逃逸机制

免疫逃逸	病毒举例及作用方式
细胞内寄生	病毒属严格活细胞内寄生,逃避抗体、补体等免疫杀伤
损伤免疫细胞	HIV、EB 病毒等在 T 或 B 细胞内寄生导致宿主细胞凋亡
免疫增强	登革热病毒、黄病毒等再次感染激活预先致敏的单核细胞导致登革休克综合征
免疫抑制	麻疹病毒、风疹病毒、HIV 等导致 T 细胞清除,诱导耐受,破坏抗原递呈细胞,抑制效应细胞功能
抗原结构复杂	鼻病毒、柯萨奇病毒等型别多,抗原多态性导致免疫应答不力
抗原变异	HIV、甲型流感病毒高频率的抗原变异导致免疫应答滞后
抗原表达降低	腺病毒、巨细胞病毒可抑制 MHC-I 转录及表达

6. 自身免疫病

病毒感染免疫系统后还可导致免疫应答功能紊乱,主要表现为失去对自身与非自身异己抗原的识别功能,产生对自身细胞或组织的体液免疫或细胞免疫,可发展成自身免疫病。

三、病毒感染的类型

病毒侵入机体后,因病毒种类、毒力和机体免疫力等状况不同,可表现不同的感染类型。根据有无临床症状,分为显性感染和隐性感染;显性感染根据病毒在机体内感染的过程及滞留的时间,分为急性感染和持续性感染,持续性感染又可分为潜伏感染、慢性感染和慢发感染。

（一）隐性感染（inapparent infection）

病毒侵入机体后，若病毒毒力较弱或机体防御力较强，病毒不能大量增殖，对组织细胞损伤不明显；或病毒侵犯后未到达靶细胞，临床无症状或症状不典型，称为隐性感染或亚临床感染（subclinical infection）。隐性感染容易造成漏诊和误诊，虽然不出现临床症状，但仍可刺激机体产生免疫应答获得免疫力而终止感染。部分隐性感染者一直不产生免疫力，病毒可在体内增殖并向外界排泄和播散，成为流行病学重要传染源。这种隐性感染者被称为病毒携带者（viral carrier），其在流行病学上具有重要意义。

（二）显性感染（apparent infection）

病毒侵入机体后，大量增殖造成细胞严重损伤，导致机体出现临床症状和体征，称为显性感染。依据症状出现早晚和持续时间长短又分为急性感染和持续性感染，持续性感染又可分为潜伏感染、慢性感染和慢发感染等方式（见图 17-1）。

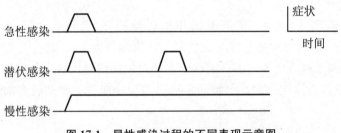

图 17-1　显性感染过程的不同表现示意图

1. 急性感染（acute infection）

病毒侵入机体后，在细胞内增殖，潜伏期短，数日到数周发病。病毒在潜伏期内增殖到一定水平，导致靶细胞损伤和死亡，造成组织器官损伤和功能障碍，出现临床症状。从潜伏期起，机体动员免疫系统发挥免疫机制清除病毒，除死亡病例外，宿主一般都能在出现症状后的一段时间内，将病毒清除进入恢复期。恢复期机体不再携带病毒，常获得适应性免疫，特异性抗体可作为既往感染的证据，如急性病毒性肝炎感染过程。

2. 持续性感染（persistent infection）

此类感染病毒可在机体内持续存在数月至数年，甚至数十年，可出现症状，也可以不出现症状而长期携带病毒，引起慢性进行性疾病，并可成为重要的传染源，如人类免疫缺陷病毒、乙型肝炎病毒等。此外，持续性感染也可引发自身免疫性疾病或与部分肿瘤的发生相关。造成持续性感染的原因有病毒和机体两方面因素，病毒方面有病毒的抗原性弱或抗原变异、缺陷性干扰颗粒形成及整合感染等因素；机体方面有机体免疫应答异常和病毒免疫逃逸等因素。持续性感染的病毒致病机制不同，而且临床表现各异。根据持续性感染临床表现的差异，可分为下列 3 种类型：

（1）**潜伏感染（latent infection）**　某些病毒经隐性或显性感染后，病毒基因存在于细胞内，潜伏于某些组织器官内不复制，在某些条件下病毒可被激活而发生一次或多次复发感染的急性显性发作。在显性感染时，可检测到病毒存在，而在潜伏期内查不出病毒。例如，单纯疱疹病毒感染后，在机体三叉神经节中潜伏，机体无临床症状也无病毒排出，当机体受到劳累或免疫功能低下等因素影响时，潜伏的单纯疱疹病毒被激活后发生单纯疱疹。

（2）**慢性感染**（chronic infection）　病毒在显性感染或隐性感染后未完全清除,可持续性存在血液或组织中并不断排出体外,可出现临床症状也可无症状,但常反复发作,病程长达数月至数年,迁延不愈,如乙型肝炎病毒、丙型肝炎病毒等。

（3）**慢发感染**（slow infection）　此类型病毒感染较为少见,但后果严重。病毒在显性或隐性感染后,有很长的潜伏期,可达数月、数年甚至数十年,既不能分离出病毒也无症状,但可发生进行性疾病变化,最终导致死亡,如人类免疫缺陷病毒引起的艾滋病、麻疹病毒引起的亚急性硬化性全脑炎等。

第二节　抗病毒免疫

机体抗病毒免疫应答包括固有免疫(非特异性免疫)和适应性免疫(特异性免疫或获得性免疫)。固有免疫(innate immunity)是指机体在种系发育和进化过程中形成的天然免疫防御功能,即出生后就已具备的非特异性防御功能,是机体获得性免疫产生之前,机体对病毒初期感染的天然抵抗力,主要为单核巨噬细胞、自然杀伤细胞及干扰素等的作用,是针对病毒感染的第一道防线。适应性免疫(adaptive immunity)是指机体淋巴细胞在病毒抗原的刺激下对抗原的特异性反应,主要是抗体介导的和细胞介导的抗病毒作用,能够产生免疫记忆效应,在彻底消灭病原体以及防止再感染方面起着关键作用。

一、固有免疫

固有免疫是针对病毒感染的第一道防线,主要包括机械和化学屏障、单核巨噬细胞和自然杀伤细胞、干扰素和先天不感受性等因素,对病毒的进入能迅速发挥作用,并激活适应性免疫发挥作用。通常固有免疫防御可控制感染、防止临床症状出现,其中干扰素、巨噬细胞和自然杀伤细胞起主要作用。

（一）机械和化学屏障

宿主的皮肤、黏膜是阻止病毒感染的良好屏障。呼吸道黏膜上皮细胞的纤毛运动是机体的一种保护机制,阻止病毒的黏附和入侵;消化道的胃酸和胆汁对病毒有灭活作用,有包膜病毒一般不能通过消化道感染;血脑屏障和胎盘屏障可阻止大多数病毒感染脑细胞和胎儿。若屏障功能受损,机体易发感染。例如,呼吸道病毒(流感病毒、副流感病毒等)感染破坏呼吸道黏膜细胞时,易发生继发感染;多数肠道病毒属裸露病毒,具有耐酸性,易引发肠道感染。

（二）单核巨噬细胞和自然杀伤细胞

单核巨噬细胞吞噬和消化大分子异物如病原体(病毒),抗体或补体起到调理作用;IFN-γ活化的巨噬细胞增强杀灭病毒的能力。

自然杀伤细胞(natural killer cell,NK 细胞)在无抗原刺激下,机体通过非抗体依赖的方式自然杀伤病毒感染的细胞,是机体抗病毒的第一道防线的重要力量。NK 细胞在血中占淋巴细胞的 10%,是一种不受 MHC 限制,也不依赖抗体具有杀伤作用的免疫细胞。NK 细胞可通过多种途径被活化,其中在抗病毒免疫中以被干扰素激活尤为重要。病毒感染细胞后,细胞膜发生变化,成为 NK 细胞识别的靶细胞,NK 细胞与靶细胞接触后,通过释放穿孔素溶解病毒感染细胞,从而终止病毒的增殖。IFN-γ 可增强其活性,活化的 NK 细胞还可释放 TFN-a 或 IFN-γ 等细胞因子进一步发挥抗病毒效应。

(三) 干扰素(interferon,IFN)

干扰素是由病毒或其他干扰素诱生剂刺激人或动物细胞产生的一种糖蛋白,具有抗病毒、抗肿瘤和免疫调节等多种生物学特性。除病毒外,细菌内毒素、人工合成的双链 RNA 等干扰素诱生剂也可诱导细胞产生干扰素。巨噬细胞、淋巴细胞及体细胞均可产生干扰素。干扰素具有广谱抗病毒作用,但只能抑制病毒增殖而无杀灭病毒作用。

1. 种类与性质

IFN 无病毒特异性,一种病毒诱生的 IFN 对其他病毒也有效,但有种属特异性,一般在同种细胞中活性最高,对异种细胞无活性,如小鼠产生的 IFN 对人体无效。人类细胞诱生的干扰素根据抗原性不同分为 α、β 和 γ 三种,每种又依据氨基酸序列不同分为若干亚型。IFN-α 主要由白细胞产生,IFN-β 主要由成纤维细胞产生,两者均属于 I 型干扰素。IFN-γ 由 T 细胞和 NK 细胞产生,属于 II 型干扰素。I 型干扰素抗病毒作用比 II 型干扰素强;II 型干扰素免疫调节和抗肿瘤作用比 I 型干扰素强。干扰素分子量小,对热稳定,4 ℃ 可保存较长时间,−20 ℃ 可长期保存,56 ℃ 被灭活,可被蛋白酶降解,临床贮存时应注意温度对其的影响。干扰素也有抗原性,在使用干扰素治疗期间,机体可能产生干扰素抗体,干扰素抗体的形成可能会影响干扰素的生物学活性,降低临床治疗效果。

2. 抗病毒活性

干扰素不能直接灭活病毒,而是通过诱导细胞合成抗病毒蛋白(antiviral protein, AVP)发挥效应。干扰素的抗病毒机制:正常情况下,干扰素基因处于抑制状态,不表达干扰素;当病毒或其他干扰素诱生剂作用细胞后,干扰素基因被激活,翻译出干扰素蛋白,干扰素蛋白与宿主细胞表面的干扰素受体结合,触发信号传递等一系列的生物化学过程,激活宿主细胞的基因合成多种 AVP 从而实现抗病毒作用。AVP 主要包括 2′,5′-腺嘌呤核苷合成酶(2′,5′-A 合成酶)和蛋白激酶(protein kinase R,PKR)。2′,5′-A 合成酶激活核糖核酸酶而降解 mRNA,PKR 可使合成蛋白质的启动因子 2(eIF-2)磷酸化而失活,从而抑制蛋白质的合成(图 17-2)。AVP 只作用于病毒,对宿主细胞蛋白质合成没有影响。

干扰素发挥抗病毒作用十分迅速,在病毒感染的几小时内就能起到作用,抗病毒状态可持续 2~3 天。IFN 合成后很快释放到细胞外,扩散至邻近细胞发挥抗病毒作用。IFN 既能中断受染细胞的病毒感染,又能限制病毒的扩散,因此 IFN 在感染的早期发挥重要的作用。IFN 对多种病毒均有一定抑制作用,但近年来也发现许多病毒已形成一些较为复杂的机制来对抗或逃避 IFN 的抗病毒作用,表现出一定的抗药性。IFN 抗病毒有效的治疗方法要求正确使用其亚型和它在适当浓度下的迅速释放。

3. 免疫调节及抗肿瘤活性

干扰素还具有免疫调节作用,能促进巨噬细胞的吞噬作用,活化 NK 细胞,增强淋巴细胞对靶细胞的杀伤作用;其还能抑制肿瘤细胞的分裂。因此,IFN 已用于临床治疗抗感染和抗肿瘤的辅助治疗。

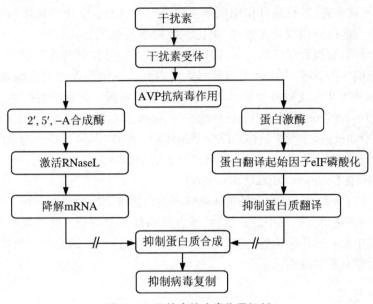

图 17-2　干扰素抗病毒作用机制

（四）先天不感受性

先天不感受性主要取决于宿主细胞的细胞膜上有无病毒受体。机体的遗传因素决定了种属和个体对病毒感染的差异,如有些动物病毒不能使人感染,有些人类病毒不能感染动物细胞,其原因主要在于种属细胞的细胞膜上无相应 VAP 受体而不被感染。

二、适应性免疫

免疫应答是宿主清除病毒感染或防止再次感染的最好方式,机体以适应性免疫来清除病毒,主要包括体液免疫和细胞免疫,两者在抗病毒方面作用都很重要。病毒感染过程中,病毒的各种结构蛋白和非结构蛋白经抗原递呈细胞的抗原加工和递呈,活化 B 淋巴细胞和T 淋巴细胞,诱发体液免疫和细胞免疫发挥适应性免疫。体液免疫主要是存在血流中的中和抗体(IgM、IgG)或黏膜表面的中和抗体(sIgA)发挥抗病毒作用并有效防止再次感染。细胞免疫主要是由细胞毒性 T 淋巴细胞对病毒感染的靶细胞进行杀伤,阻断病毒在细胞内复制,是终止病毒感染的主要免疫机制。活化的 T 细胞所分泌的多种细胞因子如 TFN-a 或IFN-γ 等也对病毒的清除发挥一定作用。

（一）体液免疫

体液免疫可清除细胞外的游离病毒,并可有效抑制病毒通过病毒血症向靶组织扩散,其发挥作用主要通过各类抗体来实现。抗体包括中和抗体和非中和抗体两类:中和抗体可中和游离病毒体,通过调理作用增强吞噬细胞吞噬杀灭病毒,主要对再次入侵的病毒体有预防作用;非中和抗体不能中和病毒体,无免疫保护作用,但有时具有诊断价值,用于临床病毒性疾病的诊断。

1. 中和抗体(neutralizing antibody)

是指针对病毒某些表面抗原的抗体,具有与病毒结合后消除病毒感染性的特性。中和抗体不能直接灭活病毒,其抗病毒作用机制主要有以下几种:① 中和抗体与病毒表面抗原结合,可使病毒表面抗原构型发生改变,阻止其吸附于易感的宿主细胞。② 中和抗体与病毒表面抗原结合后,易被吞噬细胞清除(调理作用)。③ 中和抗体与病毒表面抗原结合后激活补体,导致包膜病毒裂解。④ 宿主细胞感染病毒后常在细胞表面表达病毒抗原,由中和抗体结合,通过激活补体或免疫细胞发挥作用,溶解靶细胞。血凝抑制抗体(haemagglutination inhibition antibody)属于中和抗体的一种,某些病毒(如流感病毒)表面含有血凝素,刺激机体产生中和抗体(血凝素抗体),除中和抗体的一般作用外,其还能抑制病毒的血凝现象,故称血凝抑制抗体。此类抗体的检测有助于血清学诊断。

2. 非中和抗体(nonneutralizing antibody)

是指不能与病毒表面抗原结合的抗体或病毒体内部抗原所诱生的抗体。这些抗体针对的是包膜病毒的基质蛋白或其中的核蛋白,或者是病毒复制酶等。此类抗原与病毒入侵靶细胞无关,不能中和病毒的感染性,但可通过调理作用增强吞噬细胞的吞噬作用,具有诊断价值,可协助诊断某些病毒性疾病。

(二)细胞免疫

病毒属于严格细胞内寄生的微生物,体液免疫只能清除细胞外的病毒,而细胞内寄生病毒清除主要依赖于细胞免疫。细胞免疫在抗病毒感染中起到重要作用,主要通过细胞毒性T细胞(CTL)及T细胞释放的细胞因子发挥抗病毒作用。

1. 细胞毒性T细胞

CTL接触病毒感染的靶细胞后,能特异性识别靶细胞表面和MHC-1类分子结合的病毒抗原特异性多肽,激活后释放穿孔素及细胞毒素,导致靶细胞裂解或细胞凋亡,直接杀伤靶细胞。靶细胞破坏后释放的病毒体和蛋白质可在抗体作用下由巨噬细胞清除。

2. 细胞因子

活化的T细胞释放多种细胞因子,激活巨噬细胞、NK细胞等诱发炎症反应;这些因子进一步促进CTL的增殖和分化,在抑制病毒复制及清除靶细胞内的病毒中协同发挥作用。

三、抗病毒免疫的持续时间

抗病毒免疫持续时间的长短在各种病毒之间差异很大,但一般具有以下一些特点:

① 有病毒血症的全身性病毒感染,由于病毒抗原能与免疫系统广泛接触,免疫原性强,病后免疫性较为牢固,且持续时间较长,如水痘病毒、天花病毒、腮腺炎病毒、麻疹病毒、脊髓灰质炎病毒等。无病毒血症的局部组织或黏膜的病毒感染,免疫原性较弱,常引起短暂的免疫,免疫力不强,宿主可多次感染,如流行性感冒病毒、鼻病毒等。

② 只有单一血清型的病毒感染,病后获得牢固免疫力,且持续时间长,如乙型脑炎病毒。血清型别多的病毒感染,其仅对同型病毒感染有免疫力,对其他型别的病毒感染无免疫力,如鼻病毒。

③ 易发生抗原变异的病毒感染,病后只产生短暂免疫力,如流行性感冒病毒表面抗原发生变异,产生新亚型的流感病毒,人群对变异病毒无免疫力,极易引起流感的流行。

(张涛)

第十八章 病毒感染的检查与防治

病毒性疾病在人类疾病中占有十分重要的地位,因此对病毒性疾病的及时正确分离和鉴定病毒,不但有助于抗病毒治疗,而且对于监测病毒流行病学和发现新病毒均具有重要价值。随着分子生物学的研究进展,近年来出现的快速诊断及分子生物学技术,为临床病毒学检查开创了新方法。病毒感染的早期诊断有利于患者的早期抗病毒治疗,对控制病毒感染具有重要的现实意义。病毒性疾病的防治分为特异性防治和非特异性防治,特异性防治包括接种疫苗、注射抗体及细胞免疫剂等,非特异性防治包括使用抗病毒药物、干扰素、中草药等。

第一节 病毒感染的检查

病毒感染的实验室检查主要包括标本的采集和送检、病毒的分离鉴定和血清学诊断等三个方面。随着分子病毒学的发展,不断建立的新型快速诊断方法,极大地提高了实验室对病毒性疾病的诊断水平。

一、标本的采集和送检

(1) 标本采集部位需依据临床感染具体情况而定。应根据不同病毒感染、不同病程,采取不同部位的标本。例如,呼吸道感染应采集鼻咽分泌物或痰液;肠道感染应采集粪便;中枢神经系统感染应采集脑脊液;皮肤疱疹性疾病应取水疱液;有病毒血症的感染采集血液等。

(2) 采集标本应在发病的初期或急性期。主要用于分离病毒或检测病毒及其核酸成分的标本,应于病程早期(发病 1～2 天)采集标本,此时标本中病毒含量多,检出率高。

(3) 标本采集时必须严格无菌操作。对含有杂菌的标本,如痰液、粪便、尿液等,可使用抗生素或抗真菌等药物抑制杂菌生长繁殖。

(4) 标本送检应冷藏保存和快速。病毒在室温环境下易被灭活,标本采集后应立即送实验室检查,如离实验室较远,送检的标本需在低温下保存送检;若不能立即送检或分离培养,应将标本存放在 -70 ℃低温冰箱或液氮罐内保存。

(5) 血清学诊断应采集双份血清。血清学诊断标本应采集患者急性期和恢复期各 1 份血清,动态观察双份血清抗体效价,一般恢复期血清抗体效价比急性期高出 4 倍或 4 倍以上有诊断意义。

二、病毒的分离与鉴定

由于病毒属于非细胞型微生物,需使用活体组织培养技术对病毒进行分离培养和鉴定,常用的方法有组织细胞培养、鸡胚培养及敏感动物接种等。病毒具有严格的细胞内寄生性,故应根据病毒的种类选用相应的组织细胞、鸡胚或敏感动物进行病毒的分离和鉴定,这是病毒病原学诊断的"金标准"。这些实验手段方法复杂,要求严格且耗时较长,一般不适用于临床诊断,只适用于病毒的实验室研究或流行病学调查。适合病毒分离与鉴定的情况如下:① 病毒性疾病的病原学诊断或鉴别诊断;② 新发病毒性疾病或再发病毒性疾病的病原学诊断;③ 指导病毒性疾病治疗;④ 监测病毒疫苗效果;⑤ 病毒性疾病的流行病学调查;⑥ 病毒生物学性状研究。

(一)细胞培养

细胞培养是指对离体活组织块或分散的活组织细胞进行培养的方法,是目前病毒分离鉴定中最常用的方法。细胞培养根据细胞生长方式可分为单层细胞培养和悬浮细胞培养两种;从细胞来源及传代次数等又可分为原代细胞、二倍体细胞和传代细胞等3种类型。

(二)鸡胚培养

鸡胚对多种病毒敏感,一般采用9~14天鸡胚,根据病毒种类不同,接种鸡胚的不同部位,如羊膜腔、尿囊腔、卵黄囊和绒毛尿囊膜等部位。通常含有血凝素的流感病毒、腮腺炎病毒等接种羊膜腔和尿囊腔,能形成痘疱的痘病毒和疱疹病毒等接种绒毛尿囊膜,嗜神经的狂犬病毒、流行性乙型脑炎病毒等接种卵黄囊。鸡胚接种孵育2天后,观察鸡胚的活动或死亡情况,收集相应的组织或囊液等标本用于病毒的鉴定。鸡胚接种方法对流感病毒最敏感,目前除分离流感病毒外,其他病毒的分离培养基本被细胞培养所取代。

(三)动物接种

动物接种是最早的病毒分离方法,目前使用并不多。根据病毒的亲嗜性选择敏感动物及其接种部位,常用的动物有小鼠、大鼠、家兔、雪貂、猩猩及猴子等,常用的接种部位有鼻、皮下、皮内、腹腔、脑内及静脉等。接种后观察动物的发病情况,进行血清学检测,测定 ID_{50} 和 LD_{50} 等。

(四)病毒的鉴定

根据所分离病毒的生物学特性、培养特性、细胞病变(CPE)特征、红细胞吸附现象、干扰现象及细胞代谢等特征,即可初步确定病毒的科属,若需进一步鉴定,可采用血清学方法。

1. CPE

病毒在敏感细胞内增殖可引起特有的 CPE 变化。CPE 在未固定、未染色时,可用低倍显微镜观察到,可作为判定病毒增殖的指标之一。常见的 CPE 主要包括细胞变圆、皱缩、胞质颗粒增多、聚集、融合、拉丝、滑丝、脱落或溶解、堆积呈葡萄串状、形成包涵体等。

2. 吸附红细胞(hemadsorption)

带有血凝素的病毒(hemagglutinin,HA)(如流感病毒、麻疹病毒、狂犬病毒等)感染宿主细胞后,可在宿主细胞细胞膜上表达血凝素,具有吸附脊椎动物(豚鼠、鸡、猴等)红细胞的能力,这种现象称为红细胞吸附,可作为判定病毒增殖的指标之一。红细胞吸附试验常用来测定具有 HA 的呼吸道病毒(正黏病毒与副黏病毒)增殖指标。若有相应的抗 HA 血清,则能中和红细胞膜上 HA,阻断红细胞吸附的形成,称为红细胞吸附抑制试验,此试验是血清学试验。

3. 干扰现象(interference phenomenon)

某些病毒感染宿主细胞后不出现 CPE,但可以干扰另一种可以产生 CPE 的病毒在该细胞中的增殖,从而阻断后者所特有的 CPE,此现象可作为判定病毒增殖的指标之一。例如,风疹病毒感染猴肾细胞不出现 CPE,而埃可病毒Ⅱ型感染猴肾细胞却可引起 CPE,两种病毒同时感染猴肾细胞可出现风疹病毒干扰埃可病毒Ⅱ型的增殖,故可用于风疹病毒的检测。目前此方法因缺乏特异性而被免疫学等方法所代替。

4. 细胞代谢变化

病毒感染细胞后,细胞代谢发生生物化学的改变,可使细胞培养液的 pH 出现变化,也可作为病毒增殖的指标之一。

(五)病毒的定量测定

1. 空斑形成单位(plague forming unit,PFU)测定

是测定病毒感染性一种比较准确的方法。先将适当稀释浓度的病毒悬液定量接种到敏感的单层细胞中,经过一段时间培养后病毒吸附到细胞上,再在其上覆盖一层熔化的半固体营养琼脂层,待其凝固后继续培养。病毒在细胞内复制增殖,每一个感染性病毒颗粒在单层细胞中产生一个局限性感染细胞病灶,形成肉眼可见的空斑。由于每个空斑是由单个病毒颗粒在宿主细胞内复制形成,所以计数营养琼脂中细胞的空斑数可推算出样品中活病毒的数量,通常以每毫升空斑形成单位(PFU/ml)表示病毒悬液的滴度。

2. 红细胞凝集(red cell agglutination)试验

将含有血凝素的病毒样品接种鸡胚或感染细胞后,收集鸡胚羊膜腔液、尿囊液或细胞培养液,加入敏感动物红细胞后可出现红细胞凝集,此试验亦称血凝试验。将病毒样品稀释制成不同稀释度的悬液,以出现血凝试验阳性反应的最高稀释度作为血凝效价,可半定量检测病毒颗粒的含量。

3. 50%致死量(LD_{50})或 50%组织细胞感染量($TCID_{50}$)测定

病毒感染易感动物或培养的组织细胞后,测定引发 50%发生死亡或病变的最小病毒量,此法可估计所含病毒的感染量。将待测病毒悬液进行 10 倍连续稀释,分别接种鸡胚、易感动物或组织细胞,经一定时间后,观察记录动物死亡数或 CPE 情况,按 Reed-Muencha 法计算出 LD_{50} 或 $TCID_{50}$。

三、病毒感染的血清学诊断

病毒感染的血清学诊断依据血清学试验原理,用已知的病毒抗原检测患者血清中相应抗体,具有辅助诊断病毒性疾病的价值。另外,患者血清中抗体类型对于明确病毒性疾病的感染阶段具有指导意义。例如,IgM 抗体检测可用于病毒性疾病的早期诊断;IgG 抗体检测则必须检测急性期和恢复期双份血清,动态观察抗体效价,效价增高 4 倍或 4 倍以上有诊断意义。病毒性疾病血清学诊断适用于下列情况：① 采取标本分离病毒为时已晚。② 目前尚无分离此病毒的方法或难以分离的病毒。③ 证实所分离病毒的临床意义。④ 血清流行病学调查。

1. 中和试验(neutralizing test)

是利用病毒在活体内或细胞培养中被特异性抗体中和而失去感染性的一种试验，可用来检测患者血清中抗体的消长情况，也可用来鉴定未知病毒或研究病毒的抗原结构。一般是用不同稀释度的血清与定量病毒混合，在室温下作用一定时间后，接种敏感细胞进行培养，以能保护半数细胞不出现细胞病变的血清最高稀释度为终点效价。中和抗体是作用于病毒表面(衣壳或包膜)抗原的抗体，同种不同型病毒间一般无交叉，特异性高，而且抗体在体内维持时间长。中和抗体阳性并不代表正在感染中，也可能是隐性感染所致。中和抗体试验适用于人群免疫情况的调查，临床诊断较少使用。

2. 补体结合试验(complement fixation test)

是用已知病毒可溶性补体抗原检测患者血清中有无相应补体结合抗体。补体抗原属病毒内部抗原，同种异型间常有交叉，故补体结合抗体特异性一般低于中和抗体，但补体抗原出现较早，消失较快，可作为近期感染的指标。

3. 血凝抑制试验(hemagglutination inhibition test)

许多病毒能使鸡、豚鼠、人等红细胞凝集，这种现象能被相应抗体所抑制，称为血凝抑制试验。血凝抑制试验原理为相应的抗体与病毒结合，阻止病毒表面血凝素与红细胞结合，抑制血凝现象出现。此试验经济、简便、快速、特异性高，可鉴别病毒的型与亚型，常用于流感病毒和乙型脑炎病毒感染的辅助诊断及流行病学调查。

4. 凝胶免疫扩散试验

常用半固体琼脂糖进行抗原、抗体的沉淀反应，方法简便，特异性与敏感性均较高，且衍生出对流免疫电泳和火箭电泳等更为敏感的检测技术。此法在病毒性疾病中主要用于乙肝病毒和乙型脑炎病毒等感染诊断。

四、病毒感染的快速诊断

病毒感染的快速诊断对于疾病的早期诊断和早期治疗都具有十分重要的意义，病毒感染的快速诊断要求临床试验方法具有操作简便、准确度高、特异性强和耗时短等特点，常用方法主要包括形态学检查、病毒抗原成分和核酸成分检测等。

1. 光学显微镜检查

某些病毒在宿主细胞内增殖，在细胞内出现特征性病毒包涵体，可在光学显微镜下观察到。通常 DNA 病毒产生核内包涵体，RNA 病毒产生胞质包涵体。

2. 电子显微镜检查

利用电子显微镜放大数万或数十万倍可观察病毒颗粒的形态结构，对研究和发现新的未知病毒也是一个有效手段。常用技术有负染技术、免疫电镜技术和超薄切片电镜技术等。

3. 病毒抗原检测

采用标记免疫技术直接检测标本中的病毒抗原进行早期诊断，主要包括酶免疫测定、荧光免疫测定、放射免疫测定及蛋白印记技术等方法。目前常用酶免疫测定和荧光免疫测定，放射免疫测定因放射性污染的问题较少采用，取而代之是非放射性标记物(如地高辛等)免疫测定。这些技术操作简单、特异性强、敏感性高,特别是用单克隆抗体标记可检测到微量水平(ng 或 pg)的抗原或半抗原。蛋白印迹技术也可检测病毒抗原,但一般不常用。

4. 病毒核酸检测

分为核酸扩增技术、核酸杂交技术、基因芯片技术、基因测序技术等。病毒核酸检测阳性只代表标本或病变部位有相应核酸成分,并不代表标本中或病变部位一定有活病毒。

第二节 病毒感染的防治

一、病毒感染的预防

病毒性感染约占微生物感染的 75% 以上,由于目前治疗病毒感染的有效药物十分有限,所以病毒感染的人工免疫对于预防病毒性感染具有重要意义。病毒感染的人工免疫预防是应用适应性免疫的原理,通过人工主动免疫或人工被动免疫,使机体主动或被动产生抗病毒的特异性免疫,从而达到预防和治疗病毒感染性疾病的目的。

(一) 人工主动免疫

病毒感染的治疗药物效果远不及抗菌药物等对细菌感染的疗效,故病毒疫苗已经成为人们预防病毒性疾病的最重要、最有效的手段,越来越受到人类的重视。人工主动免疫主要以疫苗(病毒抗原)刺激机体,使机体主动产生抗病毒的特异性免疫。疫苗的种类主要包括灭活疫苗、减毒活疫苗、亚单位疫苗、基因工程疫苗、核酸疫苗等。目前我国常用的病毒疫苗见表 18-1。

表 18-1 我国常用的病毒疫苗

疫苗名称	疫苗种类	培养细胞种类
麻疹疫苗	减毒活疫苗	鸡胚细胞
流行性腮腺炎疫苗	减毒活疫苗	鸡胚细胞
风疹疫苗	减毒活疫苗	人二倍体细胞
脊髓灰质炎疫苗	减毒活疫苗	人二倍体细胞、Vero 细胞
甲型肝炎疫苗	减毒活疫苗	人二倍体细胞
乙型肝炎疫苗	基因工程疫苗	酵母菌表达
人用狂犬疫苗	灭活疫苗	人二倍体细胞
乙型脑炎疫苗	灭活疫苗	地鼠肾细胞
森林脑炎疫苗	灭活疫苗	地鼠肾细胞

1. 灭活疫苗(inactivated vaccine)

通过理化方法将具有毒力的病毒灭活,常以甲醛作为灭活剂,使病毒失去感染性,保留病毒的抗原性。通常在那些毒力不能减弱或可能致癌的病毒株中制备灭活疫苗。目前常用的灭活疫苗有流行性乙型脑炎疫苗、狂犬疫苗和流感疫苗。灭活疫苗的优点是易于保存,一般可保存一年左右;缺点是灭活疫苗接种的免疫保护力维持时间较短,需多次接种,接种剂量大,局部和全身反应较为明显。

2. 减毒活疫苗(attenuated vaccine)

通过自然界或人工突变培育筛选出减弱或丧失毒力的病毒突变株制备而成。常用的减毒活疫苗有牛痘苗、脊髓灰质炎疫苗、麻疹疫苗、风疹疫苗、腮腺炎疫苗、甲肝疫苗等。减毒活疫苗接种后,在人体内有一定的生长繁殖能力,形成隐性感染。减毒活疫苗一般只需接种一次,疫苗接种量小,不良反应轻,而免疫效果较好,形成免疫力较持久。部分减毒活疫苗经自然途径接种后,除诱导产生循环抗体和细胞免疫外,还可诱导产生黏膜抗体 sIgA,发挥局部黏膜免疫保护作用。减毒活疫苗的缺点是稳定性较差,不易保存,易失效,有毒力回复突变的危险性。例如,脊髓灰质炎病毒的减毒活疫苗接种后疫苗相关或衍生的感染病例时常有所报道,已引起医学界的重视。

3. 亚单位疫苗(subunit vaccine)

用化学试剂裂解病毒,提取病毒保护性抗原(包膜、衣壳等)的蛋白质亚单位,除去核酸,但能诱导机体产生免疫应答的疫苗。如流感病毒血凝素和神经氨酸酶亚单位疫苗、脊髓灰质炎病毒衣壳蛋白亚单位疫苗、乙肝病毒表面抗原亚单位疫苗等。

4. 基因工程疫苗(gene engineered vaccine)

采用 DNA 重组技术,将编码病毒有效抗原的 DNA 片段转入载体,形成重组 DNA,再导入宿主细胞(大肠杆菌或酵母菌)中表达、纯化后制成的疫苗。重组的基因工程乙型肝炎疫苗免疫原性强,具有良好的安全性,可避免血源疫苗的潜在安全隐患,目前已广泛取代血源疫苗,用于预防乙型肝炎的计划免疫。

5. 核酸疫苗(nucleic acid vaccine)

核酸疫苗包括 DNA 疫苗和 RNA 疫苗,是近几年备受人类关注的新疫苗。目前研究较多的是 DNA 疫苗,先编码能够产生有效免疫的病毒抗原的基因片段和真核质粒载体构建重组质粒 DNA,再导入人体进行表达,产生抗原,刺激机体产生免疫应答反应。核酸疫苗具有制备简便,易贮存和运输,可诱导机体产生体液和细胞免疫,免疫应答维持时间持久等优点,被认为是一种具有重要发展前景的疫苗,已被应用于多种病毒疫苗的研究。但 DNA 疫苗亦存在许多问题,如刺激机体免疫反应的能力较弱;目的基因往往表达水平不高;体内抗原蛋白的表达持续时间尚不清楚;外源性 DNA 片段导入机体有整合风险,且整合的位点难以控制,有诱发基因突变的可能,并有可能引起免疫系统自身紊乱。因此,对于核酸疫苗还需要进行深入研究,对其安全性和长效性进行观察,全面衡量核酸疫苗的利弊。

(二) 人工被动免疫

大多数人均受过不同种类的病毒感染,因而体内含有不同程度的抗病毒特异性免疫产物(如抗体、细胞因子等)。从正常人血清中提取的特异性免疫产物可用于进行短期或紧急预防。人工被动免疫制剂主要包括免疫球蛋白和细胞因子等。

(1) **免疫球蛋白**　主要从正常人血浆中提取的血清丙种球蛋白,用于某些病毒性疾病(如麻疹、甲型肝炎等)的紧急预防。此外,还有针对某一种特定病毒的高效价的特异性免疫球蛋白,如预防狂犬病的免疫球蛋白、预防乙型肝炎的高效价抗 HBs 免疫球蛋白。

(2) **细胞因子**　目前用于临床治疗的细胞因子包括 IFN-α、IFN-β、IFN-γ、IL-2、IL-6、IL-12、TNF 等,主要用于某些病毒性疾病和肿瘤治疗。

二、病毒感染的治疗

由于病毒为严格细胞内寄生性微生物,故要求抗病毒药物必须进入宿主细胞内才能作用于病毒,且必须对病毒有选择性抑制作用而对宿主细胞或机体无损伤,迄今尚无十分理想的药物。抗病毒的特异性药物治疗一直是医学界关注和研究的热点。目前抗病毒药物的应用仍有较大的局限性,其主要原因有抗病毒药物作用的靶位均是病毒复制周期的某一环节,对不复制的潜伏病毒无效;某些复制突变率较高的病毒对抗病毒药物易产生耐药性等因素。近年来,用于病毒治疗的药物和制剂主要有以下几种。

(一) 抗病毒化学制剂

1. 核苷类药物

此类是最早用于临床治疗的抗病毒药物,药物能与正常核酸前体竞争磷酸化酶和多聚酶,抑制病毒核酸的生物合成,广泛用于疱疹病毒感染引起的疾病。核苷类药物主要有:① 碘苷(idoxuridine,IDU),又名疱疹净,1959 年由 Prusoff 合成,用于疱疹性角膜炎的治疗,被誉为抗病毒发展史上的里程碑,并沿用至今。② 阿昔洛韦(acyclovir,ACV),又名无环鸟苷,是目前最有效的抗疱疹病毒药物之一,用于单纯疱疹、生殖器疱疹及带状疱疹的治疗。③ 阿糖腺苷(adenine arabinoside,Ara-A),为腺嘌呤核苷类衍生物,能抑制病毒 DNA 聚合酶,能阻断病毒 DNA 合成,用于疱疹病毒、巨细胞病毒和乙型肝炎病毒的治疗。④ 叠氮胸苷(azidothymidine,AZT),又名齐多夫定,为胸腺嘧啶核苷类药物,阻断前病毒 DNA 合成,从而抑制 HIV 的复制。AZT 可以有效降低艾滋病的发病率和病死率,但易形成病毒的耐药及抑制骨髓等不良反应而被淘汰。⑤ 利巴韦林(ribavirin),又名三叠核苷唑,即病毒唑,能抑制多种 DNA 和 RNA 病毒复制,主要用于 RNA 病毒的治疗,临床上用于流感和呼吸道合胞病毒的治疗。⑥ 拉米夫定(lamivudine),又名贺普丁,为脱氧胞嘧啶核苷类药物,能抑制病毒的复制,并可作为底物类似物竞争抑制病毒反转录酶活性,是目前治疗艾滋病和慢性乙型肝炎等较好的药物。⑦ 双脱氧肌苷(dideoxyinosine,DDI)、双脱氧胞苷(dideoxycytosine,DDC),为胸腺嘧啶核苷类药物,对 HIV 有明显抑制作用。

2. 其他抗病毒药物

主要用于治疗流感病毒、疱疹病毒等感染。常用的药物主要有:① 金刚烷胺(amantadine)和甲基金刚烷胺(rimantadine)。金刚烷胺为合成胺类,甲基金刚烷胺是其衍生物,两者有相同的抗病毒谱和副作用,能抑制病毒包膜与宿主细胞膜融合,能阻止病毒脱壳,主要用于甲型流感病毒的治疗。② 磷甲酸钠(phosphonoformic acid),是焦磷酸化合物,可抑制疱疹病毒的 DNA 聚合酶,对 HIV 反转录酶的活性也有抑制作用,可用于疱疹病毒、HIV 的治疗。

(二) 干扰素和干扰素诱生剂

1. 干扰素

具有广谱抗病毒作用,毒性小,使用同种干扰素无抗原性,主要用于人类疱疹病毒、人乳头瘤病毒、乙型肝炎病毒和丙型肝炎病毒的治疗。

2．干扰素诱生剂

是一种由多聚肌苷酸和多聚胞酸构成的 poly I:C，属人工合成的双链 DNA，具有诱生干扰素和免疫促进作用。目前临床主要用于带状疱疹、病毒性肝炎和出血热的治疗。

（三）中草药

许多中草药对病毒性疾病有预防和治疗作用，或直接抑制病毒增殖，或通过增强机体特异和非特异免疫力而发挥抗病毒作用。具有抗病毒作用的中草药种类较多，如黄芪、板蓝根、穿心莲、大青叶、金银花、黄芩、贯众、螃蜞菊、甘草和大蒜提取物等。

（四）新抗生素类

近年来抗病毒药物研究的进展表明，一些来自真菌、放线菌等微生物的抗生素具有抗病毒感染作用。例如，真菌产物 isochromophilones Ⅰ和Ⅱ及其衍生物能抑制 HIV 包膜与 T 细胞结合，阻止病毒吸附和穿入细胞；放线菌产物 chloropeptins Ⅰ和Ⅱ也能有效抑制 HIV 包膜与 T 细胞结合；新霉素 B 可作用于病毒复制中的调控因子，阻断 RNA 与蛋白质的结合，从而干扰病毒 RNA 的复制。

（五）治疗性疫苗

治疗性疫苗是一种以治疗疾病为目的的新型疫苗，主要有 DNA 疫苗和抗原抗体复合物疫苗。目前有用乙肝疫苗（HBsAg）与其抗体（抗 HBs）及其编码基因一起制备治疗性疫苗用于乙肝病毒携带者和慢性肝炎的治疗。

（六）治疗性抗体

治疗性抗体对于病毒性疾病的治疗有重要作用，可通过中和病毒、杀伤感染细胞及调节免疫应答等机制达到治疗目的。随着抗体技术的发展，抗病毒抗体治疗病毒性疾病的研究已成为研究的热点。人源化鼠单克隆抗体帕利珠单克隆抗体（palivizu monoclonal antibody）是第一个用于病毒感染性疾病治疗的治疗性抗体，主要用于严重呼吸道合胞病毒的治疗。

（七）基因治疗剂

抗病毒基因治疗已成为抗病毒的研究热点，并展现出良好的前景。目前正在研制的抗病毒基因治疗剂主要有以下几种：

（1）反义核酸（antisense oligonucleotide，asON）　反义核酸是根据病毒基因组已知序列，设计出能与病毒基因某些序列互补结合的寡核苷酸，可以在病毒基因的复制、转录、转译阶段起抑制病毒复制的作用。反义核酸有反义 RNA 和反义 DNA 两种。反义 RNA 与病毒靶基因的 mRNA 互补结合，阻断病毒 mRNA 与核糖体的结合，从而抑制病毒蛋白的翻译。反义 DNA 可与病毒关键序列结合，阻止病毒 DNA 复制和 RNA 转录。

（2）核酶（ribozyme）　是一类具有双重特性的 RNA 分子，一方面能识别特异的 RNA 靶序列并与之结合，另一方面又具有酶活性，能通过特异性位点切割和降解靶 RNA，从而抑制病毒的复制。核酶比反义 RNA 阻断活性高，可作为抗病毒基因的新型分子，受到广泛重视，目前已成为抗病毒基因治疗研究中重要组成部分。但核酶本质是 RNA，易被 RNA 酶破坏，因此实际应用受到限制。

（3）小干扰 RNA(short interfering RNA,siRNA)　是一个长 20～25 个核苷酸的双股 RNA,可与靶定的病毒 mRNA 相结合,导致其基因沉默,诱发同源 mRNA 降解。siRNA 所引起的基因沉默作用不仅在注射细胞内发生,还可以转移到其他部位的组织和细胞,并可传代,这种干扰现象具有放大效应。因此,siRNA 的研究受到特别关注。

（张涛　刘勇）

第十九章　呼吸道病毒

呼吸道病毒(*Respiratory virus*)是一大类能侵犯呼吸道引起呼吸道感染,或以呼吸道为侵入门户引起其他组织器官病变的病毒。据统计,大约90%以上的呼吸道感染由病毒引起。呼吸道病毒中最主要的是流行性感冒病毒和麻疹病毒,常见的还有腮腺炎病毒、冠状病毒、风疹病毒、呼吸道合胞病毒、鼻病毒、呼肠病毒等(表19-1)。病毒性呼吸道感染具有传播快、传染性强、可反复感染等特点,常可造成大流行甚至暴发流行。

表 19-1　常见呼吸道病毒及所致主要疾病

科及亚科	属	种	所致主要疾病
正黏病毒科	甲、乙、丙型流感病毒属	甲、乙、丙型流感病毒	流感
	索戈托病毒属	索戈托病毒	流感样综合征
副黏病毒科	副黏病毒属	副流感病毒	普通感冒、支气管炎
副黏病毒亚科	麻疹病毒属	麻疹病毒	麻疹、亚急性硬化性全脑炎
	腮腺炎病毒属	腮腺炎病毒	流行性腮腺炎、睾丸炎、脑膜炎
肺病毒亚科	肺炎病毒属	呼吸道合胞病毒	婴幼儿支气管炎、肺炎
小 RNA 病毒科	鼻病毒属	人鼻病毒	普通感冒、上呼吸道感染
冠状病毒科	冠状病毒属	人冠状病毒	普通感冒、上呼吸道感染
腺病毒科	哺乳动物腺病毒属	人腺病毒 2 型	小儿肺炎、上呼吸道感染
披膜病毒科	风疹病毒属	风疹病毒	风疹、先天性风疹综合征
呼肠孤病毒科	呼肠病毒属	轮状病毒	腹泻、上呼吸道感染

第一节　流行性感冒病毒

流行性感冒病毒(*Influenza virus*,流感病毒)属于正黏病毒科,分甲、乙、丙型,可引起人类和动物的流行性感冒(流感)。其中甲型流感病毒常引起大流行甚至世界性大流行,乙型流感病毒可引起地区性流行,丙型流感病毒只引起人类不明显的或轻微的上呼吸道感染,很少造成流行。

一、生物学性状

(一)形态结构

病毒呈球形或椭圆形,从病人体内初次分离时常呈丝状。球形体直径一般 80～120 nm,丝状体长度可达 4000 nm 左右(图 19-1)。

1．核心

为螺旋对称的核衣壳。由病毒核酸、包绕核酸的核蛋白（nuclear protein，NP）及 RNA 多聚酶组成。病毒核酸为分节段的单负链 RNA，甲型、乙型流感病毒分 8 个节段、丙型流感病毒分 7 个节段。每个节段均为独立的基因组，基因组 1～6 节段依次编码 RNA 依赖 RNA 聚合酶（PB2、PB1、A）、血凝素（hemagglutinin，HA）、NP、神经氨酸酶（neuraminidase，NA），第 7 节段编码 M 蛋白（M1和 M2），第 8 节段编码非结构蛋白（NS1 和 NS2）。流感病毒核酸分节段这一特点使病毒在复制过程中易发生基因重组，导致新的病毒株出现。NP 抗

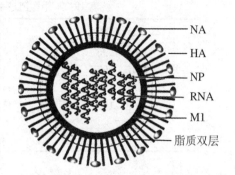

图 19-1　甲型流感病毒结构模式图
（引自：贾文祥.医学微生物学［M］.5 版.
北京：人民卫生出版社）

原性稳定，很少发生变异。NP 与包膜中 M 蛋白共同组成流感病毒的甲、乙、丙型特异性抗原。

2．包膜

流感病毒包膜分两层。内层为 M 蛋白，具有保护核心及维持病毒外形的作用。M 蛋白由病毒基因编码并整合于感染细胞膜，使复制后的核衣壳能选择性地从该部位出芽释放。M 蛋白抗原性较稳定，具有型特异性。外层为脂质双层，来源于宿主细胞膜。甲型和乙型流感病毒其上镶嵌有两种由病毒基因编码的糖蛋白刺突：一种为 HA，呈柱状；另一种为 NA，呈蘑菇状。HA 及 NA 即流感病毒的表面抗原，其抗原性极不稳定，常发生变异，是划分流感病毒亚型的重要依据。

（二）分型与变异

1．分型

根据 NP 和 M 蛋白抗原性不同将流感病毒分为甲、乙、丙三型，三型抗原间无交叉反应。甲型流感病毒又可根据 HA、NA 抗原性的不同，分为多个亚型；乙型、丙型流感病毒尚未发现亚型。

2．变异

甲型流感病毒的 HA、NA 均极易发生变异，尤以 HA 为甚。两者的变异可同时出现，也可单独发生，病毒的变异幅度与流行的关系密切。流感病毒变异有两种形式：① 抗原漂移（antigenic drift），变异幅度小，HA、NA 氨基酸变异率小于 1%，属量变，约每 2～5 年出现一次，常引起局部中、小型流行。② 抗原转变（antigenic shift），变异幅度大，HA 氨基酸变异率大于 20%～25%，属质变，常导致新亚型的出现。由于人群对其完全无免疫力，故常引起世界性流感暴发流行。

近一个世纪以来，甲型流感病毒已经历数次重大变异（表 19-2），每次一种新亚型出现均伴随着一次较大规模的流行。流感病毒抗原变异的机理尚不明确，但有两种学说。一为突变与选择学说，认为旧亚型经过一系列突变，再经过机体的自然筛选形成的新亚型；二为动物来源或基因重组学说，认为新亚型来源于动物流感病毒突变株或由动物流感病毒与人类流感病毒经基因重组形成的新亚型。

表 19-2　甲型流感病毒亚型类别、流行年代及代表株

流行时间	亚型类别	代表株
1948～1957	Hsw1N1	可能为猪流感病毒
1947～1957	H1N1（亚甲型）	A/FM/1/47
1957～1968	H2N2（亚洲甲型）	A/Singapore/1/57
1968～1977	H3N2（香港甲型）	A/HongKong/1/68
1977～	H1N1 H3N2	A/USSR/90/77
2009～	H1N1（新亚型）	尚未确定

（三）培养特性

1. 鸡胚培养

流感病毒适宜在鸡胚中增殖。初次分离接种于鸡胚羊膜腔中阳性率较高，传代培养可移种于尿囊腔。病毒在鸡胚中增殖不引起明显病变，可取羊水或尿囊液做血凝试验以确定是否分离到流感病毒。

2. 细胞培养

可选用原代猴肾细胞（PMK）或狗肾传代细胞（MDCK），流感病毒在细胞中增殖后无明显细胞病变，常用红细胞吸附试验或免疫学方法证实病毒的存在。

（四）抵抗力

流感病毒抵抗力较弱，56 ℃加热 30 min 即可灭活，室温下感染性很快消失，0～4 ℃可存活数周，－70 ℃或冷冻真空干燥可长期保存。对干燥、日光、紫外线、脂溶剂、氧化剂等均敏感。

二、致病性与免疫性

1. 致病性

流感为冬、春季节呼吸道传染病，传染源主要为患者，病毒经飞沫传播，传染性极强。感染后症状轻重不等，约50%感染者无症状，严重者可致病毒性肺炎。病毒经其表面 HA 与呼吸道柱状上皮细胞受体结合，进入细胞内增殖后可导致细胞变性、坏死、脱落、黏膜水肿、充血等病理改变。潜伏期为 1～4 天，突然起病。呼吸道卡他症状明显，并有畏寒、发热、头痛、肌肉关节酸痛等全身表现，有时伴有呕吐、腹痛、腹泻等消化道症状。病毒仅在呼吸道局部增殖，一般不进入血液。病程一般持续 3～5 天，年老体弱、心肺功能不全及婴幼儿感染者，易继发细菌感染，使病程延长，严重者可危及生命。

2. 免疫性

病毒感染后机体可产生特异性体液免疫和细胞免疫，体内可出现针对 HA、NA、NP、M1 的抗体。抗－HA 抗体为中和抗体（包括血清中 IgG、IgM 和局部 SIgA），中和抗体在预防感染和阻止疾病发生中有重要作用。血清中抗－HA 抗体可维持数十年，对同型病毒有牢固免疫力，对同型变异株的免疫力可持续 4～7 年，不同亚型间无交叉免疫。病后特异性 CD4+ 和 CD8+ T 细胞对病毒有广泛的亚型间交叉免疫，在清除病毒和疾病的恢复过程中有重要意义。

三、微生物学检查

在流感暴发流行时,根据典型症状即可做出临床诊断。实验室检查主要用于鉴别诊断和分型、监测变异株、预测流行趋势和制备疫苗。常用的检查方法如下:

(1)病毒分离　取急性期患者咽漱液或鼻咽拭子,经抗生素处理后接种培养细胞或鸡胚,培养后做红细胞吸附试验或血凝试验以确定有无病毒。

(2)血清学诊断　取发病急性期(5天内)血清及恢复期(病后2～4周)血清做血凝抑制试验,若恢复期抗体效价较急性期增长4倍或4倍以上,可辅助诊断。此外,可选用补体结合试验、ELISA、中和试验等方法。

(3)病毒核酸测定　可用核酸杂交、PCR或序列分析检测病毒核酸和进行病毒分型。

四、防治原则

流感病毒传染性强、传播迅速,易引起暴发流行,故严密监测流感病毒的变异,切实做好预防工作十分重要。流行期间,应避免人群聚集。公共场所可用乳酸蒸熏进行空气消毒。常用方法为2～4 ml乳酸 / 100 m³空间,溶于10倍水,加热蒸熏,能灭活空气中的流感病毒。接种疫苗是预防流感最有效的方法,但疫苗株必须与当前流行株抗原型别基本相同,目前较多使用的为灭活三价疫苗(2个甲型流感病毒亚型加1个乙型流感病毒)。

流感无特效疗法,盐酸金刚烷胺及其衍生物可用于流感的预防,发病24～48小时内使用可减轻病状。此外,干扰素及中药板蓝根、大青叶等有一定疗效。

第二节　麻疹病毒

麻疹病毒(*Measles virus*)是麻疹的病原体,属副黏病毒科。麻疹为儿童时期常见的急性呼吸道传染病。在疫苗广泛使用以前,每年全球约有1.3亿儿童患病,约700万～800万患儿因并发症死亡。自广泛使用麻疹减毒活疫苗以来,发病率已大幅下降。

一、生物学性状

形态结构与流感病毒相似,但颗粒较大,直径约150 nm,球形。核衣壳呈螺旋对称,有包膜,包膜上有血凝素(H)和融合因子(F)两种刺突。病毒基因组为完整的单负链RNA,不分节段。病毒可在多种传代细胞中增殖,由于融合因子的作用可引起细胞融合形成多核巨细胞,细胞核内、浆内可见嗜酸性包涵体。麻疹病毒只有一个血清型,过去认为极少发生变异,但自20世纪80年代以来,各国都有关于麻疹病毒抗原性变异的报道,经核苷酸序列分析表明,麻疹病毒也存在抗原漂移现象。

二、致病性与免疫性

1. 致病性

冬、春季节流行。传染源为麻疹患者(自潜伏期至出疹期均有传染性)。病毒经飞沫直接传播,也可因鼻腔分泌物污染玩具、用具等感染。易感人群为 6 个月至 5 岁的婴幼儿,病毒传染性极强,易感者感染后发病率可达 90%以上。

病毒先在呼吸道上皮细胞内增殖,然后进入血流,形成第一次病毒血症;随后病毒侵入全身淋巴组织和单核巨噬细胞系统,在细胞内增殖达一定数量后再次侵入血流,形成第二次病毒血症。此时眼结膜、口腔黏膜、皮肤、呼吸道、消化道、小血管等均受染产生病变,表现为局部水肿、多核巨细胞形成、细胞内出现包涵体等。由于细胞表面 CD46 分子为麻疹病毒受体,而人体细胞除红细胞外均表达 CD46 分子,因此病变范围十分广泛,少数病例还可侵犯中枢神经系统。麻疹潜伏期为 6~18 天,突然发病,前驱期症状为发热、畏光、流泪、眼结膜充血、流涕、咳嗽。发病 2 天后口颊黏膜出现 Koplik 斑(周围绕有红晕的针尖样灰白色斑点),是麻疹早期的典型体征。随后 1~2 天进入出疹期,全身皮肤相继出现红色斑丘疹,从面部、躯干至四肢,病程约 1 周左右。出疹高峰期全身中毒症状严重,高热可达 40 ℃,并可出现嗜睡、抽搐等症状。麻疹一般可自愈,但由于发病过程中免疫力降低,易并发细菌感染,引起支气管炎、中耳炎、肺炎等,导致病情加重,甚至死亡。

亚急性硬化性全脑炎(subacute sclerosing panencephalitis,SSPE)是麻疹晚期中枢神经系统并发症,约在麻疹病愈后 2~17 年(平均 7 年)发生,发病率仅为 0.6~2.2/10 万。患者大脑功能渐进性衰退,表现为反应迟钝、精神异常、运动障碍,最终昏迷死亡。SSPE 患者血清及脑脊液中有高水平的麻疹抗体,现认为患者脑组织中有麻疹缺陷病毒存在,不易分离。麻疹病毒的 M 基因突变,可能是病毒逃避机体的免疫机制而在组织中长期存在的原因。

2. 免疫性

麻疹自然感染后免疫力牢固,一般为终身免疫。血清中的抗 H 抗体和抗 F 抗体在预防再感染中有重要作用;细胞免疫可清除细胞内病毒,是麻疹痊愈的主要因素。

三、微生物学检查

麻疹诊断一般无需进行实验室检查。病毒分离可采取呼吸道分泌物接种原代人胚肾或猴肾细胞;亦可取呼吸道、尿沉渣用免疫荧光法检查病毒抗原、观察多核巨细胞及包涵体;血清学检查可取急性期和恢复期双份血清进行血凝抑制试验,抗体滴度增长 4 倍以上有诊断意义。

四、防治原则

麻疹病毒减毒活疫苗是当前最有效的疫苗之一。自实施常规免疫以来,麻疹发病率已大幅度下降。初次免疫为 8 月龄婴儿,接种后抗体阳性率可达 90%,因第一次免疫后抗体仅能维持 10 年左右,故 7 岁时须再次免疫。目前,WHO 也已将消灭麻疹列为主要目标。

对已接触麻疹患者的易感儿童,可紧急肌肉注射胎盘球蛋白或丙种球蛋白进行人工被动免疫,可防止发病或减轻症状。

第三节 冠状病毒

人冠状病毒属于冠状病毒科(*Coronaviridae*)冠状病毒属(*Coronavirus*),电镜下病毒外膜突起呈日冕状,故命名为冠状病毒。冠状病毒只感染脊柱动物,可引起呼吸道、消化道及神经系统疾病。2003年冬春季节,全球暴发流行的严重急性呼吸综合征(Severe Acute Respiratory Syndrome,SARS),为新型冠状病毒(SARS-CoV)引起的急性呼吸道传染病。

一、生物学性状

1. 形态与结构

形态为多形性,大小约60~200 nm,核酸类型为正单股RNA,有包膜,包膜上有间隙较宽的突起,使整个病毒外形呈日冕状。

2. 理化性状

对理化因子的抵抗力较弱。因包膜中含有脂类,故病毒对脂溶剂敏感,乙醚、氯仿、乙醇(70%)、甲醛、胰酶、紫外线等均可灭活病毒;56 ℃下30 min或37 ℃下数小时均可使病毒失去感染性;病毒对pH也较为敏感,最适pH为7.2,在酸性环境中很快灭活。

3. 基因结构及抗原性

冠状病毒基因组为正单股RNA,长约27~32 kb,是所有RNA病毒中最大的。引起SARS的新冠状病毒基因排序已被确定,对研究其致病性、疫苗研制均有重要意义。已知人冠状病毒有三个抗原型,用不同的分离法获得的病毒间仅有微弱的交叉免疫性。通常在一个流行季节中仅由其中一个血清型引起,但在SARS暴发流行中各地是否有不同的变异株尚待进一步研究确定。

二、致病性与免疫性

冠状病毒感染多发生于冬春季节,传播方式常有两种:侵犯呼吸道的冠状病毒通过呼吸道飞沫传播;侵犯肠道的冠状病毒经口传播,且排毒时间较长。

一般认为,冠状病毒潜伏期为3~5天。普通冠状病毒的呼吸道感染主要是引起普通感冒,很少波及下呼吸道,20世纪70年代美国海军新兵中曾暴发过冠状病毒肺炎及胸膜炎。消化道感染则以水样腹泻为主,偶有冠状病毒引起新生儿坏死性结肠炎流行的报道。2003年冬春季节全球30余国家发生的SRAS传染性极强,临床特征主要为发热、干咳、中性粒细胞不增高或降低、肺部有弥漫性炎症,部分病例迅速发展为呼吸衰竭,并可能伴有其他各器官衰竭,死亡率约4.2%。国内最初将本病定名为传染性非典型性肺炎,2003年3月世界卫生组织正式命名为严重急性呼吸衰竭综合征(SARS)。

过去认为呼吸道冠状病毒感染局限于上呼吸道,只引起较弱的免疫反应,而目前已从SARS病后恢复者血清中测到高效价的IgM和IgG抗体,证明体液免疫在病后有一定的预防作用。因 SARS 是一种新发现的传染病,对它的致病性、致病机制、机体免疫性等问题均有待进一步研究。

三、微生物学检查及防治

1. 分离培养

冠状病毒繁殖条件要求比较严格,需用人细胞培养和器官培养分离病毒,不适于临床标本的诊断。

2. 血清学检查

可用中和试验、补体结合试验、血凝试验、ELISA 试验等方法测定血清中抗体。双份血清检测,恢复期血清抗体效价比急性期增长 4 倍以上作为诊断标准。

2. 快速诊断

包括免疫荧光法、核酸杂交、PCR 或序列分析等,可快速检测出待检标本中少量的病毒颗粒或基因。目前,已有针对变异后冠状病毒的快速诊断试剂盒研制成功的报道。

四、防治原则

SARS 已列为乙类传染病,应严格按照传染病防治条例对该病进行广泛预防宣教。疾病暴发流行期要严格控制传染源,隔离病人及疑似病例;注意空气流通及消毒;增强体质,避免过度劳累。本病无特异治疗药物,我国已总结出对重症病例使用肾上腺皮质激素、人干扰素、中医中药、适当抗生素及支持疗法等综合治疗措施,有较好疗效。

第四节　　腮腺炎病毒

腮腺炎病毒(*Mumps virus*)属副黏病毒科,是流行性腮腺炎的病原体。

病毒为球形,核衣壳呈螺旋对称,有包膜。包膜上有血凝素-神经氨酸酶刺突(HN)和融合因子刺突(F)。基因组为单负链 RNA。腮腺炎病毒可在鸡胚羊膜腔中增殖,可出现细胞融合,但细胞病变不明显。腮腺炎病毒仅有一个血清型。抵抗力较弱,56 ℃下 30 min 可被灭活,对紫外线及脂溶剂敏感。

人是腮腺炎病毒唯一宿主,病毒经飞沫传播,易感者为学龄期儿童,好发于冬春季节。本病潜伏期约 2~3 周,病毒侵入呼吸道上皮细胞和局部淋巴结内增殖后,进入血流,然后经血流侵入腮腺及其他腺体器官如睾丸、卵巢、胰腺、肾脏和中枢神经系统等。临床表现主要为一侧或双侧腮腺肿大,伴发热、乏力、肌肉疼痛等。病程 1~2 周,青春期感染者易并发睾丸炎或卵巢炎,约 0.1% 的患儿可并发病毒性脑膜炎。并发睾丸炎者可导致男性不育症,腮腺炎也是导致儿童期获得性耳聋的常见原因。

腮腺炎病后可获得牢固免疫力。

典型病例无需做实验室检查。必要时,可做病毒分离或血清学试验以明确诊断。

及时隔离患者,防止传播。疫苗接种是有效的预防措施。目前我国使用的为 S97 株减毒活疫苗,免疫效果良好。美国等已研制出腮腺炎病毒-麻疹病毒-风疹病毒三联疫苗,我国的三联疫苗正在研制中。

第五节　风　疹　病　毒

风疹病毒(*Rubella virus*)属于披膜病毒科,是引起风疹的病原体。

病毒颗粒约 60 nm,核衣壳为二十面体立体对称,外有包膜,包膜上的刺突有血凝和溶血活性,基因组为单正链 RNA。风疹病毒能在多种细胞中增殖,1962 年首次分离成功。病毒只有一个血清型,人是唯一的自然宿主。

病毒经呼吸道传播,在局部淋巴结增殖后,进入血流播散全身。儿童为主要感染者,表现为发热、麻疹样出疹(但较麻疹为轻)、耳后及枕下淋巴结肿大;成人感染后症状较重,除出疹外,常伴有关节疼痛、血小板减少、出疹后脑炎等。风疹一般为自愈性疾病,病后可获得牢固免疫力。

风疹病毒妊娠期感染后可经垂直传播导致胎儿先天畸形。孕妇在孕期 20 周以内感染对胎儿危害最大,胎龄越小,危害越严重。感染后胎儿细胞的有丝分裂和染色体结构均可发生变化,引起胎儿死亡或畸形(风疹综合征),表现为先天性心脏病、耳聋、失明、智力低下等。

风疹减毒活疫苗是预防风疹的有效措施,接种对象为风疹抗体阴性的育龄妇女,免疫效果良好,风疹抗体阴性的孕妇,如接触风疹病人应立即大剂量注射丙种球蛋白以被动免疫。

第六节　呼吸道合胞病毒

呼吸道合胞病毒(*Respiratory syncytial virus*,RSV)是引起婴幼儿严重呼吸道感染的最重要的病原体。因其在细胞培养中能引起特殊的细胞融合而得名。

RSV 经手、污染物经眼、鼻黏膜传染和呼吸道飞沫传播,冬季流行,人群普通易感。

病毒感染局限于呼吸道,不产生病毒血症。病毒在呼吸道上皮细胞内增殖,导致细胞融合,确切的致病机制不清。RSV 常引起婴幼儿细支气管炎和细支气管肺炎,因炎症及坏死组织黏液结集,易造成细支气管阻塞,死亡率较高。在较大儿童和成人中主要引起上呼吸道感染。

RSV 感染后免疫力不强,可反复感染;母体通过胎盘传递的抗体能使新生儿获得被动免疫;至今尚无有效的疫苗。

(管俊昌　吕杰)

第二十章　肠道感染病毒

第一节　脊髓灰质炎病毒

脊髓灰质炎病毒(*Polio virus*)是人类脊髓灰质炎的病原体,患者脊髓前角运动神经元细胞受损致弛缓性肢体麻痹,多见下肢,俗称小儿麻痹症。该病毒分3个血清型,即Ⅰ、Ⅱ、Ⅲ型,其中以Ⅰ型多见。

脊髓灰质炎病毒属于人类肠道病毒属,人类肠道病毒属于小 RNA 病毒科,小 RNA 病毒科除了肠道病毒外,还有鼻病毒和甲型肝炎病毒等。肠道病毒属包括脊髓灰质炎病毒、柯萨奇病毒、埃可病毒和新型肠道病毒。

肠道病毒的共同特征为:① 属于 RNA 病毒,呈小球形,直径 20~30 nm,二十面体,由 60 个壳粒组成,每个壳粒由 4 种不同结构蛋白(V1~V4)组成,无包膜,其复制增殖后可导致宿主细胞裂解而释放。② 多在易感细胞内增殖,产生致细胞病变效应(CPE)。③ 耐乙醚,耐酸,pH 3~5 时稳定,56 ℃下 30 min 灭活,对紫外线、干燥敏感,在污水、粪便中存活数月,常引起水源性传播。④ 粪-口途径传播,对人类致病以隐性感染多见,能引起多种疾病,不同肠道病毒可引起相同症状,同一种病毒可引起不同疾病。

一、生物学特性

① 脊髓灰质炎病毒生物学特性符合肠道病毒的共同特点。

② 抗原性:中和试验检测无交叉反应,因而分为Ⅰ、Ⅱ和Ⅲ血清型;致密 D 抗原及中和 N 抗原为有感染性的完整病毒颗粒所具有,为型特异性抗原。

③ 抵抗力较强,耐酸、胆汁,对热、紫外线、干燥敏感。

二、致病性和免疫性

多引发小儿脊髓灰质炎,传染源为患者和无症状携带者。传播途径为消化道途径。致病机制为:病毒经口进入人体,先在局部淋巴结和肠淋巴结中增殖,90%的人病程到此为止,表现为隐性感染,症状轻微或无症状;约 5%的感染者出现病毒释放入血,形成第一次病毒血症,然后在全身淋巴组织增殖,再次释放入血,形成第二次病毒血症,病程到此为止为顿挫感染,患者会出现呼吸道和消化道的症状;一般 1%~2%的患者会出现病毒侵入中枢神经系统,破坏脊髓前角运动神经元细胞等神经组织,引起无菌性脑膜炎或肢体麻痹,以下肢多见,可为短暂性,也可为永久性的,个别可因延髓麻痹而导致死亡。

机体对同型病毒可产生牢固的免疫力,中和抗体有 IgG、IgA 及 IgM。

三、微生物学检验

主要为血清学检查,ELISA 法检测病毒抗原、抗体后结合临床病史综合分析。

四、防治原则

预防为人工主动免疫,对 6 个月至 4 岁的易感儿童,采用死疫苗(IPV，Salk 苗)肌注免疫;也可采用口服减毒活疫苗(OPV，Sabin 苗),疫苗进入肠道后可以增殖并随粪便排出,从而既保护个体,又保护群体,并可干扰自然感染得到的野生病毒株。脊髓灰质炎死活疫苗的比较见表 20-1。目前,多采取先用死疫苗接种,后用减毒活疫苗加强免疫接种法,以避免单独使用减毒活疫苗导致的疫苗相关脊髓灰质炎。该病的治疗为直接抗病毒治疗,以对症治疗为主。

表 20-1　脊髓灰质炎死疫苗和活疫苗的比较

项目	活疫苗(OPV)	死疫苗(IPV)
接种方法	口服糖丸	肌肉注射
抗体产生	血清抗体、分泌抗体	血清抗体
细胞免疫	有	无
间接免疫	能通过接种者粪便排毒 免疫更多人群	无
稳定性	差,不易保存	易保存
副作用	极少数引起疫苗相关脊髓灰质炎	无
免疫效果	更好	好

第二节　柯萨奇病毒、埃可病毒、新型肠道病毒

生物学性状与脊髓灰质炎病毒相似,符合肠道病毒的共同特点。

型别较多,受体广泛,神经系统、心、肺等器官组织都有此类病毒可识别的受体,所以引起的疾病谱复杂。它们虽然在肠道内增殖,却很少引起肠道疾病,同一病毒可引起不同的临床疾病,不同的肠道病毒又可以引起相同的临床症状。如:无菌性脑膜炎、病毒性脑炎和弛缓性肢体麻痹甚至轻瘫;疱疹性咽峡炎;手足口病;流行性胸痛、肌痛;心肌炎、心包炎;急性上呼吸道感染、间质性肺炎;急性结膜炎、急性出血性结膜炎等。

第三节　轮状病毒

轮状病毒属 RNA 病毒,A 组轮状病毒是引起婴幼儿重症腹泻的最重要病原体之一,可导致患儿死亡;B 组轮状病毒常引起成人腹泻,由我国学者于 1983 年首次发现;C 组轮状病毒则引起散发的病例。

一、生物学性状

1. 形态

呈球形,二十面体对称,双层衣壳,无包膜,病毒外形呈车轮状,故得名。

2. 分型

分为 7 个血清型,A~G 组,其中以 A 组最常见。

二、致病性与免疫性

轮状病毒每年在夏秋冬季流行,传染途径为消化道途径,临床表现为急性胃肠炎,呈渗透性腹泻病,病程一般为 7 天,发热持续 3 天,呕吐 2~3 天,腹泻 5 天,严重时出现脱水症状。轮状病毒是引起婴幼儿腹泻的主要病原体之一,引发 6 个月至 2 岁婴幼儿严重腹泻,多为 A 组轮状病毒,是导致婴幼儿死亡重要原因之一,患儿多死于严重脱水、酸中毒。其主要感染小肠上皮细胞,从而造成细胞损伤,引起腹泻。儿童及成人常见于隐性感染,多为 B 组轮状病毒引起。

患者病愈后免疫力并不牢固,可发生重复性感染。

三、微生物学检查

可行病毒抗原抗体免疫学方法检查,以明确病因。

四、防治原则

注重个人及食品卫生,不喝生水,不吃加热不充分食物。患者发病后,及时采取抗病毒治疗,同时加强对症治疗,及时补液、纠正酸中毒,以及抗休克等。

（陈登宇）

第二十一章 肝炎病毒

肝炎病毒(*Hepatitis virus*)是指一类主要侵犯肝脏并引起病毒性肝炎的病原体。目前公认的人类肝炎病毒有五种,包括甲型肝炎病毒(HAV)、乙型肝炎病毒(HBV)、丙型肝炎病毒(HCV)、丁型肝炎病毒(HDV)、戊型肝炎病毒(HEV)。在病毒分类学上这些病毒分别隶属于不同病毒科的不同病毒属,它们的传播途径和致病特点也不尽相同,其中 HAV 与 HEV 经消化道途径传播,引起急性肝炎,不发展成慢性肝炎或慢性病毒携带者;HBV 与 HCV 主要经血液和体液等胃肠道外途径传播,除可引起急性肝炎外,主要呈慢性感染,并与肝硬化及原发性肝细胞癌的发生密切相关;HDV 是一种缺陷病毒,必须与 HBV 等嗜肝 DNA 病毒共生时才能复制,故其传播途径和致病特点与乙型肝炎病毒相似(表 21-1)。

近年来还发现一些与人类肝炎相关的病毒,如 GBV-C(GB virus-C)和 TT 病毒(TTV)等,但由于这些病毒的致病性尚不清楚,因此是否为新型人类肝炎病毒尚未定论。此外,还有一些病毒如巨细胞病毒、EB 病毒、单纯疱疹病毒、黄热病病毒、风疹病毒和肠道病毒等也可引起肝脏炎症,但以全身感染为主,故不列入肝炎病毒范畴。

表 21-1 各型肝炎病毒比较

名称	HAV	HBV	HCV	HDV	HEV
分类	小 RNA 病毒科 嗜肝病毒属	嗜肝 DNA 病毒科 正嗜肝 DNA 病毒属	黄病毒科 丙型肝炎病毒属	未确定 丁型肝炎病毒属	肝炎病毒科 戊型肝炎病毒属
大小	27 nm	42 nm	55~65 nm	35 nm	30~32 nm
基因组	ssRNA 7.5 kb	dsDNA 3.2 kb	ssRNA 9.5 kb	ssRNA 1.7 kb	ssRNA 7.6 kb
传播途径	粪-口	血源性 垂直传播	血源性 垂直传播	血源性	粪-口
慢性肝炎	未见	常见	常见	常见	未见
预后	急性感染,预后好	预后差,可致肝癌	预后差,与肝癌相关	加重 HBV 感染,预后差	急性感染,预后好

第一节 甲型肝炎病毒

甲型肝炎病毒(*Hepatitis A virus*,HAV)是甲型肝炎的病原体。1973 年 Feinstone 采用免疫电镜技术首次在急性肝炎患者的粪便中发现 HAV 颗粒。1983 年国际病毒分类命名委员会(ICTV)将 HAV 归类于小 RNA 病毒科肠道病毒属 72 型。进一步的研究发现,

HAV 的大小和形态虽然与肠道病毒相似,但其基因组序列及生物学性状与肠道病毒明显不同,因此,1993 年 ICTV 将其重新归类为小 RNA 病毒科嗜肝病毒属(*Hepatovirus*)。人类感染 HAV 后,大多表现为亚临床或隐性感染,仅少数人表现为急性甲型肝炎。一般可完全恢复,不转为慢性肝炎,也无慢性携带者。

一、生物学性状

(一)形态与结构

HAV 颗粒呈球形,直径 27~32 nm,呈二十面体立体对称,无包膜。电镜下 HAV 呈实心和空心两种类型颗粒,前者为成熟的完整病毒颗粒,具有感染性;后者为缺乏病毒核酸的空心衣壳,无感染性但具有抗原性(图 21-1)。HAV 的核酸为 + ssRNA,长约 7500 个核苷酸,基因结构由 5′末端非编码区、编码区和 3′末端非编码区组成。编码区只有一个开放读码框(ORF),分为 P1、P2、P3 三个功能区。P1 区编码 VP1、VP2、VP3 及 VP4 四种多肽,这些多肽构成壳粒,组成衣壳蛋白包围并保护核酸。P2 和 P3 区编码病毒 RNA 多聚酶、蛋白酶等非结构蛋白,在病毒 RNA 复制和蛋白的加工过程中起作用。病毒的衣壳蛋白具有抗原性,可诱导机体产生中和抗体。从世界各地分离的 HAV 毒株抗原性稳定,仅有一个血清型。

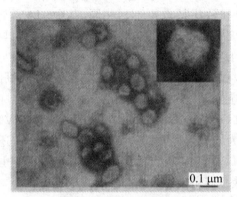

0.1 μm

图 21-1　甲型肝炎病毒

(二)动物模型与培养

黑猩猩、狨猴、猕猴及红面猴等对 HAV 易感,经口或静脉注射可使动物发生肝炎。感染后可在粪便中检出病毒颗粒,血清中可出现 HAV 的相应抗体。动物模型主要用于 HAV 的病原学研究、疫苗研制和药物筛选等。

HAV 可在多种原代及传代细胞中增殖,原代狨猴肝细胞、传代恒河猴胚肾细胞(FRhK4、FRhK6)、非洲绿猴肾细胞(Vero)、人胚肺二倍体细胞(MRC5 或 KMB17)及人肝癌细胞(PLC/PRF/S)等均可用于 HAV 的分离培养,但病毒在培养细胞中的增殖速度非常缓慢且不引起细胞病变,因此,从标本中分离 HAV 常需数周甚至数月,并且需要用免疫学方法检测病毒的抗原成分才能确定是否有病毒在细胞中增殖。

(三)抵抗力

HAV 对理化因素有较强的抵抗力,可耐受乙醚、三氯甲烷等有机溶剂,在 pH 3 的酸性环境中稳定,在 60 ℃条件下可存活 4 小时,在淡水、海水、泥沙和毛蚶等水生贝类中可存活数天至数月。但加热 100 ℃ 5 min 可使之灭活,对紫外线、甲醛和氯敏感。

二、致病性与免疫性

（一）传染源与传播途径

HAV 的传染源为急性期患者和隐性感染者,主要通过粪-口途径传播,通过污染水源、食物、海产品、食具等可造成散发性流行或暴发流行。甲型肝炎的潜伏期为 15～50 天,在潜伏期末病毒随粪便大量生产排出,病毒常在患者转氨酸升高前的 5～6 天就存在于患者的血液和粪便中。发病 2 周以后,随着肠道中抗- HAV IgA 及血清中抗- HAV IgM 和 IgG 的产生,血液和粪便的传染性也逐渐消失。长期携带病毒者极罕见。也可通过输血或注射方式传播,但由于 HAV 在患者血液中持续时间远较乙型肝炎病毒为短,故此种传播方式较为少见。

（二）致病机制与免疫

HAV 经口侵入人体,首先在口咽部或唾液腺中初步增殖,然后到达肠黏膜和局部淋巴结中大量增殖,继而进入血流,形成病毒血症,最终侵入靶器官肝脏,在肝细胞内增殖,在肝脏增殖后可通过胆汁排入肠道并随粪便排出。HAV 多侵犯儿童及青年,发病率随年龄增长而递减。临床表现多从发热、疲乏和食欲不振开始,继而出现肝肿大、压痛、肝功能损害,部分患者可出现黄疸。大流行时黄疸型比例增高。

HAV 引起肝细胞损伤的机制尚不十分清楚,由于 HAV 在细胞培养中增殖缓慢并不直接引起肝细胞的损害,故目前认为其致病机制主要与免疫病理反应有关。在感染早期,主要是自然杀伤细胞(NK 细胞)起作用,引起受感染的肝细胞溶解。随后机体特异性细胞免疫被激活,杀伤性 T 淋巴细胞(CTL)在 HLA 的介导下杀伤肝细胞。干扰素在 HAV 的感染和免疫损伤机制中也起重要作用,在感染的过程中,机体产生的高水平的 IFN-γ 可促进肝细胞表达 HLA 分子,从而增强了 HLA 介导的 CTL 对肝细胞的细胞毒作用。

在 HAV 的显性感染或隐性感染过程中,机体都可产生抗- HAV 的 IgM 和 IgG 抗体。HAV 感染早期血清中出现抗- HAV IgM,感染 4～6 周达高峰,3 个月后降至检测水平以下。恢复期出现抗- HAV IgG,并可持续多年,对 HAV 的再感染有免疫保护作用。在 IgM 出现的同时,从粪便中可检出抗- HAV sIgA(图 21-2)。另外,有活力的 NK 细胞、特异性细胞毒 T 细胞(CD8＋)在消灭病毒、控制 HAV 感染中亦很重要。甲型肝炎的预后良好,不发

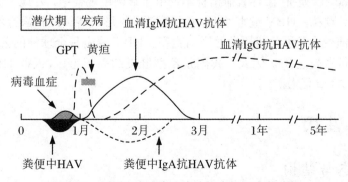

图 21-2　甲型肝炎病毒感染的临床与血清学过程

展成慢性肝炎和慢性携带者。

三、微生物学检查

HAV 的微生物学检查以血清学检查和病原学检查为主，一般不做病原体的分离培养。血清学检查包括用 ELISA 法检测患者血清中的抗-HAV IgM 和 IgG。抗-HAV IgM 具有出现早、短期达高峰与消失快的特点，故它是甲型肝炎早期诊断最可靠的血清学指标。抗-HAV IgG 检测主要用于了解既往感染史或进行流行病学检查。病原学检查主要采用粪便标本，包括用 RT-PCR 法检测 HAV RNA，用 ELISA 法检测 HAV 抗原，用免疫电镜法检测病毒颗粒等。

四、防治原则

甲型肝炎的预防原则是注意饮食卫生，保护水源，加强粪便管理，做好卫生宣教工作。注射丙种球蛋白及胎盘球蛋白对紧急预防甲型肝炎有一定效果。

目前已有减毒活疫苗和灭活疫苗用于甲型肝炎的特异性预防。我国研制成功的 HAV 减毒活疫苗 H2 株和 LA-1 株，是将从患者粪便中分离到的 HAV 经人胚肺二倍体细胞株连续传代减毒而成，免疫效果良好，接种后可获得持久的免疫力。灭活疫苗已在国外研制成功，目前广泛使用的有单价灭活疫苗以及甲型肝炎和乙型肝炎联合疫苗两种，均具有良好的安全性和免疫保护效果。基因工程疫苗和多表位疫苗等新型 HAV 疫苗正在研制中。

甲型肝炎为自限性疾病，尚无有效的抗病毒药物，临床上以对症支持疗法为主。

第二节　乙型肝炎病毒

乙型肝炎病毒（*Hepatitis B virus*，HBV）在分类上归属于 DNA 病毒科（*Hepadnaviridae*）正嗜肝 DNA 病毒属（*Orthohepadnavirus*），是乙型肝炎的病原体。1965 年 Blumberg 等首次报道在澳大利亚土著人血清中发现一种与肝炎相关的抗原成分，称为澳大利亚抗原或肝炎相关抗原（hepatitis associated antigen，HAA），随后证实这种抗原是 HBV 的表面抗原。1970 年 Dane 在"澳抗"阳性者血清标本的电子显微镜观察中，发现了完整的血清型肝炎病毒，即 Dane 颗粒。HBV 危害性大，传播广泛，易形成持续性带病毒状态或转变为慢性感染，少数可演变为肝硬化或原发性肝细胞癌。HBV 感染是全球性的公共卫生问题，估计全球 HBV 携带者高达 3.5 亿人。我国是乙型肝炎的高流行区，人群 HBV 携带率约为 10%，携带者超过 1.2 亿人。

一、生物学性状

（一）形态与结构

电镜下 HBV 感染者的血清中可见三种不同形态的病毒颗粒，即大球形颗粒、小球形颗粒和管形颗粒(图 21-3)。

1. 大球形颗粒

是具有感染性的完整的 HBV 颗粒,呈球形,直径为 42 nm,具有双层衣壳,亦称 Dane 颗粒。外衣壳相当于病毒的包膜,由脂质双层与蛋白质组成。包膜蛋白包括三种蛋白:① 小蛋白(small protein,S 蛋白)。由 S 基因编码的 226 个氨基酸组成,即为 HBV 表面抗原(hepatitis B surface antigen,HBsAg)。② 中蛋白(middle protein,M 蛋白)。由前 S2、S 基因编码,在 S 蛋白 226 个氨基酸的 N 端附加一个含 55 个氨基酸的 PreS2 蛋白组成,共 281 个氨基酸。③ 大蛋白(large protein,L 蛋白)。由 S、前 S1 和前 S2 基因编码,在 M 蛋白 281 个氨基酸的 N 端附加一个含 119 个

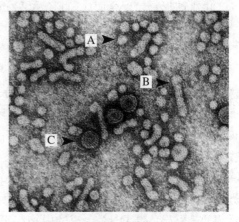

图 21-3 乙型肝炎病毒(×80000)
A:小球形颗粒;B:管形颗粒;C:Dane 颗粒

氨基酸的 PreS1 蛋白组成,共 400 个氨基酸。用去垢剂去除病毒的外衣壳,可暴露一电子密度较大的核心结构,呈 20 面体立体对称,直径为 27 nm,其表面为病毒的内衣壳,即 HBV 核心抗原(hepatitis B core antigen,HBcAg)。Dane 核心中还含有双股有缺口的 DNA 链和依赖 DNA 的 DNA 多聚酶(图 21-4)。

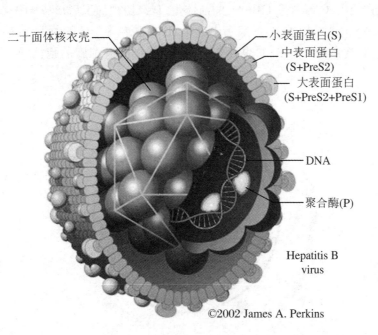

二十面体核衣壳

小表面蛋白(S)
中表面蛋白
(S+PreS2)
大表面蛋白
(S+PreS2+PreS1)

DNA

聚合酶(P)

Hepatitis B virus

©2002 James A. Perkins

图 21-4 乙型肝炎病毒结构示意图

2. 小球形颗粒

直径约 22 nm 的小球形颗粒是 HBV 感染后血液中最多见的一种,为一种中空颗粒,主要成分为 HBsAg。在此颗粒中未检测到病毒 DNA 和 DNA 多聚酶。目前认为 HBV 的小球形颗粒可能是由合成过剩的 HBsAg 装配而成,游离于血循环中。

3. 管形颗粒

由小球形颗粒聚合而成,直径约 22 nm,长度为 50～700 nm,亦存在于血液中。

(二) 基因结构与功能

HBV DNA 的结构特殊,为不完全双链环状 DNA。两条链的长度不一致,长链(L)完整,为负链,长度恒定。短链(S)为正链,长度可变,约为长链长度的 50%～100%。在不同分子中短链 3′端的位置是可变的,而短链和长链的 5′端位置固定点为黏性末端,通过 250～300 个核苷酸碱基配对,以维持 DNA 分子的环状结构。长链和短链 5′端均含有 11 个核苷酸(TTCACCTCTGC)组成的直接重复序列(direct repeat,DR),负链称 DR2,正链称 DR1。DR 与病毒复制及基因组整合有关,此区有 2～4 个核苷酸突变,病毒即停止复制。负链 DNA 的 5′末端与病毒 DNA 聚合酶 N 末端的末端蛋白(terminal protein,TP)共价结合,TP 是引导负链 DNA 合成的引物。正链的 5′末端有一段短的核苷酸序列,是引导正链 DNA 合成的引物。

HBV 基因组较小,仅含约 3200 个核苷酸(图 21-5)。负链 DNA 含有 4 个开放读码框(ORF),分别称为 S、C、P 及 X 区,各 ORF 相互重叠,能编码全部已知的 HBV 蛋白质。S 区可分为两部分,S 基因和前 S 基因。S 基因(核苷酸 155～833)编码 S 蛋白,即 HBsAg。S 基因之前是一个能编码 163 个氨基酸(2,848-154)的前 S 基因,编码 PreS1 和 PreS2 蛋白。C 区基因包括前 C 基因(PreC)和 C 基因,PreC 基因位于 C 基因上游,长 87 bp,与 C 基因共同编码 PreC 蛋白。PreC 蛋白是 HBeAg 的前体蛋白,经切割加工后形成 HBeAg 并分泌到血循环中。HBeAg 为非结构蛋白,一般不出现在 HBV 颗粒中。C 基因编码核心蛋白,即 HBcAg。HBcAg 是病毒的衣壳蛋白,也存在于 HBV 感染的肝细胞的胞核、胞质和胞膜上,一

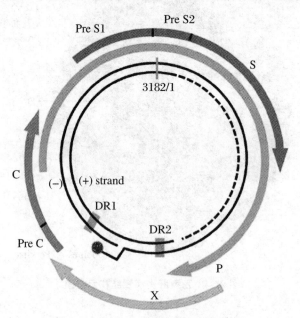

图 21-5 乙型肝炎病毒基因结构模式图

S:表面抗原基因;PreS1、PreS2:前表面抗原 1、2 基因;

PreC:前核心抗原基因;C:核心抗原基因;P:DNA 聚合酶基因;

DR1、DR2:直接重复序列 1、2

般不出现于血液中。P 区最长,约占基因组 75% 以上,编码病毒体 DNA 聚合酶,该酶既具有 DNA 聚合酶的功能亦具有反转录酶和 RNA 酶 H 的活性。X 区编码的蛋白质称为 HBxAg,可反式激活细胞内的原癌基因及 HBV 基因,与肝癌的发生发展有关。

（三）HBV 的复制

HBV 的复制过程如图 21-6 所示。

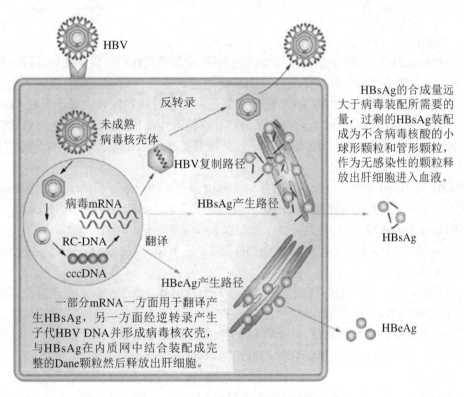

图 21-6　乙型肝炎病毒的复制周期示意图

① HBV 通过 PreS1 和 PreS2 与肝细胞表面特异性受体结合,使 HBV 吸附并进入肝细胞内,在胞浆中脱去衣壳。

② 在 HBV DNA 聚合酶作用下,以负链为模板将正链补全,形成完整的环状双链 DNA 后进入肝细胞核内。

③ 在细胞 RNA 聚合酶的作用下,以负链 DNA 为模板,转录出 3.5 kb、2.4 kb、2.1 kb 和 0.7～0.9 kb 的四种 mRNA,其中 3.5 kb mRNA 比基因组 DNA 长。在胞质内,3.5 kb mRNA 编码 HBcAg、DNA 聚合酶及 HBeAg 前体蛋白,还可作为病毒前基因组 RNA(pre-genome RNA,pgRNA)复制子代病毒 DNA;2.1 kb mRNA 编码 S 蛋白和 M 蛋白;2.4 kb mRNA 编码 L 蛋白;0.7～0.9 kb mRNA 编码 HBxAg。

④ 在细胞质内,pgRNA、DNA 聚合酶和 HBcAg 一起装配成病毒核心颗粒。

⑤ 随后在 RNA 依赖的 DNA 聚合酶作用下,自 DR 区开始,以 3.5 kb mRNA 为模板,反转录全长的 HBV DNA 负链。在负链 DNA 合成过程中,DNA 聚合酶亦发挥 RNA 酶 H 功能,降解 mRNA。病毒以新合成的负链 DNA 为模板,亦自 DR 区开始复制互补的

正链 DNA,通常不等正链合成完毕,核心颗粒即被包装到包膜中,因此子代病毒基因组常为不完整双链 DNA。

⑥ 核心颗粒进入内质网和高尔基体中加工成熟并获得包膜成为完整的病毒颗粒,最后借助细胞分泌通路释放到细胞外。

过去认为 HBV 为专一的嗜肝病毒,但近年来在单核细胞、脾、肾、骨髓、淋巴结、睾丸、卵巢等器官或组织中也检出 HBV DNA,提示 HBV 也可能在肝外复制。

(四) 抗原组成

1. HBsAg

为糖基化蛋白,含有 B 细胞表位和 T 细胞表位,能刺激机体产生保护性抗体(抗-HBs),因此 HBsAg 是制备疫苗的最主要成分。HBsAg 可存在于三种病毒颗粒的表面。小球形颗粒上主要为 S 蛋白,很少有含 M 蛋白,通常无 L 蛋白。在管状颗粒和大球形颗粒(Dane 颗粒)上,可存在 L 蛋白,以及 M 蛋白与 S 蛋白。在感染者血清中的小球形颗粒与管状颗粒通常为 HBV 在复制过程中大量剩余的 HBsAg,且主要是 22 nm 的小球形颗粒。检查 HBsAg 可作为 HBV 感染的主要标志。

HBsAg 有不同的亚型,各亚型均有共同抗原决定簇 a 和两组互相排斥的亚型决定簇 d/y 和 w/r。按不同的组合形式构成 HBsAg4 个亚型,即 adr、adw、ayr、ayw。HBsAg 亚型的分布有明显的地域差异,并与种族有关。我国汉族以 adr 多见,少数民族以 ayw 为主。欧美各国以 adw 为主,中东以 ayw 为主。因有共同的 a 决定簇,故制备的疫苗对各亚型的感染均有交叉保护作用。

PreS1 及 PreS2 抗原性强,可刺激机体产生特异性抗体,抗-PreS2 出现于急性期患者的血清中,持续时间短,一般仅为 2~3 个月,抗-PreS1 持续时间较长。PreS1 及 PreS2 抗原具有与肝细胞表面受体结合的表位,可介导 HBV 吸附于肝细胞表面,有利于病毒侵入,因此抗-PreS2 及抗-PreS1 能通过阻断 HBV 与肝细胞结合而起抗病毒作用。

2. HBcAg

为磷酸化蛋白质,是内衣壳成分,存在于 Dane 颗粒核心部位的表面。因其外表为 HBsAg 所覆盖,故在血清中不易检出。HBcAg 可在感染的肝细胞表面表达,是杀伤性 CD8+T 细胞识别并清除 HBV 感染细胞的靶抗原之一。HBcAg 抗原性强,能刺激机体产生非保护性抗体(抗-HBc)。抗-HBcIgG 在血清中持续时间较长,而抗-HBcIgM 则常提示 HBV 处于复制状态。

3. HBeAg

由 PreC 和 C 基因编码。在内质网腔,该蛋白经过处理后分泌至细胞外,成为 HBeAg。HBeAg 游离存在于血循环中,也可存在于肝细胞的胞质和胞膜上,其消长与病毒体及 DNA 聚合酶的消长相一致,故 HBeAg 可作为体内有 HBV 复制及血清具有强感染性的指标之一。HBeAg 可刺激机体产生抗-HBe,该抗体能与受染肝细胞表面的 HBeAg 结合,通过补体介导的细胞毒作用破坏受染的肝细胞,对清除 HBV 有一定的作用。

(五) 动物模型与细胞培养

黑猩猩是对 HBV 最敏感的动物,常用来进行 HBV 的致病机制研究和疫苗效果评价。此外,嗜肝 DNA 病毒科的其他成员如鸭乙型肝炎病毒、土拨鼠肝炎病毒及地松鼠肝炎病毒等可在其相应的天然宿主中造成类似人类乙型肝炎的感染,因此可用这些动物作为实验动物模型,其中鸭型乙型肝炎病毒因动物宿主来源方便,已被国内外广泛用于筛选抗病毒药物及免疫耐受机制的研究。

HBV 的体外培养尚未成功,目前采用的是病毒 DNA 转染的细胞培养系统,即将病毒 DNA 导入肝癌细胞株,HBV 基因组与细胞 DNA 整合并可长期稳定表达 HBV 抗原成分或产生 Dane 颗粒。

(六)抵抗力

HBV 对外界环境的抵抗力较强。对低温、干燥、紫外线均有耐受性。不被 70%乙醇灭活,因此乙醇消毒这一常用的方法对 HBV 的消毒并不适用。压力蒸汽灭菌法、100 ℃加热 10 min 可灭活 HBV,0.5%过氧乙酸、环氧乙烷和 5%次氯酸钠等常用于 HBV 的消毒。然而,在对外界的抵抗力方面,HBV 的传染性和 HBsAg 的抗原性并不一致,上述消毒手段仅能使 HBV 失去传染性,但仍可保留 HBsAg 的抗原性。

二、致病性与免疫性

(一)传染源与传播途径

乙肝的主要传染源是患者和无症状 HBsAg 携带者。在潜伏期、急性期或慢性活动初期,患者血清都具有传染性。HBsAg 携带者因无症状,不易被察觉,其作为传染源的危害性更大。除血液外,唾液、精液、乳汁、阴道与宫颈分泌物、羊水中也能检测到 HBV。故 HBV 主要通过以下途径传播:

1. 血液传播

极微量带病毒血液进入人体即可导致感染。输血、注射、手术、拔牙和针刺等均可传播。使用带有病毒的血制品、污染的器械(如牙科、妇产科器械,内镜等)也可致医源性传播。

2. 母婴垂直传播

多发生于胎儿期和围生期,HBsAg 和 HBeAg 双阳性母亲的 HBV 传播率可高达 95%,其中宫内感染约为 10%~15%,其余大部分为围生期感染,即分娩时新生儿经产道时被感染。此外,HBV 也可通过哺乳传播。

3. 性传播及密切接触传播

HBV 感染者的唾液、精液、阴道与宫颈分泌物等体液中均含有病毒,因此 HBV 可通过日常生活密切接触或性接触传播。HBsAg 阳性的配偶较其他家庭成员更易受感染,表明 HBV 可以经性途径传播。在我国等 HBV 高流行区,性传播不是 HBV 的主要传播方式,但在低流行区,HBV 感染主要发生在性乱者和静脉药瘾者中,所以西方国家将乙型肝炎列为性传播疾病。

(二)致病机制与免疫

乙型肝炎的潜伏期为 30~160 天。乙型肝炎临床类型表现为多种多样,如急性肝炎、慢性活动性肝炎、慢性迁延性肝炎、重症肝炎及无症状 HBsAg 携带者。HBV 的致病机制尚未完全明了。大量的研究结果表明,免疫病理反应以及病毒与宿主细胞间的相互作用是肝细胞损伤的主要原因。HBV 侵入机体后,首先感染以肝细胞为主的多种细胞,在细胞内复制产生完整的病毒颗粒并分泌 HBsAg、HBeAg 和 HBcAg 等抗原成分。在血液或肝细胞膜上的病毒抗原成分可诱导机体产生特异性的细胞免疫和体液免疫应答。免疫反应的强弱与临床过程的轻重及转归有密切关系。

1. 细胞免疫及其介导的免疫病理反应

病毒抗原致敏的 CTL 是彻底清除 HBV 的最重要环节。细胞免疫清除 HBV 的途径有三个,首先是特异性 CTL 的直接杀伤作用,活化的 CTL 通过识别肝细胞膜上的 HLA-I 类分子和病毒抗原而与之结合,继而分泌穿孔素(perforin)和淋巴毒素(lymphotoxin)等直接杀伤靶细胞;其次是特异性 T 细胞产生和分泌多种细胞因子而发挥的抗病毒效应,其中有些细胞因子可活化非特异性淋巴细胞和单核-巨噬细胞,从而扩大了细胞毒效应,另一些细胞因子如 IL-2、TNF-α、IFN-γ 等,通过抑制 HBV 基因表达和病毒复制等非靶细胞损伤性抗病毒效应来清除病毒;第三是 CTL 诱导的肝细胞凋亡作用,HBV 感染的肝细胞表面可表达高水平的 Fas 抗原,CTL 通过识别肝细胞膜上的 Fas 抗原并与之结合而诱导肝细胞凋亡。然而,特异性 CTL 介导的细胞免疫效应在清除病毒的同时又可导致肝细胞损伤,过度的细胞免疫反应可引起大面积的肝细胞破坏,导致重型肝炎。若特异性细胞免疫免疫功能低下而不能有效清除病毒,病毒在体内持续存在而形成慢性肝炎。

2. 体液免疫及其介导的免疫病理反应

HBV 感染可诱导机体产生抗- HBs、抗- PreS1 和抗- PreS2 等特异性抗体,这些保护性中和抗体可直接清除血液循环中游离的病毒,并可阻断病毒对肝细胞的黏附作用,因此在抗病毒免疫和清除病毒过程中具有重要作用。然而在部分乙型肝炎患者血循环中,常可检出 HBsAg -抗- HBs 的免疫复合物。免疫复合物可沉积于肾小球基底膜、关节滑囊等处,激活补体,导致Ⅲ型超敏反应,故患者可伴有肾小球肾炎、关节炎等肝外损害。如果大量免疫复合物沉着于肝内,可使毛细血管栓塞,则可能引起急性肝坏死而导致死亡。

3. 自身免疫反应引起的病理损害

HBV 感染肝细胞后,细胞膜上除含有病毒特异性抗原外,还会引起肝细胞表面自身抗原发生改变,暴露出肝特异性蛋白(liver specific protein,LSP)抗原。LSP 可作为自身抗原诱导机体产生自身抗体,通过 ADCC 作用、CTL 的杀伤作用或释放淋巴因子等直接或间接损伤肝细胞。在慢性肝炎患者血清中常可检测到 LSP 抗体、抗核抗体或抗平滑肌抗体等自身抗体。

4. 免疫耐受与慢性肝炎

机体对 HBV 的免疫耐受常常是导致 HBV 持续性感染的重要原因。当 HBV 感染者适应性细胞免疫和体液免疫处于较低水平或完全缺乏时,机体既不能有效地清除病毒,也不能产生有效的免疫应答杀伤靶细胞,病毒与宿主之间"和平共处",形成免疫耐受,临床上表现为无症状 HBV 携带者或慢性持续性肝炎。对 HBV 的免疫耐受可发生在母婴垂直感染和成人感染过程中,当发生 HBV 宫内感染时,胎儿胸腺淋巴细胞与 HBV 抗原相遇,导致特异性淋巴细胞克隆被排除而发生免疫耐受;幼龄感染 HBV 后,因免疫系统尚未发育成熟,也可对病毒形成免疫耐受;成人 HBV 感染后,如果病毒的感染量大,导致特异性 T 细胞被耗竭或由于大量细胞凋亡而使特异性 T 细胞消耗过多时,机体也可形成免疫耐受。此外,HBV 感染后,机体免疫应答能力低下,干扰素产生不足,可导致靶细胞的 HLA-I 类抗原表达低下,由于 CTL 杀伤靶细胞需要 HLA-I 类抗原的参与,因此靶细胞 HLA-I 类抗原表达低下可使 CTL 的杀伤作用减弱,不能有效地清除病毒。

5. 病毒变异与免疫逃逸

HBV DNA 的 4 个 ORF 区均可发生变异,导致病毒的抗原性和机体特异性免疫应答改变。S 基因编码的"a"抗原表位基因可发生点突变或插入突变,使其抗原性改变,导致免疫逃逸。此外,"a"抗原性改变使现有的诊断方法不能检出 HBsAg,临床上虽有 HBV 感染,但 HBsAg 却呈阴性结果,出现所谓的"诊断逃逸"。preC 基因的变异常发生在 1896 位核苷酸,使之由鸟嘌呤(G)变为腺嘌呤(A),导致 preC 区的第 28 位密码子由 TGG 变为终止密码子 TAG,从而不能转译出完整的 HBeAg,导致病毒逃避机体的免疫清除作用。C 基因编码的 HBcAg 是特异性 CTL 的靶抗原,C 基因的突变导致 HBcAg 抗原位点的改变,从而影响 CTL 对 HBcAg 的识别,形成所谓"CTL 逃逸突变株"。病毒基因突变导致的免疫逃逸作用在 HBV 感染慢性化过程中具有重要意义。此外,在长期接受反转录酶抑制剂或 DNA 聚合酶抑制剂治疗的过程中,HBV 的 P 区基因发生突变导致耐药性变异。

6. HBV 与原发性肝癌

目前已有大量的证据表明,HBV 感染与原发性肝细胞癌(hepathocellular carcinoma,HCC)有密切关系。研究发现,出生时即感染土拨鼠肝炎病毒(WHV)的土拨鼠,经 3 年饲养后,100%发生肝癌,而未感染 WHV 的土拨鼠无一发生肝癌;人群流行病学研究显示,我国 90%以上的 HCC 患者感染过 HBV,HBsAg 携带者发生原发性肝癌的危险性比正常人高 217 倍;肝癌细胞染色体中有 HBV DNA 的整合,整合的 HBV 基因片段有 50%左右为负链 DNA5′末端片段,即 X 基因片段,X 基因编码的 X 蛋白通过广泛的反式激活作用和多种生物学作用影响细胞周期,促进细胞转化,最后发展成 HCC。

机体对 HBV 的免疫效应具有双重性:既可清除病毒,也可造成肝细胞的损伤。当机体免疫功能正常时,感染后可获得特异性的免疫保护,很快将病毒局限化,受累的肝细胞不多,可通过彻底清除病毒而痊愈,临床上表现为急性肝炎。相反,若被感染的肝细胞较多,机体出现强烈的免疫反应导致大量的肝细胞坏死,表现为重型肝炎。当机体免疫功能低、免疫耐受或由于病毒变异而发生免疫逃逸时,机体免疫系统不能有效清除病毒,病毒则持续存在并不断复制,表现为慢性肝炎。慢性肝炎造成的肝细胞慢性病变过程可促进成纤维细胞增生,引起肝硬化。

三、微生物学检查

HBV 感染的实验室诊断方法主要是检测血清标志物。HBV 的血清标志物主要包括抗原抗体系统和病毒核酸等。

(一) HBV 抗原与抗体的检查法

用 ELISA 方法检测患者血清中 HBV 抗原和抗体是临床上诊断乙型肝炎最常用的检测方法。主要检测 HBsAg、抗-HBs、HBeAg、抗-HBe 及抗-HBc(俗称"两对半"),必要时也可检测 PreS1 抗原、PreS2 抗原和相应抗体。

1. HBsAg 与抗-HBs

是机体感染 HBV 后最先出现的血清学指标,HBsAg 阳性见于急性肝炎、慢性肝炎或无症状携带者,是 HBV 感染的指标之一,是筛选献血员的必检指标。急性肝炎恢复后,一般在

1～4 个月内 HBsAg 消失,若持续 6 个月以上则认为已向慢性肝炎转化。无症状 HBV 携带者肝功能正常,但可长期 HBsAg 阳性。HBsAg 阴性并不能完全排除 HBV 感染,因为 S 基因突变或低水平的表达可使常规检查方法难以检出。抗- HBs 是 HBV 的特异性中和抗体,见于乙型肝炎恢复期、既往 HBV 感染者或接种 HBV 疫苗后。抗- HBs 的出现表示机体对乙型肝炎有免疫力。

PreS1 抗原和 PreS2 抗原均与病毒的活动性复制有关,且含量的变化与血中 HBV DNA 的含量成正比,因此这些抗原的检出可作为病毒复制的指标。抗- PreS1 及抗- PreS2 常见于急性乙型肝炎恢复期的早期,其检出提示病毒正在或已经被清除,预后良好。

2. HBcAg 与抗- HBc

HBcAg 阳性表示病毒颗粒存在,具有传染性,但由于其仅存在于肝细胞内,不易在血清中检出,故不用于常规检测。抗- HBc 产生早,滴度高,持续时间长,几乎所有急性期病例均可检出。抗- HBc IgM 阳性提示 HBV 处于复制状态,具有强传染性。抗- HBc IgG 在血中持续时间较长,是感染过 HBV 的标志,检出低滴度的抗- HBc IgG 提示既往感染,滴度高提示急性感染。

3. HBeAg 和抗- HBe

HBeAg 与 HBV DNA 聚合酶的消长基本一致,因此 HBeAg 阳性提示 HBV 在体内复制,有较强的传染性,如转为阴性,表示病毒停止复制。若持续阳性则提示有发展成慢性肝炎的可能。抗- HBe 阳性表示机体已获得一定的免疫力,HBV 复制能力减弱,传染性降低。近年发现存在 HBV 的 PreC 基因突变株,在 PreC 基因出现终止密码子,使 PreC 基因不能与 C 基因共同转译出 HBeAg,故受染细胞常不能被抗- HBe 及相应的细胞免疫所识别而清除,从而使变异株在抗- HBe 阳性的情况下仍大量增值。因此,对抗- HBe 阳性的患者也应注意检测其血中的病毒 DNA,以全面了解病情判断预后。

HBV 抗原与抗体的血清学标志与临床关系较为复杂,必须对几项指标同时分析,方能有助于临床判断,结果分析见表 21-2 及图 21-7。

表 21-2 HBV 抗原、抗体检测结果的临床分析

HBsAg	HBeAg	抗- HBs	抗- HBe	抗- HBcIgM	抗- HBcIgG	结果分析
+	-	-	-	-	-	HBV 感染者或无症状携带者
+	+	-	-	+	-	急性或慢性乙型肝炎(传染性强,俗称"大三阳")
+	-	-	+	-	+	急性感染趋向恢复(俗称"小三阳")
+	+	-	-	+	+	急性或慢性乙型肝炎或无症状携带者
-	-	+	+	-	-	既往感染
-	-	-	-	-	+	既往感染
-	-	+	-	-	+	既往感染或接种过疫苗

(二) 血清 HBV DNA 检测

目前一般采用荧光定量 PCR 法检测 HBV DNA。感染者血清 HBV DNA 出现早,在慢性感染者中 HBV DNA 可持续阳性,检出 HBV DNA 是病毒复制和传染性的最可靠的指

标,因此已被广泛应用于临床诊断和药物效果评价。

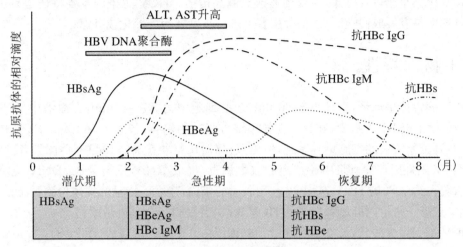

图 21-7 乙型肝炎病毒感染的临床与血清学过程

四、防治原则

严格筛选供血员,加强对血液及血制品的管理。患者的血液、分泌物和排泄物及用过的食具、药杯、衣物、注射器和针头等均须严格消毒。提倡使用一次性注射器具。

注射乙型肝炎疫苗是最有效的预防乙肝的方法,主要用于新生儿,可有效阻断母婴传播。此外还可用于高危人群,如血液透析和肾移植单位以及传染病院等单位人员。第一代疫苗是人血浆来源的 HBsAg 乙肝疫苗,曾被广泛应用,但由于来源及安全性问题,现已停止使用。第二代为基因工程 HBsAg 疫苗,此疫苗的优点是具有良好的安全性,可以大量制备且排除了血源疫苗的潜在安全隐患。用含有高效价抗- HBs 制备的人免疫球蛋白(HBIG)可用于紧急预防,一般在一周内注射有预防效果。亦可与乙肝疫苗联合应用,以获得被动-主动免疫效应。

对乙型肝炎尚无特效疗法。慢性肝炎患者可用免疫调节剂、护肝药物及抗病毒药联合治疗。常用的抗病毒药有 INF-α、反转录酶或 DNA 聚合酶抑制剂如拉米夫啶(lamivudine,LAM)、阿德福韦酯(adefovir dipivoxil,ADV)和恩替卡韦(entecavir,ETV)等。清热解毒、活血化瘀的中草药等对 HBV 感染有一定的疗效。

第三节　丙型肝炎病毒

丙型肝炎病毒(*Hepatitis C virus*,HCV)曾被称为肠道外传播的非甲非乙型肝炎(parenterally transmitted nonA,nonB hepatitis,PT-NANB)病毒。1989 年 Choo 等应用分子克隆技术获得本病毒基因克隆,并命名本病及其病毒为丙型肝炎(Hepatitis C)和丙型肝炎病毒(HCV)。1991 年国际病毒命名委员会将其归类为黄病毒科(Flaviviridae)丙型肝炎病毒属（*Hepacivirus*）。

HCV 感染呈全球性分布,主要经血或血制品传播。HCV 感染的重要特征是易于慢性化,急性期后易发展成慢性肝炎,部分患者可进一步发展为肝硬化或肝癌。

一、生物学特性

HCV 病毒体呈球形,直径小于 80 nm(在肝细胞中为 36～40 nm,在血液中为 36～62 nm),为单股正链 RNA 病毒,在核衣壳外包绕含脂质的包膜,包膜上有刺突。HCV 体外培养尚未找到敏感有效的细胞培养系统,但黑猩猩对 HCV 很敏感。1989 年美国学者自 10000 ml 的 HCV 阳性黑猩猩血浆中超速离心收集病毒,提取 RNA,反转录成 cDNA,克隆入载体,首次获得约 70% 的 HCV 基因,并利用表达的蛋白,建立了特异的抗体检测系统。此后,学者们又克隆了来自丙肝患者血清的 HCV 毒株,并获得了全基因组序列。

HCV 基因组为线状,长度约 9.5 kb。基因组由 9 个基因区组成(图 21-8):自 5′端开始,依次为 5′非编码区(5′UTR)、核心蛋白区(C 区)、包膜蛋白-1 区(E1 区)、包膜蛋白-2/非结构蛋白-1 区(E2/NS1 区)、非结构蛋白-2 区(NS2 区)、非结构蛋白-3 区(NS3)、非结构蛋白-4 区(NS4 区)、非结构蛋白-5(NS5 区)和 3′非编码区(3′UTR)。其中 5′端非编码区是 HCV 基因组中最保守的序列,是设计诊断用 PCR 引物的首选部位,该区还存在一个内部核糖体进入位点,对 HCV 基因的表达起调控作用。编码区仅含一个长的开放读码框(ORF),编码一个大分子的多聚蛋白前体,该前体蛋白在病毒蛋白酶和宿主信号肽酶的作用下切割产生病毒的结构蛋白和非结构蛋白。病毒的结构蛋白包括核心蛋白 C 和包膜蛋白 E1、E2。核心蛋白 C 组成病毒的核衣壳,其抗原性强,含有多个 CTL 识别位点,可诱导细胞免疫反应。包膜蛋白 E1 和 E2 是两种高度糖基化的蛋白,编码这两种蛋白的基因(E1 区和 E2/NS1 区)具有高度变异性,导致包膜蛋白的抗原性发生快速变异。这种变异引起的免疫逃逸作用是病毒在体内持续存在,感染易于慢性化的主要原因,也是 HCV 疫苗研制的一大障碍。非结构蛋白包括 NS2、NS3、NS4a、NS4b、NS5a、NS5b,其中 NS3 蛋白具有解旋酶和蛋白酶活性,NS5 蛋白具有依赖 RNA 的 RNA 多聚酶活性,这两种非结构蛋白在病毒的复制过程中起重要作用。3′非编码区的功能尚不清楚,可能与病毒复制有一定关系。

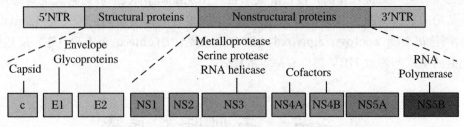

图 21-8 HCV 病毒基因组结构(T. Asselah,2011)

C:核心蛋白基因;E:包膜蛋白基因;NS:非结构蛋白基因

根据 HCV NS5 区基因序列的同源性,可将 HCV 分为 6 个基因型,11 个亚型,即 1a、1b、1c、2a、2b、2c、3a、3b、4a、5a、6a。其中欧美流行株多为 1a、1b、2a、2b 和 3a;中东地区以 4a 为主;亚洲包括我国以 1b、2a、2b 亚型较为多见。

HCV 对氯仿、甲醛、乙醚等有机溶剂敏感,煮沸、紫外线、甲醛等可使其灭活。

二、致病性与免疫性

人类是 HCV 的天然宿主。传染源主要为急性、慢性丙型肝炎患者和慢性 HCV 携带者。一般患者发病前 12 天,其血液即有感染性,并可带毒 12 年以上。HCV 主要为血源传播,国外 30%～90%输血后肝炎为丙型肝炎,我国输血后肝炎中丙型肝炎占 1/3。此外还可通过其他方式传播,如母婴垂直传播、家庭日常接触和性传播等。

输入含 HCV 或 HCV RNA 的血浆或血液制品,一般经 6～7 周潜伏期后急性发病,临床表现为全身无力、肝区不适、1/3 患者有黄疸、谷丙转氨酶(ALT)升高、抗-HCV 抗体阳性。临床丙型肝炎患者 50%可发展为慢性肝炎,甚至部分患者会导致肝硬化及肝细胞癌变。其余约半数患者为自限性,可自动康复。

HCV 致病机制仍不是十分清楚。目前认为,HCV 的致病机制与病毒的直接致病作用、免疫病理反应及细胞凋亡有关。HCV 通过包膜蛋白 E2 与肝细胞表面的相应受体 CD81 分子结合,介导病毒进入肝细胞。病毒在肝细胞内复制,使肝细胞结构和功能改变或干扰蛋白质合成,直接导致肝细胞损伤;免疫病理反应是 HCV 另一重要的致病机制,HCV 诱导产生的特异性 CTL 的直接杀伤作用、免疫活性细胞释放炎症细胞因子和自身免疫反应均可造成肝细胞损伤;此外,HCV 诱导的肝细胞凋亡也可能在 HCV 的致病过程中起作用,HCV 感染可使肝细胞大量表达 Fas 抗原,同时被激活的 CTL 大量表达 Fas 配体(FasL),CTL 与肝细胞上表达的 Fas 抗原结合,诱导肝细胞凋亡。HCV 感染易于慢性化的可能机制除了与 HCV 基因组易于变异,导致免疫逃避作用有关外,还可能与 HCV 在体内呈低水平复制,病毒血症水平较低,不易诱导高水平的免疫应答或 HCV 可存在于肝外组织如外周血单核细胞中,使病毒不易被清除等因素相关。

HCV 感染后不能诱导有效的免疫保护反应。机体感染 HCV 后,虽然可产生特异性 IgG 和 IgM 抗体,但由于病毒易于变异,不断出现免疫逃逸突变株,因此,抗体的免疫保护作用不强。HCV 感染后可诱生细胞免疫反应,但其主要作用可能是参与肝细胞损伤,而不能提供有效的免疫保护。

三、微生物学检查

(一)检测病毒 RNA

HCV RNA 的检测是判断 HCV 感染及传染性的可靠指标。目前检测 HCV RNA 的常用方法有 RT-PCR、套式 RT-PCR 和荧光定量 PCR 法,这些方法敏感性高,可检出患者血清中极微量的 HCV-RNA。荧光定量 PCR 技术不但可以定性,还可对 HCV RNA 进行定量检测,可用于早期诊断及疗效评估。

(二)检测抗体

HCV 感染后机体可产生结构蛋白和非结构蛋白的特异性抗体,采用 C22、NS3、NS4、NS5 等基因重组蛋白为抗原,用 ELISA 法和 Western blot 法检测血清中特异性 HCV 抗体,是简便、快速、特异的检测手段,可用于丙型肝炎的诊断、筛选供血员和流行病学调查。

四、防治原则

我国已规定,必须对献血员进行抗- HCV 检测,以减少 HCV 的感染和传播。对血制品也需进行 HCV 检测以防污染。HCV 免疫原性不强,且毒株易于变异,因此疫苗的研制较为困难,目前尚无疫苗用于特异性预防。抗病毒治疗应用 α 干扰素或联合利巴韦林有一定疗效。

第四节　丁型肝炎病毒

1977 年意大利学者 Rizzetto 用免疫荧光法在慢性乙型肝炎病人的肝细胞核内发现了一种新的病毒抗原,称为 δ 因子(delta agent)。它是一种缺陷病毒,必须在 HBV 或其他嗜肝 DNA 病毒的辅助下才能复制增殖,现已正式命名为丁型肝炎病毒(*Hepatitis D virus*,HDV)。目前 HDV 的病毒分类学地位尚未确定。

一、生物学特性

HDV 为球形,直径 35~37 nm,有包膜,但包膜蛋白并非为 HDV 的基因产物,而是由 HBV 编码产生的 HBsAg。病毒颗粒内部由 HDV RNA 和与之结合的 HDV 抗原(HDAg)组成(图 21-8)。HDV RNA 为单负链环状 RNA,长度约 1.7 kb。经核酸分子杂交技术证明,HDV RNA 与 HBV DNA 无同源性,也不是宿主细胞的 RNA。HDV RNA 的分子量很小,这决定了 HDV 的缺陷性,不能独立复制增殖。

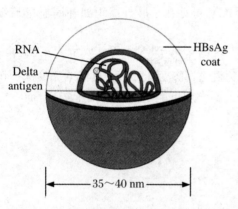

图 21-9　丁型肝炎病毒形态与结构示意图

HDAg 的分子量约 68 kD,有 24 kD 和 27 kD(P24 和 P27)两种多肽形式,主要存在于肝细胞内,在血清中出现早,但仅维持 2 周左右,故不易检测到。但 HDAg 可刺激机体产生抗体,可从感染者血清中检出抗- HD。应用抗- HD 还可检测肝组织中的 HDAg。

黑猩猩、土拨鼠和北京鸭对 HDV 敏感,可作为 HDV 研究的动物模型。

二、致病性与免疫性

流行病学调查表明,HDV 感染呈世界性分布,但主要分布于南意大利和中东等地区。HDV 的传染源为急、慢性丁型肝炎患者和 HDV 携带者,其传播方式主要通过输血或使用血制品,也可通过密切接触与母婴间垂直感染等方式传播。高危人群包括药瘾者及多次受血者。

动物试验与临床研究表明，HDV 的感染需同时或先有 HBV 或其他嗜肝 DNA 病毒感染的基础。HDV 的感染有联合感染（coinfection）和重叠感染（superinfection）两种类型。联合感染是指从未感染过 HBV 的正常人同时发生 HBV 和 HDV 的感染；重叠感染是指已受 HBV 感染的乙型肝炎患者或无症状的 HBsAg 携带者又继发 HDV 感染。重叠感染常可导致 HBV 感染者的症状加重与病情恶化，因此，在暴发型肝炎的发生中起着重要的作用。例如 HBsAg 携带者重叠 HDV 感染后，常可表现为急性发作，病情加重，且病死率高。在感染早期，HDAg 主要存在于肝细胞核内，随后出现 HDAg 血症。目前认为 HDV 的致病机制可能与病毒对肝细胞的直接损伤作用和机体免疫病理反应有关。HDAg 可刺激机体产生特异的抗-HD IgM 和 IgG 抗体，但这些抗体不是中和抗体，不能清除病毒。

三、微生物学检查

（一）抗原抗体检测

丁型肝炎病程早期，患者血清中存在 HDAg，因此检测 HDAg 可作为 HDV 感染的早期诊断。但 HDAg 在血清中存在时间短，因此标本采集时间是决定检出率的主要因素。部分患者可有较长时间的抗原血症，但 HDAg 滴度较低，故不易检出；用 RIA 或 ELISA 法检测血清中 HDV 抗体是目前诊断 HDV 感染的常规方法。抗-HD IgM 在感染后 2 周出现，4～5 周达高峰，随之迅速下降，因此，检出抗-HD IgM 有早期诊断价值。抗-HD IgG 产生较迟，在恢复期才出现。如 HDV 抗体持续高效价，可作为慢性 HDV 感染的指标。

（二）HDV RNA 检测

斑点杂交或 RT-PCR 等技术检测患者血清中或肝组织内的 HDV RNA 也是诊断 HDV 感染的可靠方法。

四、防治原则

迄今，对 HDV 感染尚无特效治疗药物，有报道称长疗程的干扰素治疗可改善患者的症状。切断 HDV 的传播途径是主要预防措施之一，如尽量避免反复输血或使用血制品，戒除药瘾，严格注射器、针头与针灸针的消毒，认真做好患者的早期诊断与隔离，患者排泄物与用品的消毒等。

第五节　　戊型肝炎病毒

戊型肝炎（Hepatitis　E）是一种经粪-口途径传播的急性传染病，自 1955 年印度因水源污染发生了第一次戊型肝炎大暴发以来，先后在印度、尼泊尔、苏丹、前苏联吉尔吉斯及我国新疆等地都有流行。1989 年 9 月东京国际血液传染病会议正式将其命名为戊型肝炎，其病原体戊型肝炎病毒（*Hepatitis E virus*，HEV）在分类学上曾属于杯状病毒科，目前 HEV 的分类尚未最后确定。

一、生物学特性

　　HEV 是单股正链 RNA 病毒，呈球形，直径 27~34 nm，无包膜，核衣壳呈二十面体立体对称。目前尚不能在体外组织培养，但黑猩猩、食蟹猴、恒河猴、非洲绿猴、须狨猴对 HEV 敏感，可用于分离病毒。HEV 在碱性环境中稳定，有镁、锰离子存在情况下可保持其完整性，对高热敏感，煮沸可将其灭活。

　　HEV 基因组长 7.6 kb，3′端有 poly A 尾，有三个 ORF，ORF1 编码病毒复制所需的依赖 RNA 的 RNA 多聚酶等非结构蛋白，ORF2 编码核衣壳蛋白，ORF3 与 ORF1 和 ORF2 有重叠，其编码的多肽可能具有型特异性抗原表位。

　　目前认为 HEV 至少存在 8 个基因型，基因型 I 和基因型 II 分别以缅甸株（HEV-B）和墨西哥株（HEV-M）为代表。在我国流行的 HEV 为基因型 I 和基因型 II，见图 21-10。

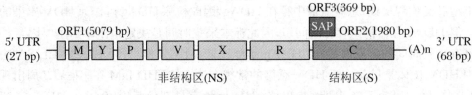

图 21-10　戊型肝炎病毒的基因结构图

二、致病性与免疫性

　　HEV 的传染源为戊型肝炎患者和亚临床感染者，猪、牛、羊等啮齿类动物也可携带 HEV，成为散发性戊型肝炎的传染源。HEV 主要经粪-口途径传播，病毒经胃肠道进入血流，在肝细胞内复制，然后释放到血液和胆汁中，经粪便排出体外。随粪便排出的病毒污染水源、食物和周围环境而造成传播，其中水源污染引起的流行较为多见。戊型肝炎的潜伏期为 10~60 天，平均为 40 天。人感染 HEV 后可表现为临床型和亚临床型，成人中以临床型多见。潜伏期末和急性期初的患者粪便排毒量最大，传染性最强，是本病的主要传染源。HEV 通过对肝细胞的直接损伤和免疫病理作用引起肝细胞的炎症或坏死。临床表现与甲型肝炎相似，多为急性感染，表现为急性黄疸型肝炎和急性无黄疸型肝炎，部分急性戊型肝炎可发展成胆汁淤积型肝炎或重症肝炎。多数患者发病后 6 周即好转并痊愈，不发展为慢性肝炎。孕妇感染 HEV 后病情常较重，尤以怀孕 6~9 个月最为严重，常发生流产或死胎，病死率达 10%~20%。抗-HEV IgG 常于发病后 4 周左右转为阳性，多数患者于 5~6 个月后逐渐消失。因此多数人虽然在儿童期曾感染过 HEV，青壮年后仍可再次感染。

三、微生物学检查

　　目前临床上常用的检测方法是用 ELISA 检查血清中的抗-HEV IgM 或 IgG，如抗-

HEV IgM 阳性,则可确诊患者受 HEV 感染;如血清中存在抗- HEV IgG,则不能排除既往感染,因为抗- HEV IgG 在血中持续存在的时间可达数月至数年。此外可通过电镜或免疫电镜技术检测患者粪便中的病毒颗粒,也可用 RT-PCR 检测粪便或胆汁中的 HEV RNA。

四、防治原则

戊型肝炎一般性预防原则与甲型肝炎相同。目前尚无有效疫苗和特异性抗病毒药物可供防治。

(周平)

第二十二章 虫媒病毒与出血热病毒

第一节 乙型脑炎病毒

虫媒病毒(*Arbovirus*)是指一大类通过吸血节肢动物(蚊、蜱、白蛉等)叮咬人、家畜及野生动物而传播相应疾病的病毒。虫媒病毒是一个生态学名称,是根据其传播方式归纳在一起的一大类病毒,在病毒分类学上隶属于不同病毒科的不同病毒属,引起不同的虫媒病毒病。虫媒病毒在全球分布广泛、种类繁多,目前国际上已发现的虫媒病毒至少有537种,其中130多种对人、畜致病,导致脑炎、发热、皮疹、关节痛、出血热和休克等,严重者可引起死亡。在全球流行的虫媒病毒病主要有黄热病、登革热、流行性乙型脑炎、圣路易脑炎、西方马脑炎、东方马脑炎、森林脑炎、西尼罗热和白蛉热等,其中在我国流行的主要有流行性乙型脑炎、森林脑炎、登革热以及新近在我国发现的基孔肯雅热和由新布尼亚病毒引起的发热伴血小板减少综合征。本节主要介绍虫媒病毒中的流行性乙型脑炎病毒。

流行性乙型脑炎病毒(*Epidemic type B encephalitis virus*)简称乙脑病毒。1953年日本学者首先从脑炎死亡患者的脑组织中分离获得该病毒,因此称为日本脑炎病毒(Japanese encephalitis virus,JEV),所致疾病在日本称日本乙型脑炎(JBE)。1950年以来,我国对该病进行了大量病原学和流行病学研究,为了与甲型脑炎相区别,定名为流行性乙型脑炎,简称乙脑。乙脑是我国夏秋季流行的主要传染病之一,除新疆、西藏、青海外,全国各地均有病例发生,年发病人数2.5万,病死率约10%,大约15%的患者留有不同程度的后遗症。

一、生物学性状

(一)形态与结构

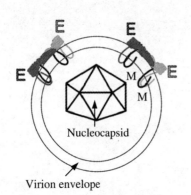

图 22-1 乙脑病毒结构示意图

在病毒分类学上,乙脑病毒属于黄病毒科(*Flaviviri-dae*)黄病毒属(*Flavivirus*)。病毒颗粒为球形,直径45～50 nm,内有衣壳蛋白(capsid protein,C蛋白)与核酸构成的核衣壳,核衣壳呈二十面体立体对称,外披以含脂质的包膜,包膜表面有糖蛋白(envelope protein,E蛋白)刺突,即病毒血凝素,包膜内尚有内膜蛋白(membrane protein,M蛋白)(图22-1)。病毒基因组为单股正链RNA,全长11 kb,5′末端和3′末端为非编码区,中间是一个开放读码框（ORF），基因排列顺序为 5′-C-PrM-E-NS1-NS2a-NS2b-NS3-NS4a-NS4b-NS5-3′（图 22-2）。在病毒复制过程中，ORF 先转译一个由 3432 个氨基酸组成的多聚蛋白前体，然后经蛋白酶切割加工成 3 种结构蛋白和至少 7 种非结构蛋白。

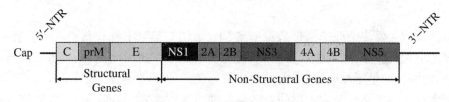

图 22-2　乙脑病毒基因组结构示意图

C 蛋白、M 蛋白和 E 蛋白是乙脑病毒的结构蛋白。C 蛋白和 M 蛋白在病毒的包装和成熟过程中起重要作用；E 蛋白是镶嵌在病毒包膜上的糖基化蛋白，是病毒表面的重要成分，决定病毒的细胞嗜性与毒力，与病毒的吸附、穿入、致病等作用密切相关。E 蛋白含中和抗原表位和型特异性抗原表位，并具有血凝活性，能刺激机体产生中和抗体和血凝抑制抗体，能凝集雏鸡、鸽、鹅和绵羊的红细胞。E 蛋白与其他黄病毒成员如圣路易脑炎病毒（*St. Louis encephalitis virus*）和西尼罗病毒（*West Nile Virus*）有交叉抗原。

非结构蛋白包括 NS1、NS2a、NS2b、NS3、NS4a、NS4b 和 NS5 等。NS1 蛋白存在于感染细胞表面，并可分泌到细胞外，能诱导机体产生细胞免疫及体液免疫反应，其诱生的抗体虽然没中和病毒的作用，但具有免疫保护性；NS3 蛋白是一种多功能的蛋白质，具有蛋白酶、RNA 三磷酸酶和 RNA 解旋酶的功能，并含有 T 细胞表位；NS5 蛋白具有 RNA 聚合酶和甲基转移酶活性。

乙脑病毒抗原性稳定，只有一个血清型，在同一地区不同年代的分离株之间未发现明显的抗原性变异，不同地区不同时间的分离株之间也无明显差异。根据 E 基因全序列的同源性，可将乙脑病毒分为 5 个基因型（Ⅰ、Ⅱ、Ⅲ、Ⅳ、Ⅴ），各基因型的分布有一定的区域性。

（二）培养特性

乙脑病毒能在白纹伊蚊 C6/36 细胞、Vero 细胞及 BHK21 细胞等多种传代和原代细胞中增殖并引起明显的细胞病变。其中 C6/36 细胞是乙脑病毒最敏感的细胞，广泛用于乙脑病毒的分离培养。小白鼠和金黄地鼠对乙脑病毒易感，脑内接种病毒后，可引起发病和死亡。乳鼠是最易感的动物，脑内接种 3～5 天后发病，表现为典型的神经系统症状，如兴奋性增高、肢体痉挛和尾强直等，最后因麻痹而死亡。感染乳鼠有病毒血症，脑内组织中含有大量病毒。病毒在培养细胞中连续传代后可使毒力下降，我国研制成功的减毒活疫苗株就是将强毒株在体外连续传代后选育而来的。

（三）抵抗力

乙脑病毒对热抵抗力弱，56 ℃下 30 min 灭活，故应在 −70 ℃条件下保存毒株。若将感染病毒的脑组织加入 50% 甘油缓冲盐水中贮存在 4 ℃，其病毒活力可维持数月。乙醚、1∶1000 去氧胆酸钠以及常用消毒剂均可灭活病毒。在酸性条件下不稳定，适宜 pH 8.5～9.0。

二、致病性与免疫性

（一）传染源

乙脑病毒的主要传染源是携带病毒的猪、牛、马、驴、羊等家畜和鸟类。动物感染后，不出现明显的症状及体征，但出现病毒血症，成为传染源。在我国，幼猪是最重要的传染源和中间宿主，因为猪的生活周期短，新生的幼猪缺乏免疫力，具有高的感染率和高滴度的病毒血症。通常猪的感染高峰期比人群的发病高峰期早3周左右，因此可通过检查猪的感染率来预测当年的流行趋势。人感染病毒后仅发生短暂的病毒血症，且血中病毒滴度不高，所以患者不是主要的传染源。蝙蝠经带毒蚊子叮咬后可出现长达6天的病毒血症，并可带毒越冬，因此，蝙蝠也可能是乙脑病毒的传染源和长期宿主。

（二）传播媒介

乙脑病毒的传播媒介主要为三带喙库蚊，此外，致乏库蚊、白纹伊蚊、二带喙库蚊、雪背库蚊、中华按蚊等亦可带毒。蚊子吸血后，病毒先在其肠上皮细胞中增殖，然后进入血液并移行至唾液腺，通过叮咬易感动物而传播。受感的蚊子可带毒越冬并可经卵传代，因此蚊子不仅是传播媒介又是重要的储存宿主。病毒通过蚊子在蚊-动物-蚊中不断循环，期间带毒蚊子若叮咬人类，则可引起人类感染。

（三）流行特征

乙脑主要在亚洲的热带和亚热带国家和地区流行。我国是乙脑的主要流行区，除青海、新疆和西藏外均有乙脑流行。乙脑的流行与蚊虫的密度有关，在热带地区，蚊虫一年四季均可繁殖，故全年均可发生流行或散发流行。在亚热带和温带地区则有明显的季节性，流行季节与蚊子密度的高峰期一致，以夏、秋季流行为主。易感人群主要是10岁以下的儿童，尤以2～9岁年龄组发病率较高。近年来由于在儿童中普遍接种疫苗，故成年人和老年人的发病率相对增高。

（四）致病机制与免疫

当带毒雌蚊叮咬人时，病毒随蚊虫唾液传入人体皮下，先在毛细血管内皮细胞及局部淋巴结等处的细胞中增殖，随后有少量病毒进入血流成为短暂的第一次病毒血症，此时病毒随血循环散布到肝、脾等处的细胞中继续增殖，一般不出现明显症状或只发生轻微的前驱症状。约经4～7日潜伏期后，在体内增殖的大量病毒，再侵入血流成为第二次病毒血症，引起发热、寒战及全身不适等症状，若不再继续发展者，即成为顿挫感染，数日后可自愈。但少数患者(0.1%)体内的病毒可通过血脑屏障进入脑内增殖，引起脑膜及脑组织发炎，造成神经元细胞变性坏死、毛细血管栓塞、淋巴细胞浸润，甚至出现局灶性坏死和脑组织软化。临床上表现为高烧、意识障碍、抽搐、颅内压升高以及脑膜刺激征。重症患者可能死于呼吸循环衰竭，部分患者病后遗留失语、强直性痉挛、精神失常等后遗症。

近年来的研究表明，免疫病理反应可能在乙脑病毒的致病机制中起重要作用。在感染早期，病毒可诱导单核巨噬细胞分泌某些细胞因子，导致血脑屏障通透性增加，使病毒易于侵入中枢神经系统;病毒感染还可使脑组织巨噬细胞、神经胶质细胞和 T 淋巴细胞释放多种炎症细胞因子,如 TNF-α、ILs、IFN 等,引起炎症反应和细胞损伤;急性期病人循环免疫复合物检出率高,补体含量降低,提示免疫复合物可能参与病毒的致病过程。此外,病毒感染诱导的细胞凋亡也可能在病毒的致病过程中起一定作用。

乙脑病后免疫力稳定而持久,隐性感染也可获得牢固的免疫力。机体对乙脑病毒的免疫包括体液免疫、细胞免疫和完整的血脑屏障。其中体液免疫起主要作用,感染后机体可产生具有中和作用的特异性 IgM、IgG 抗体和血凝抑制抗体。此外,亦可产生补体结合抗体,但这类抗体无免疫保护作用。

三、微生物学检查

(一)分离培养

可采集发病初期患者的血清或脑脊液用细胞培养法或乳鼠脑内接种法分离培养乙脑病毒,但阳性率不高。病毒的鉴定可采用观察细胞病变、红细胞吸附实验、病毒中和试验、免疫荧光试验或基因鉴定分析等方法。

(二)抗原检测

可用免疫荧光或 ELISA 技术检测发病初期患者血液或脑脊液中的乙脑病毒抗原,阳性结果对早期诊断有重要意义。

(三)血清学试验

血清学试验包括用血凝抑制试验、ELISA 等检测特异性抗体。乙脑病毒特异性 IgM 抗体一般在感染后 4 天开始出现,2~3 周达高峰,采用 IgM 抗体捕获的 ELISA 法检测患者血清或脑脊液中的特异性 IgM 抗体,阳性率可达 90% 以上,因此可用于早期快速诊断。乙脑病毒特异性 IgG 抗体检测通常需检测急性期和恢复期双份血清,当恢复期血清抗体效价比急性期升高 4 倍或 4 倍以上时,才有诊断价值。

(四)病毒核酸检测

用实时 RT-PCR 或 RT-PCR 技术检测乙脑病毒特异性核酸片段是一种特异而敏感的诊断方法,近年来已广泛用于乙脑的早期快速诊断。

四、防治原则

目前对乙型脑炎尚无特效的治疗方法。预防乙型脑炎的关键措施包括疫苗接种、防蚊灭蚊和动物宿主管理。

乙脑疫苗有灭活疫苗和减毒活疫苗两大类。国际上广泛使用的乙脑疫苗主要是鼠脑纯化灭活疫苗。我国 1968 年以来使用地鼠肾细胞培养的灭活疫苗对儿童进行计划免疫,有效地控制了乙脑的流行。1988 年我国研制成功了地鼠肾细胞来源的乙脑减毒活疫苗,可诱导体液免疫和细胞免疫应答,具有良好的免疫保护效果,现已在国内广泛应用。猪是乙脑病毒的主要传染源和中间宿主,因此通过做好猪的管理工作或对猪群进行免疫预防可以降低人群的发病率。

第二节　　出血热病毒

某些由节肢动物或啮齿类动物等传播的具有出血和发热等症状的病毒感染症称为病毒性出血热 (viral hemorrhagic fever)。出血热 (Hemorrhagic fever) 不是一种疾病的名称,而是一组疾病,或一组综合征的统称。引起出血热的病原体称为出血热病毒 (*Hemorrhagic fever virus*),分属于 5 个病毒科,并经由不同的媒介和途径传播,引起不同的出血热(表 22-1)。我国目前已发现的出血热病毒主要有汉坦病毒、克里米亚-刚果出血热病毒和登革病毒。

表 22-1　人类出血热病毒及其所致疾病

病毒类属	病　　　毒	媒介	所致疾病	分布
披膜病毒科	基孔肯雅病毒	蚊	基孔肯雅热	亚洲、非洲
黄病毒科	黄热病病毒	蚊	黄热病	非洲、南美洲
	登革病毒	蚊	登革热	亚洲、南美
	Kyasanur 森林热病毒	蜱	*Kyasanur* 森林热	印度
	Omsk 出血热病毒	蜱	*Omsk* 出血热	俄罗斯
布尼亚病毒科	汉坦病毒	啮齿动物	肾综合征出血热	亚洲、欧洲、非洲、美洲
			汉坦病毒肺综合征	美洲、欧洲
	Rift 山谷热病毒	蚊	*Rift* 山谷热	非洲
	克里米亚-刚果出血热病毒	蜱	克里米亚-刚果出血热	非洲、中亚、中国新疆
沙粒病毒科	*Junin* 病毒	啮齿动物	阿根廷出血热	阿根廷
	Machupo 病毒	啮齿动物	玻利维亚出血热	玻利维亚
	Lassa 病毒	啮齿动物	*Lassa* 热	非洲
	Sabia 病毒	啮齿动物	巴西出血热	南美
	Guanarito 病毒	啮齿动物	委内瑞拉出血热	南美
丝状病毒科	埃博拉病毒	未确定	埃博拉出血热	非洲、美洲
	马堡病毒	未确定	马堡出血热	非洲、欧洲

一、汉坦病毒

汉坦病毒属于布尼亚病毒科 (*Bunyaviridae*) 汉坦病毒属 (*Hantavirus*)。该病毒名称来自汉坦病毒属的原型病毒汉滩病毒 (*Hantaan virus*),为避免在区分属及型的名称时发生混乱,故在译名用字上加以区别。在中文文献中使用"汉坦病毒"时一般是泛指,既表示汉坦病毒这一属,也泛指这一属的各型病毒;而用"汉滩病毒"时则是特指,即指汉坦病毒属中的一个型别——汉滩型。根据汉坦病毒的抗原性和基因结构特征的不同,目前已知汉坦病毒属至少包括 20 多个不同的型别,有些型别的汉坦病毒还可进一步分为不同的亚型。

汉坦病毒在临床上主要引起两种急性传染病,一种是以发热、出血、急性肾功能损害和免疫功能紊乱为主要特征的肾综合征出血热(Hemorrhagic fever with renal syndrome,HFRS);另一种是以肺浸润及肺间质水肿,迅速发展为呼吸窘迫、衰竭为特征的汉坦病毒肺综合征(hantavirus pulmonary syndrome,HPS)。

中国是世界上 HFRS 疫情最严重的国家,流行范围广,发病人数多,病死率较高;迄今为止,我国尚未见 HPS 的病例报道。因此,以 HFRS 为例来介绍汉坦病毒。

(一)生物学性状

1. 形态与结构

病毒颗粒具有多形性,多数呈圆形或卵圆形,直径 75～210 nm,有包膜,包膜上有糖蛋白刺突(图 22-3)。HFRS 病毒的核酸为单股负链 RNA,分为 L、M、S 三个片段。三个片段的碱基序列互不相同,但都具有同样的 3′末端,为"3′ AUCAUCAU-CUG",这一序列不同于布尼亚病毒科的其他属病毒。HFRS 病毒由四种蛋白组成,即 N、G1、G2 和 L。N 为核蛋白,由 S 片段编码,其主要功能是包裹病毒 RNA 的三个片段,该蛋白免疫原性强。G1 和 G2 均为糖蛋白,由 M 片段编码,上面有中和抗原位点和血凝活性位点。这两种抗原位点是独立存在的,但也可

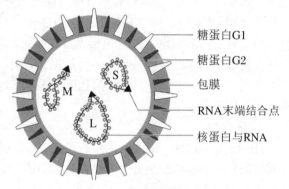

糖蛋白G1
糖蛋白G2
包膜
RNA末端结合点
核蛋白与RNA

图 22-3　汉坦病毒结构模式图
(来源于哈尔滨医科大学网站)

部分重叠。病毒在 pH 5.6～6.4 时可凝集鹅红细胞。L 为 RNA 多聚酶,由 L 片段编码,在病毒复制中起重要作用。HFRS 病毒的成熟方式为芽生成熟,其成熟过程与细胞的高尔基体和内质网有关。

2. 培养特性

多种传代、原代及二倍体细胞均对 HFRS 病毒敏感,实验室常用非洲绿猴肾细胞(VeroE6)、人肺癌传代细胞(A549)等来分离培养该病毒。病毒在细胞内一般不引起可见的细胞病变,通常需采用免疫学方法检测证实。在部分毒株感染的 Vero 细胞中可观察到典型的 CPE,其特征为感染细胞的黏聚、融合及出现网格样改变。

易感动物有多种,如黑线姬鼠、长爪沙鼠、小白鼠、大白鼠等,但除了小白鼠乳鼠和几种免疫缺陷动物(如裸鼠、接受免疫抑制剂的金黄地鼠和猕猴等)接受感染后可呈不同的发病症状甚至死亡外,其余均无明显症状。

3. 抗原分型

已证实 HFRS 病毒与其他出血热病毒无关,与布尼亚病毒科其他 3 个属的病毒也无血清学关系。从不同地理位置和不同动物宿主分离的汉坦病毒株的抗原性差异明显。汉坦病毒根据其抗原性及基因序列的不同,目前至少可分为 20 多个血清/基因型。在我国和亚洲地区流行的主要是Ⅰ型(汉滩型,或称为姬鼠型)和Ⅱ型(汉城型,或称为家鼠型)。

4. 抵抗力

HFRS 病毒抵抗力不强。对酸(pH3)和丙酮、氯仿、乙醚等脂溶剂敏感。一般消毒剂(如甲酚、苯扎溴铵等)也能灭活病毒。病毒对热的抵抗力较弱,56～60 ℃下 30 min 可灭活病毒。紫外线照射(50 cm、30 min)也可灭活病毒。

(二) 致病性与免疫性

1. 流行特点

目前世界上已发现能携带本病毒的鼠类等动物百余种,疫源地遍及世界五大洲。在亚洲、欧洲、非洲和美洲 28 个国家有病例报告。我国是 HFRS 疫情最严重的国家,自 20 世纪 30 年代首先在黑龙江省孙吴县发现此病后,疫区逐渐扩大,现已波及 28 个省、市、自治区。自 80 年代中期以来,年发病人数超过 10 万,病死率为 3%～5%,有的地区高达 10%。

黑线姬鼠和褐家鼠是我国各疫区 HFRS 病毒的主要宿主动物和传染源。此病有明显的地区性和季节性,这种地区性和季节性与鼠类的分布与活动有关。Ⅰ型 HFRS 发病多集中于秋冬之间,Ⅱ型则多集中于春夏之间。HFRS 的传播途径尚未完全肯定,认为可能的途径有 3 类 5 种,即动物源性传播(包括通过呼吸道、消化道和伤口三种途径)、虫媒传播和垂直传播。其中动物源性传播是主要的传播途径,即携带病毒的动物通过唾液、尿、粪排出病毒污染环境,人或动物通过呼吸道、消化道摄入或直接接触感染动物受到传染。螨类也可能是本病的传播媒介。

2. 致病性

HFRS 的潜伏期一般为两周左右,起病急,发展快。典型病例具有三大主症,即发热、出血和肾脏损害。临床经过分为发热期、低血压休克期、少尿期、多尿期和恢复期。HFRS 的发病机理很复杂,有些环节尚未完全搞清。目前一般认为病毒直接作用是发病的始动环节,而免疫病理损伤也起重要作用。病毒感染造成病毒血症以及全身毛细血管和小血管损伤,引起高热、寒战、乏力、全身酸痛、皮肤和黏膜出现出血点或出血斑,重者还可有腔道或各脏器出血、肾脏损害而出现血尿、蛋白尿,电解质紊乱。广泛的毛细血管和小血管损伤引起的出血、血浆渗出和微循环障碍等造成低血压或休克。病程早期血液中 lgE 水平增高,提示Ⅰ型变态反应可能通过血管活性物质的作用,使小血管扩张,渗出增加。另外在早期患者体内可出现大量循环免疫复合物,在血管壁、血小板、肾小球及肾小管上有免疫复合物沉积,血清补体水平下降,血清中也可检出抗基底膜和抗心肌抗体,这些现象表明Ⅲ型和Ⅱ型超敏反应造成的免疫病理损伤也参与了 HFRS 的致病。

3. 免疫性

人对 HFRS 病毒普遍易感。人群感染后仅少数人发病,大部分人呈隐性感染状态,特别是Ⅱ型疫区的人群隐性感染率更高。HFRS 患者在发热 1～2 天后即可检测出 IgM 抗体,第 7～10 天达高峰;第 2～3 天可检测出 lgG 抗体,第 14～20 天达高峰,lgG 抗体在体内可持续存在 30 余年。近年来的研究结果表明,在不同的抗体成分中,对机体起免疫保护作用的主要是由包膜糖蛋白刺激产生的中和抗体。

细胞免疫在对 HFRS 病毒感染的免疫保护中也起重要作用,特别是观察到 HFRS 患者的抑制性 T 细胞功能低下,TC 细胞和 B 细胞功能相对增强,一些细胞因子(如白细胞介素 1、干扰素、肿瘤坏死因子、白细胞介素 2 受体、前列腺素 E2 等)的水平在 HFRS 的不同病期也有明显变化。值得指出的是,细胞免疫与特异性抗体一样,除具有抵御和清除病毒的作用以外,也参与超敏反应,即也可能是造成本病免疫病理损伤的原因之一。

HFRS 病后可获持久免疫力,二次发病者极为罕见,但隐性感染产生的免疫力多不能持久。

(三)微生物学检查

1. 病毒分离

患者急性期血液、尸检组织或感染动物的肺、肾等组织均可用于病毒分离,组织需研磨成悬液。常用 Vero-E6 细胞分离培养,培养 7～14 天后,用免疫荧光染色法检查细胞内是否有病毒抗原,胞浆内出现黄绿色颗粒荧光为阳性。也可取检材接种易感动物来分离病毒,常用者为小白鼠乳鼠,通过腹腔或脑内接种,接种后逐日观察动物有无发病或死亡,并定期取动物脑、肺等组织,冰冻切片或将组织研磨成悬液后分别用免疫荧光法或 ELISA 检查是否有病毒抗原。用细胞或动物分离培养阴性者继续盲传,连续三代阴性者方能肯定为阴性。此外在进行动物试验时应采取严格的隔离及防护措施,以防止发生实验室感染。

2. 血清学检查

(1)检测特异性 IgM 抗体 此抗体在发病后第 1～2 天即可检出,早期阳性率可达 95%以上,不典型病例或轻型病例也是如此,因此检测此抗体具有早期诊断价值。根据情况可选用间接免疫荧光法(IFAT)和 ELISA,后者又可分为 IgM 捕捉法和间接法,其中以 IgM 捕捉法的敏感性和特异性为最好。

(2)检测特异性 IgG 抗体 病后特异性 IgG 抗体出现较早,维持时间很长,因此需检测双份血清(间隔至少一周),恢复期血清抗体滴度比急性期升高 4 倍以上可确诊。常用检测方法为 IFAT 和 ELISA。此两种方法还可用于 HFRS 的血清流行病学调查。

(四)防治原则

一般预防主要采取灭鼠、防鼠、灭虫、消毒和个人防护等措施。目前国内使用的 HFRS 疫苗主要是细胞培养灭活双价疫苗(汉滩型和汉城型),接种人体后可刺激产生特异性抗体,对预防 HFRS 有较好效果。

对 HFRS 应坚持"三早一就"(早发现、早休息、早治疗、就近治疗)。目前主要是采取以"液体疗法"(输液调节水与电解质平衡)为基础的综合治疗措施。病程早期用利巴韦林治疗有明显效果。

国内研制的"注射用抗肾综合征出血热病毒单克隆抗体"已完成三期临床试验,结果表明其安全性好,疗效确切,并优于常规治疗药物。

二、克里米亚-刚果出血热病毒

克里米亚-刚果出血热病毒(*Crimean-Congo hemorrhagic fever virus*)引起以高热、出血、高病死率为主要特征的克里米亚-刚果出血热。该病 1944 年首先发现于前苏联的克里米亚半岛,1967 年从患者及疫区捕获的硬蜱中分离到病毒,并证实该病毒与 1956 年从刚果的一名发热儿童中分离到的病毒相同,于是命名为克里米亚-刚果出血热病毒。1965 年,我国新疆部分地区发生了一种以急性发热伴严重出血为特征的急性传染病,该病与当时国内其他地区流行的出血热不同,故定名为新疆出血热,后来从患者的血液、尸体内脏及疫区捕获的硬蜱中分离出了病毒,经形态学和血清学等研究证实,该病毒与已知的克里米亚-刚果出血热病毒相同。因此,新疆出血热实际上是克里米亚-刚果出血热在新疆地区的流行。

克里米亚-刚果出血热病毒属于布尼亚病毒科内罗病毒属(*Nairovirus*)。病毒具有布尼亚病毒科的基本特征:病毒体为圆球形或卵圆形,直径90～105 nm,表面有长度为8～10 nm的突起,有包膜,其基因组为-ssRNA,分三个节段。其培养特性和抵抗力与汉坦病毒相似,但抗原性、传播方式、致病性却不同。

克里米亚-刚果出血热是一种自然疫源性疾病,主要分布在有硬蜱活动的荒漠和牧场。牛、羊、马、骆驼等家畜及野兔、刺猬和狐狸等野生动物是储存宿主。传播媒介为亚洲璃眼蜱(*Hyalommaasiaticum*),实验观察到蜱可经卵传递此病毒,因此蜱又是此病毒的储存宿主。该病的传播途径包括虫媒传播、动物源性传播和人-人传播。虫媒传播是主要的传播途径,通过带毒硬蜱的叮咬而感染;动物源性传播主要指与带毒动物直接接触或与带毒动物的血液、排泄物接触传播;人-人传播主要通过接触患者的血液、呼吸道分泌物、排泄物等引起感染。

克里米亚-刚果出血热的发生有明显的地区性和季节性。我国主要见于新疆地区,青海、云南等地也有自然疫源地。每年4～5月为发病高峰期,这与蜱在自然界的消长情况及牧区活动的繁忙季节相一致。人群普遍易感,但患者多为青壮年。本病的潜伏期5～7天,临床表现为高热、剧烈头痛和肌痛等中毒症状,出血现象明显,轻者多为皮肤黏膜的点状出血,重者可有鼻出血、呕血、血尿、便血甚至低血压休克等,患者一般无明显的肾功能损害。本病的致病机制尚不清楚,可能与 HFRS 相似,即病毒的直接损害和通过抗体介导的免疫病理损伤均起作用。发病后一周左右血清中出现中和抗体,两周左右达高峰,并可持续多年。病后免疫力持久。

预防措施为避免与传染源及媒介蜱类接触,加强医院安全措施,对患者隔离治疗。我国研制的纯化鼠脑疫苗,现场应用有预防效果。治疗以支持疗法为主,病程早期应用利巴韦林及免疫血清有一定疗效。

三、埃博拉病毒

埃博拉病毒(*Ebola virus*)又译作伊波拉病毒,是一种十分罕见的病毒,此病毒以非洲刚果民主共和国的埃博拉河命名(该国旧称扎伊尔),是一种能引起人类和灵长类动物产生埃博拉出血热的烈性传染病病毒,病死率为50%～90%,致死原因主要为中风、心肌梗死、低血容量休克或多发性器官衰竭。

埃博拉病毒属于丝状病毒科(*Filoviridae*),其基因组为单股负链 RNA,长约12.7 kb,编码7种蛋白。病毒颗粒为多形性的细长丝状,直径为 80 nm,长度差异很大,一般约800 nm,最长可达 1400 nm。核衣壳螺旋对称,有包膜,包膜上仅含一种糖蛋白。该病毒在胞浆内增殖,以出芽方式释放。病毒可在多种培养细胞中生长,最常用的是 Vero 细胞、MA-104、SW-13 及人脐静脉内皮细胞等。埃博拉病毒的抵抗力不强,对紫外线、脂溶剂、β-丙内酯、酚类及次氯酸敏感;60 ℃下 30 min 可将该病毒灭活,但在室温下病毒可稳定地保持其感染性。

埃博拉病毒主要在猴群中传播,通过猴传给人,并在人群间传播和流行。病毒通过皮肤黏膜侵入宿主,主要在肝内增殖,也可在血管内皮细胞、单核-巨噬细胞及肾上腺皮质细胞等中增殖,导致血管内皮细胞损伤,组织细胞溶解、器官坏死和严重的病毒血症。单核-巨噬细胞释放 TNF-α 等炎症介质及血管内皮细胞损伤是导致毛细血管通透性增加、皮疹、广泛性出血和血容量休克的主要原因。埃博拉出血热的潜伏期为 2～21 天。临床特征是突发起病,开始表现为高热、头痛、肌痛等,随后病情迅速进展,出现恶心、呕吐、腹痛、腹泻等,随后可发生出血现象,表现为黏膜出血、呕血、黑便等。患者明显消瘦、虚脱和感觉迟钝。发病后 7～16 天常因休克、多器官功能障碍而死亡。患者发病 7～10 天后出现 IgM、IgG 抗体,但即使在疾病的恢复期也难检出中和抗体,输入患者恢复期血清也无明显的保护作用,说明该疾病的恢复与体液免疫可能关系不大,而可能与细胞免疫有关。

在实验室检查中,必须仔细收集和处理标本,严格安全防御措施。可用组织和血液标本做动物接种或细胞培养以分离病毒;并可用病毒感染的 Vero 细胞或其提取物做抗原,以免疫荧光法和 ELISA 检测血清抗体;还可用 RT-PCR 法检测病毒 RNA。

目前对埃博拉出血热尚无安全有效的疫苗,预防主要采取综合性措施,包括发现可疑患者应立即隔离,严格消毒患者接触过的物品及其分泌物、排泄物和血液等,尸体应立即火化。与患者密切接触者应受到监视,出现发热时立即入院隔离。埃博拉出血热的治疗很困难,目前尚无有效的化学治疗剂和生物制剂,因此主要采取强化支持疗法。

(周平)

第二十三章　疱疹病毒

疱疹病毒(*Herpes virus*)是一群中等大小、有包膜的双股 DNA 病毒,有 100 个以上成员,根据其理化性质分为 α、β、γ 三个亚科。α 疱疹病毒(如单纯疱疹病毒、水痘—带状疱疹病毒)增殖速度快,引起细胞病变。β 疱疹病毒(如巨细胞病毒)生长周期长,感染细胞形成巨细胞。γ 疱疹病毒(如 EB 病毒)感染的靶细胞是淋巴样细胞,可引起淋巴增生。疱疹病毒感染的宿主范围广泛,可感染人类和其他脊椎动物。与人感染相关的疱疹病毒称为人疱疹病毒(human herpes viruses,HHV),目前有 8 种(表 23-1)。疱疹病毒主要侵犯外胚层来源的组织,包括皮肤、黏膜和神经组织。感染部位和引起的疾病多种多样,并有潜伏感染的趋向,严重威胁人类健康。

表 23-1　人疱疹病毒的种类及所致的疾病

病毒常用名	所属亚科	潜伏部位	所致疾病
单纯疱疹病毒 1 型(HHV-1)	α	三叉神经节 颈上神经节	口咽炎,唇、眼、脑感染
单纯疱疹病毒 2 型(HHV-2)	α	骶神经节	生殖器疱疹
水痘-带状疱疹病毒(HHV-3)	α	脊髓后根神经节 脑神经感觉神经节	水痘、带状疱疹
EB 病毒(HHV-4)	γ	B 淋巴细胞	传染性单核细胞增多症、Burkitt 淋巴瘤、鼻咽癌
人巨细胞病毒(HHV-5)	β	唾液腺、乳腺、肾脏 单核细胞、淋巴细胞	单核细胞增多症,眼、肾、脑和先天性感染
人疱疹病毒 6 型(HHV-6)	β	淋巴样组织、唾液腺	婴儿急疹
人疱疹病毒 7 型(HHV-7)	β	淋巴样组织、唾液腺	未知
人疱疹病毒 8 型(HHV-8)	γ	B 淋巴细胞	Kaposi 肉瘤

疱疹病毒有以下共同特征:

1. 疱疹病毒的主要生物学特性

① 病毒颗粒呈球形,平均直径约 150 nm,核衣壳为二十面体立体对称,有包膜。核衣壳与包膜之间为基质蛋白组成的被膜(tegument),包膜表面有由病毒编码的糖蛋白组成的刺突(图 23-1)。② 病毒基因组为线性 dsDNA,125~245 kb,具有独特序列 UL(Unique long)和 US(Unique short),中间和两端有重复序列,故疱疹病毒基因组可发生重组和形成异构体。③ 疱疹病毒除编码多种病毒结构蛋白外,还编码多种蛋白(如 DNA 多聚酶、解旋酶、胸苷激酶、转录因子、蛋白激酶),参与病毒复制或涉及核酸代谢、DNA 合成、基因表达、调控等,是抗病毒药物作用的靶位。④ 除 EB 病毒、HHV-6 和 HHV-7 外,人疱疹病毒均能在人二倍体细胞核内复制,产生明显的细胞病变,核内出现嗜酸性包涵体。感染细胞能与邻近细胞融合,形成多核巨细胞。⑤ 病毒感染宿主细胞可表现为增殖性感染(lytic cycle)、潜伏感

染、先天性感染,并能诱导细胞转化。增殖
性感染表现为病毒增殖并引起细胞破坏;
潜伏感染时病毒不增殖,也不破坏细胞,病
毒 DNA 稳定地存在于细胞核内,病毒基因
组的表达受抑制,当受到外界因素刺激时,
病毒基因组可被激活而又转为增殖性感
染;先天性感染是指某些疱疹病毒经胎盘
感染胎儿,诱发流产、早产或先天性畸形;
某些疱疹病毒的部分 DNA 片段可整合于
宿主细胞染色体 DNA 中,导致细胞转化,
这种作用与肿瘤的发生密切相关。⑥ 病毒
感染的控制主要依赖于细胞免疫。

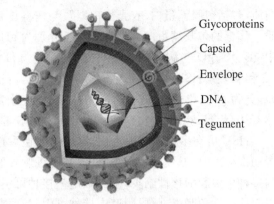

图 23-1　疱疹病毒结构模式图

(来源于 Dreamstime.com)

2. 疱疹病毒的复制

病毒与细胞表面受体相互作用,病毒
包膜与细胞膜融合,核衣壳与核膜相连,病毒基因组释放至核内,开始转录和翻译。疱疹病
毒基因组调控病毒基因转录和蛋白质的合成过程,根据转录翻译的先后顺序将病毒蛋白分
为即刻早期蛋白(α 蛋白)、早期蛋白(β 蛋白)和晚期蛋白(γ 蛋白)。① 即刻早期蛋白(im-
mediate early protein)为 DNA 结合蛋白,可反式激活和调节 β 基因和 γ 基因的表达,促进
早期蛋白和晚期蛋白的合成。② 早期蛋白(early protein)主要是转录因子和聚合酶等,参
与病毒复制、转录和蛋白质合成,也是 γ 基因的反式激活因子,可抑制细胞的大分子生物合
成。③ 晚期蛋白(late protein)主要是结构蛋白(已知有 35 种之多,包括 7 种核衣壳蛋白和
10 多种包膜糖蛋白),在病毒基因组复制后产生,对即刻早期蛋白和早期蛋白有反馈抑制作
用。DNA 复制和装配在细胞核内进行,核衣壳通过核膜或高尔基体获得包膜。在增殖性感
染期,病毒产生的即刻早期蛋白具有抑制细胞 DNA 修复酶功能,使病毒基因组维持线性,
进行 DNA 复制和转录,产生感染性病毒颗粒;而在潜伏感染时,细胞 DNA 修复酶将病毒线
性 DNA 环化,环化的 DNA 基因组潜伏在细胞内,仅能产生潜伏相关转录体(latency-asso-
ciated transcripts,LAT),但不能翻译蛋白。

第一节　单纯疱疹病毒

一、生物学性状

单纯疱疹病毒(*Herpes simplex virus*,HSV)有两个血清型,即 HSV-1 和 HSV-2,两型
病毒核苷酸序列有 50% 同源性,型间有共同抗原,也有特异性抗原,可通过序列分析或限制
性内切酶谱分析区分型别。

完整的病毒由核心、衣壳、被膜及包膜组成。核心含双股 DNA,由共价连接的长片段
(L)和短片段(S)组成,缠绕成纤丝卷轴。基因组长约 150 kb,含 34 个基因,编码 80 多种蛋

白质,包括包膜糖蛋白、衣壳蛋白以及与病毒复制、装配、转运和潜伏有关的多种酶类和蛋白质。病毒的包膜糖蛋白至少有 11 种,分别为 gB、gC、gD、gE、gG、gH、gI、gJ、gL、gK、gM。其中 gB、gC、gD 与病毒的吸附与穿入有关。gH 与细胞融合有关,参与病毒的穿入和释放。gB 和 gD 是 HSV-1 和 HSV-2 的共同抗原,可诱导机体产生中和抗体。gG 是型特异性抗原,分为 gG1 和 gG2,诱生的抗体可将 HSV 分为 HSV-1 和 HSV-2 两种血清型。gC 可与补体 C3b 结合。gE/gI 复合物是 IgGFc 的受体,能阻碍抗体的抗病毒作用,与免疫逃逸有关。

HSV 可在多种细胞中生长,常用的细胞系有 BHK 细胞、Vero 细胞、Hep-2 细胞等。病毒初次分离时,原代乳兔肾细胞、人胚肺细胞较敏感。HSV 感染动物范围广泛,多种动物脑内接种可引起疱疹性脑炎,小白鼠足垫接种可引起中枢神经系统致死性感染,家兔角膜接种引起疱疹性角膜炎,豚鼠阴道内接种可引起宫颈炎和宫颈癌。接种于鸡胚绒毛尿囊膜上,形成增殖性白色斑块。

二、致病性

人群中 HSV 感染非常普遍,感染率达 80%～90%。患者和健康病毒携带者是传染源,主要通过直接密切接触和性接触传播。HSV 经口腔、呼吸道、生殖道黏膜和破损皮肤等多种途径侵入机体。病毒先在局部繁殖并导致感觉神经末梢感染。人感染 HSV 后大多无明显症状,只有少数感染者发生黏膜或皮肤的局部疱疹,偶尔也可发生严重的全身性疾病,累及内脏。

HSV 的感染类型:

(1) 原发感染 初次感染约 90%无临床症状,多为隐性感染。显性感染主要表现为黏膜与皮肤的局部疱疹,HSV-1 以腰上部感染为主,HSV-2 则以腰以下及生殖器感染为主。HSV-1 原发感染常发生于 1～15 岁,常见的有龈口炎,系在口颊黏膜和齿龈处发生成群疱疹,破裂后多盖一层坏死组织。此外可引起唇疱疹、湿疹样疱疹、疱疹性角膜炎、疱疹性脑炎等。生殖器疱疹多见于 14 岁以后,由 HSV-2 引起,比较严重,局部剧痛,伴有发热、全身不适及淋巴结炎。

(2) 潜伏感染和复发 HSV 原发感染产生免疫力后,将大部分病毒清除,部分病毒可沿神经髓鞘到达三叉神经节(HSV-1)和脊神经节(HSV-2)细胞中或周围星形神经胶质细胞内,以潜伏状态持续存在,与机体处于相对平衡,不引起临床症状。当机体发热、受寒、日晒、月经期、情绪紧张,使用垂体或肾上腺皮质激素,或机体遭受某些细菌、病毒等感染时,潜伏的病毒被激活增殖,沿神经纤维轴索下行至感觉神经末梢,至附近表皮细胞内继续增殖,引起复发性局部疱疹。其特点是每次复发病变往往发生于同一部位。最常见在唇鼻间皮肤与黏膜交界处出现成群的小疱疹。疱疹性角膜炎、疱疹性宫颈炎等亦可反复发作。

(3) 先天性感染 HSV 通过胎盘感染,影响胚胎细胞有丝分裂,易发生流产,造成胎儿畸形、智力低下等先天性疾病。约 40%～60%的新生儿在通过 HSV-2 感染的产道时可被感染,出现高热、呼吸困难和中枢神经系统病变,其中 60%～70%受染新生儿可因此而死亡,幸存者中后遗症可达 95%。

(4) 致癌作用 一些调查研究表明,HSV-1 和 HSV-2 可能分别与唇癌、外阴癌及子宫颈癌有关,特别 HSV-2 作为宫颈癌的病因曾受到人们重视,但近年研究表明人乳头瘤病毒与该癌有直接关系。

三、免疫性

HSV 原发感染后 1 周左右血中可出现中和抗体,3～4 周达高峰,可持续多年。6 个月以内婴儿多从母体获得抗体。中和抗体在细胞外灭活病毒,对阻止病毒经血流播散和限制病程有一定作用,但不能消灭潜伏感染的病毒和阻止复发。在机体抗 HSV 感染的免疫中,细胞免疫起更重要作用,NK 细胞可特异性杀死 HSV 感染细胞;在抗体参与下,介导 ADCC 效应亦可将 HSV 感染细胞裂解;细胞毒性 T 细胞和多种细胞因子(如干扰素等)在抗 HSV 感染中也有重要意义。

四、微生物学检查

(一)病毒分离

采取病人唾液,脊髓液及口腔、宫颈、阴道分泌液,或角膜结膜刮取物等接种易感细胞中培养 1～2 天,出现细胞肿胀、变圆、相互融合等病变,可做初步诊断。然后用免疫荧光法(IFA)、酶联免疫吸附试验(ELISA)进行鉴定,确诊 HSV。必要时进行分型。

(二)抗原检测

同上标本,用 IFA、ELISA 等方法直接检测细胞内或分泌液中抗原,可快速诊断 HSV 感染。

(三)抗体检测

用补体结合试验、ELISA 检测患者血清中的抗体,可用于原发感染诊断,但不能与复发感染区别。因人群 HSV 感染率高,广泛存在潜伏感染,血清中普遍含较高抗体水平,则复发感染时很难观察到抗体效价上升。而检测脊髓液抗体,对神经系统 HSV 感染有重要意义。

此外,用 DNA 分子杂交法和 PCR 法检测 HSV DNA,已显示较大优越性。

五、防治原则

(一)预防

由于 HSV 有致癌可能性,减毒活疫苗和死疫苗不宜用于人体。现研究中的各种疫苗,如包膜蛋白(提纯的 gG、gD)亚单位疫苗、gB、gD 基因重组病毒疫苗和多肽疫苗,在动物试验中显示良好效果,有应用前景。孕妇产道 HSV-2 感染,分娩后可给新生儿注射丙种球蛋白作为紧急预防。应避免与患者接触,安全性生活。

(二)治疗

碘苷(IDU)、阿糖胞苷(Ara-C)、阿糖腺苷(Ara-A)、溴夫定(BVDU)等治疗疱疹性角膜炎有效,与干扰素合用可提高效力。国内用 HSV gC、gD 单克隆抗体制成滴眼液,用于治疗疱疹性角膜炎,取得显著疗效。

第二节 水痘-带状疱疹病毒

水痘-带状疱疹病毒(*Varicella-Zoster virus*,VZV)是水痘和带状疱疹的病原体,可由同一种病毒引起两种不同的病症,故称为水痘-带状疱疹病毒。儿童初次感染引起水痘,而潜伏体内的病毒受到某些刺激后复发引起带状疱疹,多见于成年人和老年人。

一、生物学性状

VZV 基本性状与 HSV 相似,只有一个血清型。

一般动物和鸡胚对 VZV 不敏感,在人或猴成纤维细胞中增殖,并缓慢产生细胞病变,形成多核巨细胞,受感染细胞核内,可见嗜酸性包涵体。VZV 对外界的抵抗力弱,对温度、酸碱度等物理因素敏感。

二、致病性与免疫性

人是 VZV 的唯一自然宿主,水痘患者是唯一的传染源。VZV 的传染性极强,主要通过空气飞沫传播,也可通过密切接触或输血传播。病毒经上呼吸道侵入人体后,首先在呼吸道黏膜上皮细胞内增殖,继而进入局部淋巴结,增殖后进入血流,引起第一次病毒血症。然后,病毒进入单核吞噬细胞系统,在此增殖后,重新入血,引起第二次病毒血症。最后,病毒随血流播撒到全身,最终定位在皮肤靶细胞,特别是皮肤表皮棘细胞和黏膜组织,引起水痘。儿童初次感染 VSV 后,经 2~3 周潜伏期后开始出现皮疹。皮疹呈向心性分布,先见于躯干、头部,逐渐扩散到面部和四肢。开始为斑疹,数小时后变为丘疹,再经数小时后发展成水疱疹,也可进一步发展为脓疱疹,伴有发热等全身症状。水痘病情一般较轻,预后良好。

儿童在水痘病愈后,病毒能长期潜伏于脊髓后根神经节或颅神经的感觉神经节中。以后在机体免疫力下降、外伤或其他诱因作用下,潜伏在神经节中的病毒被激活,并沿感觉神经纤维轴索下行到所支配的胸腹部或脸部皮肤细胞内增殖,引起复发性感染。由于疱疹沿感觉神经支配的皮肤分布,串联成带状,故称带状疱疹。

患水痘后机体产生特异性体液免疫和细胞免疫,终身不再感染。但长期潜伏于神经节中的病毒不能被清除,故不能阻止病毒激活而发生带状疱疹。

三、微生物学检查

水痘和带状疱疹的临床症状都较典型,一般不需做微生物学诊断。必要时可刮取疱疹基底部细胞涂片染色,检查嗜酸性核内包涵体和多核巨细胞,亦可用免疫荧光法检测 VZV 抗原或用 PCR 检查病毒的 DNA,以助确诊。

四、防治原则

水痘-带状疱疹病毒减毒活疫苗预防水痘感染和传播有良好效果,经免疫的幼儿产生体液免疫和细胞免疫可维持几年。在接触传染源72～96小时内,带状疱疹高效价免疫球蛋白(VZVIg)对预防感染或减轻临床症状有一定效果,对免疫功能低下的儿童尤为重要。VZ-VIg无治疗和预防复发的作用。

正常儿童一般不需采用抗病毒治疗,抗病毒药物主要用于治疗免疫抑制患儿的水痘、成人水痘和带状疱疹。对VZV有效的抗病毒药物包括阿昔洛韦、阿糖腺苷和干扰素等。大剂量干扰素能限制疾病的发展和缓解局部症状。

第三节   EB 病 毒

EB病毒(*Epstein-Barr virus*,EBV),Epstein和Barr于1964年首次成功地将Burkitt非洲儿童淋巴瘤细胞通过体外悬浮培养而建株,并在建株细胞涂片中用电镜观察到疱疹病毒颗粒,故名EB病毒。EBV是人传染性单核细胞增多症的病原体,并与伯基特淋巴瘤(Burkitt's lymphoma,BL)、鼻咽癌及霍奇金病等恶性肿瘤的发生密切相关。

一、生物学性状

EBV的形态与其他疱疹病毒相似,圆形,直径180 nm(图23-2)。核衣壳为20面体立体对称,包膜由感染细胞的核膜组成,其上有病毒编码的包膜糖蛋白。EBV基因组为线状dsD-NA,长约172 kb,含80多个开放读码框架,至少编码80余种病毒蛋白,参与病毒的复制、感染和致病过程。

EBV感染可表现为增殖性感染和潜伏性感染。在呈潜伏状态时,EBV基因组以游离环状附加子(episome)的形式存在于感染的细胞核内。增殖性感染时,环状基因组需先线性化,病毒开始复制,子代病毒颗粒以出芽的方式释放。

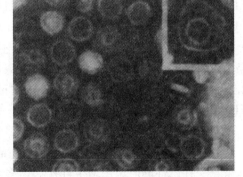

图 23-2   EB病毒

目前尚不能用常规的疱疹病毒培养法培养EBV。一般用人脐血淋巴细胞、外周血B淋巴细胞或EB病毒转染的B淋巴细胞培养EBV。

EBV基因组编码产生的病毒抗原可分为两大类:

1. 病毒潜伏感染时表达的抗原

(1) EBV核抗原(EB nuclear antigen,EBNA) 存在于所有EBV感染和转化的B细胞核内,为DNA结合蛋白。目前已知的EBNA有6种,其中EBNA-1可启动病毒基因组游离体的复制,并与免疫逃逸有关。EBNA-2 具有细胞转化作用,与 B 细胞的永生化有关。

（2）潜伏感染膜蛋白（latent membrane protein，LMP）　存在于潜伏感染的 B 细胞表面,有 LMP-1、LMP-2A 和 LMP-2B 三种。其中 LMP-1 是一种致癌蛋白,能与抑癌蛋白相互作用,抑制细胞凋亡,导致细胞转化。其中 LMP-2 具有阻止病毒从潜伏感染转变为增殖性感染的作用。

2. 病毒增殖性感染相关的抗原

（1）即刻早期抗原　有 BZLF1 和 ERLF1 两种,为转录激活因子,可诱导病毒进入增殖周期。

（2）EBV 早期蛋白（early antigen，EA）　是病毒增殖早期诱导的非结构蛋白,分为 EA/R 和 EA/D 两类,后者具有 EBV 特异的 DNA 聚合酶活性。EA 的出现是 EBV 活跃增殖,病毒进入增殖性感染的标志。

（3）EBV 衣壳抗原（viral capsid antigen，VCA）　是在病毒增殖后期合成的结构蛋白,存在于细胞质和细胞核内。

（4）EBV 膜抗原（membrane antigen，MA）　为病毒的包膜糖蛋白,存在于病毒包膜和感染细胞膜表面,其中 gp350/220 为黏性蛋白,能介导病毒与宿主细胞表面的受体 CD21（或称 CR2）结合,并能诱导机体产生中和抗体。gp85 是一种融合蛋白,能介导病毒包膜与宿主细胞膜融合。

二、致病性与免疫性

EBV 在人群中广泛感染,根据血清学调查,我国 3～5 岁儿童 EB 病毒 VCA-IgG 抗体阳性率达 90% 以上,幼儿感染后多数无明显症状,或引起轻症咽炎和上呼吸道感染。青年期发生原发性感染,约有 50% 出现传染性单核细胞增多症。

EBV 是一种嗜 B 细胞的人疱疹病毒,主要侵犯 B 细胞。过去认为,只有 B 细胞表面有 EBV 受体 CD21,但最近发现在腮腺管、咽部以及宫颈外的上皮细胞中也有 EBV 受体,因此 EBV 也可感染这些上皮细胞。

EBV 传染源为患者和隐性感染者。主要通过唾液传播,偶也可经输血传播。EBV 感染后,在口咽部或腮腺上皮细胞内增殖,释放的病毒感染局部淋巴组织中的 B 淋巴细胞,B 淋巴细胞入血导致全身性 EBV 感染。在正常个体中,大多数感染的细胞被清除,只有少量 EBV 潜伏感染的 B 淋巴细胞持续存在。

与 EBV 感染有关的疾病主要有:

1. 传染性单核细胞增多症（infection mononucleosis）

是一种急性淋巴组织增生性疾病。多见于青春期初次感染 EBV 后发病。临床表现多样,但有三个典型症状:发热、咽炎和颈淋巴结肿大。随着疾病的发展,病毒可播散至其他淋巴结。肝脾肿大,肝功能异常,外周血单核细胞增多,并出现异型淋巴细胞（即激活的 T 淋巴细胞）。偶尔可累及中枢神经系统（如脑炎）。此外,某些先天性免疫缺陷的患儿中可呈现致死性传染性单核白细胞增多症。

2. 非洲儿童淋巴瘤（即 Burkitt 淋巴瘤）

本病由 Denis Burkitt 于 20 世纪 50 年代首先在非洲发现,故又称为伯基特淋巴瘤（Burkitt's lymphoma，BL）。多见于 6 岁左右儿童,发生于中非、新几内亚和美洲温热带地区,呈地方性流行。好发部位为颜面、腭部。患儿在症状出现以前,血中 EBV 抗体水平已显著上升,抗体滴度明显高于正常儿童,表明患儿发病前已受到 EBV 的重度感染。从 BL 的活检组织及由其建立的淋巴瘤细胞中可检出 EBV 的 DNA 和 EBNA,故认为 EBV 与 BL 的发生密切相关。

3. 鼻咽癌

我国南方(广东、广西)及东南亚地区是鼻咽癌高发区,多发生于 40 岁以上中老年人。EBV 感染与鼻咽癌发生相关的主要依据:① 在所有病例的癌组织中有 EBV 基因组存在和表达。② 患者血清中有高效价 EBV 抗体的 IgG 和 IgA 抗体。③ 鼻咽癌经治疗病情好转后,抗体效价也逐渐下降。然而,EBV 不是致鼻咽癌的唯一因子。

4. 淋巴组织增生性疾病

在免疫缺损患者中,易发生 EBV 诱发的淋巴组织增生性疾病。1%～10%的移植患者会发生淋巴组织增生性疾病,如恶性单克隆 B 淋巴细胞瘤。艾滋病患者常会发生 EBV 相关淋巴瘤、舌尖状白斑症(oral hairy leukoplakia)。约 50%的霍奇金淋巴瘤患者 EBV DNA 检测阳性。

人体感染 EBV 后能诱生抗- EBNA 抗体、抗- EA 抗体、抗- VCA 抗体及抗- MA 抗体。已证明抗 MA 抗体能中和 EBV。上述体液免疫系统能阻止外源性病毒感染,却不能消灭病毒的潜伏感染。一般认为细胞免疫(如 T 淋巴细胞的细胞毒反应)对病毒活化的“监视”和清除转化的 B 淋细胞起关键作用。

三、微生物学检查

EBV 分离培养困难,一般用血清学方法辅助诊断。在有条件实验室可用核酸杂交和 PCR 等方法检测细胞内 EBV 基因组及其表达产物。

(1) EBV 特异性抗体的检测　用免疫酶染色法或免疫荧光技术有助于 EBV 感染的诊断。若 VCA-IgA 抗体或 EA-IgA 抗体效价为≥1∶5～1∶10 或抗体效价持续上升者,对鼻咽癌有辅助诊断意义。

(2) 异嗜性抗体凝集试验　主要用于传染性单核白细胞增多症的辅助诊断,患者于发病早期血清可出现 lgM 型抗体,能非特异性凝集绵羊红细胞。抗体滴度在发病 3～4 周内达高峰,于恢复期迅速下降,不久即消失。

四、防治原则

目前已有两种 EBV 疫苗在临床试用。一种为我国研制的基因工程疫苗,另一种为国外研制的亚单位疫苗。目前这些疫苗的免疫保护效果正在观察中。对 EB 病毒感染尚无疗效肯定的药物。

第四节　巨细胞病毒

巨细胞病毒(*Cytomegalo virus*,CMV)是一类在自然界广泛存在,具有严格种属特异性的病毒,包括人、鼠、马、牛、猪、猫等巨细胞病毒。对人类致病的为人巨细胞病毒(*human cytomegalo virus*,HCMV)。HCMV 感染在人群中非常普遍,多为无症状感染或潜伏感染,但孕妇感染可致胎儿先天性畸形、智力低下或发育迟缓等。在 AIDS 患者、器官移植受者、放射治疗患者等免疫功能低下人群中可引起严重的致死性感染。

一、生物学性状

HCMV 具有典型的疱疹病毒形态与结构。基因组编码即刻早期抗原(immediate early antigen,IEA)、早期抗原(early antigen,EA)和晚期蛋白(late antigen,LA)。IEA 为病毒的调节蛋白,可反式激活病毒的早期基因和宿主细胞的某些基因;EA 的主要作用是关闭宿主细胞 DNA 的复制及合成病毒的 DNA 聚合酶,从而诱导病毒增殖;LA 主要为病毒的结构蛋白,包括衣壳蛋白、核衣壳蛋白和包膜糖蛋白。在体内,HCMV 可感染各种不同来源的上皮细胞、白细胞和精子细胞等。但在体外 HCMV 仅在人成纤维细胞中增殖。病毒在细胞培养中增殖缓慢,初次分离常需 2～6 周才出现细胞病变。病变特点是细胞肿胀、核变大,形成巨大细胞,因而称为巨细胞病毒。感染细胞核内出现嗜酸性包涵体,周围有一轮透亮的"晕"围绕,宛如"猫头鹰眼"(图 23-3)。

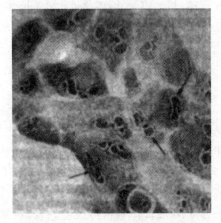

图 23-3　人巨细胞病毒感染人胚成
纤维细胞(×400)

二、致病性与免疫性

HCMV 在人群中感染非常广泛,我国成人感染率达 95%以上,通常呈隐性感染,多数感染者无临床症状,但在一定条件下,侵袭多个器官和系统可产生严重疾病。病毒可侵入肺、肝、肾、唾液腺、乳腺、其他腺体以及多核白细胞和淋巴细胞,可长期或间歇地自唾液、乳汁、血液、尿液、精液、子宫分泌物多处排出病毒。通过口腔、生殖道、胎盘、输血或器官移植等多途径传播。

HCMV 的感染类型:

(1)先天性感染　孕期 3 个月内感染,病毒可通过胎盘引起胎儿原发感染,出现死胎或先天性疾病。先天性感染率为 0.5%～2.5%,其中 5%～10%的新生儿出现临床症状,称为巨细胞包涵体病(cytomegalic inclusion disease,CID),有肝脾肿大、黄疸、血小板减少性紫癜、溶血性贫血及神经系统损伤。少数呈先天性畸形,如小头畸形和智力低下等,严重者可致流产和死胎,也有部分(10%)的亚临床感染病儿在出生后数月至数年才出现智力低下和先天性耳聋等。

(2)围产期感染(perinatal infection) 分娩时新生儿可经产道、母乳或护理人员(排出病毒者)感染 HCMV。一般多无明显临床症状,尿液和咽分泌物中大量排出病毒,少数表现为短暂的间质性肺炎、肝脾轻度肿大、黄疸。多数患儿预后良好。

(3)儿童及成人原发感染 通常呈隐性感染,感染后多数可长期带毒,表现为潜伏感染,并长期或间歇地排出病毒。少数感染者出现临床症状,表现为巨细胞病毒单核细胞增多症,出现疲劳、肌痛、发热、肝功能异常和单核细胞增多等症状,但异嗜性抗体阴性。临床症状较轻微、且并发症少。

(4)免疫功能低下者感染 在免疫功能低下者(器官移植、艾滋病、白血病和淋巴瘤或长期使用免疫抑制剂者等)中,HCMV 原发感染或潜伏病毒的激活均可引起严重疾病,如 HCMV 肺炎、肝炎和脑膜炎等。HCMV 是导致艾滋病患者最常见机会感染的病原体之一,常导致视网膜炎。HCMV 感染也可抑制机体的免疫功能。

HCMV 感染能诱导机体产生特异性体液免疫和细胞免疫。特异性的中和抗体有一定的免疫保护作用。NK 细胞和特异性细胞免疫在限制病毒的播散、清除体内病毒和抑制潜伏病毒的激活等方面起重要作用。HCMV 感染后可引起免疫功能受损,其原因可能与 HC-MV 直接感染淋巴细胞和单核细胞有关。

三、微生物学检查

1. 细胞学检查

实验室诊断可用唾液、尿液、子宫颈分泌液等标本离心沉淀,将脱落细胞用姬姆萨染色镜检,检查巨大细胞及核内和浆内嗜酸性包涵体。该方法简便,可用于辅助诊断,但阳性率不高。

2. 病毒的分离培养

分离培养可将标本接种于人胚肺成纤维细胞中,培养 4~6 周后观察细胞病变。也可在玻片短期培养 2~4 天后,用免疫荧光或免疫酶联技术检测病毒早期抗原。

3. 病毒核酸检测

荧光定量 PCR 检测标本中病毒 DNA 拷贝数或用 RT-PCR 法检测病毒 mRNA,可用于快速诊断。

4. 血清学检测

用 ELISA 检测 IgM 抗体和 IgG 抗体,适用于早期感染和流行病学调查。IgG 抗体可终生持续存在,IgM 抗体与急性感染有关。

四、防治原则

丙氧鸟苷(更昔洛韦)与膦甲酸(foscarnet)是目前有效的抗 HCMV 药物,尤其适用于预防和治疗器官移植患者和 AIDS 患者的 HCMV 感染。碘苷、阿糖腺苷、阿糖胞苷、无环鸟苷等抗病毒药对 HCMV 感染无肯定的疗效。

HCMV 减毒活疫苗已经在高危人群中使用,并证明有较好的免疫保护作用。但需要重视这种疫苗的致癌潜能及回复突变的可能性。

(周平)

第二十四章　反转录病毒

反转录病毒科（*Retroviridae*）是一大组含有反转录酶（reverse transcriptase）的 RNA 病毒。最近，根据病毒的进化关系，将反转录病毒分为 5 个属，即 B 型和 D 型肿瘤病毒属（*B- and D-type oncoviruses*）、C 型肿瘤病毒属（*C-type oncoviruses*）、慢病毒属（*Lentiviruses*）、HTLV 相关肿瘤病毒属（*HTLV-related oncoviruses*）和泡沫病毒属（*Spumaviruses*）。其中对人类致病的主要是慢病毒属中的人类免疫缺陷病毒和 HTLV 相关肿瘤病毒属中的人类嗜 T 淋巴细胞病毒。

反转录病毒的共同特性有：① 有包膜，球形，直径为 80～120 nm。② 基因组为单正链 RNA 二聚体。③ 病毒核心中含有反转录酶和整合酶。④ 具有 gag、pol 和 env 3 个结构基因；⑤ 基因复制通过形成 DNA 中间体，并与宿主细胞的染色体整合。

第一节　人类免疫缺陷病毒

人类免疫缺陷病毒（*Human immunodeficiency virus*，HIV）是 1983～1984 年先后由法国巴斯德研究所的 Montagnier 和美国国立卫生研究所的 Gallo 等发现的一种新的反转录病毒。HIV 引起获得性免疫缺陷综合征（acquired immunodeficiency syndrome，AIDS），简称艾滋病。该病以传播迅速、免疫系统进行性损伤直至崩溃、高度致死性为主要特征。

HIV 分为两型：HIV-1 和 HIV-2。HIV-1 在全球流行，HIV-2 主要在西非和西欧局部流行。目前，HIV 感染已成为全球最重要的公共卫生问题之一。

一、生物学特性

（一）形态结构

病毒呈球形，直径 100～120 nm。病毒的外层为包膜，系双层脂质蛋白膜，其中嵌有 gp120 和 gp41，分别组成刺突和跨膜蛋白。包膜下为由基质蛋白（p17）组成的内膜。电镜下可见病毒的内层为一致密的圆锥状核心，含病毒的衣壳蛋白（p24）、核衣壳蛋白（p7）、单正链 RNA 二聚体、反转录酶、整合酶和蛋白酶（图 24-1）。

gp120 为 HIV 的表面糖蛋白，与靶细胞表面的受体结合决定病毒的亲嗜性，同时也携带中和抗原表位诱导体内中和抗体的产生。gp120 易发生变异，有利于病毒逃避免疫清除。gp41 为跨膜糖蛋白，介导病毒包膜与宿主细胞膜的融合。

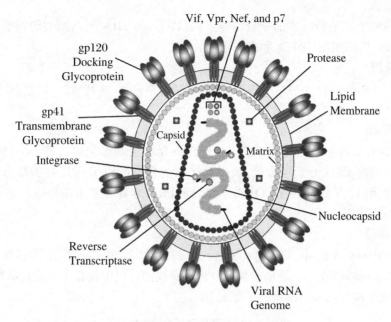

图 24-1　HIV 结构示意图

（二）基因组结构与功能

　　HIV 的基因组由 2 条相同的正链 RNA 组成，在 RNA 链的 5′端通过氢键互相连接成二聚体。每个 RNA 链长约 9.8 kb，基因组含有 gag、pol、env 3 个结构基因以及 tat、rev、nef、vif、vpr、vpu／vpx 6 个调节基因。为了最大限度地利用有限的基因，其编码区有许多重叠，部分基因（tat，rev）没有单独的编码区。在病毒基因组的 5′端和 3′端各有相同的一段核苷酸序列，称为长末端重复序列（long terminalrepeat，LTR）。HIV LTR 包含启动子、增强子以及其他与转录调控因子结合的序列（图 24-2）。

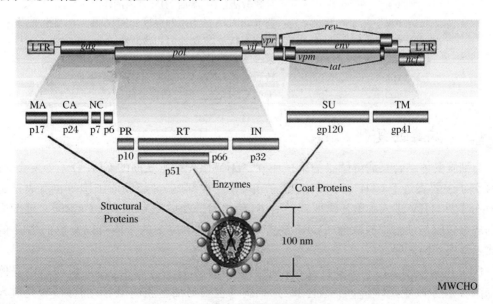

图 24-2　HIV 基因组结构

1. gag 基因

编码约 500 个氨基酸组成的聚合前体蛋白(P55),经 HIV 蛋白酶裂解而形成病毒的核衣壳蛋白(p7)、内膜蛋白(p17)和衣壳蛋白(p24)。

2. Pol 基因

编码聚合酶前体蛋白(p34),经切割形成蛋白酶、整合酶、反转录酶、核糖核酸酶 H,均为病毒增殖所必需。

3. env 基因

编码 gp120 和 gp41 两种包膜糖蛋白。gp120 暴露于病毒包膜之外,称外膜蛋白,含有与宿主细胞表面的 CD4 分子结合位点、中和抗体结合位点和 T 淋巴细胞结合位点。gp41 是病毒的跨膜蛋白,当 gp120 与 CD4 分子结合后,其疏水性氨基末端可插入细胞膜,介导病毒包膜与宿主胞膜融合。

4. 调节基因

HIV 有 tat、rev、nef、vif、vpr、vpu/vpx 6 个调节基因。这些基因编码的调节蛋白在病毒的 RNA 转录、转录后加工、蛋白质翻译及病毒释放的过程中起着十分重要的作用。

HIV 基因结构及其编码的蛋白质见表 24-1。

表 24-1　HIV 基因及其编码的蛋白质

分类	基因	编码蛋白质	蛋白质的功能
结构基因	gag	p24 和 p7	衣壳蛋白和核衣壳蛋白
		p17	内膜蛋白
		反转录酶	有反转录活性和 DNA 聚合酶活性
		RNA 酶 H	水解 RNA:DNA 中间体中的 RNA 链
		蛋白酶	切割前体蛋白
		整合酶	使病毒 DNA 与细胞 DNA 整合
调节基因	env	gp120	与细胞表面受体结合
		gp41	介导病毒包膜与宿主细胞膜融合
	tat	Tat	反式激活蛋白,激活 HIV 基因的转录
	rev	Rev	调节 mRNA 的剪接和促进 mRNA 转运至细胞质
	nef	Nef	调节 HIV 的复制能力和感染性
	vif	Vif	病毒感染性因子,促使病毒装配与成熟
	vpr	Vpr	转运病毒 DNA 至细胞核,抑制细胞生长
	vpu	Vpu	下调 CD4 表达,促进病毒释放

(三) 病毒的复制

与细胞受体结合是病毒感染的第一环节。HIV 以靶细胞表面的 CD4 分子为主要受体,CD4 分子主要表达于 CD4$^+$ T 淋巴细胞,在单核-巨噬细胞、神经胶质细胞等也有表达。除 CD4 分子外,HIV 进入细胞还需要辅助受体(趋化因子受体 CXCR4 或 CCR5)。辅助受体协助病毒包膜与细胞膜的融合,CCR5 缺失或 CCR5 基因突变的个体可以避免 HIV-1 的感染或延缓疾病的进展。

HIV 的包膜糖蛋白 gp120 首先与靶细胞表面的 CD4 分子结合,然后再与辅助受体结合,gp120 构象改变,暴露 gp41 融合肽,介导病毒包膜与细胞膜的融合;病毒核衣壳进入细胞内脱壳,释放出基因组 RNA 进行复制。RNA 复制的主要步骤是:① 以病毒 RNA 为模板,在反转录酶作用下,反转录产生互补的负链 DNA,构成 RNA∶DNA 复制中间体。②复制中间体中的亲代 RNA 链由 RNA 酶 H 水解去除,由负链 DNA 产生正链 DNA,从而组成双链 DNA。③ 在病毒整合酶的作用下,双链 DNA 整合入细胞染色体中,形成前病毒 DNA 处于潜伏状态,直至在某些抗原、有丝分裂原、细胞因子或其他因素作用下而激活。④ 激活的 HIV 基因组 DNA,在宿主细胞的 RNA 聚合酶作用下,转录形成 RNA。有些 RNA 经拼接而成为病毒 mRNA。另一些 RNA 经加帽加尾则可作为病毒的子代 RNA。mRNA 在细胞核糖体上先转译成多蛋白。在病毒蛋白酶的作用下,多蛋白被裂解成各种结构蛋白和调节蛋白。⑤ 病毒子代 RNA 与结构蛋白装配成核衣壳,并从宿主细胞膜获得包膜形成完整的有感染性的子代病毒,最后以芽生方式释放到细胞外。

(四)型别与变异

HIV 具有高度变异性,主要取决于 env、nef、pol 及 LTR 等基因。不同毒株间在上述基因的变异率各不相同。env 基因编码包膜糖蛋白抗原,此类抗原的变异与 HIV 的流行和逃避宿主的免疫应答密切相关。根据 env 基因序列的不同,HIV-1 分为三组:M,N 和 O 组,其中 M 组又分有 11 个亚型,分别用英文字母 A～K 来表示;HIV-2 至少有 7 个亚型(A～G)。HIV-1 在全球流行,不同地区流行的亚型及重组亚型不同。HIV-2、HIV-1 O 组和 N 组主要局限于西部非洲等地区。我国以 HIV-1 为主要流行株,在部分地区发现有少数 HIV-2 感染者。HIV 的高度变异性对制备有效的抗感染疫苗和 AIDS 的防治产生较大的影响。

(五)培养特性

在体外, HIV 能感染 CD4$^+$ T 细胞和巨噬细胞。实验室中 HIV 的培养常用新鲜分离的外周血 T 细胞和某些 T 细胞株 (如 H9、CEM),感染后细胞出现不同程度的病变,培养液中可测到反转录酶活性,而培养细胞中可查到病毒的抗原。恒河猴及黑猩猩可作为 HIV 感染的动物模型,但其感染过程与产生的症状与人类不同。

(六)抵抗力

HIV 对理化因素的抵抗力较弱。56 ℃加热 30 min 可被灭活。但病毒室温(20～22 ℃)下可保存活力达 7 d。0.5%次氯酸钠、10% 漂白粉、70%乙醇、2%戊二醛、50%乙醚或 0.3% H_2O_2 处理 10～30 min,对病毒均有灭活作用。但在冷冻血制品中,须 68 ℃加热 72 h 才能保证灭活病毒。HIV 对紫外线不敏感,有较强的抵抗力。

二、致病性与免疫性

(一)传染源和传播途径

HIV 的传染源是 HIV 无症状携带者和 AIDS 患者。从 HIV 感染者的血液、精液、阴道分泌物、乳汁、唾液、脑脊髓液、骨髓、皮肤及中枢神经组织等标本中均可分离到病毒。主要传播方式有三种:

(1)性传播　通过同性或异性间的性行为传播,是 HIV 的主要传播方式。

(2)血液传播　通过输入带 HIV 的血液或血制品、器官或骨髓移植、人工授精、静脉药瘾者共用污染的注射器及针头等传播。

(3) 母婴传播　包括经胎盘、产道和经哺乳等方式引起的母婴传播。

(二) 致病机制

HIV 感染的主要特点是 $CD4^+$ T 淋巴细胞的损耗。$CD4^+$ T 细胞表面大量表达 CD4 分子和辅助受体 CXCR4,是 HIV 攻击的主要靶细胞。受感染的 $CD4^+$ T 细胞数量进行性减少和功能障碍,继发免疫缺陷综合征。HIV 损伤 $CD4^+$ T 细胞的机制复杂,主要有:

(1) $CD4^+$ T 细胞破坏增加　① HIV 感染诱导 $CD4^+$ T 细胞融合,抑制 $CD4^+$ T 细胞正常的生物合成,导致细胞死亡。② HIV 感染促进 $CD4^+$ T 细胞凋亡。③ CTL 对 HIV 感染 $CD4^+$ T 细胞的杀伤作用,HIV 抗体介导的 ADCC 对靶细胞的破坏作用等。

(2) $CD4^+$ T 细胞产生减少　HIV 可侵犯胸腺细胞、骨髓造血干细胞,使 $CD4^+$ T 细胞产生减少。

(3) $CD4^+$ T 细胞功能受损　HIV 感染可引起 Th1/Th2 失衡,Th2 呈极化优势,造成 $CD4^+$ T 细胞功能障碍。部分感染 HIV 的 $CD4^+$ T 细胞能够存活并分化成记忆 $CD4^+$ T 细胞,在 $CD4^+$ T 记忆 T 细胞中 HIV 基因的表达极低。病毒可长期潜伏于这些细胞,构成 HIV 潜伏的主要存储库,这是目前无法彻底清除 HIV 的主要原因。

单核-巨噬细胞能表达少量的 CD4 分子,其辅助受体为 CCR5。与 $CD4^+$ T 细胞不同,单核-巨噬细胞可抵抗 HIV 的溶细胞作用,病毒可在细胞内长期潜伏,并随之迁移播撒至肺、脑等组织。感染的巨噬细胞丧失吞噬和诱发免疫应答的功能,并成为 HIV 潜伏的另一重要存储库。在感染早期 HIV 主要以侵犯单核-巨噬细胞为主(M-嗜性),有利于病毒的体内扩散,以后逐渐转至以感染 $CD4^+$ T 细胞为主(T-嗜性),造成 $CD4^+$ T 细胞的大量破坏。

(三) 临床表现

AIDS 的潜伏期长,自感染到发病有的可达 10 年左右的时间。HIV 进入机体后即开始大量增殖和释放,形成病毒血症。此时感染者血清中出现 HIV 抗原,从外周血、脑脊液和骨髓细胞中可分离出病毒,血循环中的 $CD4^+$ T 细胞数显著减少。感染者可出现发热、咽炎、淋巴结肿大、皮肤斑丘疹和黏膜溃疡等自限性症状。此即为 HIV 的原发感染的急性期。数周后疾病转入无症状 HIV 感染期。在此期间,感染者可没有任何临床症状,血中病毒量明显下降,但在淋巴结中病毒可继续进行低水平的增殖,并不断有少量病毒释放入血,患者的血液及体液均具有传染性。血清中可检出 HIV 抗体,但由于病毒滴度低,需用敏感的方法才能查出病毒。此阶段可持续 2~10 年或更久。随着感染时间的延长,病毒在体内大量增殖,机体的免疫功能被严重破坏,疾病进入艾滋病相关综合征期。表现为持续性发热、疲乏、体重下降及慢性腹泻等全身症状。此外,全身淋巴结肿大亦是此期的重要特征,所以此期也称为持续性淋巴结肿大综合征。最后,疾病迅速发展成为艾滋病期。此期有 4 个基本特征:① 严重的细胞免疫缺陷。特别是 $CD4^+$ T 细胞严重缺陷。② 严重的机会性感染。由于机体免疫功能严重缺损,艾滋病患者的抗感染能力显著下降,一些对正常机体无明显致病作用的病毒(如巨细胞病毒、EB 病毒)、细菌(如结核杆菌、鸟型结核菌)、真菌(如白假丝酵母菌、卡氏肺孢菌)等,常可造成致死性感染。③ 机会性肿瘤。即因免疫缺陷所引起的肿瘤,如 Kaposi 肉瘤及恶性淋巴瘤等。④ 严重的全身症状。病人全身症状加重,并可出现神经系统症状,如头痛、癫痫、进行性痴呆等。

（四）免疫性

在 HIV 感染过程中,机体可产生高滴度的抗- HIV 多种蛋白的抗体,包括抗- gp120 的中和抗体。这些抗体具有一定的保护作用,主要是在急性感染期降低血清中的病毒抗原量,但不能清除体内的病毒。HIV 感染也能刺激机体产生细胞免疫应答,包括抗体依赖性细胞介导的细胞毒作用（ADCC）、细胞毒性 T 细胞(CTL) 和 NK 细胞反应等。特异性细胞免疫应答,特别是 CTL 能杀伤 HIV 感染细胞和阻止病毒经细胞接触扩散有重要作用,但 CTL 亦不能彻底清除体内潜伏感染的细胞。此外,由于 HIV 变异株的出现,可以逃避体液免疫和细胞免疫的杀伤作用。因此,尽管机体产生对 HIV 的细胞和体液免疫应答,HIV 仍能持续地在体内活跃复制,构成长时期的慢性感染状态。

三、微生物学检查

HIV 感染的实验室诊断方法有两大类:一类是测定抗体,是目前最常应用的方法;另一类是测定病毒及其组分。

（一）抗体检测

主要有酶联免疫吸附试验(ELISA)和免疫荧光试验(IFA)。ELISA 用去污剂裂解 HIV 或感染细胞液提取物作抗原,IFA 用感染细胞涂片作抗原进行抗体检测,如果发现阳性标本应重复一次。为防止假阳性,可做 Western blot （WB,蛋白印迹法)进一步确证。

（二）抗原检测

用 ELISA 检测血浆中 HIV p24 抗原可用于早期诊断。p24 抗原在感染早期(约 2～3周)即可检测到,但应注意,一旦抗体产生,p24 抗原常转为阴性(形成 p24 抗原-抗体复合物所致)。在疾病后期,可再现 p24 抗原,并意味着预后不良。

（三）核酸检测

目前常采用定量 RT-PCR 方法测定血浆中 HIV RNA 的拷贝数(病毒载量),用于检测疾病进展和评价抗病毒治疗效果。PCR 方法可检测感染细胞中的 HIV 前病毒 DNA,用于诊断血清阳转前的急性感染。

（四）病毒分离

常用方法为共培养法,即用正常人外周血液分离单个核细胞,加 PHA 刺激后与患者外周血单核细胞作混合培养,检测 HIV 增值的指标(如融合细胞、反转录酶活性、p24 抗原等)。病毒分离耗时长,且实验室条件要求高,故一般不用于临床常规诊断。

四、防治原则

（一）综合预防措施

艾滋病是一种全球性疾病。由于艾滋病的高度致死性与惊人的蔓延速度,WHO 和许多国家都已采取预防 HIV 感染的综合措施,包括:① 开展广泛宣传教育,普及预防知识,认识艾滋病的传染方式及其严重危害性,杜绝吸毒和性滥交。② 控制传染源,建立 HIV 感染的监测系统,掌握流行动态。加强国境检疫,严防传入。③ 切断传播途径,对供血者进行 HIV 抗体检查,一切血制品均应通过严格检疫,确保输血和血液制品的安全性。

(二) HIV 疫苗

目前尚无有效的 HIV 疫苗上市,多种疫苗正处于研发之中。HIV 疫苗研制较为困难主要与以下原因有关:① HIV 的高变异性、亚型间的差异性。② 融合细胞的形成和潜伏感染的方式阻断了抗体的作用。③ HIV 感染和破坏免疫细胞妨碍了免疫应答的诱发。④ 缺乏合适的动物模型,黑猩猩可以感染 HIV 但并不致病,恒河猴所得结果并不能反映人体的实际情况。

(三) 药物治疗

目前治疗 HIV 感染的药物主要有四类:① 反转录酶抑制剂,包括核苷类反转录酶抑制剂(NRTI)和非核苷类反转录酶抑制剂(NNRTI)。② 蛋白酶抑制剂(PI)。③ 病毒入胞抑制剂,包括融合抑制剂(FI)和 CCR5 拮抗剂。④ 整合酶抑制剂(INSTI)。作用于 HIV 复制周期不同环节的抗病毒药物正在不断的研发之中。

治疗 HIV 感染目前主要采取联合用药,即联合使用高效抗反转录病毒疗法(highly active antiretroviral therapy,HAART,俗称"鸡尾酒疗法"),通常用核苷类和(或) 非核苷类反转录酶抑制剂与蛋白酶抑制剂组合成二联或三联疗法,针对 HIV 复制周期的两个关键环节抑制病毒的增殖。联合疗法的优点是能迅速降低病人血浆中 HIV-RNA 载量至极低水平,推迟 HIV 病情的发展,并延长患者的寿命,但不能彻底清除潜伏的病毒。

用多种 HIV 疫苗联合免疫,诱导中和抗体保护未感染 HIV 的健康人群,用治疗性疫苗增强 CTL 免疫应答,配合抗病毒药物治疗 HIV 感染者,将是人类最终征服 AIDS 的希望所在。

第二节 人类嗜 T 细胞病毒

人类嗜 T 细胞病毒 (Human T-cell lymphotropic virus,HTLV),是 20 世纪 80 年代初期分别从 T 淋巴细胞白血病和毛细胞白血病患者的外周血淋巴细胞中分离出的一种人类反转录病毒,分为 HTLV-1 和 HTLV-2 两型。其中,HTLV-1 是成人 T 淋巴细胞白血病(adult T cell leukemia,ATL)的病原体,HTLV-2 引起毛细胞白血病。

一、生物学特性

HTLV-1 和 HTLV-2 在电镜下呈球形,直径约 100~120 nm。中央的核心内含有病毒RNA 及反转录酶,外有衣壳蛋白包绕,最外层是病毒包膜,有糖蛋白刺突,包膜糖蛋白 gp46位于包膜表面,能与靶细胞表面的 CD4 分子结合,gp21 为跨膜蛋白。

　　病毒基因组为两条相同的单正链 RNA，长约 9.0 kb。其 5′端至 3′端由依次排列的 gag、pol、env 三个结构基因和 tax、rex 两个调节基因组成。其两端均为 LTR，参与病毒基因的调控。gag 基因编码的大分子前体蛋白经蛋白酶切割后形成病毒的基质蛋白(p19)、衣壳蛋白(p24)和核衣壳蛋白(p15)；pol 基因编码反转录酶、蛋白酶和整合酶；env 基因编码 68kD 的大分子前体蛋白，经蛋白酶切割后形成包膜糖蛋白 gp46 和跨膜蛋白 gp21，构成病毒包膜表面的刺突；tax 基因编码蛋白是一种反式激活因子，除有激活 LTR、增加病毒基因的转录外，尚能激活细胞生长因子基因和 IL-2 受体基因，使它们异常表达而促进细胞大量增长；rex 基因编码的两种蛋白对病毒的结构蛋白和调节蛋白的表达有调节作用。

　　HTLV-1 与 HTLV-2 基因组的同源性约为 65%。

二、致病性与免疫性

　　HTLV-1 的传染源是患者和 HTLV 感染者，主要通过输血、性接触传播，也可经胎盘、产道和哺乳等途径母婴传播。该病毒除引起成人 T 细胞白血病外，尚能引起热带下肢痉挛性瘫痪(tropical spastic paraparesis)和 B 细胞淋巴瘤。

　　HTLV-1 感染后多无临床症状，经长期潜伏，约有 1/20 的感染者发展为 ATL。ATL 临床表现多样，分为急性型、淋巴瘤型、慢性型和隐匿型 4 型。主要的临床表现为淋巴结肿大、肝脾肿大、皮肤损害等，有些病例出现高钙血症，外周血白细胞增高并出现异形淋巴细胞。急性型和淋巴瘤型 ATL 的病情进展快，预后不良。

　　HTLV 的致瘤机制与其他 RNA 肿瘤病毒不同。HTLV-1 主要感染 $CD4^+$ T 细胞，目前认为 HTLV-1 诱发 T 细胞白血病的机制与其产生的调节蛋白 Tax 有关。Tax 蛋白能反式激活多种细胞因子基因，间接促进 T 细胞的异常增值，如 Tax 蛋白活化 NF-κB 进而上调 IL-2 基因和 IL-2 受体基因的表达，过量表达的 IL-2 与细胞 IL-2 受体结合刺激 T 细胞过度生长；Tax 蛋白也可通过激活 NF-κB 来诱导原癌基因 Bcl3 高表达，引起细胞无限增殖和转化。另外，前病毒 DNA 整合导致染色体畸变，也可引起细胞转化，最终演变为白血病细胞。

　　机体被 HTLV-1 感染后，可出现特异性抗体和细胞免疫。细胞免疫可杀伤带有病毒抗原的靶细胞，但抗体出现后病毒抗原表达减少，影响细胞免疫清除感染的靶细胞。

　　HTLV-2 与疾病的关系尚未完全明了，由于 HTLV-2 最初分离自毛细胞白血病患者，因此推测可能与该病的发生有关。

三、微生物学检查与防治原则

　　HTLV 感染的实验室诊断主要依靠检测特异性抗体、检测病毒核酸和病毒抗原等。抗体的检测常用 ELISA、IFA 和免疫印迹等。病毒的分离培养与鉴定法与 HIV 相似，不作为常规实验室诊断。

　　目前尚无有效的疫苗用于预防，可采用反转录抑制剂和 IFN-α 等药物进行综合治疗。

（周平　徐志本）

第二十五章 其他病毒及朊粒

第一节 狂犬病病毒

狂犬病病毒（*Rabies virus*）是狂犬病的病原体，属于弹状病毒科（*Rhabdoviridae*）狂犬病毒属（*Lyssavirus*），是一种嗜神经性病毒。病毒主要在野生动物（如狼、狐狸、臭鼬、浣熊和蝙蝠等）及家畜（如犬、猫等）中传播。人被病兽或带病毒动物咬伤而感染。狂犬病是人畜共患的自然疫源性传染病。目前尚无有效的治疗方法，一旦发病死亡率几乎达 100%。因此，预防狂犬病的发生尤为重要。

一、生物学性状

（一）形态与结构

病毒外形呈弹状，大小为（130～300）nm×（60～85）nm，一端钝圆，一端平凹，有包膜，内含衣壳，呈螺旋对称，核酸是单股不分节负链 RNA。基因组长约 12 kb，从 3′到 5′端依次为编码 N、P/M1、M2、G、L 蛋白的 5 个基因，各个基因间还含非编码的间隔序列。P/M1、M2 蛋白分别是病毒的衣壳蛋白和包膜下的基质蛋白成分；L 蛋白为 RNA 依赖的 RNA 聚合酶；G 蛋白构成病毒包膜的糖蛋白刺突，与病毒致病性有关；N 蛋白为核蛋白，有保护 RNA 功能。如图 25-1 和图 25-2 所示。

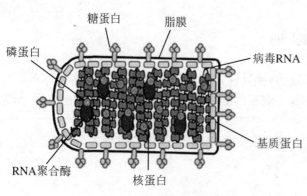

糖蛋白　脂膜

磷蛋白

病毒RNA

基质蛋白

RNA聚合酶　　核蛋白

图 25-1 狂犬病病毒结构示意图

（Albertinl, et al. , 2011）

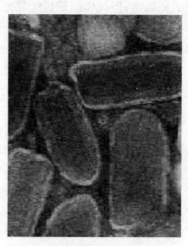

电镜照片(CDC)

图 25-2 狂犬病病毒电镜照片

（二）病毒的复制与培养

狂犬病病毒在感染细胞的细胞浆中进行复制。病毒包膜表面糖蛋白 G 与神经细胞表面乙酰胆碱受体（acetylcholinereceptor, AchR）特异结合后，促进病毒吸附，并引起吸附病毒部位的细胞膜内陷、包膜病毒穿入细胞，进而通过膜融合以及脱衣壳的过程将病毒核酸释放至细胞浆中，随后病毒-ssRNA 分别指导病毒基因的 mRNA 转录以及 N、P/M1、M2、G、L 蛋白的合成，并合成互补正链 RNA 作为模板复制子代病毒的-ssRNA，最后病毒-ssRNA 与 N、P/M1 和 L 蛋白质装配成核衣壳，并以出芽形式释放出病毒颗粒，同时获得包含 G 蛋白和 M2 蛋白的病毒包膜。

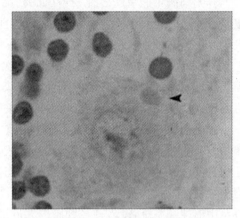

图 25-3　狂犬病病毒内基小体

狂犬病病毒在鸡胚、鸭胚、地鼠肾细胞、人二倍体成纤维细胞中均能增殖，一般不引起细胞病变，荧光抗体染色法可显示病毒的存在。本病毒的动物感染范围较广，如犬、猫、狼、狐狸、牛、马、猪、羊、兔、小鼠等。在易感动物或人的中枢神经细胞（主要是大脑海马回的锥体细胞）中增殖时，在胞质内形成嗜酸性包涵体，称内基小体（Negri body），呈圆形或椭圆形，直径 20～30 nm（图 25-3），其在狂犬病的诊断上很有价值。

（三）病毒抗原和毒力变异

病毒包膜糖蛋白 G 和核蛋白 N 是狂犬病病毒的主要抗原，刺激机体可诱生相应抗体和细胞免疫。糖蛋白 G 可以刺激机体产生中和抗体、血凝抑制抗体和细胞免疫应答；核蛋白 N 具有病毒属特异性，能够以核糖核蛋白的形式诱导机体保护性细胞免疫应答，并能产生补体结合抗体和沉淀素抗体，但不能产生保护性抗体。另外，不同来源的狂犬病毒分离株的抗原性不同，主要是由于病毒包膜糖蛋白 G 的抗原性差异。

狂犬病病毒可以发生毒力变异。从自然感染的机体内分离的病毒称为野生毒株（wild strain）或街毒株（streetstrain）。巴斯德曾用野生毒株连续在家兔脑内传代，发现致病潜伏期随传代次数的增加而缩短，传到 50 代时，已由原来的 4 周缩短到 4～6 d，再继续传代时，潜伏期不再缩短，这种变异株称为固定毒株（fixed strain）。固定毒株的特点是对家兔的致病性增强，而对人及犬的致病力大大减弱，脑外途径接种固定株于犬不引起狂犬病，表明该株不侵入神经组织。

（四）抵抗力

狂犬病病毒抵抗力不强，对热、紫外线、日光抵抗力弱，60 ℃经 30 min 或 100 ℃经 2 min 即可灭活。但在脑组织内的病毒于室温或 4 ℃条件下其传染性可保持 1～2 周。冷冻干燥后的病毒可保存数年。易被强酸、强碱、乙醇、乙醚等灭活。肥皂水、离子型或非离子型去垢剂亦有灭活病毒作用。

二、致病性与免疫性

（一）致病性

狂犬病病毒能引起多种家畜（如犬、猫、牛、羊、猪）和野生动物（如狼、狐狸、鹿、臭鼬、野鼠、松鼠等）的自然感染。吸血蝙蝠等也可能是病毒在自然界的重要储存宿主。动物间的狂犬病是由患病动物咬伤健康动物而传播。犬狂犬病整个病程不超过5～6 d。在发展中国家，人患狂犬病的主要传染源是病犬，其次是狼和家猫。但在发达国家，野生动物（如狐狸、蝙蝠、臭鼬和浣熊等）已逐渐成为主要传染源。人患狂犬病主要是被患病动物咬伤所致，也可因破损皮肤黏膜接触含病毒材料而感染。

患病动物一般从发病前5 d开始唾液中含有大量病毒，人被患病动物咬伤后，病毒随患病动物唾液经伤口进入人体。潜伏期一般为1～3个月，但也有短至1周或长达数年才出现症状者，潜伏期与咬伤部位与头部远近、伤势程度及病毒量有关。病毒在入侵部位的肌肉细胞中增殖，然后通过神经肌肉接头侵入周围神经，以细胞-细胞间传递形式传入神经末梢，上行至中枢神经系统，侵入神经细胞内大量增殖并引起细胞功能紊乱和退行性病变，然后又沿传出神经扩散到唾液腺及其他组织。患者早期症状主要有发热、不安、头痛乏力、伤口周围刺痛感、流涎和眼泪等，继而出现的典型临床表现为极度兴奋、狂噪不安、吞咽或饮水时喉部肌肉受刺激而发生痉挛，甚至闻水声或其他轻微刺激也异常敏感，引起痉挛发作，病人视水而生畏、痛苦不堪，故狂犬病又称为"恐水症"。这种典型症状持续3～5 d后，患者转入麻痹、昏迷，最后因呼吸困难、循环衰竭而死亡。

（二）免疫性

机体感染狂犬病病毒后可产生细胞免疫和体液免疫。杀伤性T淋巴细胞可以特异性作用于病毒G蛋白和N蛋白引起病毒溶解，单核细胞产生IFN和IL-2具有抑制病毒复制和抵抗病毒攻击的作用。通过中和抗体、血凝抑制抗体和抗体依赖细胞毒作用等发挥抗病毒作用，主要机制包括中和游离状态的病毒，阻断病毒进入神经细胞，以及调节T淋巴细胞对狂犬病病毒抗原的作用等。

三、微生物学检查

人被犬或其他动物咬伤后，检查动物是否患有狂犬病，对采取防治措施极为重要。一般不宜将动物立即杀死，应将其捕获，隔离观察7～10天，若不发病，一般可认为该动物不是狂犬病或咬人时唾液中尚无狂犬病病毒。若观察期间发病，即将其杀死，取脑海马回部位组织做病理切片检查包涵体，或用免疫荧光抗体法检查抗原，如为阴性，则用10%脑悬液注射小白鼠脑内，发病后取脑组织同上检测包涵体和抗原，可提高阳性率，但需时较长，约28天。

人狂犬病的实验室诊断方法包括检测病毒抗原或抗体、检测内基小体或病毒的分离培养等。用免疫荧光或免疫酶技术检测患者唾液、分泌物、尿沉渣或角膜印片等（或脸及颊皮肤活检）标本中的病毒抗原，快速而特异，但一般阳性率不高；血清中病毒抗体检测主要用于流行病学调查，双份血清检测也有诊断意义；死者的脑组织做切片和染色后可观察到内基小体；患者的唾液、脑脊液和尸检的脑组织混悬液等标本，可接种于3周龄小鼠，做病毒的分离培养。此外，也可用 RT-PCR 法检测标本中的狂犬病病毒 RNA。

四、防治原则

（一）公共卫生措施

捕杀野犬，加强家犬管理或口服兽用减毒活疫苗（与食物混合喂食）。预防家畜及野生动物的狂犬病是防止人狂犬病的重要根本措施，其任务涉及面广，需要全社会的配合支持与理解。

（二）伤口处理

人被疑似狂犬咬伤时，立即用20%肥皂水、0.1%苯扎溴铵或清水反复冲洗伤口至少30 min，再用70%乙醇及碘酒反复涂擦。彻底清洗伤口可明显降低发病率。

（三）特异性预防

人被狂犬病病毒感染后，发生狂犬病的潜伏期较长，及时接种狂犬病疫苗进行暴露后预防接种（post-exposure prophylaxis），可以有效控制狂犬病的发生。肌内注射人二倍体纤维母细胞狂犬病疫苗1次，于第一次注射后3、7、14、28天再行注射，共5次，可防止发病。对于长期接触家畜、野生动物或者进行狂犬病病毒研究的高危人群，也应接种疫苗预防感染。在伤口严重等特殊情况下，应联合使用人狂犬病免疫球蛋白（20IU/kg）或抗狂犬病马血清（40IU/kg），以 1/2 在伤口周围浸润注射，其余做肌肉注射，必要时需联合使用干扰素以增强保护效果。

第二节　朊　　粒

朊粒（Prion）又称传染性蛋白粒子或朊病毒，是一种不同于细菌、病毒和类病毒的病原因子。其本质为由正常宿主细胞基因编码的、构象异常的蛋白质，称为朊蛋白（prion protein，PrP），目前尚未检出任何核酸成分。是人和动物的传染性海绵状脑病（transmissible spongiform encephalopathy，TSE）的病原体。Prion 一词首先由美国学者 Prusiner 于 1982 年提出，由传染性蛋白粒子（proteinaceous infection particle）的字头变化而来。Prusiner 因在 prion 研究中的杰出贡献而获得 1997 年诺贝尔生理学和医学奖。

一、生物学性状

prion 是一种不含核酸和脂类的疏水性糖蛋白，分子量为 27～30 kDa，又称为 PrP。PrP 存在两种不同的分子构型（图 25-4）。一种构型的三维结构具有 4 个 α 螺旋，没有 β 折叠。这种类型存在于正常组织及感染动物的组织中，是正常基因的产物，在通常情况下是无害的,称为细胞朊蛋白(cellular PrP,PrP^c)。另一种构型的 2 个 α 螺旋转换为 4 个 β 折叠,仅存在于感染动物的组织中,称为羊瘙痒病朊蛋白(scrapie prion protein,PrP^{sc}),与致病和传染有关。PrP^c 对蛋白酶 K 敏感而 PrP^{sc} 对蛋白酶 K 有抗性。PrP^{sc} 是 PrP^c 的同源异构体,两者由同一染色体基因编码,其氨基酸序列相同,但空间结构不同。

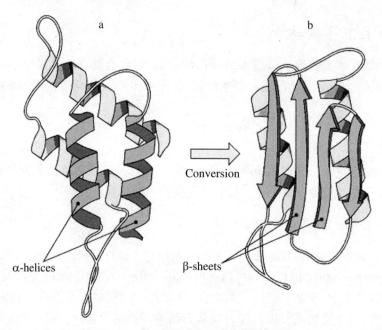

图 25-4 PrP^c 与 PrP^{sc} 的三维结构模式图

a:PrPc(正常);b:PrPsc(致病)

(引自:Prion Biology and Diseases[M]. New York:Cold Spring Harbor Laboratory Press,1999.)

prion 对理化因素有很强的抵抗力,能抵抗蛋白酶 K 的消化作用;对热有很强的抗性,标准的压力蒸汽灭菌(121.3 ℃,20 min)不能破坏朊粒,需压力蒸汽灭菌 134 ℃≥2 h,才能使其失去传染性;朊粒对辐射、紫外线及常用消毒剂也有很强的抗性。目前灭活朊粒的方法是:室温 20 ℃,用 1 mol/L NaOH 溶液处理 1 h 后,再压力蒸汽灭菌 134 ℃≥2 小时。

prion 可在某些来源于神经组织的细胞系中增殖,如鼠神经母细胞瘤细胞 Neuro2a、大鼠嗜铬细胞瘤细胞 PC12 等。近年已成功建立了猩猩、恒河猴、小鼠、地鼠、转基因鼠等动物感染模型,为朊粒病的研究奠定了基础。

二、致病性与免疫性

Prion 病是一种人和动物的致死性中枢神经系统慢性退行性疾病,致病机制尚未明了。这类疾病的共同特征是潜伏期长,可达数年至数十年之久,一旦发病即呈慢性进行性发展,最终死亡。目前认为,PrP^c 转变为 PrP^{sc} 是疾病发生的基本条件,变构的朊蛋白 PrP^{sc} 能在中枢神经系统细胞中大量增殖、积聚,并引起该系统的慢性、进行性、退行性病理改变。其病理特点是:中枢神经细胞空泡化,角质细胞增生,弥漫性神经细胞缺失,淀粉样斑块形成和脑组织海绵状病理改变,故又称为传染性海绵状脑病。临床上 Prion 引起的疾病多数表现为痴呆、震颤、共济失调等中枢神经系统症状。它们多是经过食物链、密切接触或医源性感染等方式进行传播。朊粒引起的人类疾病有库鲁病、克雅病、新克雅氏病和致死性家族失眠症等，引起的动物疾病有羊瘙痒病、疯牛病等。

目前已知的人和动物的 Prion 病：

（1）羊瘙痒病（scrapie of sheep and goat）　是第一个被发现的传染性海绵状脑病，发生在绵羊和山羊上，在欧洲已流行了近 300 年，其他养羊国家也不同程度地存在此病。感染动物表现为消瘦、步态不稳、脱毛、麻痹等，并因患病羊只由于瘙痒而常在围栏上摩擦身体而得名，病死率极高。病理特征为中枢神经系统细胞空泡化，神经细胞缺失，胶质细胞增生，淀粉样斑块形成等典型海绵状脑病的病理改变。羊瘙痒病可通过病变组织人工感染实验动物，建立小鼠、仓鼠等实验动物模型。

（2）牛海绵状脑病（bovine spongiform encephalopathy，BSE）　俗称疯牛病（mad cow disease），是一种新出现的传染性海绵状脑病，1986 年首次在英国报道。目前疯牛病已蔓延到欧洲 13 个国家，至 2000 年底，已有超过 18 万头牛受感染。该病潜伏期 4～5 年，牛一般在初生 6 个月间被感染，到 2 岁龄开始发病，3 岁龄发病明显增加，4～5 岁龄发病达高峰。发病初期表现为体质变差，体重减轻，产奶量下降等非特异性症状。随后神经系统症状逐步明显，出现运动失调、震颤等。由于病牛常表现出感觉过敏、恐惧甚至狂乱，因此俗称"疯牛病"。病理变化主要集中在中枢神经系统，表现为脑干区神经元空泡化变性及灰质区神经纤维特征性海绵样病变，最严重的病变部位在延脑、中脑灰质区及下丘脑。电镜下可见大量特征性异常纤维蛋白。现在认为，病原体的来源是由于致病因子进入牛的食物链所致，牛食用了含羊瘙痒病致病因子的羊骨肉粉或牛骨肉粉而导致疯牛病的蔓延。1988 年 7 月英国政府立法禁止用反刍动物来源的饲料喂养牛后，疯牛病的发病率已有下降的趋势。

（3）库鲁病（Kulu disease）　此病是仅发生在巴布亚新几内亚东部高地讲 Fore 语的土著人中的一种进行性小脑退行性疾病。在 Fore 语中 kulu 为震颤的意思，本病以寒战样震颤为突出的临床表现而得名。病变部位主要在灰质，以小脑最为严重，大脑半球病损广泛，但程度较轻。病理特征为神经细胞破坏，胞质内出现空泡，星形细胞显著增生，小脑颗粒细胞层中出现大量淀粉样斑块，斑块周围出现辐射状纤维。Kulu 病潜伏期漫长，可达 4～30 年之久，但一旦发病就迅速发展，大多在 6～9 个月内死亡。临床特征为以小脑共济失调为主的神经系统症状，患者早期出现发抖、震颤、发音困难、舞蹈症及肌阵挛等。病情呈迅速进行性发展，晚期发展为痴呆，肢体完全瘫痪，最终因吞咽困难、衰竭、感染而死亡。库鲁病的传播与该地区土著人在祭奠礼仪中有食尸的宗教习惯有关，在奉行食尸仪式时，由于文化原因男性不接触感染性组织，由主妇剖尸将脑汁捧在手里供家庭成员吮食，妇女和儿童食入高度感染的脑组织，因此妇女和儿童发病率较高。随着食人肉这一原始恶习的改变，库鲁病也随之逐渐消失。

（4）克-雅病（Creutzfeldt-Jacob disease，CJD）　本病又称为皮质纹状体脊髓变性或亚急性海绵状脑病，为人类最常见的传染性海绵状脑病。由 Creutzfeldt 和 Jakob 两位神经病理学家分别于 1920 年和 1921 年首先报道此病，因此称为克雅病（Creutzfeldt-Jakob disease，CJD）。本病存在于世界各地，我国广东、长沙及上海等地也曾相继报道过本病。好发年龄多在 50～75 岁之间，平均发病年龄 65 岁，年发病率约百万分之一，可为散发性、家族性或医源性。散发性患者约占 85%，病因不明。家族性患者约占 10%～15%。分子遗传学的研究表明，家族性 CJD 患者的 prion 基因常发生变异，常表现为第 48 位和第 56 位密码子处有重复片段的插入，第 178 位和 200 位密码子处出现点突变并发现编码蛋氨酸/缬氨酸 129

密码子存在基因多态性。医源性因素主要与医疗器械消毒不严、脑深部电极、角膜移植、器官移植或注射从尸体脑垂体提取的生长激素、促性腺激素等因素有关。CJD 的潜伏期 15 个月至 10 年,最长可达 40 年以上。典型的临床表现为迅速进展的痴呆、肌阵挛、皮质盲、小脑共济失调、运动性失语,并迅速发展为半瘫、癫痫甚至昏迷,病人最终死于感染或自主神经功能衰竭,约 90% 的患者于 1 年内死亡。患者可出现周期性脑电图异常。病理特征与库鲁病相似,以神经细胞变性、减少或消失,空泡形成,海绵状改变及出现淀粉样斑块为主。其中海绵状空泡化被认为是 CJD 的特征性病理诊断依据。

(5) 克-雅病变种(variant CJD,v-CJD) 是近年来在以英国为主的欧洲国家出现的一种新型的人类传染性海绵状脑病,1996 年由英国 CJD 监测中心首次报道,目前法国、德国、爱尔兰、俄罗斯等欧洲国家亦先后发现了病例。本病的好发年龄、临床特征与典型 CJD 有明显不同,发病的平均年龄为 29 岁,临床表现以行为改变、运动失调和周围感觉障碍为主。脑电图改变和病理变化等方面与典型 CJD 也有明显的差异,因而被认为是 CJD 的新变种(new variant CJD, v-CJD)。进一步的研究结果显示,从这些病例中提取的 PrPsc 与来源于 BSE 的 PrPsc 的性质相同,患者脑组织的病理变化与 BSE 相似,从而表明 v-CJD 与疯牛病密切相关。现在普遍认为 v-CJD 的来源可能是人食物链中含有疯牛病的致病因子所致,但确切的致病机制尚不清楚。

三、微生物学检查

Prion 病的诊断主要根据流行病学、临床表现、特征性病理改变等综合判断。病原学确诊需要通过免疫组化检测和分子遗传学分析。

(1) 免疫组化技术 是目前确诊 Prion 病的有效手段。取可疑患者的脑组织或非神经组织切片,经脱水性或水解性高压消毒、甲酸和硫氰酸胍处理,使其感染性消失并破坏 PrP^c 后,再用单克隆抗体或多克隆抗体检测对蛋白酶 K 有抗性的 PrP^{sc}。

(2) 免疫印迹技术(Western blotting) 是一种目前国际上诊断 Prion 病常用的简单而敏感的方法。先用蛋白酶 K 处理脑组织,电泳后转印至硝酸纤维膜上,再用 PrP 单克隆抗体或多克隆抗体检测 PrP^{sc}。

(3) 基因分析 从患者外周血白细胞中提取 DNA,对 prion 基因进行分子遗传学分析,可协助诊断家族性 CJD 患者。

(4) 脑脊液蛋白质检测 最近国外报道用免疫方法检测脑脊液中 14-3-3 蛋白质,可作为 Prion 病的辅助诊断方法。14-3-3 蛋白质是一组真核细胞内高度保守的多功能蛋白质,目前尚不清楚这种蛋白质在朊粒病中所起的作用及出现在脑脊液中的原因,但有人认为可作为重要的标志分子用于朊粒病的实验室检测。

四、防治原则

迄今对 prion 病尚无疫苗可供免疫预防,也缺乏有效的治疗方法。目前主要是针对本病的可能传播途径采取预防措施。

1. 医源性 prion 病的预防

对患者的血液、体液及手术器械等污染物应进行彻底消毒,彻底销毁含致病因子的动物尸体、组织块或注射器。常用的理化方法有：用 1 mol/L NaOH 处理 1 小时后，再高压灭菌 134 ℃下 2 h；对带有 PrP^{sc} 的提取液、血液等要用 100 g/L 漂白粉溶液或 5% 次氯酸钠处理 2 h 以上，可以使 prion 丧失传染性。严禁 prion 病患者和任何退行性神经系统疾病患者的组织和器官用于器官移植。医护人员在诊疗过程中应严格遵守安全规程，保持皮肤不破损。

2. BSE 及 v-CJD 的预防

禁止用牛、羊等反刍类动物的骨肉粉作为饲料喂养牛等反刍类动物，以防止致病因子进入食物链。对从有 BSE 的国家进口的活牛或牛制品，必须进行严格的特殊检疫，防止输入性感染。

（周平）

第二篇

人体寄生虫学

第二十六章　人体寄生虫学概述

第一节　寄生虫与宿主

一、寄生虫及其分类

某些低等生物在生物演化的过程中逐渐获得了寄生生活能力,长期或短暂地依附于另一种生物体内或体表,获取营养并给对方造成损害,这些低等生物称之为寄生虫(parasite),被寄生的生物称之为宿主(host)。

人体寄生虫有 200 余种,较常见者有数十种。按其与宿主的关系,可分为以下不同类别。

(1) 按寄生部位,可分为体内寄生虫(如钩虫寄生于小肠,弓形虫寄生于有核细胞)和体外寄生虫(如虱寄生于体表)

(2) 按寄生性质,可分为:① 专性寄生虫。生活史中至少有一个发育阶段营寄生生活,如血吸虫。② 兼性寄生虫。可营寄生生活也可营自生生活,如粪类圆线虫。③ 偶然寄生虫。因偶然机会侵入宿主而营寄生生活,如某些蝇蛆。④ 机会致病寄生虫。通常处于隐形感染状态,当宿主免疫功能受损时出现异常增殖并致病,如弓形虫和隐孢子虫。

(3) 按寄生时间久暂,可分为长期寄生虫(如钩虫)和暂时性寄生虫(如蚊)。

另外,尚有按具体寄生部位和寄生虫生物学分类而归类者,如肠道线虫、组织或脉管寄生虫等即按寄生部位分类。若按生物学系统分类,人体寄生虫归属为动物界的 5 个门,即线形动物门(Nemathelminthes)、扁形动物门(Platyhelminthes)、棘头动物门(Acanthocephala)、原生动物门(Protozoa)和节肢动物门(Arthropoda)的 10 余个纲。纲以上分类如表 26-1 所示。

二、宿主及其类别

寄生虫在发育过程中需要一种或一种以上的宿主,按照寄生关系的性质,宿主可有以下类别:

(1) 终宿主(definitive host)　寄生虫成虫或有性生殖阶段所寄生的宿主。

(2) 中间宿主(intermediate host)　寄生虫幼虫或无性生殖阶段所寄生的宿主。有些寄生虫在其发育过程中需两个中间宿主,按其寄生先后顺序依次称为第一和第二中间宿主。

表 26-1 人体寄生虫纲以上分类

界	门	纲
动物界	线形动物门	线虫纲
	棘头动物门	棘头虫纲
	扁形动物门	吸虫纲
		绦虫纲
	原生动物门	叶足纲
		动鞭纲
		孢子纲
		动基裂纲
	节肢动物门	蛛形纲
		昆虫纲
		甲虫纲
		唇足纲

（3）储蓄宿主或保虫宿主（reservoir host） 可以作为人体寄生虫病传染来源的受染脊椎动物。例如华支睾吸虫成虫寄生于人体内,同时亦可寄生于猫、狗等动物体内,其幼虫先后寄生于某些螺类和淡水鱼、虾体内,因而人是其终宿主,猫、狗等动物既是其终宿主又是储蓄宿主,而某些螺类和淡水鱼、虾分别是其第一和第二中间宿主。

（4）转续宿主（paratenic host） 含有滞育状态寄生虫幼虫的非适宜宿主。幼虫若有机会进入适宜宿主,则继续发育至下一生活史期。例如感染曼氏迭宫绦虫幼虫裂头蚴的蛙被非适宜宿主蛇、鸟等食入,裂头蚴在其体内存活而不发育;而猫、犬等食入含裂头蚴的蛇、鸟肉后,裂头蚴则可继续发育为成虫。

寄生虫完成一代生长繁殖的全过程称为寄生虫的生活史（1ife cycle）。生活史可较简单,也有的相当复杂。按照生活史过程中是否需要中间宿主,可将其分为直接型和间接型两类,前者如蛔虫、钩虫,只需经人体寄生;后者如丝虫、血吸虫,除人体或其他终宿主外,还分别经媒介蚊和中间宿主钉螺体内发育增殖。寄生虫生活史中具有感染人体能力的发育阶段称为感染阶段（infective stage）,如蛔虫感染期卵被人吞食后可致人体感染。有些寄生虫生活史中仅有无性生殖（asexual reproduction）,如溶组织内阿米巴、阴道毛滴虫等;有些寄生虫仅有有性生殖（sexual reproduction）,如蛔虫、钩虫、丝虫等;有些寄生虫兼具以上两种生殖方式才能完成一代的发育,称为世代交替（alternative generation）,如疟原虫、弓形虫、吸虫等。在流行病学上,常将具有直接型生活史的蠕虫称为土源性蠕虫,将具有间接型生活史的蠕虫称为生物源性蠕虫。两种寄生虫的防治策略不同。

第二节 寄生虫与宿主的相互作用

人体感染寄生虫后,虫体与宿主的机体防御功能和寄生局部的微环境相互影响,有多种复杂因素决定寄生虫的转归。依寄生虫致病力和宿主抵抗力强弱的不同,可表现为驱除或杀灭虫体、致寄生虫感染呈带虫状态或寄生虫病等不同的结局。寄生虫在宿主体内存活并可播散病原体,而宿主无临床表现者,称之为带虫者。

一、寄生虫对宿主的作用

（一）夺取营养

寄生虫生长发育繁殖所需的营养物质来源于宿主,寄生虫可通过夺取营养物质致宿主营养损耗。虫体摄取宿主的血液、淋巴液、细胞质、组织液和消化物质。如小肠内的蛔虫以宿主半消化的食糜为养料。

（二）机械性损伤

在腔道内、组织内或细胞内的寄生虫和移行的幼虫可导致腔道阻塞、内脏器官的压迫、组织的损伤或细胞的破裂等。如囊尾蚴和棘球蚴压迫组织,蛔虫阻塞胆管,钩虫的钩齿或板齿致肠黏膜损伤,疟原虫导致红细胞的破坏等。

（三）毒性作用与超敏反应

寄生虫生长繁殖过程中不断向寄生环境排出分泌代谢产物,组织溶解酶以及死亡虫体的分解产物,造成寄生部位组织的增生、化生、坏死等损害,甚至导致癌变。如溶组织内阿米巴滋养体分泌溶组织酶致肠黏膜形成溃疡,埃及血吸虫引起的膀胱癌等。有些蜱的涎液具有神经毒性,叮咬后可致宿主肌肉麻痹甚至瘫痪。

寄生虫作为异物抗原还能诱导宿主产生免疫病理反应,其结果造成人体自身组织的损伤。如日本血吸虫卵可溶性抗原诱发Ⅳ型超敏反应引起虫卵肉芽肿导致肝、肠病变,棘球蚴内囊液漏出诱发Ⅰ型超敏反应使宿主发生过敏性休克等。

二、宿主对寄生虫的作用

寄生虫侵入宿主可引起一系列的防御反应,机体通过非特异性免疫(先天免疫)和特异性免疫(获得性免疫)抑制、杀伤或清除感染的寄生虫。

（一）非特异性免疫或先天性免疫（innate immunity）

即宿主对某种寄生虫具有的先天不易感性,亦即抗性(resistance)。例如鼠疟原虫不能感染人;人类对牛囊尾蚴具有先天的不易感性;西非黑人中 Duffy 血型阴性者可免遭间日疟原虫的感染。该抗性是受遗传基因决定的,具有种间的不相容性。此外还有宿主的皮肤、黏膜和胎盘的屏障作用,消化液的化学作用,细胞吞噬、炎症反应、补体作用等。

（二）特异性免疫或获得性免疫（acquired　immunity）

即由寄生虫抗原刺激宿主免疫系统诱发免疫应答所产生的针对该类抗原的免疫反应,表现为体液免疫和细胞免疫,分别通过免疫球蛋白(包括 IgM、IgG、IgA、IgE 和 IgD 抗体)及效应细胞(巨噬细胞、NK 细胞、嗜酸性粒细胞、CD8＋ T 细胞、B 细胞、嗜碱性粒细胞和肥大细胞)产生免疫效应。人体对寄生虫的免疫应答是寄生关系双方相互制约的表现,依赖于各种免疫成分的共同参与,其反应特点和表现形式因年龄、寄生虫的种类和发育阶段不同而有很大差异。

1. 特异性免疫类型

有消除性免疫和非消除性免疫两类。

（1）消除性免疫　人体感染某种寄生虫后所产生的获得性免疫既可清除体内寄生虫又能完全抵抗再感染，如皮肤利什曼病患者痊愈之后对同种病原具有完全免疫力。

（2）非消除性免疫　人体感染某种寄生虫后所产生的获得性免疫并未完全消除体内寄生虫，且对再感染仅表现为一定程度上的抵抗力。一旦虫体被完全清除后，这种免疫力将在短期内消失。多数寄生虫感染属于此种类型。如人体感染疟原虫后，机体可以产生一定程度的保护性免疫，但不能完全清除体内疟原虫，而使体内原虫处于低密度水平，且对同种疟原虫再感染具有一定抵抗力，这种免疫状态称带虫免疫（premunition）。某些蠕虫如血吸虫感染，所产生的免疫力对体内活的成虫无明显杀伤效应，但可杀伤再次侵袭的童虫，这种免疫状态称为伴随免疫。非消除性免疫是宿主的免疫力与体内寄生虫共存的不完全免疫，是寄生虫与宿主之间形成的一种平衡机制。

2. 免疫逃避

寄生虫逃避宿主免疫力攻击的现象称为免疫逃避。寄生虫在有免疫力的宿主体内生存的机理尚不完全清楚，其与多种因素有关，迄今所知主要涉及以下几方面：

（1）抗原变异（antigenic variation）　寄生虫通过改变自身的抗原成分逃避免疫系统的攻击。例如某些血液内寄生原虫经常改变表膜抗原表型，使得针对原来表膜蛋白质抗原的血清特异性抗体对新的变异体无效。

（2）分子模拟（molecular mimicry）　有些寄生虫（如血吸虫）能将宿主的蛋白质结合到虫体表面伪装自身，从而阻碍了免疫系统对异源性抗原的识别。

（3）免疫抑制（immunosuppression）　某些寄生虫进入宿主体内后可上调 Treg 细胞，抑制抗体产生，降低巨噬细胞吞噬功能，抑制细胞介导的免疫应答，使宿主易合并其他感染、影响免疫接种的效果。

（4）寄生部位的隔离（local isolation）　有些寄生虫在宿主体内形成囊壁结构使其与免疫成分隔离，如猪囊尾蚴、弓形虫包囊等；腔道寄生虫主要受局部分泌型抗体的作用而循环抗体和免疫活性细胞难以进入寄生部位，如肠道蠕虫和原虫、阴道毛滴虫等。

3. 免疫病理

有些寄生虫感染的免疫病理损害已构成危害人体的主要病理过程。免疫病理反应分为以下四种类型：

（1）Ⅰ型超敏反应　寄生虫抗原（变应原）诱导的 IgE 抗体结合于肥大细胞和嗜碱性粒细胞，当抗原再次进入机体并与 IgE 结合时，上述细胞脱颗粒，释放组织胺、5-羟色胺等生物活性物质，引起血管通透性增加。如蠕虫感染后的荨麻疹、尘螨性哮喘、细粒棘球蚴囊液所致的休克等。

（2）Ⅱ型超敏反应　寄生虫特异性抗体或自身抗体直接结合感染的宿主细胞或免疫复合物附着于正常细胞，激活补体导致细胞的溶解或组织的损伤，如某些疟疾患者的贫血。

（3）Ⅲ型超敏反应　寄生虫循环抗原与抗体结合形成免疫复合物沉积于毛细血管壁，激活补体。补体裂解碎片引起中性粒细胞的浸润，释放出溶解酶导致炎症。如疟疾和血吸虫患者的肾病。

（4）Ⅳ型超敏反应　感染宿主再次受到抗原刺激后，Th 细胞亚群增殖并释放淋巴因子,病理变化为以淋巴细胞和单核细胞浸润为主的炎症,如血吸虫卵肉芽肿。

第三节　寄生虫病的流行与防治

一、寄生虫病的流行

(一)流行的基本环节

寄生虫病作为病原生物所致的一类疾病,其流行包括传染源、传播途径、易感人群三个基本环节。

1. 传染源

指有寄生虫感染,并能将病原体传入外界或另一新宿主的人或动物,包括患者、带虫者及保虫宿主。例如蛔虫病的传染源为人;华支睾吸虫病的传染源为人和猫、犬、猪等动物。但有些寄生虫感染的早期不构成传染源,如疟疾患者在血中配子体出现之前;也有些在晚期不再排出病原体,如晚期血吸虫病等。

2. 传播途径

指寄生虫的某个阶段自传染源排出,经特定的发育阶段,利用某些传播因素,进入易感宿主的全过程。感染阶段的寄生虫病原侵入人体的方式称感染方式。常见的感染方式有:

(1)经口感染　感染期寄生虫通过食物饮水等经口进入人体,如原虫的包囊、蠕虫的感染性虫卵等随污染的食物、蔬菜、饮水摄入,生吃或半生吃含有囊蚴的鱼、虾、蟹类或含有绦虫囊尾蚴的猪肉、牛肉而经口感染。此类寄生虫病又称食源性寄生虫病(food- borne parasitic disease)。经口感染是最常见的感染途径。

(2)经皮肤感染　感染阶段的寄生虫病原经皮肤侵入人体,如存在于土壤中的钩虫丝状蚴以及存在于水中的血吸虫尾蚴,当与人体皮肤接触后可直接侵入人体。

(3)经媒介昆虫感染　有些寄生虫必须在昆虫体内发育至感染期,再通过叮咬等使人受感染,如疟原虫的子孢子和丝虫的感染期幼虫通过蚊虫的叮咬而感染人;利什曼原虫前鞭毛体通过昆虫白蛉的叮咬感染人。此类疾病称为虫媒寄生虫病(vector-borne parasitic disease)。

(4)接触感染　有些寄生虫直接接触或间接接触感染人体,如阴道毛滴虫、齿龈内阿米巴、疥螨等可分别通过性交、接吻、同床睡眠等直接接触,或通过洗浴具、衣物被褥等间接接触而感染。

(5)经胎盘感染　或称垂直感染,即母体妊娠时感染某些寄生虫,可经胎盘将病原体传递给胎儿,致使其发生先天性寄生虫病,如弓形虫等。

除以上较常见的感染方式以外,尚有其他一些途径致寄生虫感染,如输血感染、吸入感染等,前者如疟疾患者作为供血源可致受血者罹患输血疟疾,后者如蛲虫卵偶可随飞扬的灰尘被儿童吸入致感染。另外还有自体感染,如猪囊尾蚴、微小膜壳绦虫等蠕虫。

3. 易感人群

指对某种寄生虫缺乏免疫力的人群。人类对多种人体寄生虫,包括人兽共患的寄生虫缺乏先天性免疫。寄生虫感染后一般均可产生获得性免疫,但多呈带虫免疫状态,当寄生虫自体内消失后,免疫力也随之下降。例如疟疾非流行区的人口进入疟区后,由于缺乏特异性免疫力而成为易感者。易感性(susceptibility)还与年龄有关。免疫功能受损患者(immuno-compromised patient)易感染某些机会致病性寄生虫,例如艾滋病、免疫抑制剂使用及成瘾药物滥用等患者罹患弓形虫病和隐孢子虫病等。

(二) 流行因素

1. 自然因素

包括地理、环境、温度、雨量、光照等气候因素。土壤的性质直接影响土源性蠕虫卵和幼虫的发育;疏松、含氧充分的土壤有利于蛔虫卵和鞭虫卵幼虫的发育以及钩虫幼虫的活动;土质肥沃、杂草丛生、水流缓慢的湖沼地区适宜于血吸虫中间宿主钉螺的孳生。

2. 生物因素

中间宿主和传病媒介的存在是某些寄生虫病流行的必需条件。我国丝虫病与疟疾的流行同相应蚊媒的地理分布是一致的;无钉螺孳生的长江以北地区无日本血吸虫病的流行。因此,在防治中控制中间宿主和防止其感染是一个重要环节。

3. 社会因素

政治、经济、文化、教育、生产活动和生活习惯直接影响寄生虫病的流行。社会环境因素则可随人类的活动而改变,并可在一定程度上影响着自然环境和生物种类,从而影响寄生虫病在人间的流行。目前发展中国家中80%以上的人口居住在乡村,许多地区人畜共居。落后的经济和文化教育必然伴有落后的生产、生活方式和不文明的行为习惯,而许多严重危害人类健康的寄生虫病的流行都与人类自身的无知与守旧有关。因此社会经济的发展、科学文化教育的提高是寄生虫病防治的基础。

(三) 流行特点

寄生虫病可在人与人、人与动物、动物与动物之间传播。我国的传染病防治法已把数种寄生虫病列为乙类传染病(黑热病、疟疾、阿米巴病)和丙类传染病(血吸虫病、丝虫病、细粒棘球蚴病)。此外,许多病毒和细菌性传染病也与医学昆虫有关。例如乙型脑炎与蚊、出血热与革螨、莱姆病与蜱、腹泻与蝇等。寄生虫病的流行特点一般有以下3个方面:

(1) 地方性 寄生虫病的分布有明显的地方性(endemicity)特点。主要是因为气候的差异,如干寒地带少有钩虫病;中间宿主的种类和分布以及当地居民的生活习俗和生产方式,如我国某些少数民族有食生肉的习惯,因此有猪带绦虫或牛带绦虫病的流行;在畜牧地区,犬肠内的细粒棘球绦虫卵污染食物和牧草,人畜食入后常罹患细粒棘球蚴病(俗称包虫病)。

(2) 季节性 气候的季节性变化与许多寄生虫感染有关,主要通过以下几个方面产生影响:① 宿主的生产活动及行为方式。夏秋季节农作物耕种和蔬菜瓜果上市等增加人的感染机会。② 中间宿主或媒介的数量。气候影响中间宿主或媒介的活动及繁殖,如血吸虫和疟疾感染发生在钉螺和按蚊大量孳生的季节。③ 感染力。温度影响寄生虫对人体的侵袭力。血吸虫毛蚴侵入钉螺,尾蚴逸出及对人畜的感染力均与温度密切有关。掌握寄生虫感染季节性变化规律有利于传播期的防护和在传播休止期加强防治(制)措施,以便收到事半功倍的效果。

　　（3）人兽共患性（自然疫源性）　许多寄生虫除了寄生人体外，还可在其他脊椎动物体内寄生，对人类造成威胁。这类在脊椎动物和人之间自然传播着的寄生虫病称为人兽共患寄生虫病。全球此类疾病约有 70 多种，我国已知有 30 多种，如血吸虫病、肝吸虫病、肺吸虫病、旋毛虫病、弓形虫病等。对于人兽共患病的防治，必须在流行病学调查的基础上，采取人兽兼治的综合措施才能收到稳定的效果。

二、寄生虫病的防治

（一）寄生虫病防治原则

　　寄生虫病的防治是一个系统工程，必须针对寄生虫的生活史、感染方式、传播规律及流行特征，采取综合措施。

　　（1）控制传染源　积极治疗现症病人、带虫者及保虫宿主。

　　（2）切断传播途径　控制中间宿主，对于土源性蠕虫及食源性寄生虫，尤其注意管好粪便和饮食卫生；对于虫媒病则须大力控制媒介节肢动物。

　　（3）保护易感人群　积极开展卫生宣教，改进生产方式和条件，摈弃不良的生活陋习，对于某些寄生虫可采取预防服药和积极开发疫苗研究。对于经皮肤传播和接触传播的寄生虫病，应注意病人的隔离和病房内衣物的消毒。

（二）寄生虫病防治原则现状

　　20 世纪 70 年代以来，医学寄生虫学从基础到临床出现了许多重大进展。除了一些传统的研究方法外，许多研究已深入到亚细胞和分子水平。在免疫学方面，单克隆抗体、抗独特型抗体和淋巴因子的研究已被应用扩大到了寄生虫病的基础和临床。免疫学诊断已从方法学移植逐步进入特异性诊断抗原及试剂的标准化。新方法、新技术的应用为早期诊断、感染度（虫荷）的估计、现症感染与既往感染的判别以及疗效考核提供了更有价值的参考依据。在分子生物学方面，随着基因组、转录组、蛋白质组等技术的发展，从分子水平对寄生虫的认识已更加深入，对于寄生虫病的诊断手段、疫苗、药物的研发有重要的推动作用，已取得了部分可喜的结果。在寄生虫分类学方面，分子分类弥补了传统的形态学分类的不足，例如原属于寄生性原虫的卡氏肺孢子虫根据 DNA 序列分析已被归属于真菌。

　　我国在防治五大寄生虫病中取得了举世瞩目的成就。继 20 世纪 50 年代基本消灭黑热病之后，经过 30 多年的防治，我国已向 WHO 宣布，中国已消除丝虫病。疟疾病例显著下降，仅个别省份有本地疟疾病例发生。日本血吸虫病在新中国成立前后流行于长江流域及其以南 12 个省（区），危害十分严重，目前全国所有血吸虫病流行县（市、区）均达到传播控制及以上标准。但我们也应清醒地看到，虽然我国社会经济和文明有了很大发展，但寄生虫病仍然是危害人民健康和阻碍流行区经济发展的严重问题。疟疾发病率虽连年下降，但传疟的蚊媒依然广泛存在，加上人口的广泛流动、输入性疟疾病例增多和恶性疟抗药性的增加，仍存在再次局部流行的风险；尽管全国血吸虫病已从传播控制向传播阻断乃至消除的阶段迈进，但钉螺面积仍很巨大，除了吡喹酮用于传播阻断之外，疫苗的研制与开发距实际应用尚有很大差距，仍存在再次流行的风险；丝虫病虽在国内已经消除，但由于传病蚊媒未能控制，其威胁仍然存在。随着社会经济的发展、国力的增强和人民生活水平的提高，21 世纪对食源性寄生虫病、土源性寄生虫病和机会致病性寄生虫病等的防治将是我们的防治重点。目前食源性寄生虫病如华支睾吸虫病、并殖吸虫病、姜片吸虫病、细粒棘球蚴病、带绦虫病、猪囊虫病和土源性寄生虫病如钩虫、蛔虫等均被规划为重点防治的疾病；一些机会致病性寄生虫病如弓形虫病、隐孢子虫病等也因艾滋病的流行逐步受到了重视。应该认识到，我国仍是以乡村人口居多的农业大国，寄生虫病防治工作仍是一项长期艰巨的任务。只有进一步加快经济发展，将寄生虫病的防治纳入社会发展的规划，才是控制乃至消灭我国人体寄生虫病的希望所在。

（方强　夏惠）

第二十七章 医学蠕虫

蠕虫(helminth)是指借助肌肉收缩做蠕形运动的一类多细胞无脊椎动物。按生物学分类,蠕虫泛指包括扁形动物门(phylum platyhelminthes)、线形动物门(phylum nemathelminthes)和棘头动物门(phylum acanthocephala)所属的各种动物。医学蠕虫是指与人体健康有关的蠕虫,主要包括吸虫纲(class trematoda)、绦虫纲(class cestoda)和线虫纲(class nematoda)的一些虫种。寄生于人体的蠕虫有250多种,我国已发现40多种。在流行病学上,蠕虫分为土源性和生物源性两类。由蠕虫感染所致的疾病称蠕虫病(helminthiasis)。

第一节 线 虫

一、线虫概述

线虫(nematode)属于线形动物门线虫纲(Nematoda),种类繁多,全球约有1万余种。线虫在自然界中广泛分布,绝大多数营自生生活,多见于水、土壤中,仅少数营寄生生活。在我国可寄生于人体并导致疾病的线虫有35种,其中重要的有10余种,包括蛔虫、钩虫、鞭虫、蛲虫、粪类圆线虫、丝虫、旋毛虫、广州管圆线虫等。

(一)形态

1. 成虫

虫体呈线状或长圆柱形,体表光滑不分节,左右对称,前段通常较钝圆,后端逐渐变细。不同种类的线虫大小不一,大者可达1 m以上(如麦地那龙线虫),小者仅长约1 mm,需借助于显微镜才能看见(如粪类圆线虫)。雌雄异体,雄虫一般小于雌虫,尾部多向腹面卷曲或膨大呈伞状。雌虫尾部较尖直。线虫头端顶部有口孔,其周围常有唇瓣环绕。口孔之后为管形的消化道。在消化道与体壁之间有一腔隙,因无上皮细胞构成的体腔膜,故称为原体腔(primary coelom)或假体腔(pseudocoel),腔内充满体腔液,内部器官浸置其中,为组织器官间进行营养物质、氧及代谢产物交换的介质,由于原体腔液处于封闭的体壁中,具有流体静压的特点,能将肌肉收缩施加的压力向各方传递,这对虫体的运动、摄食、排泄和使虫体保持一定形状等都起重要作用。

(1)体壁 由外向内由角皮层(cuticle layer)、皮下层(hypodermis layer)和纵肌层(muscle layer)组成(图27-1)。

① 角皮层 由皮下层的分泌物形成,无细胞结构,含有蛋白质、碳水化合物、少量的类

脂及某些具有代谢活性的酶类。角皮层质硬,光滑,具有弹性,覆于虫体表面,具有保护虫体的功能。

② 皮下层　由合胞体组成,无细胞界限,具有分泌功能,分泌形成角皮层。皮下层富含糖原颗粒、线粒体、内质网及酯酶等。

③ 纵肌层　在皮下层之内,由单一纵行的肌细胞组成,肌细胞由可收缩纤维和不可收缩的细胞体组成。根据肌细胞的大小、形状和数量,线虫的肌型可分为三种:每区中肌细胞多而长,突入原体腔内明显,称为多肌型(polymyarian type),如蛔虫;肌细胞大而少,只有 2～5 个肌细胞,称为少肌型(meromyarian type),如钩虫;肌细胞多而细小,称细肌型(holomyarian type),如鞭虫。三种肌型在组织内虫体横断面虫种鉴定时有重要意义。

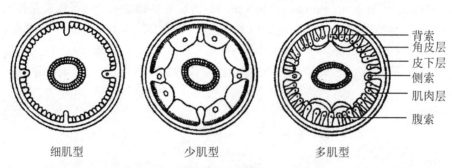

图 27-1　线虫各型体壁结构模式图(横切面)

（2）消化系统　消化系统包括消化管和消化腺。线虫消化管完全,呈简单直管状,包括口孔(month)、口腔(oral cavity)、咽管(pharyngeal tube)、中肠(midgut)、直肠(rectum)和肛门(anus)。

（3）生殖系统　雄性生殖系统为单管形,由睾丸、输精管、贮精囊(seminal vesicle)及射精管相连而成,射精管进入泄殖腔(cloaca)。尾端多具有单一或成对的交合刺(copulatory spicule),有的虫种还有交合伞(copulatory bursa)。雌性生殖系统多为双管型(但也有单管型者,如鞭虫),分别由卵巢(ovary)、输卵管(oviduct)、受精囊(spermatheca)及子宫(uterus)、排卵管(ovijector)、阴道(vagina)、阴门(vulva)组成。

（4）神经系统　咽部神经环(esophageal nerve ring)是神经系统的中枢,向前发出 3 对神经干(nerve trunk),支配口周的感觉器;向后发出 3～4 对神经干,分别控制虫体的运动和感觉。

（5）排泄系统　有管型和腺型 2 种,有尾感器亚纲的虫种为管型,无尾感器亚纲的虫种为腺型。

2. 虫卵

一般为椭圆形,无卵盖,颜色为棕黄色、淡黄色或无色。卵壳多由三层组成:外层为卵黄膜(vitelline membrane),亦称受精膜(fertilization membrane),较薄,在光镜下不易见,有加固虫卵的作用;中层为壳质层(chitinous layer),又称壳质蛋白层,较厚,是卵壳的主要组成部分,能抵抗外界机械压力;内层为脂层(lipid layer)或蛔甙层(ascaroside layer),有调节渗透压的功能。

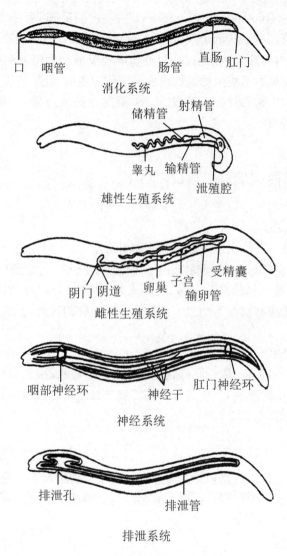

口　咽管　　　　　　肠管　直肠　肛门

消化系统

储精管　射精管

睾丸　输精管　　　泄殖腔

雄性生殖系统

受精囊

阴门　阴道　卵巢　子宫　输卵管

雌性生殖系统

咽部神经环　　　　神经干　肛门神经环

神经系统

排泄孔　　　　排泄管

排泄系统

图 27-2　线虫内部结构模式图

（二）生活史

1. 线虫的发育

线虫的发育一般需经过卵、幼虫和成虫 3 个阶段。幼虫在发育过程中最显著的特征是蜕皮，即在旧表皮下逐渐形成一层新角皮，旧表皮在含酶蜕皮液作用下破裂蜕去。线虫幼虫一般蜕皮 4 次，第 4 次蜕皮后发育为成虫。成虫的寄生部位因虫种而异。

2. 生活史类型

根据线虫在生活史过程中是否需要中间宿主，可将线虫分为两种类型：

（1）土源性线虫（soil-transmitted nematodes）　指在生活史过程中不需要中间宿主的线虫，其生活史类型称为直接发育型（direct development type），肠道线虫多属此型。自由生活期的线虫卵和幼虫受外界环境因素的影响，尤以温度、湿度、氧气等更为明显。在一定温度范围内，温度升高，代谢速度与生长发育加快，活动增强。不过温度过高，将加速虫体耗竭,使其运动减慢,终至死亡。一般对低温有较强的抵抗力。

(2) 生物源性线虫(bio-source nematodes)　指在生活史过程中需要中间宿主的线虫,其生活史类型称为间接发育型(indirect development type),组织内寄生线虫多属此型。幼虫必须在中间宿主体内发育到感染阶段,再经口或经节肢动物叮刺感染人体,如丝虫、旋毛虫、美丽筒线虫等。环境因素对生物源性线虫的中间宿主的繁殖、发育、种群数量、生态有直接影响,从而间接影响生物源性线虫的发育。如温度过高或过低及干燥等因素都可以影响丝虫幼虫在蚊体内的发育。

(三) 致病

线虫对人体危害的程度与虫种、寄生数量(亦称虫荷,parasitic burden)、发育阶段、寄生部位、虫体的机械和化学刺激以及人体的免疫状态等因素有关。

1. 消化道寄生线虫

寄生于小肠的线虫,若幼虫经皮肤侵入人体可引起皮炎(如钩虫与粪类圆线虫);幼虫在人体内移行经血循环至肺时,可引起肺部炎症而出现呼吸系统的症状和体征(如蛔虫和钩虫);成虫在小肠寄生可引起肠黏膜损伤、出血或炎症反应等病变(如钩虫等)。寄生于回盲部或直肠的线虫(如鞭虫和蛲虫),幼虫不经过血循环至肺的移行,其成虫寄生部位的病变也较轻。

2. 组织内寄生线虫

组织线虫对人体的危害一般较肠道线虫严重,例如丝虫成虫可引起淋巴系统病变;旋毛虫幼虫寄生于肌肉内引起肌炎,严重者可因并发症导致死亡;广州管圆线虫寄生于中枢神经系统引起脑脊髓损害等。

(五) 分类

与人类疾病相关的寄生线虫根据其尾感器的有无分别隶属于尾感器亚纲和无尾感器亚纲,除鞭尾目和膨结目属无尾感器亚纲外,其余均线虫隶属于尾感器亚纲(表 27-1)。

二、似蚓蛔线虫

似蚓蛔线虫(*Ascaris lumbricoides*,Linnaeus,1785),简称人蛔虫或蛔虫,寄生于小肠,是人体最常见的寄生虫之一,可引起蛔虫病(ascariasis)。我国医学称之为"蛟蛕"、"蚘虫",在 2400 多年前即有记载。除人蛔虫外,还有犬弓首线虫(*Toxocara canis*)、猫弓首线虫(*Toxocara cati*)的幼虫可导致人体内脏幼虫移行症;小兔唇蛔虫可在人体颈部、扁桃体、鼻等处寄生,形成脓肿;猪蛔虫(*Ascaris suum* Goeze,1782)在形态上与人蛔虫相似,偶可在人体小肠内发育为成虫,但生活时间短。

(一) 形态

1. 成虫

成虫长圆柱形,似蚯蚓。体形向头尾两端逐渐变细,尾部钝圆锥形。虫体呈微黄色或淡红色,死后灰白色。体表有细横纹,两侧缘有明显的白色侧线。前端有三片唇瓣(labella),

表 27-1 重要医学线虫分类及其寄生部位

亚纲	目	科	属	种	寄生部位
尾感器亚纲 Phasmidea	小杆目 Phabditata	类圆科 Strongyloididae	类圆线虫属 *Strongyloides*	粪类圆线虫 *S. stercoralis*	小肠
	圆线目 Strogylata	钩口科 Ancylostomatidae	钩口线虫属 *Ancylostoma*	十二指肠钩口线虫 *A. duodenale*	小肠
				犬钩口线虫 *A. caninum*	皮下组织
				锡兰钩口线虫 *A. ceylanicum*	皮下组织
				巴西钩口线虫 *A. braziliense*	皮下组织
			板口线虫属 *Necator*	美洲板口线虫 *N. ameericanus*	小肠
		毛圆科 Trichostrongylidae	毛圆线虫属 *Trichostrongylus*	东方毛圆线虫 *T. orientalis*	小肠
		管圆科 Angiostrongylidae	管圆线虫属 *Angiostrongylus*	广州管圆线虫 *A. cantonensis*	神经系统
	蛔目 Ascaridata	蛔科 Ascaridae	蛔线虫属 *Ascaris*	似蚓蛔线虫 *A. lumbricoides*	小肠
		弓首科 Toxocaridae	弓首线虫属 *Toxocara*	犬弓首线虫 *T. canis*	组织
				猫弓首线虫 *T. cari*	组织
	尖尾目 Oxyurata	尖尾科 Oxyuridae	住肠线虫属 *Enterobius*	蠕形住肠线虫 *E. vermicularis*	盲肠,结肠

续表

亚纲	目	科	属	种	寄生部位
	旋尾目 Spirurata	颚口科 Gnathostomatidae	颚口线虫属 *Gnathostoma*	棘颚口线虫 *G. spinigerum*	胃
		筒线科 Gongylonematodae	筒线虫属 *Gongylonema*	美丽筒线虫 *G. pulchrum*	口腔,食道黏膜
		吸吮科 Thelaziidae	吸吮线虫属 *Thelazia*	结膜吸吮线虫 *T. callipaeda*	眼结膜囊
	驼行目 Camallanata	龙线科 Dracunculidae	龙线属 *Dracunculis*	麦地那龙线虫 *D. medinensis*	皮下组织
	丝虫目 Filariata	盖头虫科 Dipetalonematidae	吴策线虫属 *Wuchereria*	班氏吴策线虫 *W. bancrofti*	淋巴组织
			布鲁线虫属 *Brugia*	马来布鲁线虫 *B. malayi*	淋巴组织
			罗阿线虫属 *Loa*	罗阿线虫 *L. loa*	皮下组织
			盘尾线虫属 *Onchocerca*	旋盘尾线虫 *O. volvulus*	皮下,眼部
无尾感器亚纲 Aphasmidea	鞭尾目 Trichurata	毛形虫科 Trichinellidae	旋毛形线虫属 *Trichinella*	旋毛形线虫 *T. spiralis*	肌肉组织
		鞭虫科 Trichuridae	鞭虫属 *Trichuris*	毛首鞭形线虫 *T. trichiura*	直肠,结肠
		毛细线虫科 Capillariidae	毛细线虫属 *Capillari*	肝毛细线虫 *C. hepatica*	肝
	膨结目 Dioctophymata	膨结科 Dioctophymatidae	膨结线虫属 *Dioctophyma*	肾膨结线虫 *D. renale*	肾

呈"品"字形排列(图 27-3)。唇的内缘有细齿一列,侧缘各有小乳突一对。唇后为一小的口腔,连接食管。食管呈圆筒状,管腔为三角形,内面被角皮覆盖,肌纤维呈放射状排列。食管腺三个,一个在食管背侧,两个在食管亚腹侧。中肠为简单的直管。肠壁由基底膜(厚约 8 μm)和单层柱状上皮细胞(高约 50 μm,宽约 8~10 μm)组成。直肠短,在雌虫开口于肛孔,在雄虫开口于泄殖腔。雄虫长 15~31 cm,最宽处直径为 2~4 mm。尾端向腹面卷曲。生殖器官为单管型,盘绕在虫体后半部,射精管开口于泄殖腔。射精管的后端部背面有交合刺囊,囊内有近等长的棒状交合刺一对,长 2~3.5 mm,可以伸缩。肛前乳头数目较多,排列成平行的 4 行,肛后有 4 个双乳头和 6 个单乳头。雌虫一般长 20~35 cm,直径为 3~6 mm,有的可长 49 cm,尾端平直。生殖器官为双管型,两组生殖器官盘绕在虫体的后 2/3 部分。子宫粗管状,每个子宫可长 200 mm,每组卵巢与输卵管共约长 1250 mm。阴门位于虫体前 1/3 与中 1/3 交界处。

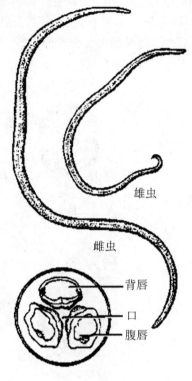

雄虫

雌虫

背唇

口

腹唇

图 27-3 蛔虫成虫和唇瓣

2. 虫卵

蛔虫卵分受精卵与未受精卵。受精卵宽卵圆形,大小为(45~75)μm × (35~50)μm。卵壳的表面有一层由子宫分泌的、凹凸不平的蛋白质膜,常被胆汁染成棕黄色。卵壳分三层,外层为受精膜,极薄,约厚 0.5 μm,外与蛋白质膜相连;其内为壳质层,厚而透明;最内层为蛔甙层。卵内含有一个未分裂的卵细胞。未受精卵较狭长,多为长椭圆形,少数外形不整齐,大小为(88~94)μm × (39~44)μm。蛋白质膜与卵壳均较薄,无蛔甙层。卵内充满大小不等的屈光颗粒。蛔虫卵上的蛋白质膜可脱落,脱去蛋白膜的蛔虫卵卵壳无色透明,需注意与其他虫卵鉴别。

(二) 生活史

蛔虫生活史为直接发育型,不需要中间宿主,包括虫卵在外界发育、幼虫在宿主体内移行和发育以及成虫在小肠内寄生 3 个阶段。成虫寄生于人体小肠,雌、雄成虫交配后产出受精卵和未受精卵,虫卵随粪便排出体外,只有受精卵才能进一步发育。在潮湿、荫蔽、氧气充足和适宜温度(21~30 ℃)的土壤中,约经 2 周,受精卵内卵细胞即可发育为幼虫,再经 1 周,卵内幼虫经第 1 次蜕皮发育为感染期虫卵。

人因误食被感染期虫卵污染的食物或水而感染。在宿主小肠内,卵内幼虫分泌孵化液,其中含有酯酶、壳质酶及蛋白酶,消化卵壳,幼虫破壳逸出。孵出的幼虫能分泌透明质酸酶和蛋白酶,可能借这些酶的作用,侵入肠黏膜和黏膜下层,钻入静脉,经肝、右心到达肺部,穿过肺泡毛细血管进入肺泡。幼虫也可侵入肠壁淋巴管,经胸导管入静脉而到达肺部。在肺内,幼虫进行第 2 次(约在感染后第 5 天)及第 3 次(约在感染后第 10 天)蜕皮成为第四期幼虫,然后沿支气管、气管逆行至咽部,随吞咽进入消化道,在小肠内经第 4 次蜕皮(约在感染后 21~29 天),发育为童虫,再经数周发育为成虫。自虫卵感染人体到雌虫开始产卵约需 60~75 天,每条雌虫每天产卵约 24 万个,成虫在人体内的寿命一般为 1 年左右。

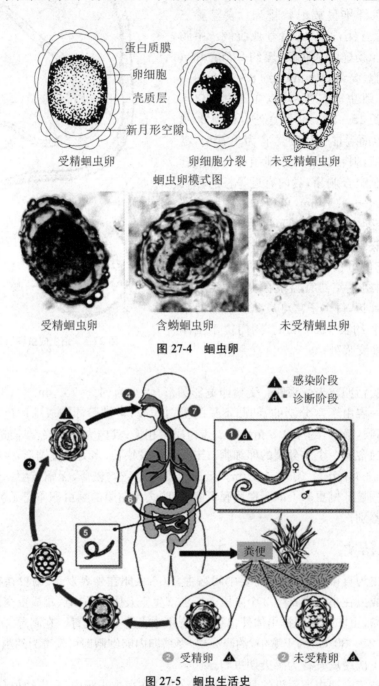

蛋白质膜
卵细胞
壳质层
新月形空隙

受精蛔虫卵　　　　卵细胞分裂　　　未受精蛔虫卵
蛔虫卵模式图

受精蛔虫卵　　　　含蚴蛔虫卵　　　未受精蛔虫卵

图 27-4　蛔虫卵

= 感染阶段
= 诊断阶段

粪便

受精卵　　未受精卵

图 27-5　蛔虫生活史

(三) 致病机制与临床表现

　　蛔虫幼虫在人体内移行以及成虫在小肠内寄生可引起不同的病理变化与临床表现,主要为机械损伤、超敏反应和肠功能障碍。但蛔虫的主要致病阶段是成虫期,其主要危害在于机械性损伤所致的各种并发症。

1. 幼虫致病

幼虫侵入小肠黏膜时,可破坏黏膜表面上皮细胞。在肠黏膜和黏膜下层,幼虫可死亡,局部出现嗜酸性粒细胞、中性粒细胞和巨噬细胞的浸润;在侵入血管处,可见出血。幼虫可在肝脏沿肝窦移行,虫体周围可无炎症反应;或被嗜酸性粒细胞与中性粒细胞包围,以后转变为由组织细胞、上皮样细胞与多核巨细胞组成的肉芽肿。蛔蚴在肺内移行可致散在或融合的淤点,肺切面可见带红色的灰斑。在肺泡的血管内,嗜酸性粒细胞和中性粒细胞包围幼虫,也可浸润血管周围组织。幼虫死亡,局部炎症反应更明显,致肉芽肿形成。幼虫穿过肺泡壁的毛细血管,进入肺泡。肺泡内有血液、渗出物、嗜酸性粒细胞及脱落的上皮细胞。细支气管和支气管扩张,气管周围组织中也有嗜酸性粒细胞和组织细胞浸润。在支气管腔内,可见幼虫被黏液和炎症细胞所包围。宿主如属再感染或重复感染,其肝、肺病变较初次感染出现快而严重。

人体自然感染蛔虫,在幼虫移行期,临床表现主要为肺部症状伴有全身反应。患者出现咳嗽、哮喘、呼吸困难甚至发绀,有黏液痰或血痰,同时体温上升,一般在 38 ℃ 左右,也可高达 40 ℃。肺部听诊有干罗音、捻发音。X 线检查,肺部可见点状、絮状或片状阴影。血中谷草转氨酶(SGOT)、碱性磷酸酶、乳酸脱氢酶的含量明显上升,IgE 与 IgM 的含量升高,氧分压下降。肺功能检查显示气道阻塞(airway obstruction)。

当重症感染时,幼虫可以通过肺毛细血管、左心,进入体循环,侵入一些器官或组织,如淋巴结、甲状腺、胸腺、脾脏、脑、脊髓等处,引起相应的异位病变;也可到达肾脏,经尿排出;或者通过胎盘,到达胎儿体内。

2. 成虫致病

成虫的致病作用主要有损伤肠黏膜、掠夺营养、引起超敏反应及其钻孔习性引起的并发症。

(1)损伤肠黏膜,导致消化道症状 蛔虫在小肠内寄生可通过机械作用或化学性刺激损伤肠黏膜,主要是空肠黏膜,引起消化道症状。患者常有食欲缺乏、恶心、呕吐、腹痛和腹泻等症状。腹痛的部位常在脐周围,有时出现疝痛或腹泻,可伴有黏液和血液,这与肠黏膜损伤和肠壁炎症影响正常肠蠕动有关。

(2)掠夺营养引起营养不良 蛔虫以小肠内半消化食物为食,加之蛔虫损伤肠黏膜导致消化和吸收障碍,影响蛋白质、脂肪、糖类、维生素的吸收。大量蛔虫寄生时可导致宿主营养不良、发育障碍。

(3)超敏反应 蛔虫的变应原被感染者吸收后,可引起 IgE 介导的 I 型超敏反应,如荨麻疹、血管神经性水肿、皮肤瘙痒、结膜炎等。未感染蛔虫者如果接触或吸入蛔虫的过敏原也可出现超敏反应,例如哮喘、荨麻疹、结膜炎、颜面浮肿、胃灼热、腹痛、腹泻。患者也可以出现失眠、磨牙、惊厥等神经系统症状。重度感染的儿童可发生蛔虫中毒性脑病。

(4)并发症 蛔虫成虫具有窜扰、钻孔习性,当寄生环境改变,如人体体温升高、食入过多辛辣食物、某些药物或饮酒以及不适当的驱虫治疗时,常可刺激虫体窜扰活动增强,钻入开口于肠壁的管道或进入其他器官,引起并发症。常见的并发症有胆道蛔虫症、蛔虫性肠梗阻、蛔虫性阑尾炎、蛔虫性肠穿孔等。

胆道蛔虫症(biliary ascariasis)是最常见的并发症,占严重并发症的 64%。患者剑突下或剑突下偏右侧突发疼痛,向右肩、背部或下腹部放射,患者难于忍受,极端不安。有恶心、呕吐。疼痛持续 10～20 min 或更久,缓解后,隔短时或较长时间可再发生。剑突下或剑突下稍偏右有局限性压痛点,无腹肌紧张。

蛔虫性肠梗阻(Ascaris-induced intestinal obstruction)系蛔虫数量多,相互扭结成团堵塞肠管所致。其特点是在脐部或右下腹部突然发生局部疼痛,持续数分钟,间歇短时,可再出现。有呕吐、腹胀、肠蠕动、腹泻或便秘等症状。多数病例在脐部右侧可触及软的、无痛的可移动团块,有时为香肠状。阻塞可发生在小肠各部,但多见于回肠。

蛔虫侵入阑尾可引起阑尾炎。蛔虫也可致病变或正常的肠壁发生穿孔,或者经胃切除或阑尾切除后的缝合口,或经美克尔憩室(Meckel's diverticulum)进入腹腔,也有尿出蛔虫和从肠-脐瘘中检出蛔虫的报道。蛔虫进入腹腔可引起弥漫性或局限性腹膜炎。如小肠与肾盂、输尿管或膀胱之间有瘘管,蛔虫可从泌尿道排出,如与女性生殖道之间有瘘管,则蛔虫可在生殖道出现。近年尚有从尿液中检出蛔虫卵的报道。蛔虫也可侵入胰腺引起胰腺炎。

感染虫数多时蛔虫可沿食管上行,甚至可吐出蛔虫,有时可停留在喉部或被吸入气管、支气管,引起窒息和死亡;亦可进入咽鼓管,引起中耳炎,甚至从外耳道钻出;也可进入泪囊,经泪点伸出外部;偶可引起眼球内人蛔虫病。

(四)诊断

自患者粪便中检出蛔虫卵,即可确诊。由于蛔虫的排卵量大,以粪便直接涂片法,一张涂片检出率约为 80%,三张涂片可检出率约为 95%。必要时也可采用浓集法,如饱和盐水浮聚法或沉淀法,检出效果更好。亦可用厚涂片法(如定量透明法)进行定量检查。肠内如仅有雄虫寄生(约占蛔虫感染的 3.4%～5%),则诊断较为困难,可用驱虫药试验治疗。患者粪中排出蛔虫或吐出蛔虫当可确诊。蛔蚴在肺内移行导致呼吸系统症状时,有时可从痰中检出幼虫。

胆道蛔虫症和蛔虫性阑尾炎在超声检查时可有反映虫体形状的特定影像学表现,可作为诊断参考。

(五)流行

蛔虫呈世界性分布,在温带、亚热带及热带均有流行,而在气候适宜、生活水平低、环境卫生和个人卫生差的地方尤为常见。据估计全球蛔虫感染人数约为 10 亿人。据 2001～2004 年全国人体重要寄生虫病调查,我国人群的蛔虫感染率平均为 12.72%,以贵州的感染率最高(42.41%),其次为湖南、四川、湖北、广西等。人群感染特点是农村高于城市,儿童高于成人。农村 12 岁以下儿童为高感染人群,学生、农民(包括菜农)和渔民感染率较高。蛔虫感染具有家庭聚集性。粪便内含有蛔虫受精卵的蛔虫感染者为传染源。

蛔虫感染率居高不下的主要原因有:① 蛔虫生活史简单,不需要中间宿主。② 雌虫产卵量大,每天每条雌虫产卵 24 万个。③ 虫卵对外界环境抵抗力强,在荫蔽的土壤或蔬菜上可存活数月至 1 年之久,食醋、酱油、泡菜的盐水不能杀死虫卵,10% 的硫酸、盐酸和磷酸均不能影响虫卵发育,在无氧环境中,蛔虫卵不能发育,但可存活 2～3 个月。④ 用未经处理的人粪施肥和随地大便使蛔虫受精卵污染土壤及蔬菜等,猪、犬、鸡、鼠、蝇及蟑螂等动物和昆虫可机械性播散蛔虫卵。⑤ 人群不良的卫生行为,如饭前不洗手,生吃瓜果、蔬菜,饮生水等都可能导致经口误食感染期蛔虫卵。

人群感染蛔虫的季节与当地气候、生产活动等因素有关,主要在春、夏季节。

（六）防治

蛔虫病的防治应采取综合防治措施,包括查治患者和带虫者、管理粪便和预防感染。

(1) 普查普治,控制传染源　对患者和带虫者进行驱虫治疗,是控制传染源的重要措施。目前常用驱虫药为阿苯达唑、甲苯达唑和三苯双脒,均有较好的疗效。学龄儿童可采用集体服药,驱虫时间宜在感染高峰期后的秋季或冬季进行。由于重复感染机会多,因此在集体驱虫以后,需要间隔一定时间,对粪检虫卵阳性者进行驱虫(选择性驱虫),如此反复进行,并配合采取其他预防措施,才能控制一个地区蛔虫病的流行。驱出的蛔虫和粪便应及时处理,以免污染环境。对各种蛔虫并发症的治疗原则是中西医结合、内外科结合、先内科后外科的综合疗法。对胆道蛔虫症,可采用乌梅丸或乌梅汤结合针刺疗法;对于蛔虫性肠梗阻,可采用针灸或氧气疗法。经中西医内科治疗无效者,应给予手术治疗。

(2) 加强管理粪便　粪便管理是阻断蛔虫等肠道线虫感染的重要环节,粪便无害化处理既可防病,又能保肥。可采用五格三池贮粪法、干粪堆肥法和沼气池发酵法。

(3) 加强宣传教育　广泛开展健康教育,宣传蛔虫病的危害和防治知识;注意饮食卫生和个人卫生,饭前便后洗手,不随地大便,不吃生菜或未清洗的蔬菜和瓜果,不喝生水,消灭苍蝇、蟑螂。

三、十二指肠钩口线虫和美洲板口线虫

钩虫(hookworm)是钩口科线虫的统称,包括 17 属约 100 种。寄生于人体的钩虫主要有十二指肠钩口线虫(*Ancylostoma duodenale*,Dubini,1843)和美洲板口线虫(*Necator americanus*,Stiles,1902),分别简称十二指肠钩虫和美洲钩虫。偶尔寄生于人体的钩虫有锡兰钩口线虫(*Ancylostoma ceylanicum*,Looss,1911)、犬钩口线虫(*Ancylostoma caninum*,Ercolani,1859)和马来钩口线虫(*Ancylostoma malayanum*,Alessandrini,1905)等。另有巴西钩口线虫(*Ancylostoma braziliense*,Gomez de Faria,1910)的感染期幼虫也可以感染人体,但一般不发育为成虫,仅引起皮肤幼虫移行症(cutaneous larval migrans)。其余大多数虫种寄生于其他哺乳动物体内。

钩虫寄生于人体小肠,导致人体慢性失血,引起钩虫病(hookworm disease),患者可出现贫血及相关症状,严重者可明显影响劳动力,甚至危及生命。目前,全世界钩虫感染人数约 7.4 亿,我国钩虫感染人数为 3930 万,平均感染率为 6.12%。因此,钩虫病仍然是严重危害人体健康的重要寄生虫病,为我国优先防治的病种。

（一）形态

1. 成虫

细长线状,长约 1 cm,体壁略透明,活时呈肉红色,死后为乳白色,雌虫略大于雄虫。虫体前端较细,微向背侧仰曲,顶端有一发达的角质口囊,口囊腹侧缘有 2 对钩齿或 1 对板齿。口囊之中为口孔。钩虫咽管长度约为体长的 1/6,其后端略膨大,咽管壁肌肉发达,肌细胞交替收缩与松弛使咽管具有唧筒样作用,有利于吸取血液。肠管壁薄,由单层上皮细胞构成,内壁有微细绒毛,有利于氧及营养物质的吸收和扩散。

虫体前端有头腺 1 对,位于虫体两侧,前端与头感器相连,开口于口囊两侧的头感器孔,

后端有分泌功能,能分泌抗凝素和乙酰胆碱酯酶等。抗凝素是一种耐热的非酶性多肽,可阻止宿主肠壁伤口的血液凝固,有利于钩虫吸血。另有3个位于咽管壁内的咽腺,可分泌乙酰胆碱酯酶、蛋白酶等多种酶类。乙酰胆碱酯酶可破坏乙酰胆碱,影响神经介质的传导,降低宿主肠壁的蠕动,有利于虫体的附着。

雌虫较大,尾端呈圆锥状,阴门位于虫体腹面中部,十二指肠钩虫有尾刺。雄虫较小,末端膨大,角皮向后延伸并形成膜质交合伞,交合伞由2个侧叶和1个背叶组成,伞内有若干指状肌性辐肋所支撑,分为背辐肋、侧辐肋和腹辐肋,背辐肋的分支特点是虫种分类和鉴别的重要依据之一。交合伞内还有两根从泄殖腔伸出的细长可收缩的交合刺。十二指肠钩虫与美洲钩虫成虫的形态区别见表27-2。

表 27-2 寄生人体两种钩虫成虫的鉴别要点

鉴别要点	十二指肠钩虫	美洲钩虫
大小(mm)	♀ (10~13)×0.6 ♂ (8~11)×(0.4~0.5)	♀ (9~11)×0.4 ♂ (7~9)×0.3
体形	头端与尾端均向腹面弯曲 呈"C"形	尾端向背面弯曲呈"S"形
口囊腹齿	腹侧前缘有2对钩齿	腹侧前缘有1对半月形板齿
交合伞形状	略呈圆形	扁圆形
背辐肋分支	远端分2支,每支再分3小支	基部分2支,每支再分2小支
交合刺	刺呈长鬃状,末端分开	一刺末端呈钩状,包套于另一刺的凹槽中
阴门	体中部略后	体中部略前
尾刺	有	无

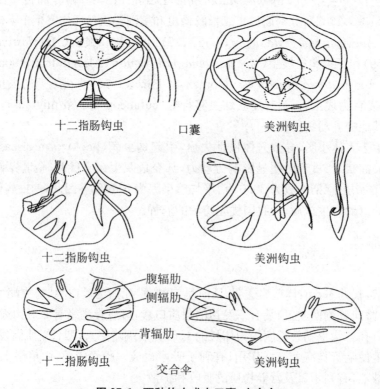

图 27-6 两种钩虫成虫口囊、交合伞

2. 幼虫

（1）杆状蚴 自卵内孵出的幼虫为第一期杆状蚴，体长为 0.23～0.40 mm，最大横径为 0.017 mm。虫体透明，前端钝圆，后端尖细而较短。口腔狭而长，食管分前、中、后三部分，前部略膨大，中部狭长，后端略似球形，食管长度约等于体长的 1/3。第一期杆状蚴以泥土内的细菌和有机物为食物，在适宜环境下，孵出后 48 小时左右体长可以增长到 0.4 mm，即行第 1 次蜕皮，发育为第二期杆状蚴。一般在第 5～8 天时，进行第 2 次蜕皮，发育成丝状蚴。

（2）丝状蚴 大小为（0.5～0.7）mm × 0.029 mm。食管细长，其长度约占体长的 1/5，食管后端略似球状。口腔封闭不能进食，口腔和食管连接处，有一对矛状的角质构造，称为口矛，有穿刺皮肤的功能，其形状也有助于虫种的鉴别。丝状蚴的体表覆盖鞘膜，为二期杆状蚴蜕皮时残留下的外皮层，对虫体有保护作用。丝状蚴对人体具有感染能力，故也称感染期蚴。

3. 虫卵

两种钩虫卵光镜下无法区别，呈椭圆形，无色透明，大小为（56～76）μm ×（36～40）μm。卵壳薄，新鲜粪便中的虫卵内含 2～8 个细胞，卵细胞与卵壳之间有明显的间隙。若粪便排出后放置过久，在适宜环境下虫卵可继续分裂，可见多细胞卵、含桑葚期胚甚至含幼虫的虫卵（图 27-7）。

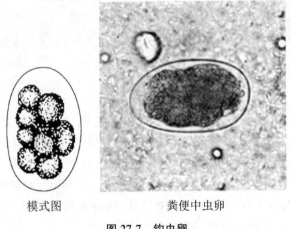

模式图　　　　　　　　粪便中虫卵

图 27-7　钩虫卵

（二）生活史

两种钩虫的生活史基本相同。生活史过程不需要中间宿主，可分为在土壤中发育和在人体内发育两个阶段（图 27-8）。

（1）在土壤中发育阶段 成虫寄生于十二指肠及空肠上部，借助于口囊内的钩齿或板齿咬附在肠黏膜上，以宿主的血液、淋巴液、肠黏膜和脱落的上皮细胞为食。雌雄虫体交配后产卵于肠腔中，虫卵随粪便排出体外。虫卵在适宜的温度（22～30 ℃）和湿度（相对湿度 60%～80%）下，在荫蔽、氧气充分、肥沃的土壤中，可在 24～48 小时内经多细胞期、桑葚期、蝌蚪期等发育阶段而孵化出第一期杆状蚴。一般十二指肠钩虫卵比美洲钩虫卵孵化快。第一期杆状蚴以细菌和有机物为食，约 48 小时后脱皮一次，发育为第二期杆状蚴。第二期杆状蚴仍营自生生活，约在第 5～6 天停止摄食，口腔封闭，咽管变长，并进行第二次脱皮，发育为丝状蚴。丝状蚴口腔闭合，不能进食，其代谢和活动所需的能量靠原储存在体内的物质维持，在适宜的环境中，可以生活 15 周左右。丝状蚴多生活在土壤表层 6 cm 厚的土层中，其中 90% 集中在 1~2 cm 深的土层。其向上爬升的能力颇强，可借助于覆盖于其体表水膜的表面张力，沿植物茎或草枝向上爬行，最高可达 22 cm。爬升至土壤表面的丝状蚴常聚集在一起，在污染较重的小土块上可有数千条丝状蚴，而离开稍远（如一尺以外）的土块上可完全没有丝状蚴。这种分布特征使宿主受感染的机会大大增加。

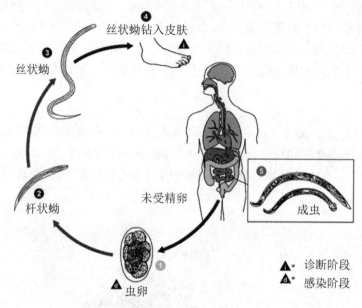

图 27-8 钩虫生活史

（2）在人体内发育阶段 丝状蚴有明显的向温性、向湿性，对接触、二氧化碳或热均有明显的反应。当人体皮肤与土壤接触时，丝状蚴即向皮肤所接触的温暖地面移行，及至与皮肤接触后受到皮肤温度的刺激，活动能力增强，依靠机械性穿刺和咽管分泌的胶原酶的作用，经毛囊、汗腺口或破损皮肤侵入人体，时间多为 30~60 min。丝状蚴侵入皮肤后，先在皮下组织内移行，24 小时侵入皮下微血管或淋巴管，随血流到达右心、经肺动脉到肺，大部分幼虫能穿过肺毛细血管网进入肺泡，借助于宿主呼吸道上皮细胞纤毛的活动，沿毛细支气管、小支气管、支气管、气管上行至咽部，随宿主吞咽活动经食道、胃而到达小肠。感染后第 3~4 天幼虫在小肠内完成第三次脱皮，形成暂时性口腔，以宿主的血液为食，在 3~4 周内进行第 4 次脱皮，发育为成虫并进行交配产卵。自丝状蚴侵入皮肤，直至成虫产卵，十二指肠钩虫最快需 5 周，平均为 50 天。美洲钩虫最快需 7 周，平均为 60 天。近年发现，十二指肠钩虫幼虫在一次大量侵入人体后，部分幼虫可滞留或移行于肠腔外的组织中存活 200 多天，其后有的幼虫仍可进入肠腔发育成熟，被称为延滞发育。美洲钩虫无此现象。

钩虫产卵量与虫龄、虫荷量和宿主状况有关。每条雌性十二指肠钩虫每日产卵 10000~30000 个，美洲钩虫为 5000~10000 个。十二指肠钩虫还可出现冬季和夏季停止排卵现象。十二指肠钩虫寿命约为 6~8 年，美洲钩虫寿命约为 4~6 年。

经皮肤感染是钩虫丝状蚴侵入宿主的主要方式，但十二指肠钩虫也可经口感染，其丝状蚴如被食入，少数未被胃酸杀死，直接在小肠内发育为成虫。丝状蚴也可经口腔黏膜或食管黏膜侵入组织，其移行途径与经皮肤感染一致。丝状蚴还可感染某些动物（小牛、小羊、猪、兔)移行到肌肉中保持滞育状态。人若生食这些转续宿主的肉类,也可能导致钩虫感染。十二指肠钩虫偶然还可通过母乳和胎盘感染。

(三)致病机制与临床表现

1.致病机制

钩虫带虫者是指感染钩虫后未出现明显的症状和体征,而钩虫病患者则为感染钩虫后出现症状和体征。病情的轻重与感染钩虫虫种、感染数量、感染次数、宿主的营养状况以及免疫状态等因素有关。两种钩虫的致病作用相同,但十二指肠钩虫对人的危害比美洲钩虫大。

(1)幼虫的致病作用 丝状蚴侵入皮肤时,运动活跃,由于机械性穿刺和化学性分泌物的作用,引起移行性创伤和皮炎。

(2)成虫的致病作用 钩虫成虫咬附在肠黏膜上,可造成肠黏膜出现出血点和小溃疡,溃疡大小为 3~5 mm;也可以形成出血性片状瘀斑,病变可深达黏膜下层或肌层,出现消化道症状或消化道出血。钩虫以血液、肠黏膜等为食,使人长期处于慢性失血状态,造成体内铁和蛋白质的大量丢失,加之钩虫对肠黏膜的损伤,影响营养物质的消化吸收,铁和蛋白质得不到有效补充,造成血红蛋白的合成速度比红细胞慢,形成红细胞体积较小、颜色偏淡、血红蛋白含量低的低色素小细胞性贫血,又称缺铁性贫血。钩虫造成患者长期慢性失血的原因包括:① 虫体自身吸食血液,并且血液迅速经其消化道排出,每条美洲钩虫每天导致宿主的失血量为 0.01~0.09 ml,十二指肠钩虫则为 0.14~0.40 ml,超过美洲钩虫约 10 倍。② 钩虫吸血时其头腺分泌抗凝素,阻止血液凝固,造成黏膜伤口渗血。③ 虫体有更换叮咬部位的习性,每条钩虫一生平均更换寄生部位 6.9 次。由于抗凝素的作用,旧伤口继续渗血,增加了失血量。

2.临床表现

(1)幼虫所致损害

① 钩蚴性皮炎(dermatitis caused by hookworm larvae) 俗称"着土痒"、"土痒疹"、"粪毒"。皮炎发病有明显的季节性,大多发生于当地的钩虫易感季节,人群接触被人粪污染的土壤或农作物之后。丝状蚴侵入皮肤后数分钟至数小时,患者局部有奇痒或烧灼感,患处形成充血的小丘疹。1~2 日内变成水疱或脓疱,数日后结痂、脱痂,一般于 1 周后自行消失。若继发细菌感染病情可延长 2~4 周。美洲钩虫引起的皮炎较十二指肠钩虫典型。

② 呼吸道症状 一般在感染后 3~5 天内,患者出现咽喉发痒、咳嗽、咳痰、痰中带血、气喘等症状,重者肺部可闻及干、湿罗音和哮鸣音。血液嗜酸性粒细胞增多,X 线摄片显示两肺纹理增粗,伴有点状阴影,病程多数持续 1~2 周后自行消失。但当十二指肠钩虫迁延移行时,病情可反复,迁延数月而不愈。

(2)成虫所致损害

① 消化道症状 患者食欲亢进,但乏力、易倦,有"懒黄病"之称。可出现上腹不适、疼痛、恶心、呕吐、腹胀和腹泻等,钩虫病引起的腹泻呈黏液样或水样便,如有消化道出血,则可见黑便、柏油样便、血便和血水便。钩虫病所致消化道出血常被误诊为消化道溃疡、痢疾、食管胃底静脉曲张破裂、胃癌和胆石症等,应引起高度重视。少数患者,特别是重度感染的儿童可出现喜欢吃生米、生豆、土块、煤渣、破布、毛皮、木炭等异常嗜好,被称为"异嗜症(allotriophagy)"。异嗜症发生的原因不明,似与铁的耗损有关,给患者服用铁剂后,症状可自行

消失。

② 贫血　贫血为钩虫病最主要表现之一。患者出现皮肤蜡黄、黏膜苍白,头晕、乏力,长期和严重贫血可引起心慌、气短等贫血性心脏病的表现,部分病人有面部及全身浮肿,尤以下肢为甚。

③ 婴儿钩虫病(infant hookworm disease)　患儿的临床表现为急性便血性腹泻,大便呈黑色或柏油样,面色苍白,消化功能紊乱,发热,精神萎靡,肺偶可闻及罗音,心尖区有明显收缩期杂音,肝脾肿大,贫血多较严重,80%病例的红细胞计数在 200 万/mm³ 以下,血红蛋白低于 50 g/L,嗜酸性粒细胞的比例及直接计数值均有明显增高,生长发育迟缓。发病年龄多在 5～12 个月,部分为出生后 26 天以内发病的新生儿钩虫病,甚至有出生后即发病的病例报道。患儿就诊时粪便均查到钩虫卵。婴儿钩虫病并发症多,预后差,病死率为 3.6%～6.0%。婴儿感染钩虫的途径有:① 母亲在田间劳动时,将婴儿放在染有钩蚴土壤上或使用被丝状蚴污染的尿布、内衣、内裤等经皮肤感染。② 我国北方农村,婴儿常可通过用沙袋代替尿布或睡沙袋、麦秸而受感染。③ 钩蚴经胎盘使胎儿先天感染。④ 钩虫感染的哺乳期妇女乳汁中可有活动的丝状蚴,可经母乳传递感染婴儿。

(四) 实验诊断

粪便检查中检出钩虫卵为确诊的依据。但是如果要区分十二指肠钩虫或美洲钩虫感染,需依赖于虫卵孵化出钩蚴或驱虫获得成虫,才能准确鉴别。

1. 粪便检查虫卵

常用的方法有粪便直接涂片法、饱和盐水浮聚法、Kato-Katz 厚涂片法等。直接涂片法是诊断钩虫病最简单迅速且较常用的定性诊断方法,但由于所用粪量极少,轻度感染时易漏诊。钩虫卵相对密度约为 1.06,在饱和盐水(相对密度为 1.20)中容易漂浮。饱和盐水浮聚法操作简单,检出率较高(较直接涂片法高 5～6 倍),是诊断钩虫感染的最适宜方法。Kato-Katz 厚涂片法检出率较高,可用于钩虫感染度的测定,但由于钩虫卵易变形或"消失",使结果缺乏相应的准确性和稳定性,对操作者技术要求较高,初学者一般不宜采用。

2. 钩蚴培养法

此法检出率较高,且可鉴别两种钩虫的丝状蚴,适用于流行病调查,但需培养 5～6 天才能孵出钩蚴。

(五) 流行

1. 分布与流行

钩虫病在世界上分布较为广泛,全世界钩虫感染者人数约 7.4 亿,患者多数分布在亚洲的越南、老挝、菲律宾、泰国、马来西亚、印度尼西亚、朝鲜、中国、印度;非洲的埃及、尼日利亚、乌干达;美洲的巴西、哥伦比亚、墨西哥、波多黎各等国家。

钩虫病在我国的分布相当广泛,共分布于 25 个省(市、自治区)。全国钩虫感染者为3930 万人,平均感染率为 6.12%。感染率随着年龄的增长而升高,农村高于城市,女性高于男性,成人高于儿童。感染率最高地区为海南省。

我国钩虫病的主要流行区在淮河及黄河一线以南,平均海拔高度 800 m 以下的丘陵地和平坝地,大部分地区系十二指肠钩虫与美洲钩虫混合流行,北纬 35 度以北(沿海地区除外)均属十二指肠钩虫分布;北纬 34 度(沿海为 38 度)以南出现美洲钩虫;北纬 34 度以南至

25 度以北地区,二种钩虫虽混合流行,但以十二指肠钩虫为多;北纬 25 度以南,则为美洲钩虫占优势的混合感染。

2．传染源与传播途径

钩虫病患者和带虫者是钩虫病的传染源。人主要通过生产劳动等方式接触疫土(被丝状蚴污染的土壤)而受感染,特别是手、足暴露于用新鲜的人粪施肥的种植旱地作物的田地中更易感染。

3．流行因素

钩虫病的流行与自然环境、种植作物、生产方式及生活条件等诸因素有密切关系。钩虫卵及钩蚴在外界的发育需要适宜的温度、湿度及土壤条件,因而感染季节各地也有所不同。各种自然因素中以温度和雨量最为重要。农作物种类、耕作习惯与钩虫分布关系密切。夏秋季施用人粪的旱地作物如红薯、桑、玉米、蔬菜、烟草、棉、麻、甘蔗等是钩虫病传播的关键作物。

(六) 防治

钩虫病的防治需针对传染源、传播途径、易感人群这三个流行环节进行综合防治方能取得良好效果。2006 年以来,我国采用以健康教育为先导的"四改一驱虫"(改厕、改水、改造环境、改善行为和驱虫)综合防治措施进行钩虫病防治。

1．积极驱虫治疗,控制传染源

治疗患者控制传染源是预防钩虫病传播的重要环节,在流行区应定期开展普查普治工作,一般宜选在冬、春季进行。感染率高(>50%)的社区或地区,应进行全民性化疗,即不管粪便检查是否查出钩虫卵,全部都给予驱虫治疗;对于感染率较低的地区,应根据目标的不同采用仅治疗阳性者、仅治疗高带虫者、仅限于高危人群等不同类型的选择性化疗,需考虑到可行性、群众接受能力及花费等因素。常用驱虫药物有甲苯咪唑、丙硫咪唑、噻嘧啶等,除对成虫有杀灭驱虫作用外,对虫卵及幼虫亦有抑制发育或杀灭作用。我国研制的三苯双脒治疗钩虫病效果良好,特别是对于美洲钩虫的驱除,效果尤佳。用噻苯咪唑配制 15% 软膏局部涂敷,可治疗钩蚴性皮炎,若同时辅以透热疗法,效果更佳。将受染部位浸入 53 ℃ 热水中,持续 20~30 min,有可能杀死皮下组织内移行的幼虫。对钩虫病贫血患者在驱虫治疗前后给予适量的铁剂,积极纠正贫血十分必要。一般口服硫酸亚铁片或葡萄糖酸铁。

2．加强粪便管理,切断传播途径

加强粪便管理及无害化处理,是控制钩虫病的一个极为重要的环节。向群众宣传不能随地大便,以防止虫卵污染泥土。开展农村改厕粪管工作,推广无害化卫生厕所,采用粪尿混合贮存,经密封式沼气池、五格三池式沉淀或堆肥等杀灭虫卵后,再用于旱地作物施肥。

3．改善行为,加强防护,保护易感人群

加强个人防护和防止感染,耕作时提倡穿鞋下地,需用手进行间苗或翻藤时可戴涂塑手套或厚布手套,或者合理安排农事,待晨露干后或傍晚再进行操作。手、足皮肤涂抹 1.5% 左旋咪唑硼酸酒精液或 15% 噻苯咪唑软膏,对预防感染有一定作用。为防止丝状蚴经口感染,在喜生食瓜果蔬菜地区,应教育群众不吃生菜或洗净用开水烫后食用。有婴儿钩虫病的地方,应使群众认识到使用沙土袋作婴儿尿布的危害性,勿让幼儿在施过人粪肥的庭院或地边游玩坐卧。

四、蠕形住肠线虫

蠕形住肠线虫（*Enterobius vermicularis*，Linnaeus，1758；Leach，1853）简称蛲虫，寄生于人体回盲部，引起蛲虫病（enterobiasis），是人体常见的肠道寄生虫病，以肛周瘙痒为突出症状。

（一）形态

1．成虫

成虫细小，呈乳白色。虫体角皮具横纹，头部周围的角皮向外隆起形成头翼。口孔位于虫体前端顶部，其周围有 3 个唇瓣；口与咽管相连，咽管末端膨大呈球形，称咽管球。雌虫长 8～13 mm，中部膨大，尾端直而尖细；生殖系统为双管型，前、后两子宫汇合通入阴道，阴门开口于虫体前中 1/3 交界处的腹面；肛门位于体后中 1/3 交界处腹面。雄虫长 2～5 mm，宽 0.1～0.2 mm，体后端向腹面卷曲，具有尾翼及数对乳突；生殖系统为单管型，包括睾丸、输精管及射精管；泄殖腔开口于尾端，有交合刺 1 根，长约 70 μm，末端弯曲。

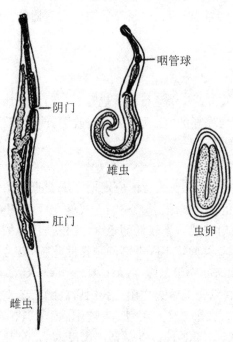

图 27-9　蛲虫成虫和虫卵

2．虫卵

虫卵呈不对称的近椭圆形的不等面三角体，一侧扁平，一侧稍凸，两端不等宽，形似柿核。大小为（50～60）μm ×（20～30）μm，无色透明，卵壳厚。卵自虫体排出时，已含有 1 个发育至蝌蚪期的胚胎，在与外界空气接触后，该胚胎很快发育为幼虫，在卵内经 1 次蜕皮后发育为感染期卵。

（二）生活史

成虫寄生于人体的盲肠、阑尾、结肠、直肠及回肠下段，严重感染时也可寄生在小肠上段、胃及食管等部位。雌雄成虫交配后，雄虫很快死亡而被排出。一条雌虫子宫内约含虫卵5000～17000 个，受孕雌虫逐渐向下移行至直肠，在肠腔内的温度及低氧压的环境下，雌虫一般不产卵或很少产卵。宿主睡眠后肛门括约肌松弛时，部分雌虫爬出肛门外，因受环境变化的刺激，开始大量排卵。虫卵可黏附在肛周皮肤上。产卵后的雌虫大多干瘪死亡，少数雌虫可再爬回肛门或进入阴道、尿道、膀胱等处，引起异位损害。

虫卵在肛门周围皮肤上，因局部环境条件适宜发育（温度 34～36 ℃，相对湿度 90%～100%，氧气充足），约经 6 h，即发育为感染期卵。当患者用手搔抓肛门周围皮肤，虫卵污染手指，再经口食入而造成自身感染。虫卵也可脱落在衣裤、被褥、玩具或食物上，经口使自身或他人感染。黏在灰尘上的虫卵，可随灰尘飞扬，经空气吸入，黏附在咽部，随吞咽进入消化道而感染。虫卵在十二指肠内孵出幼虫,幼虫沿小肠下行,经2次蜕皮,到达结肠,再蜕皮1次后发育为成虫。虫体借助前端的头翼、唇瓣附着在肠黏膜上,或在肠腔内呈游离状态。以肠内容物、组织液或血液为食。人自食入感染期卵至雌虫发育成熟并开始产卵约需2～6周。雌虫寿命约2～4周,一般不超过2个月,最长者可达101天。但由于自体重复感染,蛲虫感染可持续若干年。

虫卵在肛周皮肤上可孵化出幼虫,并经肛门进入肠腔,可发育至成虫阶段,这种感染方式称为逆行感染(retroinfection)。

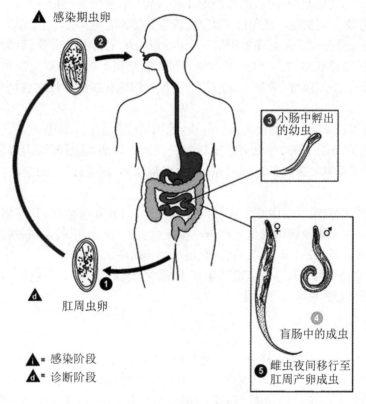

图 27-10　蛲虫生活史

(三)致病机制与临床表现

1. 致病机制

雌蛲虫在肛门周围和会阴部产卵的刺激作用,可引起局部皮肤出现炎症反应、湿疹或皮肤角化。若皮肤抓破,可继发细菌感染。成虫寄生在肠内,附着处的黏膜受损,呈现慢性炎症。也可形成小的溃疡,引起出血。若合并细菌感染,可产生黏膜下脓肿。

蛲虫成虫有时可侵入肠壁和阑尾组织,甚至肠外的一些组织与器官异位寄生,引起局部炎症和肉芽肿病变。蛲虫可侵犯的组织器官包括肠壁、阑尾、泌尿生殖系统、盆腔与腹腔、肛周皮肤以及其他脏器,如肝脏、肺组织和结膜囊等。

2. 临床表现

由于蛲虫感染程度的轻重不同,又可发生异位寄生,因此在临床上可以无明显的症状,或表现出不同的症状体征,甚至出现并发症。

(1) 肛周瘙痒　是蛲虫病的主要症状,夜间为甚。这是由于雌虫夜间在肛门周围产卵刺激所致。因为奇痒难忍,患儿常不自觉地搔抓,导致皮肤出现炎症或湿疹,若皮肤被抓破,会引起出血和继发感染。由于局部经常有痒感、刺痛或剧痛感,患儿可伴有恶梦、失眠、烦躁不安、食欲不佳、消瘦、夜间磨牙及夜惊等症状。

(2) 消化道症状　蛲虫寄生可致胃肠功能紊乱和消化道症状,重度感染时刺激局部肠黏膜,可引起卡他性炎症或小溃疡,出现呕吐、腹泻、粪便中黏液增多。少数病例可出现嗜酸性粒细胞性小肠结肠炎的症状,表现为发热、急性腹痛、水样腹泻、便血,粪便中可有许多蛲虫幼虫。虫体侵入肠壁组织,可致肉芽肿形成,引起腹痛,腹泻等症状。

(3) 异位寄生　蛲虫还可侵犯许多组织器官,引起相应的异位寄生表现。

① 蛲虫性阑尾炎　系蛲虫寄生于阑尾腔,或侵入阑尾组织中所致,可为急性或慢性阑尾炎。患者以阵发性腹痛、右下腹压痛为主。局部肌紧张不明显。阵发性腹痛较蛔虫性阑尾炎为轻;可伴有恶心、呕吐、发热。血液检查中性粒细胞和嗜酸性粒细胞增多,也有部分患者白细胞正常。

② 泌尿生殖系炎症　蛲虫侵入女性外阴,经阴道进入生殖系统各脏器,引起外阴炎、阴道炎、子宫内膜炎、输卵管炎、卵巢炎甚至腹膜炎。患者呈现外阴红肿、阴道瘙痒、分泌物增多、小腹部疼痛等症状。虫体侵入泌尿系统,可出现尿频、尿急、尿痛的症状,患儿夜间可发生遗尿。

③ 其他部位的表现　虫体寄生在肛门周围皮下,出现肛周脓肿、肛门瘘管及炎性肉芽肿的表现。侵入生殖道及肠壁的虫体可进一步到达盆腔、腹腔,引起腹痛、腹膜炎的表现,可有腹部包块形成。侵入肝、脾、肺等器官,则出现相应的症状和体征。

异位寄生的蛲虫可引起急性或慢性阑尾炎、盆腔炎、腹膜炎,炎性包块的形成可继发肠梗阻,子宫内膜肉芽肿可引起不孕症。

(四) 实验诊断

儿童肛周瘙痒应首先考虑蛲虫病,可进行以下病原学检查。

(1) 透明胶纸粘卵法　用长度略大于载玻片的透明胶纸贴于载玻片上,在清晨受检者大便前检查,将胶纸一端掀起,用胶面粘贴受检者肛门周围皮肤,使胶面与皮肤充分粘贴,然后将胶纸平贴于载玻片上,镜检蛲虫卵。

(2) 棉签拭子法　清晨以生理盐水浸润的棉签在受检者肛周皮肤上擦拭,然后将棉拭子上的黏附物涂于滴加有生理盐水的载玻片上,加盖玻片镜检。或将棉拭子放入盛有生理盐水的试管中充分洗涤,离心沉淀后取沉渣镜检。

(3) 检查成虫　夜间患儿入睡 2 h 后,将其肛门皱襞充分暴露,在良好照明下仔细检查肛门周围,若发现白色小虫,用镊子夹入盛有 70% 酒精的小瓶内送检。

(五) 流行

蛲虫是常见的肠道线虫,呈世界性分布,感染率一般城市高于农村,儿童高于成人,尤以集体生活的儿童感染率为高,并且具有家庭聚集性。感染度一般不重,平均约有数十条虫寄生,个别重度感染者,高达 5000～10000 条。

蛲虫感染者是蛲虫病的唯一传染源。感染度主要受个人卫生状况和接触机会的影响。卫生不良、接触机会多、易于重复感染等因素导致学校、幼儿园、托儿所等集体机构的儿童感染率常较高。蛲虫的感染方式主要有以下 4 种：① 肛门-手-口的直接感染。这是自体重复感染的主要方式，是蛲虫感染久治难愈的重要原因。② 间接接触感染。蛲虫卵可能污染玩具等物品，通过接触虫卵污染的物品间接经口感染。③ 吸入感染。蛲虫卵可随尘埃悬浮于空气中，经吸入至咽部继之进入消化道而致感染。间接接触感染和吸入感染是集体机构和家庭传播蛲虫病的重要方式。④ 逆行感染。蛲虫卵在肛周皮肤上孵出幼虫，经肛门移行至肠内，发育为成虫并产卵，形成所谓的逆行感染。人体感染蛲虫后无明显的保护性免疫力。

（六）防治

虽然蛲虫寿命短，易被药物驱除，但其生活史简单，感染方式多样，极易自身重复感染和相互感染，因此，要巩固药物驱虫效果，必须采取综合预防措施，才能有效地控制蛲虫病的流行。

（1）普查普治患者　对托儿所、幼儿园、学校的儿童进行普查普治，以控制传染源。常用药物有丙硫咪唑、甲苯咪唑、复方噻嘧啶、扑蛲灵等，外用药如蛲虫膏、2%白降汞软膏等涂在肛门周围，有杀虫止痒作用。

（2）切断传播途径　幼儿园和家庭应搞好环境卫生，对衣服、被褥、玩具、桌椅等进行消毒。衣服、被单、床单、毛巾、内裤可先用开水烫煮，以杀死虫卵。门窗、家具、玩具可用 10%的来苏尔或开水擦洗，在阳光下晒干。用 0.5%的碘液处理 5 min 或 0.05%的碘液处理 1 h，虫卵可被全部杀死。这种低浓度的碘液对皮肤无刺激性，且药效可维持数小时。

（3）注意个人卫生　加强卫生宣传教育，患儿夜间睡眠时不穿开裆裤，避免用手直接搔抓肛门；儿童应养成饭前便后洗手、常剪指甲的良好习惯，不吸吮手指，防止虫卵入口，从而阻断重复感染。

五、毛首鞭形线虫

毛首鞭形线虫（*Trichuris trichiura*，Linnaeus，1771），简称鞭虫（whipworm），是人体常见线虫之一，地理分布广泛，感染率较高。成虫常寄生于人体盲肠，导致鞭虫病（trichuriasis）。

（一）形态

1. 成虫

活虫体呈淡灰色，外形似马鞭，前部细长，约占体长的 3/5，后部较粗。体表覆以透明而有横纹的角皮。消化系统包括口腔、咽管、肠及肛门。口腔极小，无唇瓣，具一长 7~10 μm 的尖刀状口矛。咽管细长，前段很短为肌性，后段长，肌原纤维较少，管外有单行杆细胞组成的杆状体包绕。杆细胞具有分泌功能，其分泌物有抗原性。雄虫长 30~45 mm，尾端向腹面呈环状卷曲（图 13-6）。交合刺一根，长 2.5 mm，外有鞘，其末端满布小刺。雌虫长 35~50 mm，尾端钝圆，生殖器官为单管型，包括卵巢、输卵管、子宫、阴道。阴门位于虫体粗大部的前端。

2. 虫卵

纺锤形或橄榄形，黄褐色，大小（50~54）μm × （22~23）μm。卵壳较厚，两端各具一透明塞状突起，称为盖塞。虫卵自人体排出时，卵内含有一尚未分裂的卵细胞。

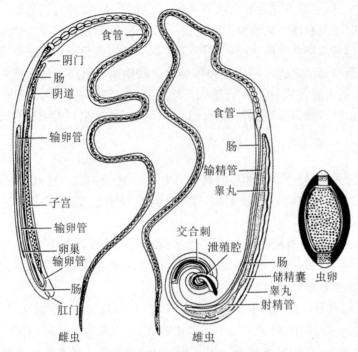

图 27-11　鞭虫成虫和虫卵

（二）生活史

鞭虫生活史简单,发育过程不需要中间宿主,属直接发育型。成虫主要寄生于人体盲

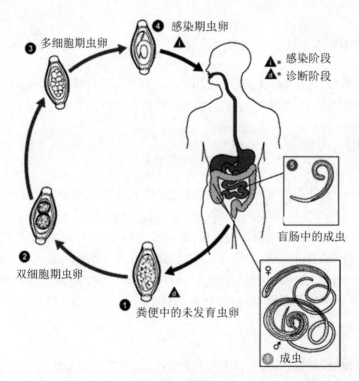

图 27-12　鞭虫生活史

肠,虫数多时也可见于结肠、直肠甚至回肠下段,以肠细胞和血液为食物。雌雄交配后雌虫产卵,虫卵随粪便排出体外。在适宜的温度、湿度下经3~5周发育为含幼虫的感染性卵。感染期卵污染食物或饮水等经口进入人体,在小肠内孵出幼虫。幼虫侵入肠黏膜,摄取营养进行发育,8~10天后返回肠腔,再移行到盲肠发育为成虫。从感染期虫卵进入人体到雌虫产卵的时间一般为60天,每条雌虫每日产卵约3000~20000个。成虫寿命为3~5年。

(三)致病机制与临床表现

1. 致病机制

成虫以其细长的前段钻入宿主肠黏膜、黏膜下层甚至肌层,以组织液和血液为食。当寄生虫体数目较多时,由于虫体的机械性损伤和分泌物的刺激作用,可致肠黏膜出现炎症、水肿、出血或发生溃疡。少数患者可有细胞增生,肠壁组织明显增厚,形成肉芽肿。感染严重者可导致慢性失血。

2. 临床表现

患者可出现食欲不振、恶心、呕吐、腹痛、腹泻、出血、黏液便等症状。轻度感染者可仅有腹泻;严重感染者可出现贫血、发育迟缓和营养不良;严重感染的儿童可出现直肠脱垂。虫荷大时偶可因大量缠结成团的鞭虫附着肠黏膜,导致肠穿孔、腹膜脓肿。部分患者还可出现发热、荨麻疹、外周血嗜酸性粒细胞增多、四肢浮肿等超敏反应。此外,鞭虫感染似可诱发或加重其他疾患,如阿米巴痢疾、细菌性痢疾、阑尾炎等。

(四)实验诊断

从粪便中检获虫卵是确诊的依据。常采用生理盐水直接涂片法、厚涂片透明法(改良加藤法)、沉淀法或饱和盐水浮聚法检查粪便内的鞭虫卵。

(五)流行

鞭虫呈世界性分布,流行历史久远,曾发现葬于2300多年前的我国古代女尸的肠内容物中含有人鞭虫卵。鞭虫流行于热带、亚热带和温带地区,常与蛔虫病分布相一致,但感染率低于蛔虫。目前全世界鞭虫感染者约10.49亿,其中学龄前儿童1.14亿,学龄儿童2.33亿。有些地方的儿童鞭虫感染率高达95%。我国人群平均感染率为4.63%。感染度一般较轻,个别严重感染者虫荷数可达4000条以上。18个月至2岁之间的儿童即可开始感染鞭虫,甚至可见于婴儿或6个月大小的儿童。少年即开始下降,感染度高峰在4~10岁年龄组,成人多属轻度感染。

鞭虫感染的来源主要为被虫卵污染的土壤、地面。用人粪施肥或用污染的水灌溉的蔬菜也是传染源。家蝇体表(47%)及鸡粪(23%)内可查见鞭虫卵,可作为传播媒介。鞭虫卵抵抗力强,在温暖(22~23℃)、潮湿(适宜的湿度为近饱和度)、荫蔽和氧气充足的土壤中,鞭虫卵可保持活力达数年之久。对于干燥、高温及低温的抵抗力不如蛔虫卵强。在45℃下鞭虫卵可生存1 h;在52℃下3 min全部死亡;在-12~-9℃下大部分死亡。故在干燥地区鞭虫的感染率低。

(六)防治

应采取综合防治措施,以期达到宏观控制的目的。

1. 综合防治措施

包括发现和治疗感染者,控制传染源;在社区范围内加强粪便管理,改善环境卫生,不使粪便污染土壤或地面;加强个人卫生,注意饮食前洗手,以及保护水源等。

2. 驱虫治疗

阿苯达唑和甲苯咪唑对鞭虫感染有很好疗效,可达到病原学治愈,但应给予足够的剂量。酚嘧啶(oxantel)的鞭虫治愈率为 75%~100%。但酚嘧啶单独使用时,对钩虫、蛔虫无效,与噻嘧啶并用或用其合剂(Quantel)时,具有广谱驱虫作用,驱鞭虫的效果略优于甲苯咪唑。伊维菌素治疗鞭虫感染效果优于阿苯达唑。

(方强)

六、班氏吴策线虫和马来布鲁线虫

丝虫隶属于线形动物门的旋尾目(*Order Spirunata*)、盘尾科(*Family Onchoceridae*),是一类由吸血节肢动物传播,可寄生于人体及其他脊椎动物的寄生性线虫的统称。已知寄生于人体的丝虫有 8 种,按成虫寄生部位归为 3 类:① 寄生于淋巴系统,包括班氏吴策线虫(*Wuchereria bancrofti*,Cobbold,1877;Seurat,1921)(班氏丝虫)、马来布鲁线虫(*Brugia malayi*,Brug,1927;Buckley,1958)(马来丝虫)、帝汶布鲁线虫(*Brugia. timori*,Davie & edeson,1964;Partono,et al,1977)(帝汶丝虫)。② 寄居在皮下组织,包括旋盘尾线虫(*Onchocerca volvulus*,Leukart,1893;Railliet,Henry,1910)(盘尾丝虫)、罗阿罗阿线虫(*Loa loa*,Cobbold,1864;Castellani,Chalniers,1913)(罗阿丝虫)、链尾唇棘线虫(*Dipetalonema streptocercum*,Macfie,Corson,1922;Peeland chardone,1946)(链尾丝虫)。③ 寄居在体腔,包括常现唇棘线虫(*Dipetalonema perstans*,Manson,1891;Orihel,Eberhard,1982)(常现丝虫)、奥氏曼森线虫(*Mansonella ozzardi*,Manson,1892;Fanst,1929)(奥氏丝虫)。它们的寄生部位、传播媒介、致病性、地理分布以及微丝蚴的主要形态特征和出现特点均有所不同(表 27-3)。

班氏丝虫、马来丝虫引起的淋巴丝虫病和盘尾丝虫引起的河盲症是严重危害人体健康的主要丝虫。我国流行班氏丝虫和马来丝虫,近年来陆续有援外回国人员感染盘尾丝虫、罗阿丝虫的报道。此外,恶丝虫属的犬恶丝虫(*Dirofilaria immitis*)、匐行恶丝虫(*Dirofilaria repens*)等寄生动物丝虫也可感染人体,引起的恶丝虫病(dirofilariasis)是一种新现的人兽共患丝虫病。2015 年获得诺贝尔生理学或医学奖的爱尔兰学者 William C. Campbell 和日本学者 Satoshi Ōmura,获奖理由为表彰其发明的新型药物阿维菌素(avermectin)及其衍生物伊维菌素(ivermectin),该类药物能有效地降低河盲症和淋巴丝虫病的发病率,为人类抗击寄生虫病做出了不可估量的贡献。

班氏吴策线虫(班氏丝虫)与马来布鲁线虫(马来丝虫)成虫寄生于人体淋巴系统,引起淋巴丝虫病,蚊为传播媒介。淋巴丝虫病曾是新中国成立前五大寄生虫病之一,经过多年防治,全国已基本达到消灭丝虫病标准。按照世界卫生组织规划,2020 年将实现全球消灭淋巴丝虫病。

表 27-3　人体常见寄生丝虫简况表

虫种	寄生部位	传播媒介	致病	地理分布	微丝蚴形态特征	微丝蚴出现特点
班氏丝虫	淋巴系统	蚊	淋巴结(管)炎、鞘膜积液、乳糜尿、象皮肿	世界性,北纬 40°至南纬 28°	具鞘膜,头间隙长宽相等,体核分布均匀,无尾核	在外周血中呈夜现周期性(10 pm~2 am)
马来丝虫	淋巴系统	蚊	淋巴结(管)炎、象皮肿	亚洲东部、南部及东南部	具鞘膜,头间隙长宽比为 2:1,体核不均匀,有尾核	在外周血中呈夜现周期性(8 pm~4 am)
帝汶丝虫	淋巴系统	蚊	淋巴结(管)炎、象皮肿	印度尼西亚群岛东南部的帝汶、佛罗雷斯、阿洛尔、罗特及松巴等岛	具鞘膜,头间隙长宽比为 3:1,无尾核	在外周血中呈夜现周期性(9 pm~3 am)
盘尾丝虫	皮下组织	蚋	皮下结节、致盲	非洲、中美和南美洲	无鞘膜,头间隙长宽相等,尾部无核处长 10~15 μm	主要出现在成虫结节附近的结缔组织和皮肤的淋巴管内,亦可在眼组织或尿内发现,无明显周期性
罗阿丝虫	皮下组织	斑虻	皮下肿块、器官损伤	西非、中非	具鞘膜,头间隙长宽相等,体核分布至尾尖部	在外周血中呈昼现周期性
链尾丝虫	皮下组织	库蠓	常无致病性	西非、中非	无鞘膜,头间隙长,尾部弯曲,有尾核,体核较少	微丝蚴出现在皮肤胶原纤维间,不出现于血液
常现丝虫	胸、腹腔	库蠓	无明显致病性	非洲、中美和南美洲	无鞘膜,头间隙长宽约相等,体核分布至尾端,尾钝圆	白昼和夜晚均出现于外周血内,但夜间稍多于白昼
奥氏丝虫	腹腔	库蠓	偶见阴囊水肿	中、南美洲	无鞘膜,头间隙长,体纤细,体核少,具尾核,尾端钝圆	在外周血的出现无周期性

(一) 形态

1. 成虫

两种丝虫成虫的形态及结构相似。虫体细长如线状,乳白色,表面光滑。班氏丝虫雌虫大小为(80~100)mm×(0.24~0.3)mm,雄虫约为 40 mm×0.1 mm,尾端具有 2 根交合刺;马来丝虫雌虫大小约为(43~55)mm×(130~170)μm,雄虫为(13~23)mm×(70~80)μm。虫体头端略膨大,食管长,肠管细薄,直肠处膨大,开口于腹侧的肛门。雌虫尾部略向腹面弯曲,生殖器官双管型,生殖方式为卵胎生(ovoviviparity)。阴门靠近虫体头端,卵巢起于虫体后部,子宫内含有微丝蚴(microfilaria)。雄虫尾端向腹面卷曲可达 2~3 圈,生殖器官单管型。

2. 微丝蚴

虫卵在雌虫子宫内直接发育为幼虫,称为微丝蚴。在向生殖孔移动的过程中,卵壳随之伸展而拉长,包被于幼虫体表形成透明鞘膜。微丝蚴头端钝圆,尾端尖细,在新鲜血涂片中可见虫体无色透明,做扭曲运动。经姬氏或瑞氏染色后,可见体内有很多圆形或椭圆形的体核,头部有一明显的无核部位,称为头间隙;虫体前部约 1/5 处有神经环,其后为排泄孔;腹侧有肛孔,尾部可有尾核(图 27-13)。微丝蚴体态、头间隙长宽比例、体核分布情况及有无尾核等指标是鉴别两种微丝蚴的要点(表 27-4)。

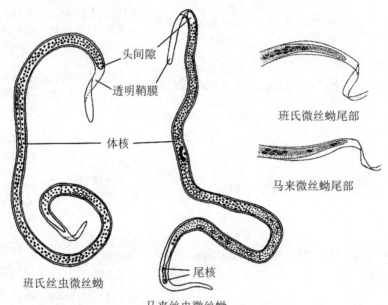

图 27-13　班氏微丝蚴和马来微丝蚴

表 27-4　班氏微丝蚴和马来微丝蚴形态鉴别要点

鉴别点	班氏微丝蚴	马来微丝蚴
大小	较大,$(244\sim296)\mu m\times(5.3\sim7)\mu m$	较小,$(177\sim230)\mu m\times(5\sim6)\mu m$
体态	弯曲较大、柔和、自然	弯曲僵硬、大弯中常有小弯
头间隙	长与宽相当或仅为宽的一半	长约为宽的 2 倍
体核	圆形,较小,均匀,排列疏松,相互分离,清晰可数	卵圆形,不均匀,排列紧密,多相互重叠,不易分清
尾部特征	后 1/3 较尖细,无尾核	具 2 个尾核,尾核处较膨大,前后排列

3. 丝状蚴

丝状蚴为丝虫感染期幼虫,见于中间宿主蚊的胸肌或下唇部位。丝状蚴细长,运动活跃,已具备完整的消化道,尾端有 3 个乳突(背面 1 个,腹面 2 个)。班氏丝虫与马来丝虫的丝状蚴体长分别约为 1.6 mm 和 1.3 mm。丝状蚴的活动力强,当蚊叮咬人体时,可自蚊喙逸出,经皮肤侵入人体寄生。

(二) 生活史

两种丝虫的生活史基本相似,都需要经过两个发育阶段,即成虫在人体(终宿主)内发育繁殖及幼虫在蚊体(中间宿主)内发育过程(图 27-14)。

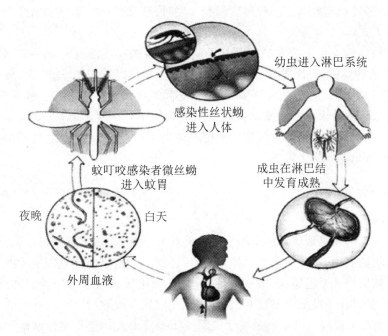

图 27-14 丝虫生活史示意图

1. 在人体内的发育

感染期丝状蚴经皮肤侵入人体后的具体移行路径至今尚不完全清楚。一般认为丝状蚴可迅速侵入附近的皮下淋巴管内,再移行至大淋巴管及淋巴结内,经 2 次蜕皮发育为成虫。班氏丝虫和马来丝虫成虫寄生部位略有不同,马来丝虫多寄生于上、下肢浅部淋巴系统;班氏丝虫除寄生于浅表部淋巴系统外,还主要寄生于下肢、阴囊、精索、腹股沟、腹腔、肾盂等处的深部淋巴系统。在寄生部位,雌、雄成虫相互缠绕,交配后,雌虫产出微丝蚴,微丝蚴在人体内不能直接发育为成虫。人是班氏丝虫的惟一终宿主,尚未在自然界发现其保虫宿主;马来丝虫除可寄生于人体外,还可在多种脊椎动物体内发育成熟。两种丝虫成虫的寿命一般为 4～10 年,但在淋巴系统中常因炎症反复发作而中途死亡。根据患者移居非疫区后的观察,发现丝虫在人体存活可长达 40 年。微丝蚴的寿命在人体内一般为 2～3 个月,最长达 2年以上,在体外 4 ℃下可存活 6 周。

微丝蚴可滞留于淋巴液中,但多数随淋巴液经胸导管进入血液循环,白天一般滞留在肺毛细血管中,夜间出现在外周血液内,一般夜晚 8 时以后开始出现,9～10 时数量已很多。微丝蚴在外周血中表现为夜多昼少的现象称为夜现周期性(nocturnal periodicity)。两种微丝蚴出现的高峰时间略有不同,班氏微丝蚴为晚上 10 时至次晨 2 时,马来微丝蚴为晚上 8 时至次晨 4 时。微丝蚴夜现周期性的机制至今尚未完全阐明,可能与人的中枢神经系统,特别是迷走神经的兴奋、抑制,微血管舒缩或氧气吸入量有关,也可能与微丝蚴自身的生物学特性有关。此外,微丝蚴在外周血液出现的密度存在季节性变化,其高峰时间与流行区蚊媒活动季节相吻合。

2. 在蚊体内的发育

微丝蚴在中间宿主蚊体内仅发育但不增殖。当蚊刺吸微丝蚴血症者时,微丝蚴即随血液进入蚊胃,约 1～7 小时脱去鞘膜,穿过胃壁侵入胸肌,形成第 1 期幼虫(腊肠期幼虫)。随后蜕皮 2 次,发育为第 3 期幼虫,即感染期丝状蚴。感染期幼虫活跃,可由蚊胸肌移行至蚊任何部位,绝大多数到达蚊喙。当蚊再次刺吸人血时,丝状蚴自蚊下唇逸出经吸血的伤口或正常皮肤处钻入人体。

微丝蚴在蚊体内发育所需要的时间与温度、湿度有关。在温度为 20～30 ℃,相对湿度为 75%～90%的环境中,班氏微丝蚴在蚊体内发育至丝状蚴约需 10～14 天,马来丝虫则需 6～6.5 天。进入蚊体内的微丝蚴仅有一部分能发育成丝状蚴并最终到达蚊下唇,多数微丝蚴在吸入蚊胃后可被杀灭;此外,微丝蚴的寄生对蚊体也有一定影响,密度过高可导致蚊死亡。研究发现,微丝蚴在感染者血液中的密度须达到 15 条/20 mm³ 以上时,蚊才能受染,但高于 100 条/20 mm³ 时,蚊又易死亡。

(三)致病

1. 致病机制

丝虫病的发生与发展取决于患者的免疫功能状况、感染与重复感染程度、寄生部位及继发感染等。丝虫的成虫、微丝蚴和丝状蚴均具有致病作用,但以成虫危害最为严重。马来丝虫主要寄居于四肢浅部淋巴系统,故四肢症状多见;而班氏丝虫除侵犯浅部淋巴系统外,还可寄居于腹腔、精索及下肢深部淋巴系统,常可出现泌尿系统症状。

(1)潜隐期及潜伏期 潜隐期是指感染期丝状蚴侵入人体至首次出现微丝蚴血症这一段时间,马来丝虫的潜隐期约为 2.5～3 个月,而班氏丝虫约为 5～6 个月;潜伏期则指感染期丝状蚴侵入人体到出现临床症状这一段时间,一般为 4～5 个月,也有长达数年者。

(2)微丝蚴血症期 潜隐期后血中出现微丝蚴,数目逐渐增多,达到一定密度后趋于相对稳定,是为微丝蚴血症(microfilaremia)。微丝蚴血症者一般无任何症状或仅有发热和淋巴管炎,而成为带虫者。微丝蚴血症如不治疗,可持续 10 年以上。

(3)急性过敏性炎症反应期 在丝状蚴侵入人体至发育为成虫的过程中,幼虫和成虫的代谢产物、幼虫蜕皮时的分泌物、雌虫子宫分泌物及死亡虫体崩解物等,均可导致局部淋巴系统炎症甚至全身性过敏反应。病理变化主要为渗出性炎症,淋巴结充血、淋巴管壁水肿、内皮细胞增生、扩张,继而管壁和周围组织出现炎症及细胞浸润。浸润细胞中有大量嗜酸性粒细胞,提示急性炎症与过敏反应有关。

(4)慢性阻塞性病变期 对于反复感染者,由于急性期病变不断发展,淋巴管炎、淋巴结炎反复发作,导致扩张或曲张的淋巴管瓣膜关闭不全,使淋巴液积聚于受累部位的远端;与此同时,由于淋巴管内皮细胞增生、管壁增厚,管腔变窄,使淋巴液回流更加困难;此外,若成虫死亡,可在局部形成增生性肉芽肿,肉芽肿中心可见变性的虫体和嗜酸性粒细胞,周围有纤维组织和上皮样细胞包绕,伴有大量淋巴细胞、浆细胞和巨噬细胞浸润,这一系列病变最后可使淋巴管部分阻塞以至完全阻塞,导致局部淋巴回流受阻,受阻部位的远端淋巴管内压力增高而发生淋巴管曲张或破裂,淋巴从曲张淋巴管处渗出或从破裂处溢出,进入周围组织,导致淋巴水肿或淋巴积液。若阻塞位于深部淋巴系统,由于淋巴液回流受阻,继而逆流可导致淋巴腹水、乳糜腹泻、乳糜尿等。近年来有学者认为丝虫性象皮肿为淋巴管曲张而非阻塞,可能是由于丝虫引起的局部反应所致。成虫的活动破坏了淋巴管瓣膜的功能,从而导致淋巴回流障碍及淋巴液滞留。由于淋巴液含蛋白量较高,刺激纤维组织增生,使局部皮肤和皮下组织显著增厚,变粗变硬而形成象皮肿等病变。

2. 临床表现

丝虫病部分感染者体内虽有成虫寄生,血中也可检出微丝蚴,但却无任何临床症状,成为微丝蚴血症或带虫者;多数感染者会成为丝虫病患者,部分生活于流行区的患者因反复多次感染而成为慢性丝虫病人。

(1)急性期　急性期炎症反应可发生于感染期幼虫侵入人体几周后,在患者血液中尚未发现微丝蚴时即可出现,并常有周期性反复发作,一般在受凉、疲劳、气候炎热、机体抵抗力降低等情况下发生。

① 淋巴结炎和淋巴管炎　淋巴管炎常伴有淋巴结炎,上下肢均可发生,但以下肢多见。其症状是沿大腿内侧淋巴管有一红线,离心性由腹股沟、股淋巴结向下延伸,俗称"流火"或"红线"。当炎症波及皮肤浅表微细淋巴管时,患处皮肤可出现弥漫性红肿、发亮,有烧灼感及压痛,因类似丹毒,称"丹毒样性皮炎",发作部位多见于下肢,如小腿内侧及内踝上方。淋巴结炎可单独发生,患者出现局部淋巴结肿大、疼痛并有压痛,若继发感染,可形成脓肿。

② 丝虫热(filarial fever)　有畏寒、高热、乏力、全身不适等症状,常反复发作。部分患者仅有低热症状,局部体征不明显,可能为深部淋巴管炎和淋巴结炎所致。

③ 精囊炎、附睾炎、睾丸炎　主要见于班氏丝虫病。患者自觉阴囊疼痛,由腹股沟向下蔓延,可向大腿内侧放射。睾丸及附睾肿大,阴囊红肿、有压痛,一侧或双侧精索可扪及1个至数个不等的结节性肿块,可伴有鞘膜积液。

(2)慢性期　由淋巴系统增生和阻塞引起,其临床表现因阻塞部位不同而异。

① 象皮肿(elephantiasis)　是由于从淋巴管破溃流出含高蛋白的淋巴液积聚在皮下组织,刺激纤维组织增生而形成。初期表现为压凹性淋巴水肿(lymphedema),提高肢体位置时可消退;此时进行淋巴造影发现病变部位的淋巴管虽扩张、扭曲,但淋巴液仍流通。随后出现局部皮肤和皮下组织显著增厚,皮肤弹性消失、变粗变硬而形成象皮肿,此时为非压凹性水肿,提高肢体位置亦不能消退。由于患者的局部血液循环障碍,皮肤的汗腺及毛囊功能消失,抵抗力降低,易并发细菌感染,局部常致急性炎症或慢性溃疡。这些感染又反过来促进淋巴管阻塞及纤维组织增生,从而加重象皮肿的发展。象皮肿多发于下肢和阴囊,也可发生于上肢、乳房、阴茎及阴唇等处,是晚期丝虫病最常见的体征,病程最长者可达45年。由于两种丝虫寄生部位不同,上下肢象皮肿可见于两种丝虫病,而生殖系统象皮肿则仅见于班氏丝虫病。一般在象皮肿患者外周血中不易查到微丝蚴。

② 睾丸鞘膜积液(hydrocele testis)　当阻塞发生在精索或睾丸淋巴管时,淋巴液可流入鞘膜腔,引起睾丸鞘膜积液。患部坠胀沉重,外观阴囊肿大、不对称,皮肤光滑,无压痛。此症状与班氏丝虫成虫可寄生于深部淋巴系统有关。少数患者可在鞘膜积液中查到微丝蚴。

③ 乳糜尿(chyluria)　为班氏丝虫病常见症状。因主动脉前淋巴结或肠干淋巴结阻塞,导致原经小肠吸收的乳糜液从腰淋巴干返流至肾淋巴管,引起肾乳头的淋巴管曲张、破裂,乳糜液经破损处流入肾盂,混于尿中排出,使尿液呈乳白色。乳糜尿中含大量蛋白及脂肪,在体外放置后易凝结成胶冻状。乳糜尿常反复发作,也可自行停止。乳糜尿中有时可查到微丝蚴。

④ 隐性丝虫病(occult filariasis)　也称热带肺嗜酸性粒细胞增多症(tropical pulmonary eosinophilia,TPE)或热带嗜酸性粒细胞增多症(tropical cosinophilia),约占丝虫病人数的1%左右。病人常表现为低热、夜间阵发性咳嗽、哮喘、持续性嗜酸性粒细胞超度增多和IgE水平升高,胸部X线可见中下肺弥漫性粟粒样阴影。在外周血中查不到微丝蚴,但可在肺和淋巴结的活检物中查到。其机制主要是宿主对微丝蚴抗原引起的Ⅰ型超敏反应。

此外,在临床上还可见到异位寄生所致损害,如女性乳房丝虫性结节、眼丝虫病、丝虫性心包炎、乳糜胸水、乳糜血痰以及脾、胸、背、颈、肾等部位形成丝虫性肉芽肿;有时可在病人的骨髓或宫颈阴道涂片中查见微丝蚴。

(四) 实验室诊断

从外周血、乳糜尿或积液中查到微丝蚴和成虫是确诊依据,免疫学检测是重要的辅助诊断丝虫病方法。

1. 病原学检查

因微丝蚴具夜现周期性,故采血时间以晚 9 时至次晨 2 时为宜,夏季或气候温暖时检查可提高检出率。可采用厚血膜法,取末梢血 3 滴涂成厚片,溶血后染色镜检,该法可鉴别虫种,是丝虫病诊断及普查中最常用的方法。新鲜血滴法和浓集法可提高检出率。夜间取血不方便者可采用海群生(hetrazan,枸橼酸乙胺嗪)白天诱出法采血检查。微丝蚴亦可见于各种体液和尿液,可将鞘膜积液、淋巴液、腹水和乳糜尿等直接涂片或离心取沉渣染色镜检。此外,对有淋巴结肿大或在乳房等部位有可疑丝虫结节的患者,可用注射器从淋巴结或肿块中抽取成虫或结节活检,制成病理切片后观察结节中心有无虫体及周围典型丝虫肉芽肿病变。

2. 免疫学检测

应用免疫学方法检查患者血清中的特异性抗体或循环抗原,不仅对轻度感染者和阻塞期病变患者可做辅助诊断,而且可用于流行病学调查和防治效果考核。常用方法有 IFA、ELISA 等,抗体阳性检出率可达 90% 以上。目前,WHO 推荐应用免疫层析技术(Immuno-chromatographic technology,ICT)试纸条快速诊断淋巴丝虫病,操作简便,15 min 即可观察到结果,但不适用于低度流行区。此外,制备特异性 DNA 探针,应用 PCR-ELISA 可检出 50 μL 血内仅有 1 条马来微丝蚴的感染者。

(五) 流行

1. 流行与分布

丝虫病流行于热带、亚热带及部分温带地区,是全世界重点控制的十大热带病之一。班氏丝虫病的分布遍及全世界,以亚洲及非洲较为严重;马来丝虫病局限于亚洲,流行于东南亚、东亚和南亚的 10 个国家。据 WHO 估计,全世界受淋巴丝虫病威胁的人口多达 10 亿,分布在 80 多个国家和地区,感染者约有 1.2 亿,其中约 4000 万人因病致残。我国曾是世界上丝虫病流行最为严重的国家之一,20 世纪 50 年代,我国 17 个省(市、自治区)的近 900 个县(市)有丝虫病流行,除山东、海南与台湾只有班氏丝虫病流行外,其他地区两种丝虫病均有流行,受威胁的人口达 3.3 亿,仅丝虫病人就有 3099.4 万。经过 50 多年的大力防治,我国取得了举世瞩目的巨大成就,1994 年全国已达到基本消灭丝虫病标准(以行政村为单位,人群微丝蚴率降至 1% 以下)。截止到 2006 年 3 月,我国所有的丝虫病流行区已达到消除丝虫病的标准。2007 年 WHO 审核认可中国成为全球第一个宣布消灭丝虫病的国家。

2. 流行因素

(1) 传染源　血中有微丝蚴的病人和带虫者为本病传染源,带虫者常因无症状而不易被发现,其在流行病学上起到的传播作用可能更大。马来丝虫病的传染源还包括保虫宿主。

(2) 传播媒介　我国可传播丝虫病的蚊媒有 10 余种。班氏丝虫病的主要传播媒介是淡色库蚊和致倦库蚊,其次是中华按蚊;马来丝虫病的传播媒介主要为中华按蚊和嗜人按蚊;在我国东南沿海地带及岛屿,东乡伊蚊也是两种丝虫病的传播媒介。

（3）易感人群　在丝虫病流行区,男女老幼均有被丝虫感染的可能。流行区微丝蚴人群阳性率高峰多出现在 21～30 岁。

（4）影响流行的因素　影响丝虫病流行的主要是自然因素,包括温度、湿度、雨量及地理环境等。温暖、潮湿的环境既适合蚊媒的生长、繁殖和吸血活动,也适合蚊体内丝虫幼虫的发育,因此,丝虫病的感染季节多在 5～10 月,但在南方,11 月仍可在蚊体查获感染期幼虫,如终年温暖的广东省。环境与蚊的孳生、栖息等也有密切关系,居民区附近的污水积留点可为蚊的孳生和丝虫病的流行创造条件。社会因素在控制丝虫病流行方面具有决定性的作用,如我国经过近半个世纪的防治,已基本控制了丝虫病的流行。

（六）防治

1．普查普治

对流行区居民进行普查普治,及时发现病人和带虫者,以控制和消灭传染源。普查对象为 1 周岁以上的全体居民,95% 以上的居民都应接受采血。对微丝蚴阳性者及微丝蚴阴性但有丝虫病体征者均应进行治疗。在完成灭病任务后,还需定期复查,以巩固防治效果。

乙胺嗪（别名海群生）为首选治疗药物,对班氏及马来丝虫均有杀灭作用,但对马来丝虫的疗效优于班氏丝虫,对微丝蚴的作用优于对成虫的作用。治疗 1 次不一定能将微丝蚴全部杀灭,需反复查治以巩固疗效。为了减少乙胺嗪的副作用,我国在防治工作中广泛采用了 0.3% 海群生药盐,食用半年,可使中、低度流行区的微丝蚴阳性率降至 1% 以下,且副作用轻微。此外,WHO(1999)推荐在丝虫病流行区应用阿苯达唑和伊维菌素进行群体化疗,可明显降低微丝蚴血症水平,连续多年可控制淋巴丝虫病的传播。

急性丝虫病患者除给予抗丝虫药物外,用保泰松治疗淋巴管炎、淋巴结炎有较好效果。对象皮肿患者除给予乙胺嗪杀虫外,可采用烘绑疗法、桑叶注射液加绑扎疗法等以减轻症状。对鞘膜积液者多采用手术疗法。乳糜尿患者应卧床休息,少食脂肪,多饮水;轻者多可自愈,病情较重者可进行肾蒂淋巴管结扎或淋巴管-静脉吻合术。

2．防蚊灭蚊

大力开展爱国卫生运动,针对主要传播媒介的生态习性,采取综合性措施,清除孳生地,杀灭成蚊、幼虫。同时应做好个人防护措施,尽量减少被蚊虫叮咬的机会。

3．消除丝虫病后的监测

为切实巩固我国防治丝虫病的成果,在以后相当长的一段时间内,监测工作将是我国丝虫病防治的重点。监测内容包括人群监测、原微丝蚴血症人群监测、流动人口监测、蚊媒监测和血清学监测。监测的终止指标包括:① 受检人群的微丝蚴率在 0.1% 以下;② 阳性者的微丝蚴密度在 5 条以下/60 μl 血;③ 未发现新感染者;④ 蚊媒监测未发现人体丝虫幼虫。

当前,我国丝虫病防治和研究的问题主要集中在两方面:一是确保监测工作的质量,以实现彻底消灭丝虫病;二是积极开展对慢性丝虫病的研究与治疗,关怀照料遗留下来的乳糜尿、象皮肿等慢性阻塞期病变患者,帮助其减轻痛苦,提高生活质量,这既是 WHO 一贯倡导的策略,也是坚持以人为本,构建和谐社会的需要。

（王小莉）

七、旋毛形线虫

旋毛形线虫(*Trichinella spiralis*)简称旋毛虫,可以人和150多种家养或野生动物为宿主。其成虫和幼虫分别寄生于同一宿主的小肠和横纹肌细胞内,引起以发热、眼睑水肿、肌肉疼痛等为主要表现的旋毛虫病(trichinellosis)。该病主要因生食或半生食含有旋毛虫活幼虫囊包的肉类所致,是危害严重的食源性人兽共患寄生虫病。

(一) 形态

1. 成虫

虫体微小,细线状,头端较尾端稍细,乳白色,表皮光滑。咽管结构特殊,约占体长的1/3～1/2,在咽管后段的背侧杆状体,为数十个单层圆盘状的杆细胞组成,杆细胞分泌物经小管排入咽管腔,具有消化功能和抗原性。雌雄生殖器官均为单管型。雌虫大小为(2.5～3.5)mm×0.05 mm,子宫较长,后段和近阴道处则充满幼虫,自阴门产出,阴门位于虫体前1/5处。雄虫大小为(1.0～1.8)mm×(0.03～0.05)mm,末端有2片叶状交配附器,无交合刺(图27-15)。

2. 幼虫

旋毛虫生殖方式为卵胎生。刚产出的幼虫称为新生幼虫,大小约为124 μm×6 μm。在横纹肌细胞内寄生时,幼虫大小约为1.0 mm×0.03 mm,卷曲于大小为(0.25～0.5)mm×(0.21～0.42)mm 的梭形囊包中,称为囊包幼虫,囊包长轴与横纹肌纤维平行,囊包壁由内、外两层构成,内层厚而外层较薄,由成肌细胞蜕变以及结缔组织增生形成,一个囊包内通常含有1～2条幼虫(图27-15)。

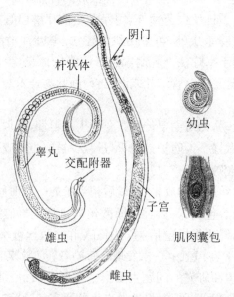

图 27-15　旋毛虫成虫、肌幼虫囊包形态结构示意图

（二）生活史

旋毛虫宿主广泛,除人外,猪、犬、猫、鼠及熊等多种家养、野生动物,甚至马、羊等食草动物均可作为其宿主。成虫主要寄生于宿主小肠内,幼虫则寄生于同一宿主的横纹肌细胞内,因此,被旋毛虫寄生的宿主既是终宿主,也是中间宿主。在旋毛虫完成生活史的整个过程中,虽无外界发育阶段,但必须转换宿主才能延续下一代的生活史。

宿主因食入含有旋毛虫活幼虫囊包的肉类食品而感染。囊包被吞食后,感染性幼虫在消化液作用下脱囊而出,并钻入十二指肠及空肠上段的肠黏膜中发育,24 h 后返回肠腔;在感染后 48 h 内,幼虫蜕皮 4 次发育为成虫。成虫主要寄生在十二指肠和空肠上段,感染后 3~5 d,雌、雄虫开始交配,交配完成后,多数雄虫随即死亡,雌虫以前端钻入肠黏膜内继续发育,一般在感染后 5 d 开始产出新生幼虫。每条雌虫一生可产 1500~2000 条幼虫,产幼虫期可持续 4~16 周或更长。雌虫寿命一般为 1~2 个月。

新生幼虫可经肠黏膜侵入局部淋巴管或小静脉,并随循环系统到达全身各处,但只有到达横纹肌内才能进一步发育并定居。由于受到幼虫的机械性刺激及其代谢产物的化学性刺激,被侵犯的横纹肌细胞受损,并出现炎症细胞浸润和纤维组织增生,进而转变为营养细胞包裹着幼虫,其功能是为幼虫提供所需的营养物质并保护幼虫免遭宿主免疫反应的破坏;在营养细胞之外,尚覆盖有一层源于宿主的胶原囊,周围由毛细血管网包绕,从而形成幼虫囊包。囊包一般约在感染后 1 个月形成。被侵犯的肌肉以膈肌、咀嚼肌、舌肌、肋间肌、肱二头肌和腓肠肌等为多见。成熟囊包对新宿主具有感染性,被新宿主吞食后,即可延续其生活史。囊包若无机会进入新宿主,多在感染后半年开始钙化,囊包内幼虫则逐渐丧失感染能力并随之死亡,但有时钙化囊包内的幼虫可继续存活数年,在人体内幼虫最长可存活 39 年。

（三）致病

1. 致病机制

旋毛虫成虫和幼虫均可致病,但主要致病阶段是幼虫。其致病作用与食入幼虫的数量、活力、侵犯部位以及人体对旋毛虫的免疫力等因素有关。致病过程可分为 3 个连续阶段:

（1）侵入期　幼虫从囊包逸出至发育为成虫的时期,病程约 1 周。由于脱囊幼虫和雌性成虫均需侵入肠黏膜发育,尤其是成虫以肠绒毛为食,加之虫体的排泄-分泌物及大量新生幼虫的刺激,可引起十二指肠和空肠的广泛炎症,病变局部充血、水肿甚至出现表浅溃疡等。

（2）幼虫移行期　也称为肠外期,即新生幼虫随淋巴、血循环到达各器官并侵入横纹肌内发育的过程,病程 2~3 周。新生幼虫在移行过程中可穿破各脏器的毛细血管,其代谢产物可引起全身中毒症状及过敏反应,导致全身性血管炎和肌炎。

（3）囊包形成期　为受损横纹肌细胞修复过程,约 4~16 周。随着虫体长大、卷曲,寄生部位的肌细胞逐渐膨大呈纺锤状,形成棱形肌腔包绕虫体。随着幼虫囊包的形成,肌肉组织由损害到修复。

2. 感染状态

旋毛虫轻度感染者可成为带虫者,无任何临床症状;因幼虫移行期可波及全身多处组织器官,旋毛虫病患者的临床表现复杂多样,重度感染者如未及时诊治,可在发病后 3~7 周内死亡。该病死亡率国外为 6%~30%,国内约为 3%。

3．临床表现

（1）肠道期　患者可出现恶心、呕吐、腹痛、腹泻或便秘等症状。除严重感染者外，患者的胃肠道症状一般较轻微。此期患者可同时伴有厌食、乏力、低热等全身反应。

（2）急性期　患者的典型临床表现为持续性高热、眼睑和面部水肿、肌肉疼痛、过敏性皮疹及外周血中嗜酸性粒细胞增多等。一般在发病后第 2 周出现持续性发热，水肿以眼睑、眼眶周围及面部最为常见，常在感染后 1 周内出现并可持续 1 周，消失后罕见复发，重度感染者可伴有下肢甚至全身水肿、肺水肿、胸腔和心包腔积液等。幼虫侵入横纹肌后，引起肌纤维变性、肿胀、排列紊乱、横纹消失、肌细胞坏死、崩解、肌间质轻度水肿并有炎症细胞浸润，因而，全身性肌痛是该病最为突出的症状；患者常有肌肉肿胀，有硬结感，压痛与触痛明显，尤以腓肠肌、肱二头肌及肱三头肌显著；部分病人可伴有咀嚼吞咽和说话困难，呼吸和动眼时均感疼痛，患者感觉极度乏力；眼部肌肉受累时可出现眼眶疼痛、斜视、复视等；重症患者常因剧痛而不敢活动，呈强迫体位，个别甚至呈瘫痪状态。患者还可出现过敏性皮疹，常伴有外周血嗜酸性粒细胞显著增多。

幼虫侵入其他脏器时导致小动脉和毛细血管损伤，亦可引起急性炎症与间质水肿，如心肌炎、肺炎、脑炎等。心肌可有不同程度的损害，主要是心肌、心内膜的充血、水肿，间质性炎症甚至心肌坏死，可伴有嗜酸粒细胞和单核细胞的浸润及肉芽肿形成，心肌炎并发心力衰竭是该病患者死亡的主要原因。幼虫移行损害肺毛细血管时可导致广泛性肺出血、肺水肿、支气管肺炎等。在重度感染者中，幼虫可侵入中枢神经系统引起非化脓性脑膜脑炎和颅内压增高，大脑皮层下可见肉芽肿样结节。少数患者可出现眼球突出、视网膜静脉曲张、出血、视力模糊、肝和肾功能损害等。

（3）恢复期　囊包形成的同时，急性炎症消退，全身症状逐渐减轻或消失，但肌痛可持续数月之久。重症患者可因并发心肌炎、肺炎或脑炎等而死亡。

（四）诊断

旋毛虫病因无特异性的症状和体征，临床诊断较困难，故流行病学资料非常重要。该病患者常有生食或半生食肉类的流行病学史。

1．病原学诊断

肌肉活检发现幼虫囊包是确诊依据。一般于发病后 10 天以上，自患者疼痛肌肉（多为腓肠肌、肱二头肌或三角肌）摘取米粒大小的肌肉组织压片镜检，但早期和轻度感染者均不易检获虫体，即使在晚期患者，受取样范围及数量所限，肌肉活检的阳性率也仅为 50% 左右。对活检标本进行病理切片检查时，即使未发现幼虫，发现肌细胞的嗜碱性转变也是诊断旋毛虫感染的一条重要标准。对患者吃剩的肉类，也应镜检或做动物接种，以资佐证。

2．免疫学诊断

应用免疫学方法检测患者血清中的特异性抗体，是目前诊断该病的主要辅助手段。诊断方法包括环蚴沉淀试验（CPT）、间接荧光抗体试验（IFAT）及酶联免疫吸附试验（ELISA）等，其中以 IFAT 和 ELISA 较常用，二者的阳性检出率均可达 90% 以上。

3．其他检查

外周血中嗜酸性粒细胞增多是诊断旋毛虫病的重要线索，一般在感染后第 2 周嗜酸性粒细胞开始增多，3～4 周时达高峰，占白细胞总数的 10%～40% 甚至高达 90%。

（五）流行

1. 分布

旋毛虫病是一种危害严重的食源性人兽共患寄生虫病,全世界 66 个国家(或地区)有该病分布,我国除海南省以外,其他省(市、自治区)均有动物感染旋毛虫的报道。

2. 宿主

目前已知除人外,猪、野猪、犬、鼠等 150 多种动物存在自然感染,旋毛虫依靠这些动物间的食物链关系而得以广泛传播。

3. 传染源

人体感染主要因生食或半生食含活幼虫囊包的肉及肉制品所致,猪是人体旋毛虫病的主要传染源,其主要由于食入被含有幼虫囊包的肉屑污染的饲料、泔水或感染旋毛虫的啮齿类小动物尸体而感染。

（六）防治

1. 治疗患者

阿苯达唑为目前国内治疗该病的首选药物。多数患者服药后 2 d 开始退热,3~5 d 内体温恢复正常,水肿消退,肌痛明显减轻并逐渐消失。在该病暴发流行时应强调早期诊断和及时治疗,对于幼虫成囊后才就诊的患者应给予 2 个以上疗程。

2. 改变不良饮食习惯

旋毛虫囊包幼虫抵抗力强,耐低温,在 -15 ℃和 -12 ℃分别可存活 20 d 和 57 d,腐肉中可存活 2~3 个月。熏烤、腌制及曝晒等常不能杀死囊包幼虫。囊包幼虫不耐热,肉块中心温度达 71 ℃时,即可被杀死。因此,预防该病的关键措施是广泛开展健康教育,改变不良的饮食习惯和烹饪方法,不生食或半生食肉类和肉制品,生、熟刀砧分开,防止生肉屑污染餐具。

3. 改善养猪方法

提倡圈养,保持猪舍清洁卫生,饲料应煮沸 30 min,灭鼠,以减少猪感染旋毛虫的机会。

4. 加强肉类检疫

未经检疫的肉类不准上市销售,感染旋毛虫的肉类要坚决销毁。

（杨小迪）

八、粪类圆线虫

粪类圆线虫(*Strongyloides stercoralis*, Bavay, 1876; Stiles, Hassall, 1902)最先由 Normand 于 1876 年在一名腹泻的法国士兵的粪便中发现。该虫为兼性寄生,生活史包括自生世代和寄生世代。粪类圆线虫的感染性丝状蚴经皮肤或黏膜入侵人体引起粪类圆线虫病(strongyloidiasis)。当患者免疫功能正常,症状较轻或表现为慢性病程,一旦患者免疫功能受损,可呈全身播散性感染,导致病情加重,甚至死亡。近年来重型粪类圆线虫病的报告日益增多。

（一）形态

1. 自生世代

雄虫大小约为 0.7 mm×(0.04～0.05)mm,尾端向腹面卷曲,有交合刺 2 根,引带 1 个。雌虫大小约为 1.0 mm×(0.05～0.075)mm,尾端较尖细,生殖器官为双管型,阴门位于虫体中部略后处。成熟雌虫子宫内有 4～16 个处于不同发育时期的虫卵。受精卵椭圆形,大小为 70 μm×40 μm,部分虫卵内含有胚胎。丝状蚴细长,体长约 0.60～0.77 mm,尾端尖,具 2 细小分支。

2. 寄生世代

雌虫大小约为 2.2 mm×(0.03～0.074)mm,尾端尖细,末端略呈锥形,半透明,体表角皮具细横纹。口腔短,内有 4 个不显著的唇瓣。咽管细长,约为体长的 1/3～2/5。肛门位于虫体近末端。双管型生殖器官,子宫前后排列,每一子宫内各含虫卵 8～12 个,单行纵列。

虫卵大小为(50～58)μm×(30～34)μm,形态似钩虫卵。杆状蚴大小约为(0.20～0.25)mm×0.016 mm,咽管呈双球型。

（二）生活史

1. 自生世代

成虫在潮湿的土壤中产卵,在适宜的条件下,卵内胚胎发育,在数小时内孵出杆状蚴。杆状蚴经 1～2 天发育,蜕皮 4 次后成为自生世代成虫。如环境适宜,自生世代能进行多代,此为间接发育。如环境不适,杆状蚴蜕皮 2 次,发育为丝状蚴,丝状蚴对宿主具有感染性。

2. 寄生世代

丝状蚴经皮肤或黏膜侵入人体,开始寄生生活,又称为直接发育。侵入人体的丝状蚴经过小血管和淋巴管进入血循环,经右心至肺,在肺泡内发育 3～30 天,大部分虫体穿破肺泡,沿支气管、气管移行至咽部,被宿主吞咽至消化道,定居于小肠发育成熟,也有少数虫体能在肺部和支气管内发育为成虫。雌虫多钻入肠黏膜内寄生,每条雌虫每天约产卵 50 个。数小时后杆状蚴从卵内孵出并钻出肠黏膜,随粪便排出宿主体外。杆状蚴在外界经两次蜕皮发育为丝状蚴,可再侵入人体,或间接发育为自生世代成虫,开始自由生活。自丝状蚴侵入皮肤到粪便中排出杆状蚴至少需 17 天。

在严重腹泻的情况下,患者可排出含胚胎的虫卵。在肺部寄生的雌虫产卵,孵出杆状蚴,杆状蚴发育为丝状蚴可随痰排出。如寄生于泌尿生殖道,患者尿中可排出杆状蚴。在宿主免疫力低下或便秘时,寄生在肠道内杆状蚴可发育为具感染性的丝状蚴。

粪类圆线虫在人体内寄生时有自身感染的现象,并有三种不同类型:① 直接体内自身感染。杆状蚴在黏膜内孵出,不出肠黏膜即侵入血循环继续发育。② 间接体内自身感染,杆状蚴自肠黏膜钻出,在肠腔内迅速发育,蜕皮两次成为丝状蚴,经小肠下段黏膜或结肠黏膜侵入感染。③ 体外自身感染。丝状蚴随粪便排出后,从感染者肛门周围的皮肤侵入。

（三）致病

粪类圆线虫的致病机制与其感染程度及人体抵抗力有密切关系。根据宿主的免疫状态,感染粪类圆线虫后有三种不同的临床类型:① 感染者有效地清除了虫体,多无临床症状出现。② 慢性自身感染,感染状态持续时间长,间歇性出现肠道症状,可长达数十年。③ 播散性超度感染,常见于长期应用免疫抑制剂或应用细胞毒药物及艾滋病患者,幼虫能侵入脑、肝、肺、肾脏等器官,引起腹泻、肺炎、出血、脑膜炎及败血症等,病人可因严重衰竭而死亡。

1. 皮肤损伤

丝状蚴侵入皮肤时可引起局部小出血点、斑丘疹、水肿,并伴有刺痛或痛痒感,搔破后致继发性感染。此外,还可出现移行性线状荨麻疹,并可持续数周,由于自身感染的原因,上述病变常可反复出现在肛周、腹股沟、臀部等处皮肤,由于幼虫在皮内移行较快,所引起的荨麻疹蔓延也快。因此荨麻疹的出现部位及快速蔓延,常常是粪类圆线虫病早期诊断依据。

2. 肺部病变及症状

本幼虫在肺部移行时所引起的病变类似钩蚴和蛔蚴造成的病变,肺部有出血、细支气管炎性细胞浸润。X线呈局限性或弥漫性炎性阴影。患者出现咳嗽、多痰、哮喘、呼吸困难、发绀、嗜酸性粒细胞增多等,如虫体定居于肺、支气管时,继续产卵、孵出幼虫,则肺部症状更加严重,持续时间也长。

3. 消化道病变及症状

消化道症状主要是成虫寄生在黏膜内对组织破坏和代谢产物的毒性作用所致。轻度者主要表现为卡他性肠炎、肠黏膜充血、有小的出血点和溃疡,病理检查可见单核细胞浸润,腺窝中可见到粪类圆线虫。中度者为水肿性肠炎,肠壁增厚、水肿、黏膜皱壁减少,病理检查见肠绒毛扩大、黏膜萎缩、黏膜下水肿,在肠壁的各层都可见到虫体。重度感染表现为溃疡性肠炎,肠壁水肿、纤维化,肠壁增厚变硬,黏膜萎缩并有多处溃疡。病理变化为肠壁纤维化和黏膜下水肿,肌层萎缩,整个增厚的肠壁内都可发现虫体。患者常有烧灼样腹痛、稀便或便秘。重症患者常有恶心、呕吐、黏液性血性腹泻、麻痹性肠梗阻、腹胀,电解质紊乱,甚至脱水、衰竭。

4. 其他症状

虫体寄生和其代谢产物可引起超敏反应,如过敏性肺炎、过敏性关节炎;全身中毒症状,如发热、贫血、嗜酸性粒细胞增多等;神经系统的症状,如烦躁、抑郁、失眠和全身不适等。

(四)实验诊断

粪类圆线虫病的临床症状缺乏特异性,易被忽略而误诊。应仔细询问病人是否有接触被污染土壤的病史,特别是同时有消化道和呼吸系统症状的患者,更应考虑是否感染了粪类圆线虫。

从粪便中查到粪类圆线虫幼虫是确诊的依据。幼虫排出有间歇性,一般要连续检查3次,甚至反复多次检查。用贝氏幼虫浓集法从粪便中分离幼虫,检出率可达98%,远高于直接涂片法和沉淀法,特别在粪便中幼虫数较少(低于0.5～3条/g粪便)时。24小时内的新鲜粪便中同时查到杆状蚴和丝状蚴,可以认为发生了自身感染。观察虫体时,滴加卢氏碘液,虫体黄染,形态清晰。在腹泻患者的粪便中,有时亦可查到虫卵,可采用生理盐水直接涂片法检查,但检出率较低,采用沉淀法或饱和盐水浮聚法则可提高检出率。重症患者的痰液、胃液和十二指肠液,播散型患者的脑脊液、尿液、支气管灌洗液中都有可能找到杆状蚴或丝状蚴。

用粪类圆线虫的虫体可溶性抗原作为诊断抗原进行酶联免疫吸附试验、用虫体冰冻切片抗原作间接荧光抗体试验,检测病人血清特异性 IgG,阳性率均在 90% 以上。

急性期外周血白细胞增多，一般为$(8\sim30)\times10^9/L$，嗜酸性粒细胞一般在 $0.25\sim0.30$，最高者可达 0.75。

（五）流行

粪类圆线虫主要分布于热带和亚热带地区，温带及寒带地区则多为散发感染。具有较显著的地方性，在雨量多的潮湿地区和卫生条件差的地区感染率较高。该病已被 WHO 列为重要的人类肠道寄生虫病之一，全球感染者约有 3000 万～1 亿人。国外一些国家的人群感染率达 30%左右。我国华南、华东、东北及华北等地均发现此病，人群的感染率大多在 10%以下，但近年云南调查人群感染率已达 11.6%，对此应引起足够重视。粪类圆线虫病的传染源为患者及无症状带虫者。患者离开流行区后，其体内感染可持续多年，甚至可长达数十年。在美洲和非洲曾有狗和猴传染给人的报告。

（六）防治

伊维菌素（ivermectin）为治疗粪类圆线虫感染的首选药物，单剂量（$200\ \mu g/kg$）可以减少幼虫的繁殖，治愈率较低。分 2 天连续口服或间隔 2 周服用伊维菌素（$200\ \mu g/kg$），可达到寄生虫学的治愈，粪涂片检查阴性。噻苯达唑、阿苯达唑、坎苯达唑、氮苯咪唑、左旋达唑均能有一些治疗效果。预防原则与钩虫病基本相同。除加强粪便管理及个人防护外，尚需避免发生自身感染。临床使用激素治疗前、抗代谢治疗或手术前，应做粪类圆线虫常规检查，若发现有感染，需给予彻底治疗。在流行区可用伊维菌素等药物进行群众性防治。

九、广州管圆线虫

广州管圆线虫（*Angiostrongylus cantonensis*，Chen，1935；Doughterty，1946）分类隶属于线虫纲、管圆线虫属。最早由陈心陶（1933，1935）在广州的鼠体内发现和报道，命名为广州肺线虫（*Pulmonema cantonensis*）。后由 Matsumoto（1937）在我国台湾省报告，1946 年由 Doughterty 订正为本名。该成虫主要寄生于鼠类肺动脉。幼虫偶可寄生人体，引起嗜酸粒细胞增多性脑膜炎或脑膜脑炎。人体首例广州管圆线虫病是由 Nomura 和 Lin 于 1944 年在我国台湾省发现。1984 年何竟智等报道了中国大陆地区第 1 例确诊病例。

（一）形态

1. 成虫

虫体呈细长线状，头端钝圆，缺口囊，食管呈棍棒状，肛孔开口于虫体末端。雌虫大小为 $(17\sim45)\,mm\times(0.3\sim0.66)\,mm$，尾端呈斜锥形。肠管内充满血液，与白色的子宫（双管型）缠绕成红、白相间的螺旋形纹理，此为雌虫的形态特征。雄虫大小约为$(11\sim26)\,mm\times(0.21\sim0.53)\,mm$，乳白色，尾端略向腹面弯曲，并具肾形交合伞。

2. 第三期幼虫

呈无色透明，细长线状，大小为$(449\pm40)\,\mu m\times(28\pm3)\,\mu m$，头端稍圆，尾部末端尖细。食管、肠管、生殖原基和肛孔均易看到。

（二）生活史

生活史包括成虫、卵、幼虫 3 个发育阶段。成虫寄生于终宿主鼠的肺动脉内，偶见于右心。虫卵产出后随血流沉积至肺毛细血管,在此发育并孵出第一期幼虫。幼虫穿破毛细血管进入肺泡,沿呼吸道上行至咽,随后被吞入消化道随粪便排出体外。第1期幼虫被摄入或主动侵入中间宿主螺或蛞蝓体内,经两次蜕皮发育成具有感染性的第3期幼虫。鼠由于食入含第3期幼虫的中间宿主、转续宿主或被幼虫污染的食物而受感染。第3期幼虫穿过鼠的肠壁进入血循环,随血流移行至脑部,并在此发育为第4期和第5期幼虫。第5期幼虫随后经血管移行至肺动脉,继续发育至成虫。通常从第3期幼虫感染终宿主至其粪便中出现第1期幼虫约需42~45天。1条雌虫平均每天产卵15000个。常见的中间宿主是褐云玛瑙螺和福寿螺,此外皱疤坚螺等多种螺类和蛞蝓亦可作为其中间宿主。转续宿主有蛙、鱼、虾、蟹等。终宿主以褐家鼠、黑家鼠较多见。

人是本虫的非适宜宿主,幼虫侵入后主要移行到中枢神经系统,停留在第4期或第5期幼虫阶段,不能发育成熟。近年有报道在个别患者死后尸检时在肺部发现成虫,提示幼虫如果能到达肺动脉也有发育为成虫的可能。人的感染主要是由于食入生的或半生的中间宿主或转续宿主所致。生吃被第3期幼虫污染的蔬菜、瓜果或喝生水亦可被感染。我国学者研究证明第3期幼虫可经大白鼠完整或损伤的皮肤侵入体内引起感染,提示人们在烹调、加工螺类时,感染期幼虫有从皮肤侵入人体的可能。

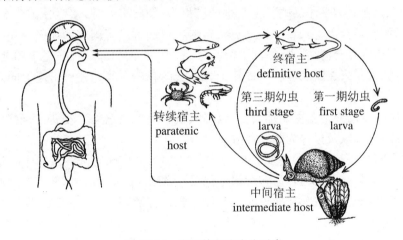

图 27-16 广州管圆线虫生活史

(三)致病

广州管圆线虫的幼虫主要侵犯人体中枢神经系统,引起嗜酸性粒细胞增多性脑膜炎或脑膜脑炎(eosinophilia meningitis or meningoencephalitis)。病变主要发生在大脑和脑膜,亦可波及小脑、脑干和脊髓等处;主要病理改变为充血、出血、脑组织损伤和嗜酸性粒细胞、巨噬细胞、淋巴细胞等组成的肉芽肿性炎症反应。脑脊液中嗜酸粒细胞显著增多为重要特征。幼虫可经筛孔板进入眼球,引起视网膜炎、视神经炎、视网膜色素沉着甚至视网膜剥离,最终可导致失明。眼球损害有较明显的个体差异,可能与免疫反应有关。

临床症状主要为急性剧烈头痛,其次为恶心、呕吐、发热和颈项强直等。少数患者可出现面瘫及感觉异常如麻木、烧灼感等。个别患者可出现精神异常。严重病例可有瘫痪、嗜睡和昏迷,甚至死亡,但死亡率通常小于0.5%。轻度感染可无明显症状或仅有头痛,表现出自限性。

（四）诊断

1. 询问病史

患者近期有食入生的或半生淡水螺肉，或接触含本虫的中间宿主或转续宿主的经历。

2. 临床表现

起病急，发热，剧烈头痛，伴有神经系统损害的症状和体征。

3. 实验室检查

血液常规检查嗜酸性粒细胞明显增高。脑脊液压力升高，白细胞总数明显增多，其中嗜酸粒细胞数超过 10%。病原学检查从脑脊液中或身体其他部位检获幼虫或发育期雌性与雄性成虫即可确诊。但一般检出率低，且多为死后尸检时发现。免疫学检查方法检测患者血清或脑脊液中的特异性抗体或抗原呈阳性。ELISA 检测 IgG 抗体是目前诊断本病最常用的方法。

（五）流行

广州管圆线虫分布于热带、亚热带地区，流行范围约在北纬 23°到南纬 23°之间。主要的流行地区为东南亚和太平洋岛屿。迄今全球已报告 3000 多病例，主要分布于泰国、马来西亚、越南、中国（包括台湾省）、日本、夏威夷、新赫布里底群岛等国家和地区。我国广州管圆线虫病例主要出现在台湾、香港、浙江、福建、广东、海南、天津、黑龙江、辽宁和湖南等地区，多呈散在分布，近年来在浙江、辽宁、福建、北京、云南和广东等地先后出现不同规模的暴发流行。

广州管圆线虫的终宿主主要是大鼠，以褐家鼠和黑家鼠感染率较高，为重要的传染源。人、小鼠类、家兔、豚鼠及猴等为非适宜宿主。

本虫的中间宿主和转续宿主多达 50 余种。我国大陆广州管圆线虫的中间宿主主要为福寿螺和褐云玛瑙螺（图 27-17）。转续宿主包括蛙、蟾蜍、涡虫、鱼、虾、蟹等。这些转续宿主因摄入含有第 3 期幼虫的螺类，幼虫转入其体内长期存活，并具有感染力，在流行病学上较为重要。

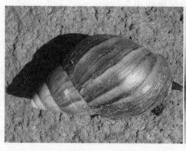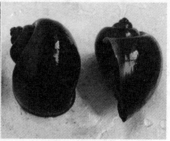

褐云玛瑙螺   福寿螺

图 27-17　褐云玛瑙螺和福寿螺

人感染的方式主要为生吃或半生吃含有第 3 期幼虫的水生螺类（如福寿螺）或陆地螺类（如褐云玛瑙螺）；或食入被感染期幼虫污染的食物、饮水；或生食污染的蔬菜；生吃或半生吃转续宿主淡水虾、蟹及其制品等。亦有因相信民间治病的偏方吞食蛞蝓或转续宿主如蟾蜍、蛙等而感染。

（六）防治

预防措施主要是不吃生的或半生的淡水螺、蛞蝓、蛙、鱼、虾、蟹及生的蔬菜，不喝生水。加强灭鼠，控制传染源对本病预防具有重要意义。

患者治疗的有效药物是阿苯达唑。严重病例，需同时采用对症处理及支持疗法。对颅压增高者可用甘露醇等降颅压药物。必要时选用皮质激素类药物（甲泼尼龙）以减轻脑组织的炎性反应和粘连。如能及时诊断治疗，患者大多预后良好。

十、东方毛圆线虫

毛圆线虫（*Trichostrongylus*）是一类在哺乳动物、鸟类、爬行类和两栖类的胃及小肠内寄生的寄生虫。偶可在人体寄生的毛圆线虫有东方毛圆线虫、蛇行毛圆线虫、艾氏毛圆线虫、枪形毛圆线虫和斯氏毛圆线虫等，我国以东方毛圆线虫（*Trichostrongylus orientalis* Jimbo，1914）多见。东方毛圆线虫主要寄生于绵羊、骆驼、马、牛及驴等动物的胃和小肠。

（一）形态

1. 成虫

纤细，乳白色或无色透明，角皮具横纹，头端钝圆。口囊不明显，咽管圆柱状，为体长的 1/7～1/6。雄虫长 3.8～5.5 mm，尾端交合伞明显，由 3 叶组成，左右两侧叶发达，背叶小而不明显。交合刺 1 对，大小、形状相同，近端略粗，中部略膨大，远端渐细，末端有小钩。雌虫长 4.9～6.7 mm，虫体最宽处位于阴门端，尾端尖细呈圆锥形，子宫内有虫卵 5～16 个。

2. 虫卵

长椭圆形，两侧多不对称，一侧稍隆起。两端亦不对称，一端较圆，另一端稍尖。无色透明，大小为（80～100）μm×（40～47）μm，比钩虫卵略长，卵壳薄而光滑，卵细胞与卵壳间有空隙，两端空隙较明显。新鲜粪便中的虫卵，内含分裂的胚细胞 10～20 个，呈葡萄状堆积。

（二）生活史

虫卵随宿主粪便排出后，在温暖潮湿的土壤中发育为杆状蚴，经蜕皮 2 次发育为感染期幼虫（丝状蚴）。人因食入被感染期幼虫污染的蔬菜而感染。幼虫在宿主小肠内第 3 次蜕皮后钻入肠黏膜，数日后逸出，经第 4 次蜕皮，虫体头端插入肠黏膜发育为成虫。丝状蚴也可经皮肤感染，在体内的移行过程同钩虫。从感染期幼虫侵入人体至雌虫产卵，经口感染约需 16～26 d，经皮肤感染约需 28～36 d。

（三）致病

东方毛圆线虫成虫侵入宿主肠黏膜致上皮细胞脱落，引起卡他性肠炎，虫体的分泌物可能影响消化功能。感染轻者可无明显症状，重感染者出现腹痛、腹泻、食欲减退，亦有头痛、头昏、失眠、四肢乏力等，外周血嗜酸性粒细胞增多。本虫引起的腹痛症状较钩虫感染者稍重，但其常与钩虫感染混合发生，不易与钩虫病区分。

（四）诊断

本病诊断以粪便中查见虫卵为准，但需与钩虫卵鉴别。毛圆线虫排卵少，应反复多次检查。亦可从患者十二指肠引流液中查虫卵。粪检常用饱和盐水浮集法,亦可用培养法查丝状蚴。应注意与钩虫和粪类圆线虫的丝状蚴鉴别。

（五）流行

东方毛圆线虫呈世界性分布,日本、朝鲜、土耳其、伊朗、智利等有人体感染病例报道。该病主要流行于农村和牧区,似有一定的地区性。如四川个别地区(潼南县)感染率高达50%。2004 年全国人体肠道寄生虫感染调查结果表明,我国大部分省份都查到东方毛圆线虫或毛圆线虫感染,感染率均较低,全国人群的平均感染率为 0.033%。传染源是东方毛圆线虫感染者和病畜,人因食入感染期幼虫污染的食物和饮水,或接触污染的土壤而感染。

（六）防治

防治原则同钩虫和粪类圆线虫。主要是防止食入被丝状蚴污染的食物和饮水,同时要加强防护,避免丝状蚴经皮肤感染。

十一、结膜吸吮线虫

结膜吸吮线虫(*Thelazia callipaeda*,Railliet,Henry,1910)是一种寄生于犬、猫、兔等动物眼部的线虫,也可寄生于人眼,引起吸吮线虫病(thelaziasis)。曾发现该虫多见于亚洲,称为"东方眼虫",近来发现欧洲动物感染本虫亦较普遍。

（一）形态

1. 成虫

虫体细长线状,两端较细,在人眼结膜囊内寄居时为淡红色,离开人体后呈乳白色。头端具圆形角质口囊,无唇瓣,外周有内环乳突 6 个和外环乳突 4 对。口囊底部为圆孔状咽,其下接圆柱状食管。神经环位于食管中部。除头尾两端光滑外,其余体表均具有边缘锐利的环形皱褶,侧面观呈锯齿形。雄虫长 4.5～15.0 mm,宽 0.25～0.75 mm,尾端向腹面弯曲,肛门位于近末端腹面,周围乳突 12～14 对,交合刺 2 根,长短不一,形状各异。雌虫长 6.2～20.0 mm,宽 0.30～0.85 mm,肛门距尾端很近,阴门位于虫体食管和肠结合处之前的腹面,生殖系统双管型,2 个子宫在虫体前部约 1/6 处合并成单管"子宫蒂",通向较粗的阴道。子宫前端充满着大小不等的虫卵,含卵细胞的卵较小,向后逐渐增大呈椭圆形的含胚胎至蝌蚪期卵,近阴道末端子宫内虫卵变为细长盘曲状的幼虫,原来的卵壳已变为鞘膜。

2. 幼虫

初产出的幼虫外被鞘膜,尾部有一气球状鞘膜囊,是由多余的鞘膜形成的,大小为(350～414)μm×(13～19)μm。

（二）生活史

包括成虫和幼虫两个发育阶段,成虫寄生在犬、猫等动物的眼结膜囊及泪管内,偶可寄生于人的眼部。雌虫为卵胎生,在结膜囊内产出外被鞘膜的初产蚴,当中间宿主蝇类(如冈田绕眼果蝇,*Amiota okadai*)舔食宿主眼部分泌物时,幼虫进入蝇消化道,穿过中肠进入血腔,钻入雄果蝇的睾丸表层或雌果蝇血腔膜组织内,形成虫泡囊。约经 2～4 周,囊内腊肠期幼虫蜕皮 2 次,发育为线形运动活跃的感染期幼虫。感染期幼虫突破虫泡囊膜游离于血腔中,经胸、颈和头部进入果蝇的口器,当果蝇再次舔食其他宿主的眼分泌物时,感染期幼虫剧烈活动,自蝇口器逸出进入终宿主的眼部,经 15～20 d,幼虫蜕皮 2 次发育为成虫。从感染期幼虫发育至成虫产幼虫约需 1～2 个月,成虫寿命可达 2 年以上。

(三) 致病

虫体侵入人体后多寄生于结膜囊内,主要在上、下睑穹窿内,亦可寄生于泪腺、结膜下及皮脂腺管内。虫体蠕动以及口囊吸附所产生的机械性刺激,虫体体表锐利的横纹划伤结膜和角膜组织,以及其排泄物、分泌物的化学性刺激,致患者眼部出现炎症反应或肉芽肿形成。当患者搔抓眼部,可合并细菌感染,从而加重眼部的炎症反应。

感染轻时无症状或症状轻微,主要表现为眼部异物感、痒感、畏光、流泪、分泌物增多、眼痛等,对视力一般无明显的影响。重者可出现结膜充血、发炎和溃疡以及角膜浑浊、眼睑外翻等。如虫体寄生于眼前房,可有眼部丝状阴影飘动感。亦可致睫状体充血、房水浑浊、眼压升高、视力下降,继发青光眼。严重者可导致失明。一般仅单侧受感染,少数病例可发生双眼感染。

(四) 诊断

将患处取出的虫体、分泌物或冲洗物镜检,根据成虫、童虫或初产蚴的形态即可确诊。应与眼蝇蛆病、眼曼氏裂头蚴病、沙眼、眼内异物等相鉴别。

(五) 流行

本病在印度、缅甸、菲律宾、泰国、日本、朝鲜、俄罗斯的远东地区均有人体病例报告。我国人体病例最多,迄今报道病例已达 370 多例,分布于 26 个省、市、自治区,以山东、江苏、湖北、安徽、河南、云南、河北等地区较多。传染源主要为犬,其次为猫、家兔和野兔等。该病的流行高峰在 6～9 月,感染者中儿童多于成人,尤以婴幼儿多见,可能与饲养犬、猫以及婴幼儿对蝇的叮咬防御能力较弱有关。

(六) 防治

加强健康教育,注意个人卫生,特别是眼部卫生。搞好环境卫生,特别是烂果类垃圾要即时处理,以消除果蝇滋生地。饲养宠物者要注意防蝇、灭蝇。不要在户外睡觉,以防果蝇叮眼。对一般患者,可提眼皮暴露虫体,用镊子、消毒棉签将虫体取出。对不能配合者或婴幼儿可用 1% 丁卡因、1%～2% 可卡因或 1% 普鲁卡因 2～3 滴滴眼,让虫体自行从眼角爬出。也可用无菌生理盐水冲洗眼结膜囊,冲出虫体。当虫体寄生在眼前房时,需进行手术取虫。

十二、美丽筒线虫

美丽筒线虫(*Gongylonema pulchrum*,Molin,1857)是寄生于多种反刍动物、鸟类以及猪、猴、熊等的口腔和黏膜及黏膜下层的一种筒线虫,偶可寄生于人体,引起筒线虫病(gongylonemiasis)。

（一）形态

1. 成虫

虫体细长,乳白色,略透明,体表有纤细横纹,体前端表皮有明显呈纵行排列、大小不等、形状各异、数目不同的花缘状表皮突,在前端排成4行,延至近侧翼处增为8行。近前端两侧各有1个颈乳突,其后有1对呈波浪状的侧翼,一直伸展到最后的表皮突终止处。口小,位于前端正中,左右两侧各有1个分成3叶的侧唇,在两侧唇间的背、腹侧各有间唇1个。雄虫长21.5～62.0 mm,宽0.10～0.30 mm,尾部有膜状尾翼,左右不对称,尾部肛门前后有成对的带蒂乳突,交合刺1对,大小形状各异,左侧细长,右侧短。雌虫长32.0～150.0 mm,宽0.20～0.53 mm,尾端不对称,钝锥状,略向腹面弯曲,阴门位于肛门前方不远处。

2. 虫卵

椭圆形,两端较钝,表面光滑,大小为(50～70)μm×(25～42)μm,卵壳厚而透明,内含幼虫。

（二）生活史

美丽筒线虫生活史阶段包括成虫、卵和幼虫,需在终宿主和中间宿主体内发育。成虫寄生于水牛、黄牛、山羊、绵羊、骆驼等反刍动物以及马、驴、骡、猪、猴、鼠、兔等的口腔、咽部和黏膜与黏膜下层,雌虫产出的含蚴卵由黏膜破损处进入消化道,随粪便排出。含蚴卵被中间宿主金龟子等甲虫或蜚蠊吞食后,卵内幼虫在消化道内孵出,穿过肠壁进入中间宿主的血体腔发育为囊状的感染期幼虫。终宿主吞食含感染期幼虫的昆虫,幼虫破囊而出,侵入胃或十二指肠黏膜,向上移行至食管、咽或口腔等黏膜内发育为成虫。从感染期幼虫进入终宿主体内至发育为成虫约需2个月。人偶可被感染,成虫在人体内寄生时间为1年半左右,长者可达5年以上。人体寄生的虫体数可为1条至10余条不等,多者达20余条。

（三）致病

虫体在黏膜、黏膜下层移动,引起机械性刺激和损伤。患者自觉口腔内异物爬行感、痒感和麻木感。成虫寄居处的黏膜可产生小疱及白色线形弯曲隆起,口腔局部出现肿胀、疼痛、黏膜水疱及血疱。寄生咽喉时,可出现声音嘶哑、吞咽困难,甚至影响说话。寄生于食管时,可有黏膜溃疡,甚至吐血。一些患者可出现神经过敏、精神不安、失眠等症状。血检嗜酸性粒细胞增高,有时可达20%。虫体取出后,症状自行消失。有报道称,本虫的寄生与上消化道肿瘤的发生有一定关系。

（四）诊断

一般在唾液、粪便中查找不到虫卵。可根据病史以及局部虫爬感或刺激症状等做出初步诊断后,用消毒针挑破虫体移行处的黏膜,取出虫体做虫种鉴定即可确诊。

（五）流行

本病呈世界性分布,是一种动物源性寄生虫病,家畜的感染率较高。人体感染呈局部散在流行。人体感染与卫生条件和饮食、饮水习惯有关,如生食或半生食含有感染性幼虫的中间宿主甲虫、蜚蠊、螳螂、蝗虫、天牛等或饮用被甲虫死亡解体后污染的生水等。

（六）防治

主要预防措施是加强卫生宣传,消灭和禁食甲虫、蜚蠊、蝗虫等昆虫,注意个人卫生,不饮生水等。主要治疗方法是挑破寄生部位黏膜取出虫体,取虫前可局部涂麻醉剂有助于虫体移出,取虫后用消毒液漱口、局部涂抹龙胆紫等,症状可自行消失。

十三、麦地那龙线虫

麦地那龙线虫(*Dracunculus medinensis*,Linn,1758;Gollandant,1773)又称几内亚龙线虫(Guinea Worm),成虫寄生在人和多种哺乳动物组织内,引起麦地那龙线虫病。早在古埃及、古希腊及古罗马时期人们对该虫就有了解,古代的人们即知用小棒卷虫法治疗本病。古代红海区域的犹太人,曾将该虫想象为“火蛇”,给人类带了瘟疫,因而给了龙线虫的命名。1870 年俄国的 Fedtschenko 首次对该虫形态和生活史进行了详细描述。我国猫的感染报告较多,而人体感染至今仅见于安徽阜阳农村 1 例男童。

（一）形态

麦地那龙线虫的雌虫为大型线虫,体长为 70～120 cm,宽为 0.7～1.7 mm,形似一根粗白线,头端钝圆,尾端向腹面呈鱼钩状弯曲,体表光滑,镜下可见密细的环纹。子宫为双管型,其内充满第一期幼虫。麦地那龙线虫的雄虫却小得多,体长为 12～40 mm,宽为 0.4 mm,末端向腹面卷曲,具交合刺 2 根。第一期幼虫(杆状蚴)长为 550～760 μm,宽为 15～30 μm,体表具有明显的纤细环纹,细长的尾部约占体长 1/3,于肛门后方两侧有尾感器 1 对。

（二）生活史

第一期幼虫在水中被中间宿主剑水蚤吞食后,在适宜温度下约经 12～14 天发育为感染期幼虫。当人或动物饮水误吞含感染期幼虫的剑水蚤后,幼虫在十二指肠处从剑水蚤体内逸出,钻入肠壁,经肠系膜、胸腹肌移行至皮下结缔组织。虫体约经 3 个月发育至性成熟,雌雄虫交配受精后,雄虫在数月内死亡,雌虫移行至终宿主(人或动物)肢端的皮下组织,约经 8～10 个月子宫内幼虫即可完全成熟,产出第一期幼虫。幼虫产出期间引起宿主强烈的超敏反应,结果在皮下形成肿块,皮肤表面出现水疱,继而皮肤溃破。当宿主肢体与冷水当接触时,雌虫受刺激,其头端从皮肤溃破部位伸出,体壁和子宫破裂,释放出数以千计的幼虫。当溃破部位再次与水接触时,雌虫又重复这一产幼虫过程,雌虫产完幼虫后自然死亡,并被组织吸收,伤口亦即愈合。蝌蚪和青蛙等亦可作为麦地那龙线虫的转续宿主。

（三）致病

含感染期幼虫的剑水蚤被宿主吞食后,在其体内移行并发育,虫体经过或所在部位常无明显病变,患者处于潜伏期。雄虫交配后在皮下组织内死亡,除虫体周围引起纤维变性外,未有其他显著病变。本虫致病主要是雌虫移行至皮肤时,释放的幼虫及大量代谢产物引起的宿主组织强烈的超敏反应。患者可出现荨麻疹、发热、腹泻、恶心、呕吐、呼吸困难、头晕及局部水肿等症状。达皮下组织的成熟雌虫周围可出现条索状的硬结或肿块。自虫体前端破裂处逸出的幼虫可致皮肤表面丘疹,继而发展为水疱、脓疱、破溃,虫体可从破溃处外露。虫体若在人体组织内溶解破裂,则引起蜂窝组织炎或局部脓肿。溃疡组织愈合后留下永久性疤痕或肌肉损伤。虫体还可侵及神经系统引起瘫痪,亦可累及眼、心脏及泌尿生殖系统,引起病变。在体内深部组织内的雌虫死亡退化后,逐渐钙化,可致邻近关节发炎。变性的虫体也可释放大量抗原性物质,诱发无菌性囊液性脓肿。

我国报告的 1 例 12 岁男童,其病变部位为左侧腹壁皮下。手术时从肿块内取出一条雌性虫体的片段,头、尾部都已溶解消失。囊肿壁有炎症细胞浸润,腔内还含约 1 ml 脓液,术后脓肿痊愈。

(四)诊断

对皮肤上起水疱的可疑患者,水疱破溃后,用少量冷水置伤口上,取伤口表面液体涂片镜检,低倍镜下见到运动活泼的幼虫便可确诊。自伤口获取伸出的雌虫是最可靠的确诊依据,但需与皮下寄生的裂头蚴相鉴别。对皮下肿块和脓肿行穿刺做涂片,查出杆状蚴可明确诊断。X 线检查有助于宿主体内钙化虫体的诊断。免疫学试验,如皮内试验、IFA 或 ELISA 可作为辅助诊断。血检常见嗜酸性粒细胞增高。

(五)流行

麦地那龙线虫病是一种人兽共患病,曾广泛流行于非洲、西亚南部一些国家及印度、巴基斯坦等许多热带和亚热带地区,南美也有轻度流行。1976 年统计世界发病总人数为 1000 万。日本、朝鲜和我国人体仅见个例报告。本病的流行主要有两个环节:饮用含有剑水蚤的生水及患者与水接触。动物保虫宿主有犬、猫、马、牛、狼、猴、狐等。本病感染多在农村,尤其经济欠发达地区。感染者年龄多在 14～40 岁,以 5～9 月发病最多。本病 20 世纪曾经是严重危害人类健康,尤其是对青少年危害很大的寄生虫病,因此引起 WHO 对该病的重视,1995 年,世界卫生组织确定了根除麦地那龙线虫的目标。经过多年的大力防治,2014 年全球报告的病例数已降至 126 例,且病例仅局限于少数战乱的非洲地区(南苏丹、埃塞俄比亚和马里),防治取得了巨大成功。如果现在的努力能够继续下去,麦地那龙线虫病将彻底在人类世界中消失,它将成为世界上第一个被消灭的寄生虫疾病。

(六)防治

在古代人们即知用小棒卷虫法治疗本病。每日一次,每次卷出约 5 cm 虫体,3 周可全部卷出而治愈。该法行之有效,除非虫体偶尔断裂或出现继发感染。可给予肾上腺素以减轻患者的过敏反应。也可手术取虫治疗。治疗药物有尼立达唑、甲硝唑和甲苯达唑等。

预防本病关键在于避免饮用不洁生水。预防性策略包括:改进饮用水供应,对开放性水体的水进行过滤;加强病例监测,在成虫钻出的 24 小时以内发现患者,并告诫患者避免涉水,防止饮用水受到污染;实施健康教育,真正做到安全饮水。

(夏惠,常雪莲)

十四、其他人体寄生线虫

除了前面几节介绍的一些寄生虫外,还有少数寄生虫偶可寄生人体,如棘颚口线虫(*Gnathostoma spinigerum*,Owen,1836)、异尖线虫(*Anisakis*,Dujardin,1845)、兽比翼线虫(*Mammomonogamus*,Railliet,1899;Ryjikov,1948)、肾膨结线虫(*Dioctophyma renale*,Goeze,1782;Stiles,1901)和肝毛细线虫(*Capillaria hepatica*,Bancroft,1893;Travassos,1915)等。现将这些寄生虫的宿主(包括寄生部位)、感染方式、致病、诊断及治疗等内容列表比较如下(表 27-5)。

表 27-5　几种少见的人体寄生线虫

虫种	宿主	感染方式	致病	诊断	治疗
棘颚口线虫	成虫寄生于终宿主猫、犬、虎、豹等哺乳类动物的胃、食道;剑水蚤为第一中间宿主;淡水鱼类为第二中间宿主;蛙、蛇、鸡、猪等为转续宿主;人为非适宜宿主	人生食、半生食含第三期幼虫的淡水鱼、或转续宿主蛙、鸡肉、鸭肉和猪肉而感染	虫体可在皮肤或皮下、呼吸道、消化道、泌尿生殖道、眼、耳和脑内移行寄居,引起皮肤或/和内脏幼虫移行症	活检查到虫体而确诊;免疫学检查可辅助诊断	手术取虫;阿苯达唑、伊维菌素等治疗
异尖线虫	成虫寄生于海栖哺乳类动物的胃内;海生浮游甲壳类(如磷虾)为中间宿主;鱼类和软体动物为转续宿主;人为非适宜宿主	人生食或半生食含有感染期幼虫的海鱼或海产软体动物而感染	幼虫侵入胃、肠等部位,局部出现肿块,引起消化道症状	纤维内镜检查可检获幼虫;免疫学检查可辅助诊断	纤维内镜取出胃、肠或食管内虫体
兽比翼线虫	成虫寄生于哺乳类动物、鸟类和禽类咽喉、气管、中耳等部位;龟和鳖可能是转续宿主或中间宿主	人误食被感染期虫卵污染的食物或饮水;或生食含幼虫的龟、鳖的肝、胆或血	虫体移行寄居在咽喉部,出现局部虫爬感及呼吸道表现	痰液中或气管镜检获成虫;痰液或粪便中查到虫卵确诊	气管镜取虫;阿苯达唑、甲苯咪唑等治疗
肾膨结线虫	成虫寄生终宿主貂、犬等的肾脏或腹腔,偶可寄生人;寡毛类环节动物蛭蚓为中间宿主;淡水鱼及蛙等为转续宿主	人生食或半生食含有第三期幼虫的鱼、蛙,吞食了含有幼虫的寡毛类环节动物	引起肾小球和肾盂黏膜乳头变性;晚期肾萎缩;出现肾盂肾炎、肾结石、肾功能障碍等	尿液中查到虫体或虫卵而确诊	手术取虫;阿苯达唑、噻嘧啶等治疗
肝毛细线虫	成虫寄生在鼠等多种哺乳类动物肝脏;偶可寄生人	吞食感染期虫卵所污染的食物或饮水	虫卵沉积在肝实质里,引起肝脏虫卵肉芽肿病变,导致肝硬化、肝功能衰竭	肝组织活检查虫卵;免疫学检查可辅助诊断	阿苯达唑、甲苯咪唑等治疗

(夏惠)

第二节　吸　　虫

一、吸虫概述

　　吸虫(*trematode*)属扁形动物门的吸虫纲(*Trematoda*)。吸虫纲下隶三个目:单殖目、盾殖目和复殖目。寄生于人体的吸虫均属于复殖目,称为复殖吸虫。复殖吸虫种类繁多,生活史复杂,具有有性世代和无性世代交替,无性世代在软体动物中寄生,有性世代大多在脊椎动物体内寄生。

(一)形态

1. 外形

　　成虫多呈叶状或舌状,背腹扁平,两侧对称。具有口吸盘和腹吸盘,无体腔(图 27-18)。

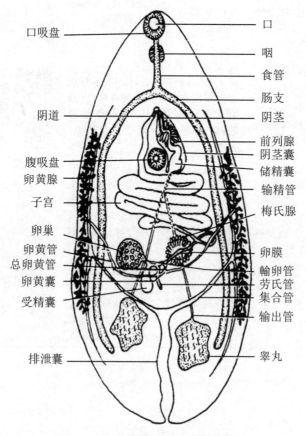

口吸盘　　　　　　　口
　　　　　　　　　咽
　　　　　　　　　食管
　　　　　　　　　肠支
阴道　　　　　　　　阴茎
　　　　　　　　　前列腺
　　　　　　　　　阴茎囊
腹吸盘　　　　　　　储精囊
卵黄腺　　　　　　　输精管
子宫　　　　　　　　梅氏腺
卵巢
卵黄管
总卵黄管　　　　　　卵膜
卵黄囊　　　　　　　输卵管
受精囊　　　　　　　劳氏管
　　　　　　　　　集合管
　　　　　　　　　输出管
排泄囊　　　　　　　睾丸

图 27-18　复殖吸虫成虫形态结构模式

2. 消化系统

　　吸虫消化系统不完整,前端有口、咽、食道,向后分为两肠支,沿虫体两侧向后延伸,末端为盲端,无肛门。

3. 排泄系统

由焰细胞、毛细管、集合管、排泄囊、排泄管和排泄孔组成。复殖目吸虫的排泄孔只有一个,位于虫体的后端。排泄囊的形状与焰细胞的数目及位置,在分类上具有重要意义。

4. 神经系统

复殖目吸虫的神经系统不发达。在咽的两侧各有一个神经节,相当于神经中枢。神经节间彼此有背索连接。两个神经节各发出前后三条神经干,分布于虫体腹面、背面和侧面。向后伸展的神经干之间有横索相连。自神经干发出的感觉末梢到达口、腹吸盘及整个皮层。

5. 生殖系统

除血吸虫外均为雌雄同体。雄性生殖器官包括睾丸、输出管、输精管、贮精囊、射精管、阴茎袋、前列腺与阴茎。雌性生殖器官包括卵巢、输卵管、卵模、梅氏腺、受精囊、卵黄腺、卵黄管及子宫或劳氏管等。雌、雄性生殖系统最后共同通向生殖腔,开口于生殖孔。精子通过生殖孔进入雌性生殖器官,卵在输卵管受精,受精卵在卵黄腺分泌物及梅氏腺分泌物共同作用下在卵模内形成虫卵,然后进入子宫,经生殖孔排出。

(二)生活史

吸虫的生活史复杂,生活史过程中有世代交替及宿主转换现象。其有性世代(成虫期)多在脊椎动物或人体内进行;无性世代(幼虫期)则在淡水螺体内完成,有的还需在淡水鱼、虾或溪蟹、蝲蛄体内进一步完成发育。因此,人和脊椎动物分别为吸虫的终宿主和保虫宿主,淡水螺类则为吸虫的第一或唯一中间宿主,淡水鱼、虾及溪蟹、蝲蛄为其第二中间宿主。

吸虫在发育过程中,其发育期因虫种而异,通常包括卵、毛蚴、胞蚴、雷蚴、尾蚴、囊蚴、童虫及成虫等。尾蚴或囊蚴为其感染期。

二、华支睾吸虫

华支睾吸虫(*Clonorchis sinensis*)成虫首次被发现于一印度华侨的肝胆管内,俗称为肝吸虫(Liver fluke)。由该虫引起的疾病称华支睾吸虫病(肝吸虫病)。本病在我国流行至少有 2300 年以上的历史。

(一)形态

1. 成虫

虫体体形狭长,背腹扁平,前端较窄,后端钝圆,外形如葵花子状,体表无棘,大小一般为(10~25)mm×(3~5)mm。口吸盘位于虫体的前端,腹吸盘位于虫体前 1/5 处,口吸盘略大于腹吸盘。消化道包括口、食管及沿虫体两侧伸至亚末端的两根肠支。雌雄同体,2 个分支状的睾丸前后排列于虫体的后 1/3 处。卵巢位于睾丸之前,边缘分叶,卵巢斜后方可见椭圆形的受精囊。子宫盘绕于虫体中部,内含大量的虫卵,其开口于腹吸盘前缘的生殖腔。卵黄腺呈滤泡状,分布于虫体的中段两侧(图 27-19)。

2. 虫卵

卵呈黄褐色,一端较窄,另一端较钝圆,低倍镜下形似芝麻,大小为(27~35)μm×(12~20)μm,为常见蠕虫卵体形最小者,较窄的一端有明显的卵盖,其周围卵壳增厚,形成肩峰,较钝圆的一端有一疣状突起。卵内含一毛蚴（图 27-19）。

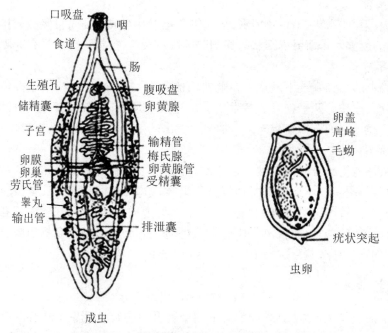

图 27-19 华支睾吸虫成虫和虫卵形态模式图

（二）生活史

成虫寄生于人或哺乳动物（猫、狗等）的肝胆管内。成虫产出虫卵，卵随胆汁进入消化道，随粪便排出体外。虫卵一旦落入水中，被第一中间宿主淡水螺（如赤豆螺、纹沼螺、长角涵螺）吞食，则在螺的消化道孵出毛蚴，随后再经过胞蚴、雷蚴的无性增殖阶段产生许多尾蚴，成熟尾蚴从螺体内逸出在水中游动（存活 1～2 天），如遇到第二中间宿主淡水鱼、虾，即可侵入其体内发育成囊蚴。囊蚴为椭圆形，大小约为 138 μm×150 μm，囊内含活动的后尾蚴，可见口、腹吸盘和黑褐色的排泄囊。终宿主人或哺乳动物若食入含有活囊蚴的鱼、虾后，囊蚴在十二指肠消化液作用下脱囊发育为童虫，继而经胆总管逆行至肝内胆管发育为成虫（图 27-20）。从食入囊蚴到粪便中出现虫卵约需一个月左右。成虫的寿命约为 20～30 年。

（三）致病

1．致病机制

成虫寄生于肝胆管内，虫体分泌物、代谢产物的化学性刺激及虫体活动时的机械性刺激，引起胆管内膜和胆管周围的炎症，导致胆管上皮细胞脱落、增生，继之管壁增厚、管腔狭窄，加之虫体的阻塞作用，胆汁流出受阻和淤滞，可引起阻塞性黄疸。胆汁引流不畅，易合并细菌感染，引起胆囊炎、胆管炎。虫体碎片、虫卵、胆管上皮脱落细胞可构成胆石的核心，引起胆石症。由于肝胆管周围结缔组织增生，可导致邻近的肝细胞坏死、萎缩，引起脂肪变，肝硬化。此外，国内外研究资料提示华支睾吸虫感染与胆管上皮细胞癌和肝细胞癌有一定的关系，还可引起急性胰腺炎。

2．临床表现

本病一般为慢性过程，临床表现根据感染的虫数、病程及机体抵抗力而异。潜伏期一般为1～2个月。轻者无明显的临床表现,仅在粪便中查出虫卵,为带虫者;中度感染者可有食欲不振、厌油、乏力、上腹部不适、肝区隐痛、肝脏轻度肿大等症状;重度感染者可出现营养不良、肝脾肿大、腹痛腹泻、发热、黄疸等症状。晚期患者则出现肝硬化、腹水,甚至上消化道大出血、肝昏迷而死亡。儿童严重感染者可引起发育障碍或侏儒症。

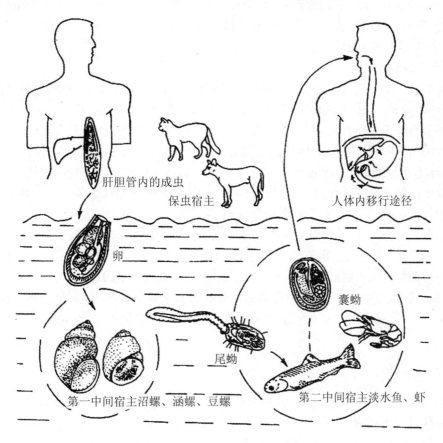

肝胆管内的成虫

保虫宿主

人体内移行途径

卵

囊蚴

尾蚴

第一中间宿主沼螺、涵螺、豆螺

第二中间宿主淡水鱼、虾

图 27-20 华支睾吸虫生活史示意图

(四) 诊断

对有肝胆疾病临床表现和体征的患者询问其有无生食或半生食鱼、虾史有助于确定诊断。本病应与病毒性肝炎、胆囊炎、胆石症及肝硬化相鉴别。

1. 病原学检查

检获虫卵是确定本病的主要依据。一般感染后1个月,粪便中即可检出虫卵。粪便直接涂片法检出率低,不常用。常用的粪检方法有自然沉淀法、倒置沉淀法和醛醚沉淀法,也可用改良加藤厚涂片法。对粪检阴性的患者,可用十二指肠引流液检查虫卵提高检出率。肝胆手术检获成虫也可确诊。

2. 免疫学诊断

患者血清华支睾吸虫抗原或抗体阳性可作为本病的辅助诊断依据。较为常用的免疫学诊断方法有皮内试验(ID)、间接血凝试验(IHA)和酶联免疫吸附试验(ELISA)等。免疫学诊断具有较高的特异性和敏感性,可弥补粪检阳性率低的不足。

（五）流行

1. 分布

华支睾吸虫病分布于东南亚地区的中国、日本、朝鲜、越南及菲律宾等国家。在我国，有27个省、市、自治区均有发现或流行。据2001～2004年第二次全国人体重要寄生虫病现状调查报告，流行区感染率为2.4%。感染率最高是广东省，为17.48%，其次是广西和黑龙江，分别为9.44%和4.54%。

2. 流行因素

华支睾吸虫病为人兽共患寄生虫病，病人、带虫者和保虫宿主都是重要的传染源。保虫宿主种类多，分布广，感染率高，目前已知的有猫、狗、猪、狐狸、野猫、貂、獾、水獭以及鼠类。本病的传播有赖于虫卵有机会入水，且水中存在第一、第二中间宿主，人或其他哺乳动物吞食含囊蚴的第二中间宿主后而感染。在流行区，由于粪便管理不善，人或动物粪便污染水源，有的地方甚至在鱼塘上建厕所，虫卵直接入水。且第一中间宿主多种淡水螺及第二中间宿主为淡水鱼虾又多生活在同一水域，为其在水中幼虫期发育提供了条件。在我国，较常见的第一中间宿主有纹沼螺、长角涵螺和赤豆螺；第二中间宿主主要有草鱼、青鱼、鲤鱼、鲫鱼及麦穗鱼等。在流行区，小型野生鱼类与本病传播、流行关系尤为密切，其中麦穗鱼的感染率可高达100%。囊蚴几乎可寄生于鱼的全身，以肌肉为主，其次为鱼皮。流行区居民吃生的或未熟的鱼虾是流行的最关键因素。如广东、香港和台湾等地的居民喜食"鱼生"和"鱼生粥"的习惯；辽宁、山东、安徽及四川等地的居民有喜食未烤熟的小鱼；东北朝鲜族居民有用生鱼佐酒的习惯；浙江一带居民喜食活虾。生、熟食刀具、砧板不分，囊蚴亦可污染食物而感染。

（六）防治

积极治疗病人和感染者，以吡喹酮为首选药物。做好卫生宣传教育工作，提高群众对华支睾吸虫病传播途径的认识。改变饮食习惯和烹调方法，不食生的或不熟的鱼虾，不混用生、熟食砧板及器皿，把住"入口"这一关。治疗保虫宿主，不用生鱼喂猫、犬等动物，消灭传染源。加强粪便管理，避免未经无害化处理的粪便进入鱼塘，切断传播途径。

三、布氏姜片吸虫

布氏姜片吸虫（*Fasciolopsis buski*）简称姜片虫，又称肠吸虫，寄生于人或猪的小肠，可致姜片虫病。

（一）形态

1. 成虫

虫体长椭圆形，大小为(20～75)mm×(8～20)mm，是人体寄生吸虫中最大者之一。虫体肥厚，背腹扁平，似姜片，活虫呈肉红色，死后或固定后为灰白色。体表有皮棘。口吸盘位于亚前端，直径0.5 mm，其下方即为腹吸盘，呈漏斗状呈靠近口吸盘，肌肉发达，大小是口吸盘的4～5倍。消化道有口、咽、食管及二肠支，肠支行走在虫体两侧，呈波浪形，延伸至体末。睾丸2个，高度分支，呈珊瑚状，前后排列于虫体后半部。阴茎袋呈长袋状，位于输精管与生殖孔之间,储精囊、射精管、前列腺和阴茎均包于其中。卵巢在睾丸之前,呈分支状,卵模在卵巢右侧,外包梅氏腺,子宫盘曲于卵巢与腹吸盘之间,有劳氏管,缺受精囊,卵黄腺发达,呈滤泡状,位于腹吸盘后的虫体两侧(图 27-21)。

2. 虫卵

虫卵椭圆形,淡黄色,大小为(130～140)μm×(80～85)μm,是寄生人体最大的蠕虫卵,卵壳薄,有不明显的卵盖,卵内含卵细胞 1 个和数十个卵黄细胞(图 27-21)。

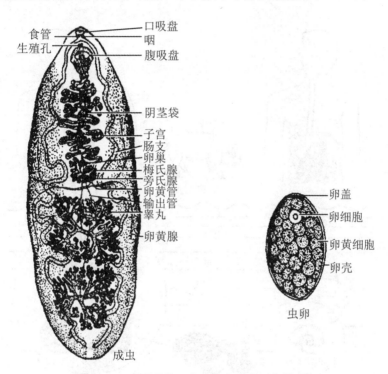

图 27-21 布氏姜片吸虫成虫和虫卵形态模式图

(二) 生活史

姜片虫的生活史需要中间宿主、媒介植物和终宿主。中间宿主为扁卷螺,媒介植物为水生植物如红菱、荸荠、茭白等,终宿主是人,猪为重要的保虫宿主。

成虫主要寄生于人或猪小肠内,也可寄生于野猪的小肠。产出的虫卵随宿主粪便排出体外,入水后在适宜温度(26～32 ℃)下,经 3～7 周发育即可孵出毛蚴。毛蚴侵入扁卷螺,在其体内经 1～2 个月发育,经胞蚴、母雷蚴、子雷蚴发育为尾蚴,再自螺体逸出入水,附于水生植物表面形成囊蚴。囊蚴随水生植物被终宿主食入,在人体小肠消化液和胆汁的作用下囊蚴脱囊发育为童虫,吸附于小肠黏膜,经 1～3 个月发育为成虫(图 27-22)。成虫寿命一般为 2 年左右,长者可达 4～5 年。每条成虫每日产卵量为 1.5 万～2.5 万个。

(三) 致病

姜片虫对人体的致病作用主要是机械损伤和虫体代谢产物引起的超敏反应。姜片虫的吸盘发达,吸附力强,可引起肠壁局部机械损伤,致使肠壁点状出血、水肿、炎症,甚至可形成脓肿。被吸附的肠黏膜可进一步坏死、脱落,形成溃疡。病变部位可见中性粒细胞、淋巴细胞及嗜酸性粒细胞浸润。虫体吸附在局部不仅摄取营养,还因大量虫体覆盖肠黏膜而影响消化、吸收功能,甚至引起肠梗阻。临床症状常因年龄、体质和感染程度不同而异。轻度感染者,一般无明显临床表现,偶有轻度腹痛、腹泻等症状;中度感染者,可表现为明显的消化功能紊乱,营养不良,并有浮肿和各种维生素缺乏的症状;重度感染者,以上症状加重,并可出现精神萎靡、消瘦、贫血、腹水,甚至发生衰竭、死亡。儿童可出现智力减退和发育障碍,虫体代谢产物还可引起荨麻疹等超敏反应。

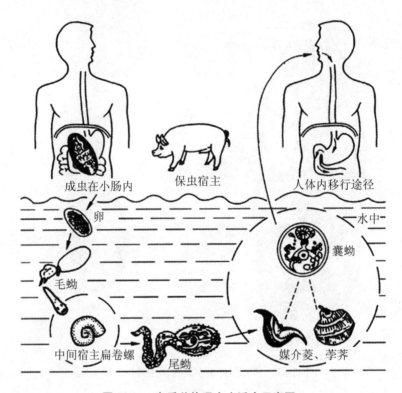

图 27-22　布氏姜片吸虫生活史示意图

(四)诊断

1.病原学检查

病原学检查是本病的主要诊断方法。粪检虫卵或虫体是确诊本病的依据。因虫卵较大,容易识别,常用直接涂片法,但轻度感染者易于漏检,应连查 2～3 张厚涂片,或采用浓集法粪检虫卵。

2.免疫学诊断

采用姜片虫成虫抗原及排泄分泌抗原可作 ID 或 ELISA,对早期感染或普查有较好的辅助诊断价值。

(五)流行

1.分布

姜片虫病主要分布于亚洲东部和东南亚国家。在我国主要分布在浙江、福建、广东、广西、贵州、湖北、湖南、上海、江苏、江西、安徽、四川、辽宁、甘肃、山东、河南及台湾等 17 个省

（市、自治区）。近年来由于农业生产布局以及养猪饲料的改变，各地流行情况发生明显变化，感染率和感染度均迅速降低。

2. 流行因素

（1）传染源 病人、带虫者及保虫宿主均为传染源。主要保虫宿主是猪，野猪、狗及猕猴等哺乳动物亦有自然感染的报告。人工感染试验证明虫体能在家兔体内正常发育。

（2）中间宿主及媒介植物的共同存在 中间宿主扁卷螺及水生植物媒介往往存在于藕田、池塘等同一水域范围。流行的原因主要在于人和猪粪便管理不善，姜片虫卵有机会入水，水中有扁卷螺及水生植物如水红菱、大菱、荸荠、茭白、蕹菜、水浮莲及浮萍等造成本虫的扩散。

（3）生食水生植物的不良习惯 在浙江、江苏、江西、湖南及广东等地居民有生食荸荠、菱角等水生植物的不良习惯，有的还生吃藕和茭白。此外，以生青饲料喂猪，使猪感染姜片虫成为重要的保虫宿主。有时，尾蚴可在平静水面成囊，因而饮河塘内生水也可感染。

（六）防治

积极开展卫生宣教，注意饮食卫生，不生吃荸荠、菱角等水生植物，不喝河塘生水。及时治疗病人和带虫者，目前常用药物为吡喹酮，中药槟榔的疗效亦很显著。加强粪便管理、水源管理，避免新鲜人粪、猪粪入水。

四、卫氏并殖吸虫

并殖吸虫（*Paragonimus*）广泛分布于亚洲、非洲及美洲的 25 个国家和地区。虫种近 50 种。由并殖吸虫引起的疾病称为并殖吸虫病。我国重要的人体并殖吸虫主要有卫氏并殖吸虫（*Paragonimus westermani*）和斯氏狸殖吸虫（*Pagumogonimus skrjabini*）两种。卫氏并殖吸虫成虫主要寄生在宿主的肺部，故该虫又称肺吸虫。

（一）形态

1. 成虫

虫体肥厚，腹部扁平，背面隆起，似半粒花生。活虫呈红褐色，死虫灰褐色。压片标本呈椭圆形，长 7.5～12 mm，宽 4～6 mm，厚 2～4 mm，长宽之比约为 2∶1。口吸盘位于虫体前端，腹吸盘在虫体中横线之前，两吸盘大小略同。消化系统有口、咽、食道和肠管，后者分为左右两支，沿虫体两侧向后延伸至体末。卵巢 1 个，分 5～6 叶，呈指状，与盘曲的子宫左右并列于腹吸盘之后的两侧。睾丸 2 个，呈分支状，左右并列于虫体后 1/3 处。卵黄腺滤泡状，密布于虫体两侧。在虫体后侧中央可见有排泄囊，排泄孔开口在虫体末端（图 27-23）。生殖器官左右并列为本虫的显著形态特征，故称之为并殖吸虫。

2. 虫卵

不规则椭圆形，金黄色，大小为 (80～118)μm×(48～60)μm，最宽处在近卵盖一端。卵盖较宽，常倾斜，亦有卵盖丢失而缺卵盖者。卵壳厚薄不均匀，末端明显增厚，卵内含有 1 个卵细胞和 10 余个卵黄细胞，卵细胞常位于虫卵中央略偏前部（图 27-23）。

（二）生活史

卫氏并殖吸虫的保虫宿主主要为一些肉食性哺乳动物，人可作为终宿主。成虫多寄生于人或哺乳动物的肺部,产出的卵经气管随痰咳出或因将痰咽下随粪便排出。若虫卵入水,在适宜温度下约经3周发育,孵出毛蚴,并可侵入第一中间宿主川卷螺体内,约经两个月的无性繁殖,发育成尾部短小呈小球状的成熟尾蚴,逸出螺体,侵入第二中间宿主溪蟹或蝲蛄体内发育为囊蚴。囊蚴呈圆球形,乳白色,大小约 $300\sim400~\mu m$,具有双层囊壁,内壁较厚,外壁薄、易破裂。后尾蚴卷曲在囊内,可见大而暗黑色的椭圆形排泄囊。当终宿主生食或半生食含有囊蚴的溪蟹、石蟹或蝲蛄时,在消化液作用下,囊内幼虫逸出发育为童虫,穿过肠壁进入腹腔,徘徊于各器官之间或邻近组织及腹壁,经1~3周窜扰后,穿过横膈经胸腔进入肺部,发育成熟并形成虫囊。在肺部,每个虫囊内一般有两个虫体寄生。从囊蚴进入体内至虫体发育成熟并产卵约需2~3个月。成虫寿命一般为5~6年,少数可长达20年(图27-24)。

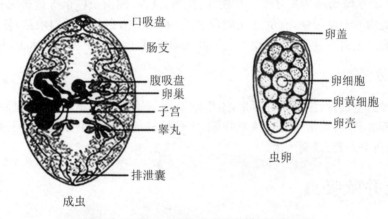

图 27-23　卫氏并殖吸虫成虫和虫卵形态模式图

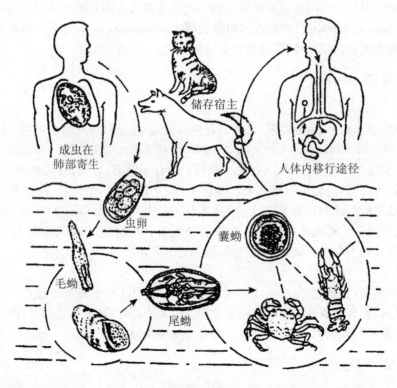

图 27-24　卫氏并殖吸虫生活史示意图

本虫除在肺部寄生外,亦可在皮下、肝、脑、脊髓、心包及眼眶等处异位寄生,但一般不能发育成熟。

(三)致病

本病主要是由卫氏并殖吸虫的童虫和成虫在器官组织内寄生、移行或窜扰造成的机械性损伤及其排泄、分泌等代谢产物而引起的免疫病理反应所致。基本病变过程分3期。

(1)脓肿期 主要因虫体移行造成的组织破坏和出血,继而出现以中性和嗜酸性粒细胞为主的炎性渗出。病灶四周产生肉芽组织,形成薄膜状脓肿壁。X线显示边缘模糊、界线不清的浸润性阴影。

(2)囊肿期 随着脓腔内大量炎细胞坏死、崩解及液化,脓肿内容物逐渐变成赤褐色黏稠性液体。囊壁因肉芽组织增生而变厚。肉眼可见周界清楚的结节状虫囊,呈紫色葡萄状。镜下检查囊内有坏死组织、夏科-雷登结晶和大量虫卵。X线可显示结节状阴影或多房性囊肿样阴影。

(3)纤维疤痕期 虫体死亡或移至它处,囊肿内容物通过支气管排出或吸收,囊腔被肉芽组织充填,最后病灶纤维化,形成疤痕。X线可显示硬结性阴影或条索状阴影。

本病临床表现复杂多样,无明显的临床症状和体征者,称为亚临床型,常在体检时发现。多数感染者经数天至1个月左右的潜伏期后出现急性临床表现,轻者仅表现为低热、乏力、食欲不振及荨麻疹等症状;重者则出现明显的毒血症状及体征,如畏寒高热、腹痛、腹泻等,血中嗜酸性粒细胞比例可达20%~40%,少数甚至高达80%以上。临床分型主要根据童虫及成虫的游走和寄居部位而定,常分下列几型:① 胸肺型。虫体在肺部移行和寄生,则以胸痛、咳嗽、多痰等为主要的临床表现,并可有特征性胸部X线表现。② 皮下型。虫体游走和寄生于皮下组织,则可出现皮下游走性包块和结节,多发生于腹壁,其次为胸壁。③ 腹型。虫体徘徊于腹腔脏器间,可出现腹痛、腹泻、便血等症状。④ 肝型。虫体在肝脏内移行和寄生,则可出现肝肿大、肝区疼痛及肝功损害为主的临床表现。⑤ 脑型。由于虫体窜至纵隔,沿大血管向上游走,沿颈内动脉周围软组织上行至颅底部,再经颈动脉管外口或破裂孔进入颅腔和大脑,则可出现头痛、头晕、偏瘫、视力障碍及癫痫等严重症状。有的患者可同时有几种临床表现类型。

(四)诊断

1. 病原学检查

痰液或粪便中检出虫卵可确诊,以沉淀法较好;痰检虫卵的检出率高于粪检法。检查液时,宜取清晨咳出的新鲜痰,以5%NaOH消化后做离心沉淀,然后取沉渣做涂片检查。疑为皮肤型患者,可摘除皮下包块或结节,若检获童虫或成虫亦可确诊。

2. 免疫学检查

以成虫冷浸抗原作皮内试验、间接血凝试验、酶联免疫吸附试验、免疫印渍技术等,阳性率均达90%以上,但与其他吸虫可有交叉反应。

(五)流行

1. 分布

卫氏并殖吸虫分布广泛,已知亚洲、非洲、拉丁美洲和大洋洲30多个国家和地区有病例报道。我国 27 个省、市、自治区有本虫分布,黑龙江、吉林、辽宁、安徽、浙江、福建、河南、四川等省、市的某些地区流行较为严重。本病是一种人兽共患寄生虫病。病人和保虫宿主是本病的重要传染源。保虫宿主有犬、猫、虎、豹、狮、云豹、狼、狐、貂及黄鼬等多种野生动物,野猪、野鼠为本虫的转续宿主,在流行病学上也有重要的意义。

2. 流行因素

川卷螺类及第二中间宿主溪蟹和蝲蛄的存在是本病传播和流行过程中必要的环节,人们不良的饮食习惯是传播和流行的关键因素,因为通常的腌、醉溪蟹、石蟹及蝲蛄或制作溪蟹、石蟹和蝲蛄酱(或豆腐)等,均有可能未杀死其中的囊蚴。生吃或半生吃转续宿主的肉,也可能感染本虫。

(六)防治

加强卫生宣传教育,不生吃或半生吃溪蟹和蝲蛄,不饮生水,以防病从口入。加强粪管水管,严禁用未处理的粪便施肥,以防虫卵入水。治疗病人和带虫者,控制传染源。常用治疗药物为吡喹酮,硫双二氯酚也有较好疗效。

五、日本血吸虫

血吸虫(blood fluke)又称裂体吸虫(schistosome),成虫寄生于人及多种哺乳动物的静脉血管内。寄生人体的血吸虫主要有 6 种,即日本血吸虫(*Schistosoma japonicum*)、曼氏血吸虫(*S. mansoni*)、埃及血吸虫(*S. haematobium*)、间插血吸虫(*S. intercalatum*)、湄公血吸虫(*S. mekongi*)和马来血吸虫(*S. malayensis*),所致疾病称为血吸虫病(schistosomiasis)。其中以日本血吸虫、曼氏血吸虫和埃及血吸虫引起的血吸虫病流行范围广、危害大。血吸虫病主要分布于亚洲、非洲和拉丁美洲的 76 个国家和地区,每年逾 2.3 亿人需要获得血吸虫病治疗。

日本血吸虫主要流行于亚洲的 6 个国家和地区,其中以中国和菲律宾最为严重,我国仅有日本血吸虫。据考古发现 2100 多年前血吸虫在我国已经流行,曾分布于长江流域及其以南的 12 个省(市、自治区)。目前在湖南、湖北、江西和安徽等省尚未控制传播。

(一)形态

1. 成虫

雌雄异体,雌虫常居于雄虫的抱雌沟(gynecophoral canal)内,呈合抱状态。虫体外观呈圆柱形,似线虫。体表具细皮棘。口吸盘位于虫体前端,腹面近前端有一腹吸盘,突出如杯状。消化系统有口、食管、肠。肠管在腹吸盘前背侧分为两支,向后延伸,在虫体中部以后汇合成单一肠管,以盲端终止。排泄系统由焰细胞经集合管汇合于虫体末端的排泄囊,再由排泄孔与体外相通。神经系统包括中枢神经节、两侧纵神经干和延伸至口、腹吸盘和肌层的许多神经分支。

(1)雄虫 乳白色,较粗短,体长 10～20 mm,宽为 0.5～0.55 mm。口、腹吸盘均较发达。自腹吸盘后虫体扁平,两侧向腹面卷折形成抱雌沟。睾丸椭圆形,常为 7 个,呈串珠状排列。每个睾丸发出一条输出管,汇入睾丸腹侧的输精管,向前通入睾丸前方的储精囊。生殖孔开口于腹吸盘后方,开口处呈唇状突起(图 27-25,图 27-26)。

（2）雌虫 圆柱形，前细后粗，形似线虫；长 20～25 mm，宽 0.1～0.3 mm。口、腹吸盘不及雄虫的显著。雌虫摄取红细胞的数量远大于雄虫，其肠管内充满被消化或半消化的血液，故外观上呈黑褐色。卵巢 1 个，长椭圆形，位于虫体中部，由卵巢下端发出一输卵管，绕过卵巢向前，与来自虫体后部的卵黄管在卵巢前汇合成卵模。卵模外被梅氏腺，并与子宫相连。子宫管状，内含卵 50～300 个，开口于腹吸盘后方的生殖孔。卵黄腺分布于虫体后部，包绕肠管周围（图 27-25，图 27-26）。

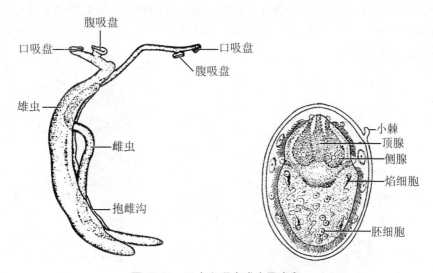

图 27-25 日本血吸虫成虫及虫卵

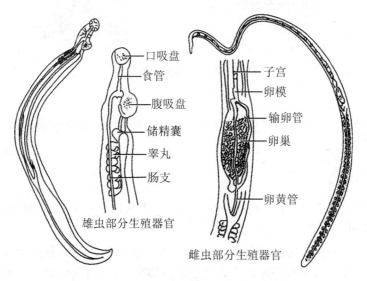

图 27-26 日本血吸虫成虫生殖器官示意图

2. 虫卵

椭圆形，淡黄色，卵壳厚薄均匀，无卵盖，在侧面有一小棘（lateral spine）。虫卵表面常附有残留的宿主组织。虫卵平均大小 89 μm × 67 μm。成熟虫卵内含一毛蚴，在毛蚴和卵壳的间隙中常见大小不等的圆形或椭圆形的油滴状毛蚴头腺分泌物，称为可溶性虫卵抗原（soluble egg antigen，SEA）。见图 27-25。

3. 毛蚴

游动时呈长椭圆形,静止时或固定后呈梨形。平均大小为 99 μm × 35 μm。全身被有纤毛。具顶腺、头腺(也称侧腺)、钻孔腺。毛蚴的腺体分泌物中含中性黏多糖、蛋白质和酶等,是虫卵可溶性抗原(SEA)的主要成分。

4. 尾蚴

属于叉尾型尾蚴,由体部和尾部组成,尾部分尾干和尾叉。大小为(280~360)μm × (60~95)μm。体壁外披一层多糖膜或称糖萼。腹吸盘两侧有单细胞钻腺 5 对,具有粗大的嗜酸性分泌颗粒,内含钙、碱性蛋白、嗜碱性分泌颗粒和多种酶类,可使角蛋白软化,有利于尾蚴钻入皮肤(图 27-27)。

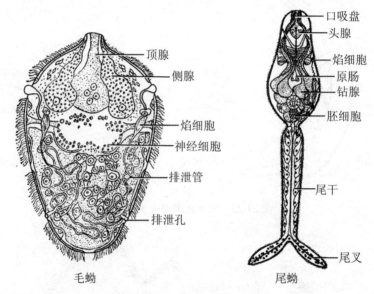

图 27-27　日本血吸虫幼虫

5. 童虫

尾蚴侵入终宿主皮肤至发育成熟之前的阶段称为童虫。童虫体表的糖萼消失,穿刺腺内容物排空,体壁逐渐由 3 层变为 7 层结构。

(二) 生活史

日本血吸虫生活史复杂,具有世代交替现象,发育阶段包括虫卵、毛蚴、母胞蚴、子胞蚴、尾蚴、童虫和成虫。

成虫寄生于人和多种哺乳动物的门脉-肠系膜静脉系统。雌虫移行至肠黏膜下层的静脉末梢产卵。一部分虫卵随门脉系统血流至肝门静脉并沉积在肝组织内,另一部分虫卵沉积于结肠壁小静脉中。肝、肠组织内虫卵约经 11 d 发育成熟后,毛蚴分泌物(SEA)透过卵壳引起虫卵周围组织炎症、坏死,形成急性虫卵肉芽肿。在腹内压力、血管内压力及肠蠕动等因素共同作用下,肠壁上虫卵肉芽肿破溃,虫卵随破溃的坏死组织进入肠腔,并随宿主粪便排出体外。粪便中排出的虫卵多为成熟虫卵。不能排出的虫卵则沉积于肝、肠组织中逐渐死亡、钙化。

成熟虫卵随粪便排出后必须进入水中才能孵化。经 2~32 h 破壳而出。水温为 25~

30 ℃,pH 为 7.5~7.8,光线适宜时陆续逸出。日本血吸虫毛蚴具有向光性和向上性,孵出后多分布于水体表层,利用其体表纤毛做直线游动。

　　毛蚴在水中遇到钉螺时,主动侵入钉螺体内,再经母胞蚴、子胞蚴的无性繁殖阶段发育为大量尾蚴。一个毛蚴钻入螺体后可产生成千上万条尾蚴。没有侵入钉螺体内的毛蚴在水中一般可存活 15~94 h。

　　尾蚴从螺体内逸出的首要条件是水。水温、光照和 pH 也影响尾蚴逸出,最适宜的温度为 20~25 ℃。尾蚴在水中游动时,若与终宿主皮肤和/或黏膜接触,经数分钟,甚至 10 s 钟,借助头腺和钻腺分泌物的溶解作用、尾部摆动及体部伸缩的协同作用,钻入宿主皮肤。

　　尾蚴钻入皮肤时脱去尾部及体表的糖萼,转化为童虫。童虫在皮下组织停留数小时后,侵入局部小血管、淋巴管、随血流或淋巴液经右心到肺,再由左心进入体循环,大部分童虫经肠系膜动脉穿过毛细血管,再经肠系膜静脉,顺血流到肝门静脉分支,在此继续发育至性器官初步分化后,雌雄虫合抱。合抱虫体逆行至肠系膜下静脉及直肠静脉内寄居、交配和产卵。日本血吸虫自尾蚴侵入皮肤至虫体发育成熟产卵约需 24 d,成虫寿命一般为 4.5 年。

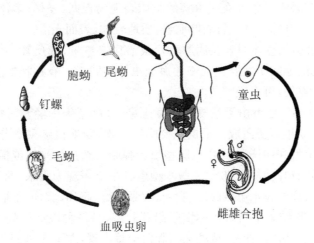

图 27-28　日本血吸虫生活史

（三）致病

1. 致病机制

　　血吸虫病不仅是一种寄生虫病,而且是一种免疫性疾病。血吸虫对人体的危害由多个阶段引起,其中虫卵是血吸虫致病的最主要发育阶段。

　　(1) 尾蚴所致损害　血吸虫尾蚴钻入皮肤后引起局部皮肤瘙痒,出现红色小丘疹,此即尾蚴性皮炎。这是由于尾蚴的分泌物和排泄物及死亡虫体产物引发的免疫病理现象,与Ⅰ型和Ⅳ型超敏反应均有关。

　　(2) 童虫所致损害　童虫在宿主体内移行时可穿透毛细血管壁,造成毛细血管破裂或栓塞,局部炎性细胞浸润和点状出血,以肺部损害最为显著。这种一过性童虫性肺炎可能与童虫引起的机械性损害和代谢产物引起的超敏反应有关。

　　(3) 成虫所致的损害　成虫寄生于血管内,口腹吸盘的吸附作用及虫体的移动,可引起轻微的静脉内膜炎及静脉周围炎。成虫代谢产物、分泌物、排泄物以及脱落的表膜等抗原物质刺激宿主产生抗体,形成免疫复合物,引起Ⅲ型超敏反应。

（4）虫卵所致的损害　血吸虫病的病变主要由虫卵引起。虫卵未成熟时,周围的宿主组织对其无反应或仅有轻微的反应。随着卵内毛蚴发育成熟,分泌的 SEA 经卵壳微孔致敏 T 淋巴细胞,同种抗原再次刺激后,致敏 T 淋巴细胞则产生各种细胞因子,引起淋巴细胞、嗜酸性粒细胞、中性粒细胞、成纤维细胞、巨噬细胞、浆细胞等趋向、聚集于虫卵周围,形成虫卵肉芽肿（又称虫卵结节）,这属于Ⅳ型超敏反应。

急性期因嗜酸性粒细胞变性、坏死,液化后呈脓肿样病变,故称为嗜酸性脓肿。在染色的组织切片上,虫卵周围可见放射状的抗原-抗体复合物,称为何博礼现象（Hoeppli phe-nomenon）。肉芽肿周围出现由肌成纤维细胞产生的大量胶原纤维沉积,使之纤维化。重度感染者,肝门脉区发生广泛纤维化,出现典型的干线型纤维化（pipe-stem fibrosis）和肝硬化。

2. 临床表现

临床上血吸虫病可分为急性、慢性、晚期和异位血吸虫病等类型。

（1）急性血吸虫病　常见于血吸虫初次感染者,但少数慢性甚至晚期血吸虫病患者再次大量感染尾蚴后亦可发生。潜伏期长短不一,大多数病例于感染后 5～8 周出现症状,患者均有明显的疫水接触史。急性血吸虫病的临床表现为畏寒、发热、多汗、淋巴结及肝脾肿大,常伴有肝区压痛。肝肿大左叶较右叶明显,质地较软,表面光滑。

（2）慢性血吸虫病　急性期未经病原治疗或治疗未愈者,或反复轻度感染而获得免疫力的患者,常出现隐匿型间质性肝炎或慢性血吸虫性结肠炎。有症状的患者主要表现为慢性腹泻和腹痛、黏液血便,可有轻度贫血。

（3）晚期血吸虫病　患者由于反复或重度感染、轻度感染未经及时病原治疗或治疗不彻底,一般经过 2～10 年演变而成。根据主要临床表现,晚期血吸虫病分为 4 种类型:巨脾型、腹水型、结肠增殖型和侏儒型。① 巨脾型患者脾肿大超过脐平线或横径超过腹中线,表面光滑,质地坚硬,伴有脾功能亢进。② 腹水型患者主要表现为腹水、低蛋白血症和水钠代谢紊乱（低钠血症）。高度腹水可致腹胀、腹痛、呼吸困难、脐疝、腹疝、下肢水肿、腹壁静脉曲张,较易发生黄疸。③ 结肠增殖型或称结肠肉芽肿型,是一种以结肠病变为突出表现的临床类型,临床上有腹痛、腹泻、便秘,或便秘与腹泻交替出现,左下腹可扪及包块,严重者出现肠梗阻等。④ 侏儒型系患者在儿童时期反复感染血吸虫,表现为患者身材矮小、面容苍老、无第二性征,但智力接近正常。

（4）异位血吸虫病　血吸虫卵在门脉系统以外的器官或组织内沉积所引起的虫卵肉芽肿病变称为异位损害或异位血吸虫病。异位寄生常见于肺和脑。偶可见于皮肤、甲状腺、心包、肾、肾上腺皮质、腰肌、生殖器及脊髓等组织或器官。

（四）诊断

1. 病原学检查

（1）粪便直接涂片法　此法简单,但虫卵检出率低,仅适用于急性感染者和重度感染者。

（2）尼龙绢袋（筛）集卵法　此法检查粪量多,检出率大大高于直接涂片法。但应注意防止由于尼龙袋处理不当而造成的污染。

（3）毛蚴孵化法　可与水洗沉淀法联用。由于毛蚴孵化采用全部粪便沉渣,因此阳性检出率明显高于直接涂片法。

（4）定量透明法　常用的有加藤法（Kato-Katz thick smear technique）、改良加藤法和

定量透明集卵法。此法可做虫卵计数，因此可用于测定人群的感染度和考核防治效果。

（5）直肠镜活组织检查　慢性特别是晚期血吸虫病患者，因肠壁组织增厚，虫卵排出受阻，难以从粪便中检出虫卵，直肠乙状结肠镜检查有助于发现沉积在肠黏膜内的虫卵。

2. 免疫学检查

（1）检测抗体　血吸虫感染者血清中存在特异性抗体（IgM、IgG、IgE 等），常用检测抗体的方法如下：

① 皮内试验（intradermal test，ID）　此法操作简便、快速，判断结果容易。曾用于大规模人群的普查过筛，但目前几乎不用。

② 环卵沉淀试验（circumoval precipitin test，COPT）　该方法具有较高的敏感性和特异性，可用作综合查病和血清流行病学调查。对无血吸虫病史人群或末次治疗已达 3 年以上的血吸虫病患者，若环沉率≥3%，结合临床表现可考虑给予治疗。

③ 间接血凝试验（IHA）　IHA 与粪检虫卵的阳性符合率达 92.3%～100%，假阳性率为 2.5%。IHA 操作简单，用血量少，判断结果快，有早期诊断价值。

④ 酶联免疫吸附试验（ELISA）　此法具有较高敏感性和特异性，且可半定量检测相应抗体的水平，阳性检出率 95% 以上。ELISA 已较广泛应用于检测患者体内抗体，进行诊断或评价防治工作效果。

⑤ 免疫印迹试验（immunoblotting）　又称 Western blot，敏感性和特异性均较高，假阳性率很低，但仅适用于有条件的实验室。

⑥ 胶体染料试纸条法（dipstick dye immunoassay，DDIA）　具有操作简单，不需任何仪器，反应快速（2～5 min），敏感性和特异性均高（分别为 94%～97% 和 96.7%）等优点，适用于大规模现场查病。

（2）检测循环抗原　宿主体液中的循环抗原随血吸虫感染的终止而很快消失，因此，检测循环抗原无论在诊断上，还是在考核疗效方面均具有重要意义。

3. 超声检查

WHO 于 2000 年制定了超声诊断血吸虫病标准，超声检查对血吸虫肝病具有重要的诊断价值。

（五）流行

1. 地理分布

日本血吸虫病流行于中国、菲律宾、印度尼西亚和日本等亚洲国家。泰国曾有病例报道。除日本外，上述其他国家仍处于流行状态。

日本血吸虫病曾在我国长江流域及其以南的湖南、湖北、江西、安徽、江苏、云南、四川、浙江、广东、广西、福建及上海等 12 个省（市、自治区）的 427 个县（市、区）流行，累计感染者达 1161.2 万人，受威胁人口 1 亿以上。经过 50 余年的努力，至 2010 年，上海、浙江、福建、广东、广西等省（市、自治区）达到血吸虫病传播阻断标准。以山丘型流行区为主的四川省和云南省和以湖沼型流行区为主的江苏省已达到传播控制标准，其余以湖沼型流行区为主的安徽、江西、湖北、湖南等 4 省已达到疫情控制标准。据 2010 年全国血吸虫病疫情通报，全国估计血吸虫病患者 32.58 万人，其中晚期血吸虫病患者 30.19 万人，急性血吸虫病患者 43 例。

2. 流行环节

（1）传染源　日本血吸虫病为人兽共患寄生虫病。除人外，多种家畜和野生动物均可感染血吸虫，其中病人和病牛是最重要的传染源。现已发现自然感染的动物有40余种。家畜有黄牛，山羊、猪、马、犬、家兔等；野生动物有野兔、家鼠、野猪、猴、野鼠等。

（2）传播途径　血吸虫的传播途径包括血吸虫卵入水、毛蚴孵出、侵入钉螺、尾蚴从螺体逸出并侵入终宿主这一系列过程。其中含有血吸虫卵的粪便污染水体、水中存在钉螺以及人群接触疫水是三个重要环节。中间宿主钉螺的存在是血吸虫病流行的先决条件，感染途径主要是经皮肤，其次为口腔黏膜。

湖北钉螺（*Oncomelania hupensis*）是日本血吸虫的唯一中间宿主，为水陆两栖淡水螺。钉螺雌雄异体，圆锥形，长 10 mm 左右，宽 3~4 mm，有 6~8 个右旋的螺层。平原地区的钉螺壳表面有纵肋，称为肋壳钉螺；山丘地区钉螺表面光滑，称为光壳钉螺。钉螺寿命为 1~2年，在自然界幼螺出现的高峰时间多在温暖多雨的 4~6 月份。

（3）易感者　是对血吸虫感染缺乏免疫力的人或动物。人群普遍易感，但儿童、青少年及由非疫区进入疫区的人群更容易感染。

3. 流行区类型

根据钉螺孳生地的地理环境及流行病学特点，我国血吸虫病流行区划分为水网型、湖沼型和山丘型。

（1）水网型　又称平原水网型，主要指长江下游与钱塘江之间的长江三角洲广大平原地区，包括上海、浙江和江苏。有螺面积占全国钉螺总面积的 7.9%。

（2）湖沼型　又称江湖洲滩型。主要指长江中、下游两岸的大片湖沼地区，包括湖北、湖南、安徽、江西、江苏等省的沿江洲滩及与长江相通的大小湖泊沿岸。钉螺分布面积广，占全国钉螺总面积的 82.1%。此型地区是当前我国血吸虫病流行的主要地区。

（3）山丘型　钉螺一般沿山区水系分布，面积不大，但范围广，有螺面积约占全国钉螺总面积的 10%，包括福建、四川、云南、广西等省、自治区。

（六）防治

当前我国血吸虫病的防治策略是实施"以控制传染源为主的综合防治措施"。2004 年国务院制定了《全国预防控制血吸虫病中长期规划纲要（2004—2015 年）》，要求到 2015 年底，全国所有流行县（市、区）力争达到传播控制标准，已达到传播控制标准 10 年以上的县（市、区）全部达到传播阻断标准。

1. 控制传染源

积极治疗病人、病畜是控制传染源的有效途径。吡喹酮是当前治疗血吸虫病的首选药物，在疾病难以控制的湖沼地区和大山区可用吡喹酮进行群体化疗。对于晚期病人采用对症治疗。

2. 切断传播途径

（1）控制和消灭钉螺　是阻断血吸虫病传播的关键环节。灭螺应采用综合措施，主要是结合农田水利建设和生产环境改造，治理湖州，以改变钉螺孳生环境灭螺为主。局部地区配合化学药物灭螺，灭螺药有贝螺杀（氯硝柳胺）或溴乙酰胺等。还可采用生物灭螺，如利用龟、蛙、蟹、鱼等天敌灭螺。

（2）粪便管理　加强人畜粪便管理，进行无害化处理至关重要。如粪、尿混合贮存，利用尿分解后产生的氨而杀死血吸虫卵。不使用新鲜粪便施肥，不随地大便，推广贮粪池、沼气池等。

（3）安全用水　结合农村卫生建设规划，因地制宜建立安全供水设施，避免和减少居民直接接触疫水的机会。使用河水时可用漂白粉、碘酊和氯硝柳胺等杀灭尾蚴。

3. 保护易染者

（1）加强健康教育　向疫区人群宣传血吸虫病危害、血防知识与防护技能，以提高人们自我保健能力和意识，引导人们改变不良的生产方式、生活方式。

（2）做好个人防护　对难以避免接触疫水者，可使用防护药、具，如穿防护靴、防护裤，在皮肤上涂搽防蚴宁、氯硝柳胺脂剂、苯二甲酸二丁酯油膏等防护药。

（王媛媛）

第三节　绦　　虫

一、绦虫概述

绦虫（cestode）隶属于扁形动物门（*Phylum Platyhelminthes*）绦虫纲（*Class Cestoda*）。本纲分单节绦虫亚纲（*Subclass Cestodaria*）和多节绦虫亚纲（*Subclass Eucestoda*）。绦虫均营寄生生活。寄生人体的绦虫有 30 余种，分属于多节绦虫亚纲的圆叶目（*Order Cyclophyllidea*）和假叶目（*Order Pseudophyllidea*）。因虫体扁长如带状，又称为带虫（tapeworm）。绦虫是人体常见的寄生虫，也是我国古代医学文献中最早记载的人体寄生虫之一，与人体寄生的蛔虫和蛲虫在我国古籍中被统称为"三虫"。目前，在我国常见的人体寄生绦虫有 10 多种。

（一）形态

1. 成虫

（1）外形　白色或乳白色，背腹扁平，左右对称，呈带状，分节，前端较细，向后逐渐变宽。体长因虫种而异，自数毫米至数米长度不等。虫体通常可分为头节、颈节和链体三部分（图 27-29）。节片数目因虫种而异，从 3～4 个节片至数千个节片不等。

头节（scolex）　细小，位于虫体前端，其上有固着器官。假叶目绦虫的头节呈指状或梭形，背、腹面各向内凹陷形成纵行的吸槽（bothrium），呈沟槽或裂隙状，通常为 2 个。吸槽与头节内部组织间无基膜相隔，其固着吸附作用较弱，协助虫体移动为其主要功能。圆叶目绦虫的头节呈圆形或方形，其上有 4 个圆

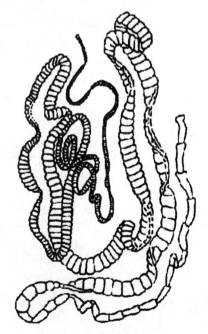

图 27-29　圆叶目绦虫成虫

形吸盘(sucker),部分种类绦虫的头节中央还有可自动伸缩的顶突(rostellum),顶突上常具有棘状或矛状的小钩(hooklet),排列成1圈或数圈。4个吸盘均匀分布于顶突四周,兼具固着功能和协助虫体移动的功能。

颈节(neck) 位于头节后的短而纤细部分,不分节,内含生发细胞(germinal cell),具有生发功能,由此向后生发出新的节片而形成链体。

链体(strobilus) 是由数目不等的节片前后连接而成的长链状结构。节片的数目因虫种而异,由3~5节至数千节不等。依据生殖器官的发育成熟度将节片分为幼节(immature proglottid)、成节(mature proglottid)和孕节(gravid proglottid)三种。

① 幼节(immature proglottid) 又称未成熟节片,靠近颈部,节片细小,是颈部生发细胞生产的新生节片,其内部的生殖器官尚未发育成熟。

② 成节(mature proglottid) 又称成熟节片,位于虫体中部,节片逐渐长大,内部的雌、雄生殖器官亦逐渐发育成熟(图27-30)。除少数虫种外,绦虫多为雌雄同体。每一成熟节片内具有雌、雄生殖器官各1套或2套。雄性生殖系统具有睾丸数个至数百个,圆形呈滤泡状,分布于成节背面的实质中。每个睾丸发出一条输出管,汇合形成输精管,盘曲延伸进入阴茎囊。开口于节片侧面(如圆叶目绦虫)或腹面中部(如假叶目绦虫)的生殖孔。雌性生殖系统具有一个分叶状的卵巢,位于节片腹面的后部中央。卵黄腺的形态因虫种而异,假叶目绦虫的卵黄腺为滤泡状体,围绕在其他器官的周围,散在分布于节片的表层中;圆叶目绦虫的卵黄腺则聚集为单一致密的实体,位于卵巢的后方。卵黄小管起始于卵黄腺,最终汇集形成卵黄总管,而与输卵管相连接。输卵管起始于卵巢,依次与受精囊和卵黄总管连接,再通

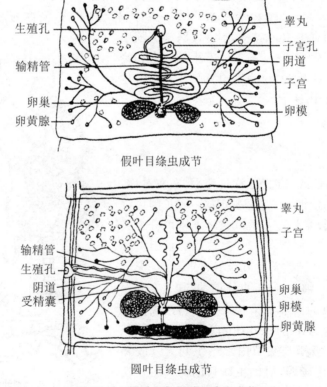

假叶目绦虫成节

圆叶目绦虫成节

图 27-30 圆叶目与假叶目绦虫成节

入卵模。卵模周围被梅氏腺包绕，与子宫相通。假叶目绦虫的子宫呈管状，盘曲于节片中部，开口于腹面的子宫孔，成熟虫卵可经子宫孔排出体外；圆叶目绦虫的子宫呈盲囊状，无子宫孔，虫卵无法排出。

③ 孕节(gravid proglottid) 又称妊娠节片，位于虫体后部，节片较大，子宫充满虫卵。假叶目绦虫孕节与成节结构相似；圆叶目绦虫孕节内的其他生殖器官逐渐萎缩退化并最终消失，仅剩下充满虫卵的分支状子宫。链体末端的孕节可逐节或逐段自动脱落，新的幼节又不断从颈节长出，从而使虫体长度保持动态平衡。

(2) 体壁结构 绦虫无体腔，其内部器官均包埋在实质组织中。绦虫的体壁由皮层(tegument layer)和皮下层(subcutaneous layer)构成。皮层表面分布有大量微小指状的胞质突起，称微毛(microthrix)。其末端呈棘状，可插入肠绒毛间隙，具有固着作用。微毛密布虫体(包括吸盘)表面。微毛下面是较厚的、具有大量空泡的胞质区(cytoplasmic region)。胞质区下方为皮层的最内层，线粒体密集。皮层与皮下层之间以基膜(basal membrane)为界。在皮层部分见不到细胞核。

皮下层位于基膜下，由表肌层(superfacial muscle)组成，包括环肌(circular muscle)、纵肌(longitudinal muscle)和少量斜肌(oblique muscle)，3种表层肌均为平滑肌(smooth muscle)。它们包绕虫体的实质器官，贯穿整个链体。随节片逐渐发育成熟，节片间的肌纤维慢慢退化，固着力减弱，故孕节可从链体自动脱落。肌层下的实质(parenchyma)结构中有无数的电子致密细胞，称核周体(perikarya)。核周体分泌的大量蛋白类晶体、脂类或糖原小滴等进入皮层，促进皮层的更新。

(3) 排泄系统 由若干焰细胞和4根纵行的排泄管组成。焰细胞通过半透膜完成物质交换和滤过功能。废物可通过纤毛被排入初级排泄管，再进入各节片之间的收集管，最后通过节片两侧的集合管排出体外。

(4) 神经系统 头节内的神经系统较发达，神经节在此形成联合，并向后发出3对纵行的神经干(背面、腹面和侧面)贯穿整个链体。皮质内分布有感觉末梢，与触觉和化学感受器相连接。

2. 虫卵

圆叶目和假叶目绦虫卵形态存在明显的差异，前者虫卵多呈圆球形，卵壳极薄，易脱落，内有一层较厚的胚膜，胚膜内是已发育的幼虫，具有3对小钩，称六钩蚴(oncosphere)；后者虫卵与吸虫卵相似，呈椭圆形，卵壳较薄，具有卵盖，卵内含1个卵细胞和若干个卵黄细胞。

(二) 生活史

绦虫生活史的各发育时期均营寄生生活。成虫均寄生于脊椎动物的小肠中。幼虫寄生于脊椎动物或无脊椎动物的组织内。绦虫幼虫有多个发育阶段，绦虫在中间宿主体内的发育时期统称为中绦期(metacestode)或续绦期。不同种类绦虫中绦期的名称、形态和结构各不相同，如囊尾蚴(cysticercus)或囊虫、棘球蚴(hydatid cyst)、泡球蚴(alveolar hydatid cyst)或多房棘球蚴(multilocular hydatid cyst)、似囊尾蚴(cysticercoid)、裂头蚴(plerocercoid)及原尾蚴(procercoid)等。

假叶目绦虫与圆叶目绦虫发育过程明显不同。假叶目绦虫生活史发育需要2个中间宿主。圆叶目绦虫生活史发育仅需1个中间宿主，个别种类则在同一宿主体内完成其整个生活史发育过程。

（三）致病

绦虫成虫寄生于宿主消化道,掠夺宿主的大量营养物质。头节的固着器官如吸盘、顶突或小钩,以及体表密布的微毛,可机械性刺激和损伤肠黏膜,甚至引起肠道梗阻和穿孔,并且虫体不断释放代谢产物可诱发超敏反应,导致患者在临床上表现有腹部不适、腹痛、腹泻、便秘、消瘦、消化不良等症状;其代谢产物可引起中毒症状;个别虫种(如阔节裂头绦虫)因大量摄取宿主体内的维生素 B_{12},可致贫血症状。

绦虫幼虫期对人体所造成的危害远大于成虫期,如裂头蚴和囊尾蚴可在宿主皮下和肌肉内形成游走性结节或包块,亦可侵入脑、眼等重要器官,致患者严重的损害。棘球蚴可在宿主肝、肺等器官寄生,致占位性病变;幼虫的代谢产物及囊液可引起超敏反应,严重者可致休克或死亡。

（四）分类

人体绦虫隶属于扁形动物门,绦虫纲,多节亚纲的假叶目和圆叶目。常见的人体寄生绦虫见表 27-6。

表 27-6　我国人体常见绦虫的分类

目 Order	科 Family	属 Genus	种 Species
假叶目 Pseudophyllides	裂头科 Diphyllobothriidae	迭宫属 *Spirometra*	曼氏迭宫绦虫 *S. mansoni*
		裂头属 *Diphyllobothrium*	阔节裂头绦虫 *D. latum*
圆叶目 Cyclophyllidea	带科 Taenidae	带属 *Taenia*	链状带绦虫 *T. solium*
			肥胖带绦虫 *T. saginata*
			亚洲带绦虫 *T. asiatica*
		棘球属 *Echinococcus*	细粒棘球绦虫 *E. granulosus*
			多房棘球绦虫 *E. multilocularis*
	膜壳科 Hymenolepidiae	膜壳属 *Hymenolepis*	微小膜壳绦虫 *H. nana*
			缩小膜壳绦虫 *H. diminuta*
	囊宫科 Dilepididae	复孔属 *Dipylidium*	犬复孔绦虫 *D. caninum*

二、链状带绦虫

链状带绦虫（*Taenia solium*，Linnaeus，1758），又称猪带绦虫、猪肉绦虫（pork tapeworm）或有钩绦虫（armed tapeworm），属于多节亚纲的圆叶目，是我国人体主要的寄生绦虫。成虫寄生于人体小肠内，可引起猪带绦虫病（taeniasis solium）；幼虫即猪囊尾蚴（又称猪囊虫）可寄生于人体皮下、肌肉、脑、眼、心等器官组织内，引起猪囊尾蚴病或猪囊虫病（cysticercosis），产生的危害远较成虫严重。

猪带绦虫与牛带绦虫在我国古代医学文献中被称为寸白虫或白虫。早在公元 217 年，《金匮要略》中即有关于"白虫"的记载。公元 610 年，巢元方在《诸病源候论》中，将猪带绦虫的形态描述为"长一寸而色白，形小方扁，连绵成串如带状，长丈余"，因炙食肉类而感染。在治疗方面，我国最早的药书即有关于驱白虫的用药记录，有些草药甚至沿用至今。

（一）形态

1. 成虫

虫体乳白色，背腹扁平，长带状，分节，长约 2～4 m，前窄后宽，节片较薄而略透明。

（1）头节　近似球形，细小，直径 0.6～1 mm，有 4 个杯状吸盘，顶部中央隆起形成顶突，其周围有 25～50 个小钩，交错排列成内外两圈，位于内圈的钩较大。

（2）颈节　纤细，长约 5～10 mm，宽约 0.5 mm，为头节直径的一半，不分节。

（3）链体　较长，由 700～1000 个节片构成。近颈节的幼节呈扁长方形，其内部的生殖器官尚未发育成熟。位于链体中部的成节呈正方形，内含成熟的雌、雄生殖器官各 1 套。每个成节侧面均有 1 个生殖孔，不规则地分布于链体两侧。雄性生殖系统位于节片背面，含圆形、滤泡状的睾丸约 150～200 个；输精管向一侧横向走行，经阴茎囊开口于节片侧面的生殖孔。雌性生殖系统分布于节片的腹面，卵巢位于节片后 1/3 的中央，分 3 叶，包括左、右叶及中央小叶；子宫呈长袋状，纵行于节片中央；卵黄腺呈团块状，位于卵巢后方；阴道在输精管后方进入生殖腔。位于链体末端的孕节较宽大，呈竖长方形，仅保留充满虫卵的子宫，几乎占满整个节片，其余生殖器官退化、萎缩并消失。子宫向两侧呈树枝状分支，每侧约 7～13 支，分支排列不规则。每个孕节内约含 4 万个虫卵。

2. 虫卵

近圆形或卵圆形，卵壳较薄，无色透明，易破碎。粪便内的虫卵大多已脱掉卵壳，由胚膜包裹而形成不完整虫卵（incomplete egg），直径为 31～43 μm。胚膜较厚，棕黄色，光镜下观察有放射状条纹。内含球形具 3 对小钩的幼虫，称六钩蚴（onchosphere）（图 27-31）。

3. 幼虫

称囊尾蚴，俗称猪囊虫（bladderworm）。乳白色半透明，椭圆形囊状物，成熟的囊尾蚴黄豆大小，约为 10 mm×5 mm。囊壁较薄，囊内充满囊液，透过半透明的囊壁可见一米粒大的白点，为凹入囊内的囊虫头节，其形态结构与成虫头节相似（图 27-31）。

（二）生活史

猪带绦虫的生活史属营寄生，发育过程中需要 2 个宿主。成虫期和幼虫期均可寄生人体，人是最主要的终宿主，同时人亦可作为中间宿主。猪和野猪是中间宿主（图27-32）。

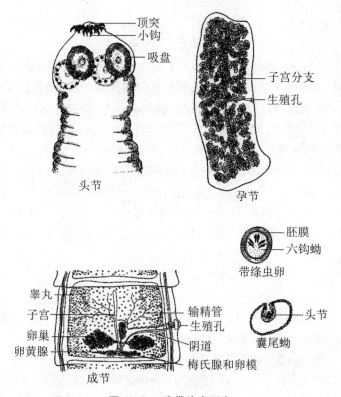

图 27-31　猪带绦虫形态

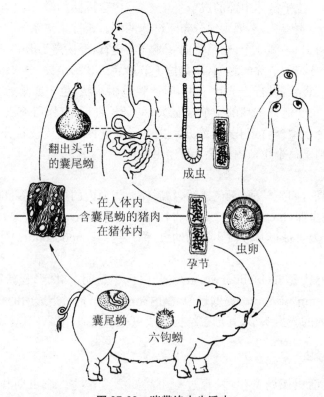

图 27-32　猪带绦虫生活史

Cadigan(1967)曾以猪囊尾蚴感染白手长臂猿和大狒狒获得成功,通过实验证明猪带绦虫成虫也可寄生于除人体外的其他动物体内。

成虫寄生在人体小肠上段,以头节上的吸盘和小钩固着于肠壁,体表密布的微毛亦可增强固着作用。虫体后端的孕节单节或5~6节一起自链体脱落,随粪便排出。脱离虫体的孕节仍具有活动力,节片在受到挤压的作用下破裂并释放出虫卵,污染周围环境。当猪食入虫卵或孕节,虫卵进入小肠,在消化液作用下,24~72小时后,胚膜破裂,六钩蚴逸出,并借助小钩和分泌物的作用钻入肠壁,经血液或淋巴循环到达猪的全身各处。感染约60~70天后,多数猪囊尾蚴发育成熟。含囊尾蚴的猪肉俗称"米猪肉"、"豆猪肉"或"米糁肉"。囊尾蚴在猪体内主要寄生于运动较多的肌肉,以股内侧肌最常见,其次为深腰肌、肩胛肌、咬肌、腹内斜肌、膈肌、心肌、舌肌等。此外,亦可寄生于脑、眼等部位。猪囊尾蚴在猪体内可存活数年。

人生食或半生食含活囊尾蚴的猪肉,囊尾蚴进入人体小肠,在消化液的作用下,翻出头节,借助吸盘和小钩吸附于小肠壁,经2~3个月发育为成虫。成虫在人体内寿命可长达25年以上。

人若误食入猪带绦虫卵,虫卵亦可在人体内发育为囊尾蚴,从而引起猪囊尾蚴病(俗称猪囊虫病)。但猪囊尾蚴在人体内不能继续发育为成虫,故从流行病学角度无传播意义。人体感染虫卵的方式分有3种:① 自体内重复感染。患者体内已有绦虫成虫寄生,在剧烈恶心、呕吐时,脱落的孕节可因肠道的逆蠕动而返流至胃内,六钩蚴经消化液刺激从卵内孵出,并最终在人体各组织内发育为囊尾蚴。此种方式感染量大,危害最严重。② 自体外重复感染。患者体内有绦虫成虫寄生,因误食自身排出的虫卵而引起再感染。③ 异体感染。因食入被他人排出的虫卵污染的饮水、蔬菜、瓜果等食物获得感染。据报道,约55.6%猪囊虫病患者同时伴有肠道猪带绦虫病,16%~25%猪带绦虫病人合并猪囊虫病。

(三) 致病

1. 致病机制

猪带绦虫成虫寄生于人体可引起猪带绦虫病,猪囊尾蚴寄生于人体可引起猪囊尾蚴病。

(1) 成虫致病 成虫头节上具有吸盘、顶突和小钩,并且体壁表面分布有大量微毛,可机械性损伤肠黏膜,引起消化吸收功能障碍。绦虫成虫在人体肠道内可吸收大量营养物质,引起营养损失。虫体排放的代谢产物或死亡虫体裂解产物等可诱发超敏反应。

(2) 幼虫致病 在人体组织内寄生的猪囊尾蚴是致病的主要阶段,其危害远大于成虫。囊尾蚴可通过机械性作用破坏局部组织、压迫周围器官、阻塞管腔等引起占位性病变;虫体释放的毒素可导致宿主血中嗜酸性粒细胞增高和诱发超敏反应。

2. 临床表现

(1) 猪带绦虫病 寄生于人体小肠内的成虫通常为1条,严重感染者也可有多条虫体寄生,国内报道最严重感染者体内有多达19条成虫寄生。多数感染者无明显症状。部分患者表现为腹部不适、消化不良、腹胀、腹泻以及消瘦等症状,偶尔可致肠梗阻或肠穿孔并发的腹膜炎。也有患者出现头痛、头晕和失眠等神经系统症状。

(2) 猪囊尾蚴病 危害程度取决于囊尾蚴的数量、寄生部位和寄生时间。人体内寄生囊尾蚴数量少则1个,多者可达成百上千个。在人体内寄生部位广泛,常见的部位依次为皮下组织、肌肉、脑、眼、心、舌、口、肝、肺、腹膜、骨等。根据寄生部位的不同,临床上常将猪囊

尾蚴病分为三类:

① 皮下及肌肉囊尾蚴病(subcutaneous and muscular cysticercosis) 囊尾蚴寄生于皮下、黏膜或肌肉内,形成直径为 0.5~1.5 cm 的圆形或椭圆形皮下结节(subcutaneous nodule)。结节数目为 1 个至数百乃至上千个,多分布于躯干部和头部,四肢较少见。硬度近似软骨,与周围组织无粘连,无压痛、可移动。结节常多发性分批出现,可自行消失。轻度感染者可无症状。重度感染时,患者可自觉肌肉酸痛、乏力、发胀、麻木和呈现假性肌肥大等症状。

② 脑囊尾蚴病(cerebral cysticercosis) 临床症状复杂多样,主要与囊尾蚴在脑内的寄生部位、感染数量及宿主的免疫反应有关。轻者可终身无症状,重者甚至猝死。脑囊虫病大多病程较长,一般数年甚至 10 年。临床症状复杂,癫痫发作、颅内压增高和精神障碍是脑囊尾蚴病三大主要症状。

癫痫发作最常见,以反复癫痫发作为主要特征。发作强度和持续时间不等,初始发作持续时间短,随着发作次数增多,发作持续时间逐渐延长,强度逐渐增强,严重者可导致失语和瘫痪。发作时可出现一过性意识丧失。发作可以是大发作、小发作或精神运动性发作。大发作的发作频率较低,发作间歇期多超过 3 个月以上,部分患者甚至间隔若干年发作一次。同一患者可有两种以上的发作形式,不同形式间可相互转换,发作形式的多样性和易转换性为本病的特征之一。

当囊尾蚴寄生于脑实质、蛛网膜下腔或脑室,均可导致颅内压增高。患者出现头痛、呕吐、视力障碍、视乳头水肿等症状。颅内压增高的原因有:脑实质内囊尾蚴导致脑容积增加;脑室内囊尾蚴引起脑脊液循环梗阻;颅底的囊尾蚴致蛛网膜粘连,并妨碍脑脊液循环;脑膜脑炎使脑脊液的分泌量增加;脑内变态反应引起脑水肿。

囊尾蚴寄生于中枢神经系统可引起不同程度的精神障碍。患者可表现为抑郁、神经衰弱、精神分裂、失语、类狂躁和痴呆等。部分患者经常被误诊为精神病。

③ 眼囊尾蚴病(ophthalmic cysticercosis) 囊尾蚴可寄生于眼的任何部位,但大多位于眼球深部,如玻璃体和视网膜下。此外,也可寄生于结膜、眼前房、眼眶、眼睑等部位。通常仅累及单侧眼。轻度感染者表现为视力障碍和虫体蠕动感,眼底检查可见蠕动的虫体。患者通常能忍受蠕动虫体所引起的刺激,但当囊尾蚴死亡后,虫体分解产物可导致眼退行性变,引起玻璃体混浊、视网膜炎、脉络膜炎,甚至视网膜剥离、视神经萎缩、并发白内障、青光眼,最终导致失明。

(四) 诊断

1. 猪带绦虫病的诊断

患者食用猪肉的方式及粪便排节片史,有助于猪带绦虫病的诊断。确诊依据主要依靠孕节片检查,可鉴定虫种。若能获得新鲜孕节片,可采用双玻片压片法观察子宫分支数;若孕节片已干硬,则应先用生理盐水浸泡后,再压片观察子宫分支数。也可在患者粪便中查找虫卵,常用生理盐水直接涂片法,也可采用集卵法以提高检出率。应对可疑患者连续检查粪便数天。采用试验性驱虫法,既可确诊,也可达到治疗的目的。

2. 猪囊尾蚴病的诊断

诊断方法因临床分型而异。

(1) 皮下肌肉型囊尾蚴病 可手术摘除皮下或浅表肌肉内的结节,进行活组织检查,以明确诊断。应注意与皮肤脂肪瘤鉴别。

（2）眼型囊尾蚴病 可进行眼底镜检查，观察到活囊尾蚴可确定诊断。

（3）脑型囊尾蚴病 诊断较困难。可采用 CT、MRI 等影像学检查，并结合临床症状及流行病学史，对临床诊断有重要价值。免疫学试验具有重要的辅助诊断价值，尤其适用于临床症状不明显的脑型囊尾蚴病患者。

目前临床上常用的免疫学方法有：① 间接红细胞凝集试验（IHA）；② 酶联免疫吸附试验（ELISA）；③ 斑点酶联免疫吸附试验（Dot-ELISA），等等。这些方法主要检测血清和脑脊液中的循环抗体，均有快速简便、特异、敏感等优点，具有较好的应用价值。另外，应用单克隆抗体检测囊尾蚴循环抗原，有助于确定活动感染和考核疗效。

（五）流行

1．分布

猪带绦虫/猪囊虫病呈世界性分布，除一些禁食猪肉的国家和民族外，世界各地均有散在病例，多分布于发展中国家，如中非、南非、中美洲、南亚地区。根据全国人体寄生虫分布调查结果，本病分布于我国的 27 个省、市、自治区，其中以东北、华北、中原、西北、西南地区感染率最高，呈区域性流行。患者以青壮年居多，感染率男性高于女性。

2．流行因素

本病的流行及传播与居民不良的饮食和卫生习惯，以及猪的饲养和管理不善有关。

（1）猪的感染 猪的感染主要由于养猪方式不当及人粪便管理不善，造成猪容易食入含猪带绦虫卵/孕节的粪便，从而感染猪囊尾蚴。仔猪散养仍是部分流行区的主要养猪方式，并且当地有居民随地排便的不良行为，活动自由的猪随时随地可能觅食到人粪便；或猪圈与人厕相通（连茅圈），使猪能直接食入人的粪便。

（2）人体感染 猪带绦虫病的流行与居民食用猪肉的方法不当有关。个别地区或民族（如广西、云南等少数民族地区）有生食或半生食猪肉的习惯。白族喜食的"生皮"、傣族喜食的"剁生"、哈尼族喜食的"噢嚅"，均采用生猪肉制作。而云南地区的"过桥米线"，西南地区的"生片火锅"，福建地区的"沙茶面"、"拌面条"等，都是将生猪肉片放入热汤中稍烫后，再蘸佐料或拌米粉、面条食用。我国多数地区的居民无生食猪肉的习惯，但由于烹调方法不当，如炒肉片、煮肉或煮水饺时，肉块/片过厚或肉馅过大、搅拌不充分导致温度不均、蒸煮时间不足等，使囊尾蚴未被杀死而造成感染。此外，有些居民在肉类加工过程中，生、熟食品的刀具和砧板混用，从而使熟食被污染也可导致感染。猪囊虫病的流行是由于误食猪带绦虫卵所致。食入未清洗干净的蔬菜、饮生水或饭前便后不洗手等不良的卫生习惯，均易将猪带绦虫卵食入而感染猪囊虫病。

（六）防治

1．预防

预防猪带绦虫病/猪囊虫病的关键是采取"驱、管、检"综合防治措施。

（1）治疗患者 及早彻底驱虫治疗猪带绦虫病患者，是控制人或猪感染囊尾蚴病的关键措施。

（2）加强厕所和猪圈管理 修建和使用符合卫生要求的厕所；不随地便溺；粪便必须经无害化处理后方可用作肥料。规范养猪方法，建圈养猪；猪圈与人厕分离。

（3）加强肉类检疫　严格执行卫生检疫制度，对生猪屠宰做到定点屠宰、有宰必检、集中检疫，加强农贸市场所销售的肉类检疫，发现含囊尾蚴的猪肉必须销毁。

（4）加强卫生健康教育　大力宣传本病的危害性，根除不良的饮食和卫生习惯。不食生的或未熟透的猪肉，切生食和熟食的刀和砧板应分开，饭前便后应洗手。

2. 治疗

（1）猪带绦虫病的治疗　常用中药南瓜子、槟榔合剂驱虫，疗效较好。服用方法：清晨空腹服南瓜子仁 60～80 g，1 小时后服槟榔煎剂（60～80 g 槟榔片煎至 100～200 ml），30 分钟后再服 20～30 g 硫酸导泻，达到驱虫目的。其他药物如氯硝柳胺（niclosamide）（灭绦灵）、甲苯哒唑（mebendazole）、吡喹酮（praziquantel）、阿苯哒唑（albendazole）等也均有驱虫效果。

（2）猪囊虫病的治疗　吡喹酮、阿苯哒唑可致囊虫变性和死亡，是目前治疗囊虫病的首选药物。皮下型囊虫病以手术摘除囊虫为主。眼型囊虫病以尽早手术摘除虫体为有效的治疗方法。脑型囊虫病例必须住院治疗，并应慎重处理由死亡虫体所诱发的脑水肿、急性颅内高压等症状。

三、肥胖带绦虫

肥胖带绦虫（*Taenia saginata*，Goeze，1782）又称牛带绦虫、牛肉绦虫或无钩绦虫。公元 610 年巢元方在《诸病源候论》中，将其列为九虫之一，其形态被描述为"长一寸而色白，形小扁"；感染方式为"以桑枝贯牛肉而炙食"，"多食牛肉则生寸白"；并将感染者的主要症状描述为"寸白自出不止"。与猪带绦虫同属于带科、带属。两者形态和生活史基本相似。

（一）形态

牛带绦虫与猪带绦虫形态相似（图 27-33），但二者的大小和结构略有差异，主要区别见表 27-7。

两种带绦虫虫卵形态极其相似，在光镜下难以区分。

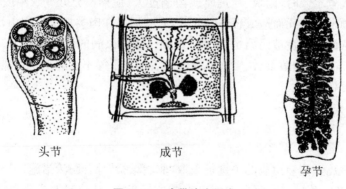

头节　　　　　　　　成节

孕节

图 27-33　牛带绦虫形态

表 27-7　猪带绦虫与牛带绦虫的形态区别

区别点	猪带绦虫	牛带绦虫
体长	2～4m	4～8m
节片	700～1000 节,较薄,略透明	1000～2000 节,肥厚,不透明
头节	球形,直径约 0.6～1 mm,有 4 个吸盘以及顶突和 2 圈小钩(约 25～50 个)	近似方形,直径约 1.5～2.0 mm,仅有 4 个吸盘,无顶突及小钩
成节	卵巢分 3 叶(包括左、右叶及中央小叶),睾丸约 150～200 个	卵巢仅分左、右 2 叶,睾丸约 300～400 个
孕节	每侧子宫分支数目约 7～13 支,分支排列不整齐	每侧子宫分支数目约 15～30 支,分支排列整齐
囊尾蚴	头节有顶突及小钩	头节无顶突或小钩

(二) 生活史

与猪带绦虫的生活史相似。人是牛带绦虫唯一终宿主。成虫寄生于人体小肠上段,虫体借助头节及体表微毛固着于宿主肠壁。孕节通常单节自链体脱落,可随宿主粪便排出或主动自肛门逸出。感染者平均每天排出 6～12 节,最多可达 40 节。每一孕节内约含 8～10 万个虫卵。脱落后的孕节仍具有较强的活动力,孕节在经肛门排出时常被挤压破裂,虫卵可分布于肛周皮肤。孕节也可排出到外界环境中,蠕动时节片破裂,虫卵散出并污染环境。虫卵或孕节被中间宿主牛吞食后,进入其小肠内,六钩蚴从虫卵内孵出,钻入宿主肠壁,经血循环至周身各处,多分布于活动频繁的肌肉,如股、肩、心、舌和颈部等处,经 60～70 天发育为牛囊尾蚴(*Cysticercus bovis*)。除牛以外,山羊、羚羊、鹿、美洲驼、角马、野猪等也可被牛囊尾蚴感染。牛囊尾蚴一般不寄生人体。

人生食或半生食含囊尾蚴的牛肉,在人体小肠中胆汁的刺激下,囊尾蚴的头节翻出并吸附于宿主肠黏膜,经 2～3 个月发育为成虫。成虫寿命约为 20～30 年,长者甚至可超过 60 年。

(三) 致病

1. 致病机制

牛带绦虫成虫对人体的致病作用主要包括掠夺营养、机械性损害以及毒性和抗原性作用等方面。虫体通过皮层吸收宿主肠道中大量营养物质,可引起内源性维生素缺乏和贫血等症状。成虫头节上的吸盘对宿主肠壁的吸附和压迫作用以及体表微毛对小肠黏膜的机械性损伤作用,可引起肠道轻度或亚急性炎症反应,导致宿主消化吸收功能紊乱。成虫所释放的代谢物及死亡虫体裂解物等可诱发变态反应。

牛囊尾蚴寄生于人体极其罕见。迄今全世界仅有数例人体牛囊尾蚴感染的记录,显示人体对牛囊尾蚴具有先天性免疫力。

2. 临床表现

人体内寄生的牛带绦虫通常为 1 条,而在流行区人体感染虫体的数量平均为 2～8 条。据国内报道人体内寄生绦虫数最多可达 31 条。

多数牛带绦虫感染者通常临床症状不明显,部分患者出现消化系统和神经系统症状,与猪带绦虫病类似。脱落的孕节多为单节,常自行从肛门逸出,可引起肛门瘙痒症。当脱落的孕节下移受到回盲瓣阻挡时,会因活动加强而引起回盲部剧痛。另外,牛带绦虫可导致阑尾炎和肠梗阻等并发症。

(四) 诊断

询问病史(如食用牛肉方式和粪便中排节片史)对于确诊牛带绦虫感染至关重要。患者常携带孕节前来就诊。若节片已干硬,先用生理盐水浸软后再观察,通过观察孕节内子宫分支数目可与猪带绦虫进行区别。

因牛带绦虫孕节通常可主动逸出肛门,虫卵多散布在肛周皮肤处,故采用肛门拭子法检出虫卵的机会较多。也可采用驱虫法粪便淘洗检出头节以判定虫种和考核疗效。

(五) 流行

1. 分布

牛带绦虫呈世界性分布。我国多数省(区)为散在感染,仅少数地区感染率较高。我国约有 20 多个省(区)存在地方性流行,如新疆、西藏、内蒙古、云南、宁夏、四川省藏族地区、广西壮族自治区苗族地区、贵州省苗族和侗族地区、台湾省雅美人和泰雅人等地区,其中西藏地区牛带绦虫的感染率位居首位。通常男性感染者多于女性,以青壮年居多。

2. 流行因素

人粪便污染牧场和居民食用牛肉的习惯或方法是引起牛带绦虫病地方性流行的主要因素。

(1) 人粪便污染牧场　流行区居民经常在野外或牧场排便,牧场和水源则被含牛带绦虫孕节或虫卵的粪便所污染。牛带绦虫卵在外界环境中至少可存活 8 周,仍具有感染力。放牧时,牛易于食入虫卵或孕节而受到感染。在我国,广西和贵州省侗族居住地,牛圈常建在人居住的房屋楼下,即人畜共居同一座楼,这样人粪便可直接从楼上排入牛圈,使牛更容易受到感染。

(2) 居民不良的食用牛肉习惯和方法　流行区少数民族有食用生牛肉的习惯。如藏族居民喜食风干牛肉及食用大块未烤熟的牛肉,贵州苗族和侗族居民喜食"红肉"、"腌肉",广西苗族居民喜食"酸牛肉"等,这些食用牛肉方法均相似,都是将生牛肉中加入佐料即食。这类食牛肉方法均易食入活牛囊尾蚴而导致人群的感染。非流行地区无生食牛肉习惯,偶尔因食入未煮熟牛肉或混用生食、熟食的刀和砧板而引起散发病例。

(六) 防治

1. 控制传染源

在流行区应普查普治患者和带虫者,以消除传染源。

2. 加强粪便管理

保持牧场清洁,禁止随地便溺,防止牛吞食粪便中的虫卵或孕节而受到感染。

3. 加强肉类食品检疫

建立、健全和严格执行肉类食品的检疫制度,严禁出售含囊尾蚴牛肉。

4. 改进烹调方法和不良食肉习惯

加强卫生宣传教育,不食用生的或未熟的牛肉。

5. 驱虫

方法同猪带绦虫。

（陈兴智）

四、细粒棘球绦虫

细粒棘球绦虫（*Echinococcus granulosus*，Batsch，1786），俗称包生绦虫，是一种重要的人兽共患寄生虫，成虫寄生于犬科食肉类动物的小肠，其幼虫称棘球蚴或包虫（hydatid cyst），寄生于人或其他哺乳动物体内，引起棘球蚴病或称包虫病（echinococcosis 或 hydatidosis）。本病对人类的健康危害极大，并且严重影响畜牧业的发展，已成为全球性公共卫生问题。除了细粒棘球绦虫能导致人体棘球蚴病外，多房棘球绦虫（*E. multilocularis*，Leuckart，1863）、少节棘球绦虫（*E. orligarthrus*，Diesing，1863）和福氏棘球绦虫（*E. vogeli*，Rausch et Bernstein，1972）亦能导致人类棘球蚴病。

（一）形态

1. 成虫

成虫体长 2～7 mm，平均 3.6 mm，由头节、颈节和链体三部分构成。头节略呈梨形，上具 1 个顶突和 4 个吸盘。顶突上有两圈小钩，呈放射状排列。顶突上有顶突腺（rostellar gland），可分泌具有抗原性物质，致人体超敏反应。颈节为单一节片，内有生发细胞，生成后面链体。链体是由幼节、成节片和孕节片三部分组成，幼片和成节各一节，孕节片多为单一节片，偶见多节。成熟节片内有雌雄生殖器官各一套，睾丸 45～65 个，主要分布于生殖孔的前后方。孕节子宫呈囊状，有不规则分支和侧囊，内含虫卵 200～800 个。生殖孔位于节片一侧的中部偏后（图 27-34）。

2. 虫卵

与猪、牛带绦虫卵形态基本相同，在光镜下难以区别（图 27-34）。

3. 幼虫

即棘球蚴，为圆形或不规则形

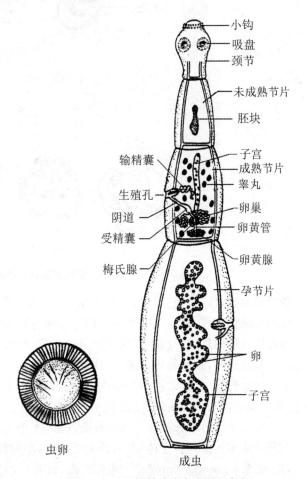

图 27-34   细粒棘球绦虫成虫和虫卵

的囊状体（图 27-35）。其大小因寄生部位、时间和宿主不同而差异明显，直径从不足 1 厘米至数十厘米不等。棘球蚴为单房性囊，由囊壁和内含物（原头蚴、生发囊、子囊、囊液）两部分构成。

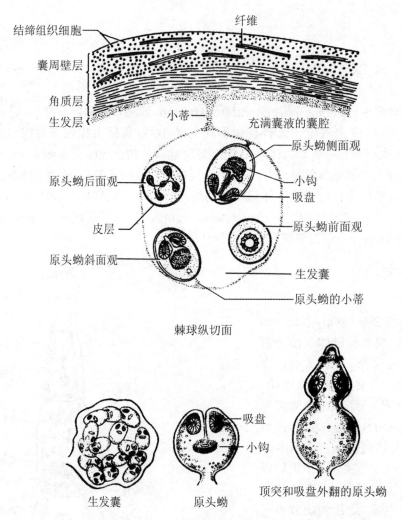

图 27-35　细粒棘球蚴的形态结构

囊壁分两层,外层为角皮层,内层为生发层,两层合称棘球蚴的内囊。内囊外有宿主组织形成的纤维性包膜,称棘球蚴外囊。内外囊间有轻微粘连,易于剥离。

角皮层或称角质层。由生发层细胞分泌而成,厚约 1 mm,光镜下为无细胞结构,呈多层纹理状。具通透性,营养物质可渗入,代谢产物可排出,并对生发层有保护作用。

生发层也称胚层,紧贴在角皮层内,厚约 20 μm,其基质内可见许多细胞核及少量肌纤维,生发层向囊内长出原头蚴、生发囊和子囊。

(1) 原头蚴(protoscolex)　椭圆形或圆形,大小为 170 μm×122 μm,为向内翻卷的头节。与成虫头节的区别在于体积小,顶突多凹陷,小钩数较少。

(2) 生发囊(brood capsule)　也称育囊,仅有一层生发层的小囊,直径约 1 cm,有一小蒂与胚层相连,在小囊内壁上有 5～30 个数量不等的原头蚴。

(3) 子囊(daughter cyst)　由棘球蚴(母囊)的生发层直接长出,也可由原头蚴或生发囊发育而成。子囊结构与母囊相似,囊壁有生发层和角皮层,囊内也可长出原头蚴、生发囊以及与子囊结构相似的孙囊(grand daughter cyst)。有的母囊内无原头蚴、生发囊和子囊,称不育囊(infertile cyst)。

(4) 棘球蚴液(hydatid fluid) 无色透明或略带黄色,比重1.01~1.02,pH 6.7~7.8,内含蛋白质、肌醇、卵磷脂、尿素及少量糖、无机盐和酶等多种成分,具抗原性。原头蚴、生发囊和子囊可从胚层上脱落下来,悬浮在囊液中,统称棘球蚴砂(hydatid sand)或称囊砂。

(二) 生活史

细粒棘球绦虫成虫寄生于犬、豺、狼等犬科肉食类动物小肠的上段,通过顶突小钩和吸盘固着在肠绒毛基部隐窝内。脱落的孕节和虫卵随宿主粪便排出,在水中、土壤或草地表面,孕节有一定的活动力,蠕动后节片裂解,虫卵散出,污染牧场、畜舍、土壤及水源等周围环境。当羊、牛、骆驼和人等中间宿主吞食虫卵或孕节后,在小肠内六钩蚴孵出,随后钻入肠壁,通过血循环和淋巴循环移至肝、肺等器官组织内,经过3~5个月发育成直径为1~3 cm的棘球蚴。棘球蚴随寄生时间延长逐渐增大,平均每年增大1~5 cm,囊内原头蚴可由数千至数万,甚至数百万个。含棘球蚴的家畜内脏器官组织被犬、狼等终宿主吞食后,囊内所含的原头蚴在胆汁刺激下,头节外翻,吸附在小肠壁上,经8周左右时间发育为成虫。在犬、狼肠内寄生的成虫可达数千至上万条。成虫寿命为5~6个月(图27-36)。

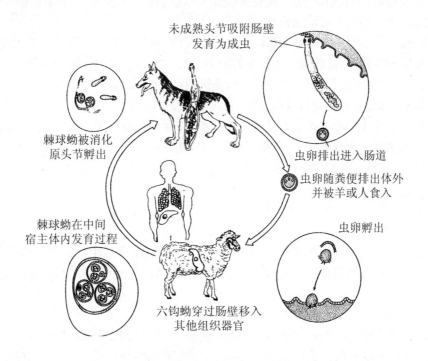

未成熟头节吸附肠壁
发育为成虫

棘球蚴被消化
原头节孵出

虫卵排出进入肠道

棘球蚴在中间
宿主体内发育过程

虫卵随粪便排出体外
并被羊或人食入

虫卵孵出

六钩蚴穿过肠壁移入
其他组织器官

图27-36 细粒棘球绦虫生活史

(三) 致病

棘球蚴对人体的危害包括机械性损害和囊液引起的中毒和过敏反应。严重程度取决于棘球蚴的体积、数量、寄生时间和部位。组织内寄生棘球蚴不断长大,会对周围器官组织产生机械性压迫,引起宿主组织细胞的萎缩、坏死及功能性改变。棘球蚴囊液含有多种化学成分,其渗出或溢出可引发一系列的炎症或超敏反应。原发的棘球蚴感染多为单个,继发感染常为多发,可同时累及多个器官。在人体内棘球蚴最多见的寄生部位是肝,其次为肺、腹腔、脑、脾、盆腔、肾、胸腔、骨、子宫以及卵巢、膀胱等。

(1)肝棘球蚴病 在临床上,肝棘球蚴病约占棘球蚴病总数的2/3,病灶部位多见于右叶。患者初期症状不明显,当肝上部的棘球蚴长大推高膈肌时,可对肺脏产生压迫作用,影响患者呼吸活动;当虫体压迫胆道时,患者可出现黄疸;如果压迫胃肠道时,可诱发患者产生恶心、呕吐等消化道症状。肝棘球蚴并发感染后,在临床上常常易被误诊为细菌性肝脓肿。棘球蚴破裂后,囊内容物若进入胆总管,造成胆总管阻塞,亦可被误诊为胆道结石症。

(2)肺棘球蚴病 在临床上,2/3的肺棘球蚴病见于右肺下叶。由于虫体压迫、刺激支气管和胸膜,常导致患者出现胸痛、咳嗽和呼吸困难等呼吸道症状。肺和腹腔内棘球蚴生长速度较快,故此类患者发病潜伏期较短。

(3)腹腔棘球蚴病 腹部触诊可扪及到棘球蚴包块,触之坚韧,有弹性,叩诊时可有震颤感。巨大的腹腔棘球蚴,可占满整个腹腔,产生对膈肌的推压作用,有时可能导致一侧肺叶萎缩。

(4)脑棘球蚴病 以脑顶叶为常见病灶部位,患者首发症状常以癫痫发作为主。由于虫体对脑组织压迫作用,患者可产生头痛、恶心、呕吐、视乳头水肿和抽风等颅内压增高症状。少数患者因发病较重可能会出现偏瘫等。

(5)其他部位 骨棘球蚴好发部位于脊椎及骨盆,虫体外形常随骨髓腔而发生变化,由于虫体的寄居破坏作用,患病骨组织常呈蜂窝状,易出现骨折或骨碎裂。棘球蚴在骨组织内生长速度较慢,感染者往往经过5~20年的潜伏期后,才出现症状和体征。脾、肾、心脏、肌肉、子宫、卵巢、膀胱等器官亦可发生,产生相应的病变,但比较少见。

(6)毒性和超敏反应 棘球蚴囊液可透过囊壁,进入血液循环后,可引起一系列毒性和超敏反应。患者临床表现有厌食、消瘦、体重减轻,儿童发育不良,以及荨麻疹、哮喘、嗜酸粒细胞增多、胃肠道紊乱等超敏反应症状。

(三)实验诊断

1. 病原诊断

通过手术从患病部位取出棘球蚴,或从痰液、胸水、腹水及尿中检获棘球蚴碎片或原头蚴等作为确诊依据。做诊断性穿刺时,应避免囊液外溢,以防造成超敏反应或引起继发性棘球蚴病。

2. 免疫诊断

可选用卡松尼试验(Casoni test),此种方法操作简便,在15 min内即可观察到结果,阳性率高,也易出现假阳性或假阴性。本方法主要用于流行区筛选病人。其他免疫学诊断方法包括酶联免疫吸附试验(ELISA)、间接血凝试验(IHA)、对流免疫电泳(CIEP)、生物素-亲和素-酶复合物酶联免疫吸附试验(ABC-ELISA)、斑点酶联免疫吸附试验(Dot-ELISA)等,这些方法均有一定的特异性和敏感性。实践证明,对棘球蚴病免疫学诊断应采取综合性诊断方式,即选用2~3项免疫学方法同时检测,相互弥补不足,以提高诊断准确率。

3. 其他检查

X线、超声波、CT、MR(磁共振)及同位素扫描等物理学方法对棘球蚴的诊断有一定的帮助作用,特别是 B 超、CT 和 MR,更有助于临床诊断和定位。

(六) 流行

1. 分布

细粒棘球蚴病呈世界性分布,畜牧业发达的国家往往是该病的主要流行区。我国主要流行于新疆、青海、甘肃、宁夏、西藏、内蒙古、四川 7 省区,其他 16 个省(市、区)也有流行或散发病例报道。儿童是本病的易感者。终宿主犬的感染率在 7.0%~71.0%之间;中间宿主绵羊棘球蚴感染率在 3.3%~90.0%之间,牦牛平均感染率为 55.3%,个别地区高达78.1%。在一定的自然环境中,终宿主和中间宿主常形成比较固定的循环关系链。我国主要是羊-犬循环,其次是牦牛-犬循环。

2. 流行因素

(1) 虫卵污染环境 细粒棘球绦虫卵伴随动物流动,以及借助尘土、大风和水流等方式四处播散,污染牧场、畜舍、蔬菜、土壤及水源。虫卵在外界有较强的抵抗力,能耐低温与干燥,人畜饮用同一个被污染的水源;或摄入被污染的食物;或生饮被污染的羊牛奶而造成感染。

(2) 人畜密切接触 在牧区,犬、牛和羊等动物皮毛常黏附大量虫卵,儿童常因为与家犬亲昵、嬉戏等方式,而获得感染;成人的感染方式更多是因为从事剪羊毛、挤奶、皮毛加工、屠宰等活动。

(3) 终宿主感染 将被宰杀病畜的内脏喂狗或抛在野外,致使野生犬和狼等动物感染成虫。犬、狼的感染增加了羊、牛等食草动物和人的感染。

(七) 防治

棘球蚴病的治疗一般以手术为主,术中应注意避免囊液外溢导致超敏性休克和继发腹腔感染。对早期的棘球蚴病可选用阿苯达唑、吡喹酮和甲苯达唑等药物进行治疗。

1992 年我国卫生部颁布了全国棘球蚴病的防治规划,强调在流行区应采取以预防为主的综合性防治措施:

(1) 加强卫生宣传教育,普及防治棘球蚴病知识 在流行区推行健康教育,查治病人,培训专业技术人员,建立防治机构,定期开展防治监测制度。要养成良好的个人卫生和饮食卫生习惯。加强防病意识,提高个人防护和水源管理,以杜绝感染。

(2) 结合法规,强化人的卫生行为规范 要严格、合理处理病畜及其内脏,严禁乱扔;提倡深埋或焚烧。加强对屠宰场和个体屠宰的检疫管理工作。

(3) 严格控制传染源 对捕杀牧场周围野生的食肉动物和家犬要进行登记管理;同时应对家犬和牧犬进行定期检查,发现感染犬应及时用药物驱虫,以消灭传染源。

五、曼氏迭宫绦虫

曼氏迭宫绦虫(*Spirometra mansoni*,Joyeux,Houdemer,1928)又称孟氏裂头绦虫。成虫寄生在猫、犬等动物小肠内,偶尔侵入人体,引起人体曼氏迭宫绦虫病。曼氏迭宫绦虫幼虫又称裂头蚴(sparganum or plerocercoid),可侵入人体引起曼氏裂头蚴病(sparganosis mansoni),其危害远较成虫严重。

（一）形态

1. 成虫

带状，乳白色，长 60～100 cm，宽 0.5～0.6 cm。头节细小呈指状，背腹面各有一纵行的吸槽。颈节细长。链体约 1000 节，节片扁宽。成节和孕节的形态基本相似，节片内雌雄生殖器官各一套。睾丸为滤泡状，分布于节片两侧。卵巢分两叶，位于节片后端中部。子宫位于节片中央，螺旋盘曲呈发髻状。孕节子宫内虫卵通过雌性生殖孔排出体外。

2. 幼虫

即裂头蚴，乳白色，细带状，大小 300 mm×0.7 mm。头部膨大，中央有一明显凹陷，其形态与成虫头节相似。虫体末端钝圆，不分节，有细小横纹。

（二）虫卵

椭圆形，两端稍尖，呈灰褐色，大小为 (52～76) μm×(31～44) μm，卵壳薄，有卵盖，内含一个卵细胞和许多卵黄细胞（图 27-37）。

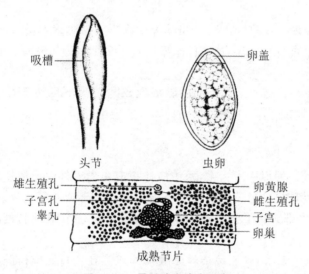

图 27-37　曼氏迭宫绦虫形态

（二）生活史

成虫寄生（图 27-38）在犬、猫、虎等肉食动物的小肠内。卵自子宫孔产出，随宿主粪便排出体外，在水中适宜温度下，经 3～5 周发育，孵出椭圆形、周身被有纤毛的钩球蚴。钩球蚴直径为 80～90 μm，常在水中做无定向螺旋式游动。钩球蚴在水中被第一中间宿主剑水蚤吞食后，经 3～11 天发育为原尾蚴。原尾蚴长椭圆形，260 μm×(44～100) μm，后端有小尾球，其内含 6 个小钩。含原尾蚴的剑水蚤被第二中间宿主蝌蚪（蛙）吞食后，原尾蚴发育为裂头蚴。裂头蚴有较强的收缩与移动能力，常迁移到蛙的肌间隙，以腿部肌肉为多。当这些被感染的蛙被蛇、鸟或猪等非正常宿主吞食后，裂头蚴穿过肠壁，在这些宿主的腹腔、肌肉与皮下等器官组织内寄居。终宿主猫、犬等吞食了感染有裂头蚴的第二中间宿主青蛙或转续宿主后，裂头蚴可在其肠内发育为成虫。一般在感染 3 周后，终宿主粪便中开始出现虫卵。

人可作为此虫的第二中间宿主、转续宿主或终宿主。裂头蚴在人体组织内可存活长达12年。

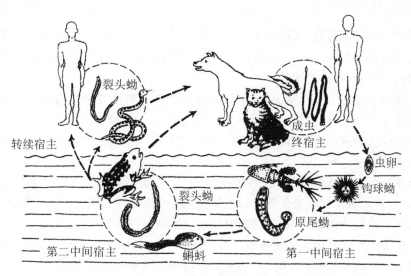

图 27-38　曼氏迭宫绦虫生活史

（三）致病

曼氏迭宫绦虫的成虫较少寄生人体，并且致病力不强。大多数患者无明显症状，或仅有中、上腹部不适，轻微腹痛，恶心、呕吐等症状。

裂头蚴寄生人体引起曼氏裂头蚴病，其危害程度远较成虫严重。人误食含有原尾蚴的剑水蚤，或用有裂头蚴的蛙肉贴敷脓肿或伤口时，可经口、皮肤和黏膜处感染裂头蚴，引起裂头蚴病。裂头蚴病致病及临床表现可分以下五型：

（1）眼裂头蚴病　最常见，占45.65%。病变常累及一侧眼睑或眼球，患者临床表现有眼睑红肿、结膜充血、水肿、畏光、流泪、微疼、奇痒或有虫爬感；有时伴恶心、呕吐及发热等症状。在红肿的眼睑和结膜下，可有游走性、硬度不等的肿块或条索状物，直径约1 cm大小。严重感染患者可出现角膜溃疡，甚至并发白内障而失明。

（2）皮下裂头蚴病　占患者总数的31.9%。病变部位见于躯干、四肢、外阴甚至全身。病灶可见圆形、柱形或线形游走性皮下结节，其大小0.5~5 cm不等，伴有瘙痒或虫爬感等。

（3）口腔颌面部裂头蚴病　占20.15%，病灶处可触及皮下或黏膜下硬结，结节大小0.5~3 cm。患处红肿、发痒或有虫体爬感。

（4）脑裂头蚴病　占2.3%，症状似脑瘤，有阵发性头痛，重者有昏迷、呕吐、抽搐，甚至瘫痪等。

（5）内脏裂头蚴病　仅占1%，根据裂头蚴移行定居位置不同，产生不同症状，如侵入腹膜导致炎症反应；侵入肺脏，可从呼吸道咳出裂头蚴，伴少量咯血等；还可见于脊髓、椎管、尿道、膀胱等处。

（五）实验诊断

曼氏迭宫绦虫感染可以通过粪检查获虫卵作为确认依据。曼氏裂头蚴病主要依靠从病变部位检出虫体作为确认依据，或进行各种血清学检测作为裂头蚴感染的辅助诊断依据。

CT 或 MRI 检查有助于对脑裂头蚴病的诊断。

（六）流行

曼氏迭宫绦虫分布虽然广泛，但成虫感染人体较少，在国外仅有日本和俄罗斯等少数国家报道过感染病例。在我国，成虫感染病例目前仅报告 21 例，这些病例主要分布于上海、江西、广东、台湾、四川和福建等地。

曼氏裂头蚴病多见于亚洲国家，在美洲、欧洲、非洲及澳洲等地也有报道。迄今国内报道的人体曼氏裂头蚴病已达数千例，分布在全国 23 个省、市、自治区。

人体感染裂头蚴病途径和方式分为裂头蚴或原尾蚴经皮肤、黏膜侵入或被误食等三种。具体感染方式有以下三种：

（1）局部敷贴生蛙肉或蛇肉　为主要感染方式，占患者半数以上。在我国北方一些地区，民间传说蛙肉具有清凉解毒的作用，故常用生蛙肉敷贴眼、口颊、外阴等处伤口或脓肿，蛙肉或蛇肉中如有裂头蚴即可通过自身伤口或正常皮肤或黏膜侵入人体。

（2）生食或半生食蛙、蛇、鸡或猪肉　民间有生食活蛙治疮疖或疼痛方法，或喜食生的或未煮熟的蛙、蛇、鸡或猪肉，结果导致裂头蚴穿过宿主肠壁入腹腔，引发裂头蚴病。

（3）误食感染的剑水蚤　饮生水或游泳时误饮生水，使受感染的剑水蚤侵入人体。亦有原尾蚴直接经皮或经眼结膜侵入人体的报道。

（七）防治

加强卫生宣传教育，加强食品、水源卫生管理和监督，改变不好的饮食和卫生习俗，不用蛙肉敷贴，不食生的或未煮熟动物肉类，不饮生水，以防止本病传播和流行。

成虫感染可采用吡喹酮、阿苯哒唑等药物驱虫治疗。

裂头蚴病则需要通过手术摘除，术中应将虫体特别是头部取尽，以防再发。亦可通过服用上述药物进行灭虫治疗。

六、其他人体寄生绦虫

除了前面几节介绍的人体寄生绦虫外，还有其他一些绦虫也可寄生人体，如亚洲带绦虫（*Taenia saginata asiatica*）、微小膜壳绦虫（*Hymenolepis nana*，V. Siebold，1852）、缩小膜壳绦虫（*Hymenolepis diminuta*，Rudolphi，1819）、多房棘球绦虫（*Echinococcus multilocularis*，Leuckart，1863）、犬复孔绦虫（*Dipylidium caninum*，Linnaeus，1758）、西里伯瑞绦虫（*Raillietina celebensis*，Janicki，1902）、克氏假裸头绦虫（*Pseudanoplocephala crawfordi*，Baylis，1927）、司氏伯特绦虫（*Bertiella studeri*，Blanchard，1891；Stiles，Hassall，1902）和阔节裂头绦虫（*Diphyllobothrium latum*，Linn.，1758）等。现将这些寄生虫的宿主（包括寄生部位）、感染方式、致病、诊断及治疗等内容列表比较如下（表 27-8）。

表 27-8　其他人体绦虫

寄生虫	宿　主	感染方式	致　病	诊　断	治　疗
亚洲带绦虫	成虫寄生于人体小肠;猪、野猪等为中间宿主;人为终宿主	食入含活囊尾蚴的内脏	与牛带绦虫相似	患者排出的孕节或虫体	同猪带绦虫
微小膜壳绦虫	成虫寄生在鼠类或人的小肠里;某些蚤类、面粉甲虫和拟谷盗等为中间宿主;人、鼠等为终宿主	通过手-口的方式;误食含有似尾蚴的昆虫;自体重复感染	感染数量少者无明显症状;感染严重者可出现胃肠、神经症状、过敏症状	粪便中查到虫卵或孕节	吡喹酮、阿苯达唑
缩小膜壳绦虫	成虫寄生在鼠类或人的小肠里;蚤类、甲虫、蟑螂、倍足类和鳞翅目昆虫为中间宿主;鼠和人为终宿主	误食含活似囊尾蚴的昆虫	神经和消化系统症状,严重者可出现眩晕、精神呆滞或恶心病质	同微小膜壳绦虫	同微小膜壳绦虫
多房棘球绦虫	成虫主要寄生在狐和犬等小肠;人、田鼠等野生啮齿类动物为中间宿主;狐、狗、狼、獾、猫等为终宿主	误食虫卵	泡球蚴原发于肝脏,类似肝癌,病情严重,死亡率高。致病机制包括直接侵蚀、毒性损害和机械压迫	同细粒棘球绦虫	以手术为主,药物治疗有阿苯达唑、甲苯咪唑、吡喹酮等
犬复孔绦虫	成虫寄生于犬、猫的小肠内,偶可寄生于人体;某些蚤类为中间宿主;犬、猫、人为终宿主	误食含有似尾蚴的蚤类	一般无明显症状,感染严重者可有消化系统症状、轻度贫血、嗜酸性粒细胞增高	粪便中查到虫卵或孕节	同微小膜壳绦虫
西里伯瑞绦虫	成虫主要寄生于鼠类的肠道,偶可寄生于人体;蚂蚁为中间宿主;黑家鼠、褐家鼠、小板齿鼠等为终宿主	误食蚂蚁	一般无明显症状,或有腹痛、腹泻、肛门瘙痒、夜间磨牙、流涎、食欲减退、消瘦或贫血等	粪便中查到虫卵或孕节	同微小膜壳绦虫
克氏假裸头绦虫	主要寄生在猪、野猪和褐家鼠的小肠内,偶可寄生于人体;赤拟谷盗等昆虫为中间宿主;猪、野猪、褐家鼠为终宿主	误食赤拟谷盗	一般无明显症状,严重者可有腹痛、腹泻、恶心、呕吐、食欲减退、乏力、消瘦、失眠、情绪不安等	粪便中查到虫卵或孕节	巴龙霉素、甲苯哒达或氯硝柳胺加硫氯酚

寄生虫	宿　　主	感染方式	致　　病	诊　　断	治　　疗
司氏伯特绦虫	成虫寄生于终宿主肠内,偶可寄生于人体;螨为中间宿主;猴、其他灵长类和人为终宿主	食入含有似囊尾蚴的螨类	一般无症状,少数有腹痛和呕吐等肠炎症状	粪便中查到虫卵或孕节	米帕林
阔节裂头绦虫	成虫寄生在人,以及犬、猫、熊、狐、猪等动物的小肠内;剑水蚤、镖水蚤为第一中间宿主;梭鱼、鲈鱼、鳕鱼、鲑鱼、鲟鱼等淡水鱼为第二中间宿主;人、犬、猫、熊、狐、猪等为终宿主	食入含有裂头蚴的鱼类食物	多数感染者无明显症状,有时有疲倦、乏力、四肢麻木、腹泻或便秘、饥饿感、嗜食盐等轻微症状;可致肠道、胆道阻塞,甚至肠穿孔;可并发贫血合并症	粪便中检获虫卵或孕节	驱虫治疗,同带绦虫,推荐使用吡喹酮和氯硝柳胺

（陈兴智）

第二十八章　医　学　原　虫

原虫(protozoa)为单细胞真核动物,其种类繁多分布广泛,迄今已命名的原虫约有2万种,多营寄生生活,与人体有关的原虫称为医学原虫(medical protozoa),约有50余种,危害较大的有十余种。

第一节　医学原虫概述

一、形态

原虫的个体微小,介于2~3 μm 至100~200 μm 之间;外形多样,有球形、卵圆形或不规则形;结构简单,基本结构由细胞膜、细胞质和细胞核组成。

1. 细胞膜

细胞膜也称表膜(pellicle)或质膜(plasma membrane),与宿主和外环境直接接触,参与原虫营养、排泄、运动、侵袭以及逃避宿主免疫效应等生物学功能,对维持虫体的形状,保持虫体的自身稳定和参与宿主的相互作用具有重要的意义。

2. 细胞质

细胞质主要由基质、细胞器和内含物组成。用以支持原虫的形态并与运动有关。原虫的细胞质一般有内、外质之分。外质(ectoplasm)透明,呈凝胶状,具有运动、摄食、营养、排泄和保护等功能;内质(endoplasm)为溶胶状,是各种细胞器、内含物还有细胞核所在处,为细胞代谢和营养存储的主要场所。

原虫细胞器有:膜质细胞器,如线粒体、高尔基复合体、溶酶体和动基体等,主要参与能量合成代谢;运动细胞器,如伪足(pseudopodium)、鞭毛(flagellum)、波动膜(undulating membrane)和纤毛(cilium)等,与原虫的运动有关,也是原虫分类的重要标志;营养细胞器:胞口(cytostome)和胞肛(cytopyge),帮助摄食、排废;有些原虫,如纤毛虫有伸缩泡,具有调节虫体内渗透压的功能。

原虫胞质内的内含物主要有食物泡、糖原和拟染色体(营养储存小体)以及虫体代谢产物(如疟色素)等。特殊的内含物也可作为虫种的鉴别标志。

3. 细胞核

细胞核是维持原虫的生存代谢,控制分裂繁殖的重要结构。由核膜、核质、核仁和染色质组成。原虫的细胞核一般有两种类型:① 泡状核(vesicular nucleus),染色质少而呈颗粒状,分布于核质或核膜内缘,只含1个核仁。② 实质核(compact nucleus),核大而不规则,染色质丰富,常具 1 个以上核仁。多数原虫都是泡状核,只有少数原虫,如纤毛虫为实质核。

二、生活史

医学原虫的生活史包括原虫生长、发育和繁殖等不同发育阶段以及虫体从一个宿主传播到另一个宿主的全过程。根据医学原虫的传播方式,可将其生活史分为以下三种类型。

1. 人际传播型(person to person transfer)

此类原虫生活史简单,完成生活史只需一种宿主,借直接接触或传播媒介的机械携带而传播。某些原虫仅有滋养体(trophozoite)期,一般以直接接触的方式传播,如阴道毛滴虫;有的原虫生活史中有滋养体和包囊(cyst)两个阶段,成熟包囊为原虫的感染阶段,一般通过饮水或食物进行传播,如溶组织内阿米巴和蓝氏贾第鞭毛虫。

2. 循环传播型(circulation transfer)

该型原虫完成生活史需要一种以上的脊椎动物宿主分别进行有性和无性生殖。如刚地弓形虫以猫为终末宿主,以人、鼠或猪等为中间宿主。

3. 虫媒传播型(vector transfer)

此类原虫完成生活史需经在吸血昆虫体内进行有性或无性繁殖,再通过叮咬传播给人或其他动物,如疟原虫和利什曼原虫等。

三、致病

寄生原虫的致病作用与虫种、株系、寄生部位及宿主的抵抗力有关。

1. 宿主抵抗力

原虫侵入宿主后必须战胜机体的固有免疫功能,增殖到相当数量后才表现出明显的损害或临床症状。机体抵抗寄生原虫感染的固有免疫因素包括多个方面,例如地中海贫血和葡萄糖-6-磷酸脱氢酶缺陷患者对疟原虫具有先天性抵抗力;带有镰状细胞血红蛋白异合子或纯合子的个体对恶性疟有抵抗作用;缺乏 Duffy 因子的红细胞对间日疟原虫不敏感等。

不同的原虫感染可诱导不同的体液和/或细胞免疫应答。在疟疾和锥虫感染中,抗体显然在免疫中起关键的作用。宿主感染原虫后所产生的免疫应答,一方面表现为对再感染的抵抗力,另一方面可诱导宿主产生有害的超敏反应,引起组织损伤和免疫病理变化。如疟原虫感染引发的溶血或肾病等免疫病理反应。

2. 原虫致病特点

原虫对宿主的致病作用具有 3 个特点:① 增殖破坏作用。侵入人体的原虫经过增殖,达到一定数量后直接破坏宿主细胞,如疟原虫在红细胞内寄生导致的红细胞破裂。② 播散作用。原虫感染后在局部繁殖至相当数量时,即有播散感染的潜能,如阿米巴原虫从结肠壁侵入血流播散到达肝、肺等组织。③ 机会性致病。有些原虫感染免疫功能正常宿主并不表现临床症状,暂时处于隐性感染状态。但当机体抵抗力下降或免疫功能不全时,如艾滋病患者、长期接受免疫抑制剂治疗或晚期肿瘤病人,这些原虫的繁殖能力和致病力增强,患者出现明显的临床症状和体征,甚至危及生命。这类原虫称为机会性致病原虫。常见的机会性致病原虫有弓形虫、隐孢子虫等。此外,虫体产生的毒性产物和/或机械损伤也可能是其致病机制之一。

四、分类

原虫在生物学分类上属于原生生物界（Kingdom Protista），原生动物亚界（Subkingdom Protozoa）。根据传统的分类方法，依据运动细胞器可将原虫分为四个纲：

（1）动鞭纲（Zoomastigophora） 以鞭毛为运动细胞器，如蓝氏贾第鞭毛虫、利什曼原虫等。

（2）叶足纲（Lobosea） 以伪足为运动细胞器，如阿米巴原虫。

（3）孢子纲（Sporozoasida） 无显著运动细胞器，如疟原虫、弓形虫和隐孢子虫等。

（4）动基裂纲（Kinetofragminophorea） 以纤毛为运动细胞器，如结肠小袋纤毛虫。

第二节　叶　足　虫

一、溶组织内阿米巴

溶组织内阿米巴（*Entamoeba histolytica*，Schaudinn，1903），又称痢疾阿米巴原虫，主要寄生于人体结肠内，引起阿米巴痢疾（amoebic dysentery）。亦可侵入人体肝、肺和脑组织，引发相应器官组织的脓肿和溃疡。

（一）形态

1. 滋养体

形态多变且不规则，虫体大小为 20～40 μm，有时可达 500 μm 以上。内外质分界明显，外质透明，呈凝胶状，约占虫体的 1/3；内质为溶胶状，致密并富含颗粒，常见有被吞噬的红细胞。虫体运动时，外质伸出指状或舌状伪足（pseudopodium），内质随着伪足的方向渐次流入，使虫体做定向的阿米巴运动。虫体活动时，细胞核不易看清，经铁苏木素染色后，可见一泡状核（vesicular nucleus），核膜内侧染色质颗粒排列整齐，大小均匀，核仁位于核的中央（图 28-1）。

2. 包囊

呈圆球形，直径 10～16 μm，核的数目为 1～4 个，其构造与滋养体相似。未成熟包囊含 1～2 个核，经铁苏木素染色后，可见拟染色体（chromatoid body）和糖原泡（glycogen vacuole）。拟染色体呈蓝黑色、短棒状、两端钝圆，是特殊的营养储存结构，具有鉴别虫种的意义。糖原块（泡）大而圆，无色透明。拟染色体和糖原块（泡）随包囊的成熟而逐渐消失。成熟包囊含有 4 个核，为感染期。经碘液染色后，包囊呈淡棕色或黄色，糖原块棕红色，拟染色体呈透明状（图 28-1）。

（二）生活史

溶组织内阿米巴生活史比较简单，包括滋养体和包囊两个阶段。其生活史基本过程为：

包囊—滋养体—包囊。

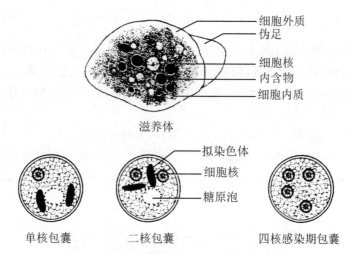

图 28-1　溶组织内阿米巴滋养体和包囊

人如误食或误饮由四核包囊污染的食物和水源后，包囊通过胃进入小肠下段，在此受到中性或碱性消化液的影响，阿米巴的活动增强，虫体脱囊而出，成为四核的滋养体，并进一步分裂发育为 8 个独立的单核滋养体。脱囊后的滋养体以细菌、已消化的食物或宿主肠黏液为营养，进行二分裂法增殖。部分滋养体随肠蠕动下移，当肠腔内环境发生变化，如水分及营养物质逐渐被吸收等，滋养体停止活动，团缩，形成囊前期，继而分泌囊壁包裹虫体，形成圆形包囊，粪便中可查到成熟度不同的 1 核、2 核或成熟的 4 核包囊。据实验观察，一个带虫者每天可排包囊数高达 5000 万个。当宿主肠蠕动加快，有些滋养体还未形成包囊，直接随宿主腹泻的稀水便排出体外，并很快裂解死亡。

由于某些诱因的刺激和影响下，导致宿主抵抗力下降，出现肠功能出现紊乱或肠壁组织受到损伤时，结肠内的滋养体凭借伪足的机械性运动，同时分泌组织酶，侵入肠壁黏膜组织内，进行分裂增殖，吞噬组织细胞或红细胞，破坏肠壁组织，致使肠黏膜局部坏死，引起肠壁溃疡。在引发宿主肠壁组织炎症损害的同时，部分滋养体可随坏死肠黏膜组织、炎症渗出液和血液一起脱落入肠腔，形成黏液脓血便排出体外，在临床上表现为阿米巴痢疾。侵入肠黏膜下层及肌层的阿米巴滋养体可侵入血管，通过血循环，播散至全身各处，如肝脏、肺脏、脑等部位，引起肠外阿米巴病。最常见的途径是通过门静脉血流进入肝脏，导致阿米巴肝脓肿。

（三）致病

1. 致病机制

溶组织内阿米巴对人体的致病作用是一个受多种因素影响的复杂过程。

（1）**虫株毒力**　据实验研究发现，不同的阿米巴虫株，其毒力强弱不同，如热带地区阿米巴虫株的毒力强，而温带地区虫株的毒力弱。

（2）**虫体侵袭力**　溶组织内阿米巴对宿主的侵袭力主要表现在对宿主组织的溶解和破坏作用，对靶细胞和组织黏附、杀伤、溶解。参与这一过程的分子主要有半乳糖/乙酰氨半乳糖凝集素（Gal/GalNac lectin）、阿米巴穿孔素（amoeba pores）、半胱氨酸蛋白酶（cysteine proteinases）。

（3）细菌协同作用　溶组织内阿米巴滋养体与肠道某些细菌在致病上具协同作用，细菌不仅可作为阿米巴的营养来源，亦可提供适宜阿米巴生长、繁殖的理化环境，促进阿米巴增殖。另外，阿米巴吞噬某些活菌时，可获得一些致病因子，增强其致病力。同时，细菌还可直接损害宿主的肠黏膜，为阿米巴侵入肠壁组织提供有利条件。表面附有细菌的滋养体，还可凭着甘露糖结合凝集素或阿米巴半乳糖/乙酰氨基半乳糖凝集素，增强阿米巴对宿主细胞的溶解作用。

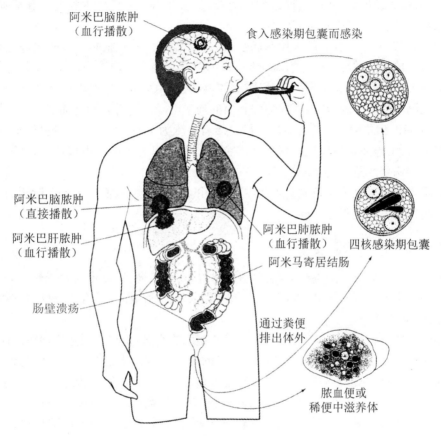

图 28-2　溶组织内阿米巴生活史

2. 临床表现

痢疾阿米巴病的潜伏期从 2 天到数月不等。起病急或隐匿，可呈暴发性或迁延性。临床上将其分为肠阿米巴病和肠外阿米巴病。

（1）肠阿米巴病　病变部位多出现在盲肠、升结肠，其次为乙状结肠和直肠，严重病例可累及整个结肠和小肠下段。早期黏膜受侵处坏死，随着滋养体的不断增殖，坏死区逐渐扩大，病灶变深，形成典型的口小底大的烧瓶状溃疡。溃疡处可查见滋养体，底部可见有淋巴细胞和浆细胞浸润。溃疡间的黏膜可基本正常，严重者可达肌层，并且邻近的溃疡可互相融合，致使大片黏膜脱落，因此有时还可并发肠出血、肠穿孔或阑尾炎。

急性阿米巴病的临床表现从轻度、间歇性腹泻至暴发性、致死性的痢疾不等。患者主要为消化道症状，表现为腹痛、腹泻及血便。亦可表现有胃肠胀气、里急后重、厌食、恶心呕吐等症状。轻症患者可自行缓解，表现为间歇性腹泻。急性暴发性痢疾患者临床表现：起病急，中毒症状明显，高热、低血压和一天数次的黏液血便，并有广泛性腹痛、强烈而持续的里急后重。此期患者极易引起肠出血和肠穿孔,甚至危及生命。

慢性阿米巴病常为急性病变反复发作所致,表现为长期间歇性腹泻、腹部不适、腹痛、腹泻和便秘交替进行,体质虚弱和消化不良,可持续 1 年以上,甚至 5 年之久。

(2)肠外阿米巴病　包括阿米巴肝脓肿、肺脓肿、脑脓肿和皮肤阿米巴病等,其中以阿米巴肝脓肿最多见,肝右叶为好发部位。此类患者常伴肠阿米巴病史,大多起病缓慢,以发热、夜汗等消耗性疾病形式出现,热型多为不规则型。阿米巴肝脓肿患者多表现为右上腹痛,有肝区叩击痛及压痛,并可出现进行性消瘦、贫血和营养不良性水肿等。肝穿刺可见果酱色的脓液,穿刺液中可查见滋养体。

阿米巴肺脓肿很少见,有肝源性和肠源性,绝大多数是由肝脓肿穿过横膈蔓延而来;肠源性常经血路传播。脓肿常位于右肺下叶,为单发性。临床上患者有咳嗽、发热伴右胸痛,表现为类似肺结核症状,并咳出褐色黏痰,有腥臭味,其中可查见阿米巴滋养体。

阿米巴脑脓肿极少见,常因肝或肺脓肿内的阿米巴经血道进入脑部而引起。在临床上,约有 94%阿米巴脑脓肿患者合并有肝脓肿。患者表现为头痛、眩晕、恶心呕吐、癫痫发作等神经系统症状,可能还会出现发冷或发热等症状。有些患者还可出现精神异常等表现。约45%病人晚期病变严重可发展成脑膜脑炎。

皮肤阿米巴病常见于肛门或会阴部皮肤,常由直肠病灶播散而来。患者阴道、宫颈和尿道等器官组织亦可被侵犯。

(四)诊断

临床上主要根据患者主诉病史和临床症状做出初步诊断,确诊还需要进行实验室检查,特别是检测到阿米巴病原体最为可靠。检测方法主要包括病原学检查和免疫学诊断。

1. 病原学检查

常用的病原学检查方法有粪便检查、肠镜活组织检查、体外培养或穿刺物涂片检查。

(1)滋养体检查　从急性阿米巴痢疾患者的脓血便或阿米巴肠炎病人的稀便中,挑取黏液脓血部分,至少送检 4~6 次,首选生理盐水直接涂片法,镜检,可观察到活动的滋养体。细胞质内常见被吞噬的红细胞,有时可见夏科-雷登氏结晶(Charcot-Leyden crystal),这是由嗜酸性粒细胞裂解后,释出的嗜酸性颗粒堆集而形成。如虫体活动性不好,难以观察时,也可作铁苏木素染色或碘液染色法检测。因滋养体在外界极易死亡,故标本必须新鲜,送检越快越好;同时注意保温(37 ℃),置 4 ℃不宜超过 4~5 小时;盛标本的容器要清洁干燥,不要混入化学药物、尿液或其他生物,防止虫体活力降低或死亡,影响检查效果。对于阿米巴肝、肺、脑脓肿的患者,可做局部穿刺抽取脓肿液,取材位置应于脓腔壁部,并注意脓液性状特征。

(2)包囊检查　主要检查慢性间歇性阿米巴患者的成形粪便。首选碘液涂片染色法镜检可见包囊呈淡棕色或黄色,核和拟染色体均可见但不着色,呈透明状。另外可用包囊浓集法提高检出率,常用的方法有硫酸锌离心浮聚法和汞碘醛离心沉淀法(MIFC)。因包囊的排出具间歇性特点,一般 1 次检出率不超过 30%,需反复多次连续送检,间隔 1 天以上的 3 次送检,阳性率可提高至 60%~80%,送 5 次者可达 90%以上。

2. 免疫学诊断

由于阿米巴病的病原学检查容易漏检与误诊,免疫学诊断虽属间接的辅助诊断手段,却具有很大的实用价值,尤其对于肠外阿米巴病。其中间接血凝(IHA)敏感度较高,对肠阿米巴病和肠外阿米巴病的阳性率分别达 98% 和 95%；间接荧光抗体（IFA）对肠阿米巴病和阿米巴肝脓肿的阳性率分别达 80% 和 100%。

（五）流行

溶组织内阿米巴为世界性分布，以热带和亚热带地区为多见。各地的感染率相差悬殊，感染率在 0.37%～30% 不等，有的地区可高达 80%。感染率与社会经济水平、卫生条件以及人口密度等密切相关。我国发病率农村高于城市，男性高于女性，成人多于儿童。

1. 传染源

阿米巴病的传染源主要是粪便中可持续排包囊者，包括慢性迁延性病人和恢复期病人。

2. 传播途径

阿米巴病主要的传播途径为经口感染四核包囊。包囊在外界抵抗力较强，于粪便中存活至少 2 周，水中可活 9～30 天，对化学消毒剂如 0.2% 过锰酸钾中仍可存活数日，普通饮水中的氯浓度对其无杀灭作用。但包囊对干燥、高温的抵抗力较弱，如 50 ℃ 时，短时即死亡，干燥环境中生存时间仅数分钟，50% 酒精也能迅速将其杀死。另外，包囊还可以无损的通过苍蝇、蟑螂的消化道，对包囊的传播起一定作用。

3. 易感人群

任何年龄组均可感染阿米巴，但以青壮年较多。由于缺乏有效的获得性免疫，患过阿米巴病的人仍然是易感者。本病的高危人群为同性恋和旅游者。

（六）防治

1. 普查普治

治疗病人和带虫者，控制传染源，特别是对饮食业从业人员应做定期的粪便检查。治疗阿米巴病的药物很多，但尚无理想者，常用的有以下几种：

（1）甲硝咪唑（灭滴灵） 是治疗肠内、外各型阿米巴病的首选药物。对滋养体的清除有较好的效果，但不能杀灭包囊。口服效果好，副作用少。但在动物试验中发现其有潜在致癌性，应引起注意。

（2）甲酰磺酰咪唑（替硝唑） 疗效不亚于甲硝咪唑，不良反应亦比甲硝咪唑少，并未发现致癌性，有替代甲硝咪唑的趋势。

（3）二氯散糠酸酯（糠酯酰胺） 是目前最有效的杀包囊药，临床上使用甲硝咪唑控制症状后，再口服二氯散糠酸酯，可有效地预防复发。

2. 切断传播途径

加强粪便管理，保护水源是预防阿米巴感染与流行的重要环节。清洁环境卫生，做好灭蝇灭蟑螂工作。

3. 加强个人防护

加强卫生健康教育，注意饮食饮水卫生，养成良好的个人习惯，饭前便后洗手，防止病从口入。

二、非致病性阿米巴

寄生于人体消化道内的阿米巴，除溶组织内阿米巴外，还存在一些非致病性阿米巴，这些原虫为肠道共栖性原虫,一般不侵入肠壁组织。但它们常与致病的溶组织内阿米巴同时寄居,混生在一起。

(一)迪斯帕内阿米巴

迪斯帕内阿米巴(*Entomoeba dispa*,Brumpt,1925)是寄生于人体结肠内的一种非致病性阿米巴原虫,其形态和生活史与溶组织内阿米巴非常相似。

实验研究发现,溶组织内阿米巴感染人体后,无论感染者是否出现临床症状和体症,其血清学检测中均可发现有特异性抗体的存在,而迪斯帕阿米巴感染者血清中则不出现相应抗体。另外,在无症状的溶组织内阿米巴携带者中,约有90%的人实为迪斯帕内阿米巴携带者。目前可以通过同工酶、ELISA和PCR分析技术对两种原虫加以区分。

迪斯帕内阿米巴呈全球性分布,感染人数众多,因其滋养体无侵袭性,一般感染后无临床症状。

(二)结肠内阿米巴

结肠内阿米巴(*Entomoeba coli*,Grassi,1879)是人体消化道中最常见的共栖原虫,常与溶组织内阿米巴共存。其形态与溶组织内阿米巴相似,故需鉴别。

滋养体(图30-2)直径15~50 μm,略大于溶组织内阿米巴,内外质分界不明,内质颗粒状,含细菌、淀粉粒等食物泡,但不含红细胞。核仁大而偏位,核周染色质颗粒大小不均,排列不齐。包囊圆球形,直径10~30 μm,明显大于溶组织内阿米巴包囊。胞核1~8个,8核为成熟包囊,未成熟包囊含糖原泡和拟染色体,拟染色体偶见,常不清晰,两端参差不齐,呈草束状。

在我国,结肠内阿米巴与溶组织内阿米巴平行分布,感染率比溶组织内阿米巴高。

三、自生生活阿米巴

自生生活阿米巴(*free-living amoebas*)广泛存在于自然界淡水和土壤中,其中有些是潜在的致病原,可侵入人体的中枢神经系统、眼部和皮肤,引起严重损害甚至死亡。现已证实耐格里属(*Naegleria* spp.)的福氏耐格里阿米巴(*Naegleria fowleri* Gater)和棘阿米巴属的卡氏棘阿米巴(*Acanthamoeba castellanii*)为主要的致病原。

(一)形态与生活史

1. 福氏耐格里阿米巴

多孳生于淡水中,生活中有滋养体和包囊期,均可致病。滋养体细长,直径10~35 μm,虫体一端有伪足,运动活泼,另一端形成指状的伪尾区。在不良环境中可形成带有鞭毛的滋养体,此型不分裂也不直接形成包囊。包囊呈圆形,直径7~10 μm,单核,囊壁光滑有孔,包囊多在外环境形成,组织内不成囊。感染方式主要通过接触污染水体或在游泳池游泳,虫体侵入鼻腔增殖后穿过鼻黏膜和筛状板,经嗅神经上行入脑部寄生。

2. 棘阿米巴

多见于污染的土壤和水体中,生活史中滋养体为长椭圆形,直径为10~40 μm,活动迟缓,体表有细小的棘状伪足,无鞭毛型;包囊类圆形,直径9~27 μm,两层囊壁,外壁皱缩,内壁光滑。棘阿米巴滋养体可经皮肤黏膜的溃疡或开放性伤口、穿透性角膜外伤、损伤的眼结膜、呼吸道及生殖道侵入人体,多寄生于脑、眼、皮肤等部位。见图28-3。

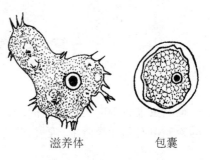

滋养体　　　　　包囊

图 28-3　棘阿米巴的形态

（二）致病

福氏耐格里阿米巴可引起原发性阿米巴脑膜脑炎（ primary amoebic meningo-encephalitis, PAME），自 1961 年首报至今全世界已有近 200 例，多见于健康儿童与青壮年。本病潜伏期 1～7 天,病程进展快,并迅速恶化。早期以上呼吸道症状为主,伴高热、头痛、恶心、呕吐,1～2 天后出现脑水肿征象,迅速转入瘫痪、谵妄、昏迷,病人常在 1 周内死亡。病理切片可见类似细菌性脑膜脑炎的特征,滋养体周围以中性粒细胞浸润为主,少数为嗜酸性粒细胞、单核细胞或淋巴细胞。宿主组织中仅可检出滋养体而无包囊。

棘阿米巴感染后可引起角膜炎,称为棘阿米巴角膜炎(acanthamoeba keratitis)。临床表现为患者眼部有异物感、畏光、流泪、视力模糊,反复发作的角膜溃疡,甚至可出现角膜穿孔等。随着隐形眼镜使用的增多,棘阿米巴角膜炎的发病率也逐渐增高。棘阿米巴也可经血流入颅,引起阿米巴性脑膜脑炎(amoebic meningo-encephalitis, AME)。表现为亚急性或慢性肉芽肿型脑炎和脑膜浸润。潜伏期 10 天以上,病程较长,可达数月至 3 年,死亡率虽高,如明确诊断及早治疗,预后尚可。本病多见于老年体弱及免疫功能低下者。严重者可引起致死性脑膜脑炎。

（三）诊断

询问游泳史、外伤史,结合病原学检查。一般以脑脊液或病灶(皮肤、角膜)涂片染色或接种到琼脂培养基(45 ℃,3～5 天)观察阿米巴。

（四）防治

目前尚无理想的药物,对中枢神经系统的感染,用两性霉素 B 静脉给药,可以缓解一些临床症状,但死亡率仍在 95% 以上。一般建议可同时使用磺胺嘧啶。也有报道口服利福平可以治愈。

阿米巴性角膜炎的治疗主要是用抗真菌和抗阿米巴的眼药,如洗必泰、聚六甲基双胍、苯咪丙醚、新霉素、克霉唑等,上述药物可单独应用,也可几种药物联合使用。药物治疗无效者,则可行角膜成形术或角膜移植等。皮肤阿米巴病患者则应保持皮肤清洁,同时予以戊双脒治疗。

为预防这类致病性自生生活阿米巴的感染,要加强卫生宣传教育,尽量避免在不流动的河水、温泉或野外池塘河沟中游泳、洗浴、嬉戏,或应避免鼻腔接触污水,启用长期未用的自来水时应首先放去水管内的积水。

（焦玉萌）

第三节　鞭　毛　虫

鞭毛虫隶属于肉足鞭毛门的动鞭纲,是以鞭毛作为运动细胞器的原虫。对人体危害较大的鞭毛虫有利什曼原虫、锥虫、蓝氏贾第鞭毛虫和阴道毛滴虫等。

一、蓝氏贾第鞭毛虫

蓝氏贾第虫鞭毛虫(*Giardia lamblia* Stile,1915),简称贾第虫。主要寄生在人体小肠,主要引起以腹泻和消化不良为主要症状的蓝氏贾第鞭毛虫病(giardiasis,简称贾第虫病)。为人体肠道感染的常见寄生虫之一。

(一)形态

1. 滋养体

呈纵切、倒置的半个梨形,长约9~21 μm,宽5~15 μm,厚2~4 μm。两侧对称,背部隆起,腹面前半部向内凹陷成吸盘状陷窝,借此吸附在宿主肠黏膜上,1 对细胞核位于陷窝底部。有 4 对鞭毛,分别为前侧鞭毛、后侧鞭毛、腹鞭毛和尾鞭毛各 1 对。1 对轴柱纵贯虫体中部,轴柱的中部可见 2 个半月形的中体。

2. 包囊

呈椭圆形,长约8~14 μm,宽7~10 μm。囊壁较厚。碘染包囊可见细胞核,未成熟包囊内含 2 个细胞核,成熟包囊内含 4 个细胞核。

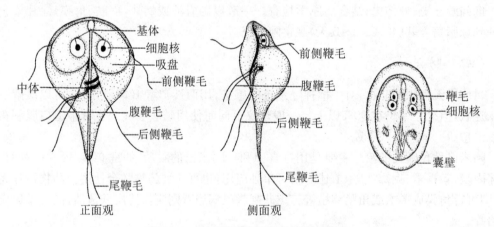

标注(正面观):基体、细胞核、吸盘、前侧鞭毛、腹鞭毛、后侧鞭毛、尾鞭毛、中体
标注(侧面观):前侧鞭毛、腹鞭毛、后侧鞭毛、尾鞭毛
标注(包囊):鞭毛、细胞核、囊壁

正面观　　　　　侧面观

图 28-4　蓝氏贾第鞭毛虫滋养体和包囊

(二)生活史

蓝氏贾第虫鞭毛虫的生活史简单,包括滋养体和包囊两个发育阶段。滋养体为营养繁殖阶段,4 核成熟包囊为感染阶段。人或动物经口摄入被成熟包囊污染的水或食物而被感染。包囊在十二指肠脱囊形成 2 个滋养体,滋养体主要寄生于十二指肠或小肠上段。虫体

借助吸盘吸附于小肠绒毛表面,以二分裂方式进行繁殖。在外界环境不利时,滋养体分泌囊壁形成包囊并随粪便排出体外。包囊在水中和凉爽环境中可存活数天至1月之久。

(三) 临床表现

本病临床表现为急、慢性腹泻。急性期症状有恶心、厌食、上腹及全身不适,或伴低烧或寒战。突发性恶臭水泻,胃肠胀气,呃逆和上中腹部痉挛性疼痛。粪内偶见黏液,极少带血。幼儿病程可持续数月,出现吸收不良、脂肪泻、衰弱和体重减轻等。部分未得到及时治疗的急性期病人可转为亚急性或慢性期。亚急性期表现为间歇性排恶臭味软便(或呈粥样),伴腹胀、痉挛性腹痛,或有恶心、厌食、嗳气、头痛、便秘和体重减轻等。慢性期病人比较多见,周期性排稀便,甚臭,病程可达数年而不愈。严重感染且得不到及时治疗的患儿病程很长,常伴有吸收不良综合征而导致营养吸收不良和发育障碍。贾第虫偶可侵入胆道系统,引起胆囊炎或胆管炎。无症状者为带虫者,较多见。

(四) 诊断

1. 病原学诊断

急性期取新鲜粪便标本做生理盐水涂片镜检查滋养体。亚急性期或慢性期,用粪便直接涂片碘液染色、硫酸锌浮聚或醛-醚浓集等方法查包囊。由于包囊排出具有间断性,隔日查一次,连查三次,可提高检出率。十二指肠引流或十二指肠肠检胶囊法采集标本,镜检滋养体,可提高检出率。

2. 免疫学诊断方法

酶联免疫吸附试验、间接荧光抗体试验和对流免疫电泳试验均有较高的敏感性和特异性。

3. 分子生物学方法

用生物素标记的贾第虫滋养体全基因组DNA或用放射性物质标记的DNA片段制成的DNA探针,以及PCR方法诊断本病都在实验研究之中。

(五) 流行

贾第虫病呈全球性分布。本虫不仅流行于发展中国家,而且发达国家也有流行。乡村人群中的感染率高于城市。近年来,贾第虫合并HIV感染,及其在同性恋者中流行的报导不断增多。一些家畜和野生动物也常为本虫宿主,故本病也是一种人兽共患病。

本病的传染源是从粪便排出包囊的人和动物。动物储存宿主有家畜(如牛、羊、猪、兔等)、宠物(如,猫、狗)和野生动物(如河狸)。感染者一昼夜的排便中可排放9亿个包囊。人若吞食10个具有活力的包囊即可感染。包囊对外界抵抗力强,在水中可存活4天,在含氯化消毒水(0.5%)中可活2~3天。在粪便中包囊的活力可维持10天以上,但在50℃或干燥环境中很容易死亡。水源传播是感染本虫的重要途径。氯气不能杀死自来水中的包囊。水源污染主要来自人或动物的粪便。儿童、年老体弱者和免疫功能缺陷者尤其易感,是导致艾滋病患者死亡的病因之一。

(六) 防治

消除传染源以积极治疗病人和无症状带虫者为主。加强人和动物宿主粪便管理,防止水源污染。搞好环境卫生、饮食卫生和个人卫生。托儿所和幼儿园儿童共用的玩具应定期消毒。艾滋病人和其他免疫功能缺陷者,均应接受防止贾第虫感染的预防和治疗措施。常用治疗药物有甲硝唑(Metronidazole,又名灭滴灵)、呋喃唑酮(Furazolidone,即痢特灵)、替硝唑(tinidazole)。巴龙霉素(pramomycin)多用于治疗有临床症状的贾第虫患者,尤其是感染本虫的孕妇。

(焦玉萌)

二、阴道毛滴虫

阴道毛滴虫(*Trichomonas vaginalis*)为泌尿生殖道鞭毛虫,主要寄生于女性阴道及尿道,以及男性的尿道、附睾和前列腺等泌尿生殖器官,主要引起滴虫性阴道炎、尿道炎及前列腺炎,亦称滴虫病(trichomoniasis),是以性传播为主的一种传染病。

(一)形态

阴道毛滴虫的生活史仅有滋养体期而无包囊期。活体无色透明,有折光性,体态多变,活动力强。固定染色后呈梨形或椭圆形,宽 $10\sim15\ \mu m$,体长 $7\sim32\ \mu m$。虫体前端 $1/3$ 处有一个椭圆形的泡状核,核前端有 5 颗排列成环状的基体(basal body),由此发出 4 根长度相等的前鞭毛(anterior flagellum)和 1 根后鞭毛(recurrent flagellum)。体外侧前 $1/2$ 处有一波动膜(undulating membrane),其外缘与向后延伸的后鞭毛相连,波动膜基部为基染色杆或称肋(chromatic basal rod,costa)。虫体借助鞭毛的摆动前进,以波动膜的波动作旋转式运动;虫体活动缓慢时,鞭毛和波动膜清晰可见。1 根纤细透明的轴柱(axostyle)由前向后纵贯虫体并于后端伸出体外,末端尖细,因富于黏性,常附有上皮细胞和颗粒性物质等。胞质内有深染的颗粒状物质,为该虫特有的氢化酶体(hydrogenosome)(内含丙酮酸合成酶和氢化酶),其形态与功能和线粒体相似(图 28-5)。

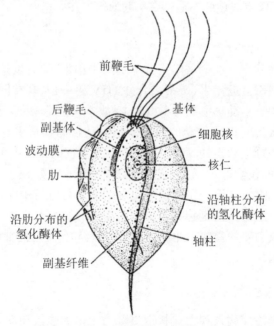

图 28-5 阴道毛滴虫滋养体

（二）生活史

阴道毛滴虫的生活史简单。滋养体以纵二分裂或多分裂法繁殖,最适 pH 为 5～6。滋养体既是感染阶段,也是致病阶段。虫体主要寄生于女性阴道,尤以后穹窿多见,亦可侵入尿道、膀胱、子宫、尿道旁腺等处。男性感染者虫体多寄生于前列腺、尿道,也可侵及睾丸、附睾及包皮下组织。滋养体在外界生命力较强,通过直接或间接接触方式在人群中传播。

（三）致病

1. 致病机制

阴道毛滴虫的致病力随虫株毒力、阴道内菌群生态及宿主的生理状况而变化。正常情况下,健康女性阴道内因乳酸杆菌酵解阴道上皮细胞内的糖原,产生大量乳酸而使阴道呈酸性(pH 3.8～4.4),可抑制其他细菌和滴虫的生长繁殖,此即阴道的自净作用。滴虫寄生于阴道时,消耗阴道内的糖原,妨碍乳酸杆菌的酵解作用,降低乳酸浓度,使阴道内环境由酸性变为中性或碱性,从而破坏了阴道的自净作用,使得滴虫大量繁殖并继发细菌感染,造成阴道黏膜发生炎性病变。

体外试验结果表明,阴道毛滴虫具有接触依赖性细胞病变效应(contact-dependent cytopathic effect),虫体对靶细胞的杀伤主要为直接接触方式。滴虫致病作用的关键是黏附于泌尿生殖道的上皮细胞。虫体表面有 4 种蛋白(黏附素,adhesins)参与细胞的黏附过程,滴虫接触阴道上皮细胞后 5 min 内就平铺于其表面,并形成伪足插入细胞间隙,与上皮细胞紧密黏附。这些蛋白还可与泌尿生殖道上皮细胞的特定受体结合,使虫体产生直接的细胞毒性作用。滴虫的吞噬作用也是其致病因素之一,实验证明,阴道毛滴虫具有吞噬乳酸杆菌和阴道上皮细胞的作用。此外,虫体的鞭毛还可分泌细胞离散因子(cell-detaching factor),该因子可促进体外培养的哺乳动物细胞离散。此现象与临床观察到的阴道黏膜病变上皮细胞脱落相似。细胞离散因子的生成量与感染严重程度相一致,离散因子可能是阴道毛滴虫的毒力标志。另有实验研究表明,滴虫性阴道炎的临床症状还与阴道内的雌激素浓度有关。雌激素浓度越高,临床症状越轻,反之亦然。其原因可能是 β-雌二醇降低了细胞离散因子的活性。

2. 临床表现

大多数虫株的致病力较低,许多女性感染后无临床表现或症状轻微;某些虫株则可引起明显的阴道炎,患者最常见的主诉为白带增多,阴部瘙痒或烧灼感。白带呈灰黄色泡沫状,有异味,有的呈乳白色液状分泌物,当伴有细菌感染时,白带呈脓液状或粉红色黏液状。阴道壁黏膜充血、水肿,上皮细胞变性脱落,子宫颈常红肿,严重者可有出血及草莓状突起。症状轻者阴道黏膜常无异常发现。当滴虫累及尿道时,可有尿频、尿急、尿痛等症状。若孕妇患有滴虫病,早产及低体重新生儿的发生率会增加。男性感染一般无症状呈带虫状态,但易导致配偶的持续反复感染,可出现夜尿增多、尿痛、前列腺肿大及触痛和附睾炎等症状。另外,在阴道式分娩过程中,阴道毛滴虫可感染新生儿呼吸道和眼结膜。

（四）诊断

取阴道后穹窿分泌物、尿液沉淀物或前列腺液,用生理盐水直接涂片或涂片染色(瑞氏或姬氏染色)镜检,查见虫体即可确诊。也可将分泌物加入肝浸液培养基或 Diamond's 培养基,37 ℃孵育 48 h 后镜检滋养体,此法检出率高。还可用 ELISA、直接荧光抗体试验(DFAT)和乳胶凝集试验(LAT)等免疫学方法进行诊断。此外,DNA 探针也可用于本虫感染的辅助诊断。

(五)流行

阴道毛滴虫呈全球性分布。估计美国每年有 370 万妇女感染本虫,全球每年新感染人数约为 1900 万。本虫在我国的流行也很广泛,各地感染率不等,以 16～35 岁年龄组的女性感染率最高。滴虫感染可增加 HIV 的传播,特别在发展中国家,滴虫与其他性传播疾病(淋病和衣原体感染)混合感染率高。

(六)防治

及时治疗无症状带虫者和患者以减少和控制传染源。夫妻或性伴侣即使一方感染,双方也应同时进行治疗。临床上常用的口服首选药物为甲硝唑(灭滴灵)。替硝唑也有很好的疗效,具有疗程短、服用简单、副反应少等特点。局部治疗可用滴维净、1∶5000 高锰酸钾、1%乳酸或 0.5%醋酸溶液冲洗阴道。注意个人卫生和经期卫生。不共用游泳衣裤和浴具;提倡淋浴;慎用公共马桶。

(李江艳)

三、杜氏利什曼原虫

利什曼原虫生活史中有前鞭毛体(promastigote)及无鞭毛体(amastigote)两个时期,前者寄生于节肢动物(白蛉)的消化道内,后者寄生于人和脊椎动物的单核巨噬细胞内,通过白蛉传播。由利什曼原虫感染而引起的疾病,称利什曼病,广泛分布在亚、欧、非、拉美等洲的许多国家,是对人体危害严重的人兽共患寄生虫病。

利什曼病有 3 种:内脏利什曼病(visceral leishmaniasis,VL);黏膜皮肤利什曼病(muco-cutaneous leishmaniasis,MCL),由巴西利什曼原虫(*Leishmania braziliensis*)所致;皮肤利什曼病(cutaneous leishmaniasis,CL),由热带利什曼原虫(*Leishmania tropica*)和墨西哥利什曼原虫(*Leishmania mexicana*)所致,见表 28-1。在我国,杜氏利什曼原虫(*Leishmania donvani*)是主要的致病虫种,引起的黑热病曾是我国五大寄生虫病之一。

表 28-1　寄生于人体的主要利什曼原虫致病、虫种及分布

疾病名称	虫种名称	流行地区
内脏利什曼病	杜氏利什曼原虫(*L. donovani*)	东半球
	婴儿利什曼原虫(*L. infantum*)	东半球
皮肤利什曼病	硕大利什曼原虫(*L. major*)	东半球
	热带利什曼原虫(*L. tropica*)	东半球
	墨西哥利什曼原虫(*L. mexicana*)	西半球
黏膜皮肤利什曼病	巴西利什曼原虫(*L. braziliensis*)	西半球

(一)形态

杜氏利什曼原虫生活史中有无鞭毛体和前鞭毛体两种不同的形态。

1. 无鞭毛体(amastigote)

通常称利杜体(Leishman-Donovan body,LD body),寄生于人和其他哺乳动物的单核/巨噬细胞内。虫体呈卵圆形,大小为$(2.9\sim5.7)\mu m\times(1.8\sim4.0)\mu m$。经姬氏或瑞氏染液染色后,细胞质呈淡蓝或淡红色。胞膜薄,深染后易看清。内有一个较大而明显的位于虫体一侧的圆形核,呈团块状,染成红色或淡紫色。动基体(kinetoplast)位于核旁,染成紫红色,细小、杆状(图 28-6)。在染色良好或更高放大倍数时,可见虫体前端红色颗粒状的基体(basal body)上发出一根丝体(rhizoplast)。基体靠近动基体,在普通显微镜下难以区分。

2. 前鞭毛体(promastigote)

又称鞭毛体,是由无鞭毛体期在白蛉消化道内转化而成。虫体的形态及长度因发育阶段不同而异,成熟的虫体呈梭形或长梭形,前半部较宽,后半部较细,前端有一根伸出体外的鞭毛,为虫体的运动器官。虫体大小为$(14.3\sim20)\mu m\times(1.5\sim1.8)\mu m$,核位于虫体中部,动基体在前部。基体在动基体之前,并由此发出一鞭毛游离于体外,鞭毛的长度与虫体的长度大致相等(图 28-7)。活的前鞭毛体运动活泼,鞭毛不停摆动,常以虫体前端聚集成团,排列成菊花状。有时也可见到短粗形或长椭圆形前鞭毛体,与发育程度有关。

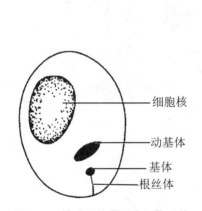

图 28-6 杜氏利什曼原虫无鞭毛体

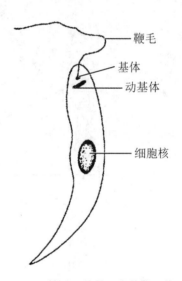

图 28-7 杜氏利什曼原虫前鞭毛体

(二)生活史

杜氏利什曼原虫生活史需要白蛉和人或哺乳动物两个宿主。

1. 在白蛉体内发育

当雌性白蛉叮刺病人或受感染的动物时,血液或皮肤内含无鞭毛体的巨噬细胞被吸入胃内,经 24 h,巨噬细胞被消化,无鞭毛体发育为早期前鞭毛体。此时虫体呈卵圆形,鞭毛也开始伸出体外。48 h 后发育为粗短的前鞭毛体或梭形前鞭毛体,并以纵二分裂法繁殖。在数量剧增的同时,活动力增强,虫体逐渐向白蛉前胃、食道和咽部移动。一周后发育为成熟具感染力的前鞭毛体大量聚集在口腔及喙。此时,当白蛉叮刺健康人时,前鞭毛体随白蛉唾液进入人体。

2. 在人体或哺乳动物内发育

当感染有前鞭毛体的雌性白蛉叮刺健康人或易感动物时,聚集在白蛉口腔和喙部的前鞭毛体随唾液进入宿主的皮下组织。一部分前鞭毛体可被多核白细胞吞噬消灭;一部分通过受体介导的细胞内吞作用进入巨噬细胞。前鞭毛体侵入巨噬细胞过程经历了黏附与吞噬两步。黏附的途径大体可分为两种:一种为配体-受体结合途径,另一种为前鞭毛体黏附的抗体和补体与巨噬细胞表面的 Fc 或 C3b 受体结合途径。还有实验表明,原虫质膜中的分子量为 63 kDa 的糖蛋白(GP63)能与巨噬细胞表面结合发挥吸附黏附作用。前鞭毛体进入巨噬细胞后,逐渐变圆,失去其鞭毛的体外部分,向无鞭毛体期转化。此时单核/巨噬细胞内形成纳虫空泡(parasitophorous vacuole),由于原虫表膜上存在的抗原糖蛋白可抗溶酶体所分泌的各种酶的作用,且其体表能分泌超氧化物歧化酶,对抗巨噬细胞内的氧化代谢物,无鞭毛体在纳虫空泡内可进行二分裂繁殖。无鞭毛体大量繁殖至数百个,最终导致单核/巨噬细胞破裂。游离的无鞭毛体又进入其他单核/巨噬细胞,重复上述增殖过程(图 28-8)。

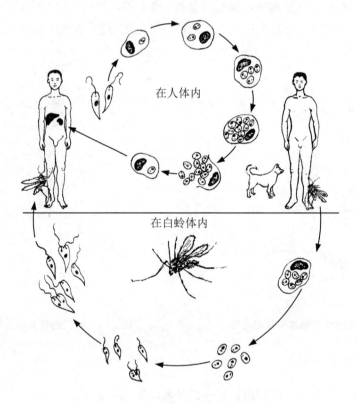

图 28-8　杜氏利什曼原虫生活史

(三) 致病

杜氏利什曼原虫主要引起内脏利什曼病,在印度,患者皮肤常有暗的色素沉着,并有发热,故又称 kala-azar,即"黑热"的意思(黑热病)。杜氏利什曼原虫对宿主内脏环境有高度的适应性,无鞭毛体主要寄生在肝、脾、骨髓、淋巴结等器官的巨噬细胞内,原虫的大量繁殖,巨噬细胞的破坏及其代谢产物的刺激引起巨噬细胞、浆细胞的大量增生而发生一系列的脾、肝、淋巴结肿大等病理变化,导致出现全身症状,如长期不规则发热、肝脾肿大、贫血、鼻衄、消瘦、全血细胞数减少等。因其致病力较强,如不治疗常因并发症而死亡,病死率可高达90%以上。

人体对杜氏利什曼原虫无先天免疫力(故黑热病多见于婴儿及儿童)。在患黑热病期间,患者的体液免疫和细胞免疫能力低下,出现免疫缺陷,易并发其他感染,如不及时治疗,可造成90%以上的死亡率,但经特效药物治疗后痊愈率可达95%以上,治愈后可产生稳固的获得性免疫,尤其是细胞免疫对同种原虫引起的再感染有很强的抵抗力。利什曼素皮内试验转为阳性。

由于利什曼原虫虫种(或亚种)的不同,以及宿主免疫应答的差异,利什曼病出现复杂的免疫现象。一类有自愈倾向,如热带利什曼原虫引起的东方疖;另一类无自愈倾向,如黑热病。无自愈倾向的黑热病患者出现免疫缺陷,易并发各种感染性疾病,例如病毒、细菌、螺旋体、原虫、蠕虫等各种病原生物感染。并发症是造成黑热病患者死亡的主要原因,当治愈后这种易并发感染的现象则随之消失。由此可见杜氏利什曼原虫感染不仅伴随有特异性细胞免疫的抑制,而且还可能导致机体对其他抗原产生细胞免疫和体液免疫反应能力的降低,即非特异性免疫抑制。免疫力低下的原因,可能与原虫繁殖快速、产生抗原过多以及机体处于免疫无反应(anergy)状态有关。

在我国河南、山东及新疆等地在已有黑热病史的健康人皮肤内查到利什曼原虫,即患者体内的原虫未被完全清除,仍保持低密度水平,但患者对再感染已有很强的免疫力,属于带虫免疫(premunition)。这种具有带虫免疫患者,需要较大剂量的锑剂或芳香脒类才可治愈,否则可成为重要的传染源,这是利什曼病防治工作中不可忽视的问题。

脾肿大是黑热病最主要且严重的体征,出现率在95%以上。无鞭毛体在巨噬细胞内繁殖,巨噬细胞被破坏并刺激巨噬细胞、浆细胞的大量增生,血流受阻及纤维组织增生而导致脾肿大。脾淋巴滤泡的数量显著减少且萎缩。脾界限一般达左肋缘下 10 cm 内,也有严重者超过脐部,甚至到达耻骨上缘。患儿脾重甚至可超过 1000 g。早期脾较软,晚期由于纤维组织增生而变硬。脾表面光滑、边缘整齐,触压无痛感。

贫血是黑热病重要症状之一,出现较晚,由于脾功能亢进,血细胞在脾内遭到大量破坏所致。血液中红细胞、白细胞及血小板都减少,即全血细胞减少。若患者脾肿大严重,常同时伴有血细胞的显著减少,脾切除后可迅速好转。此外,免疫溶血也是产生贫血的重要原因。有实验表明:患者的红细胞表面附有利什曼原虫抗原,此外杜氏利什曼原虫的代谢产物中有1~2种抗原与人红细胞抗原相同,因而机体产生的抗利什曼原虫抗体有可能直接与红细胞膜结合,在补体参与下破坏红细胞从而造成贫血。黑热病患者伴有细菌感染时,贫血常更加严重。严重的贫血提示病情进入危重期。血小板的减少约在发病两个月后出现,下降速度快,由于血小板减少,患者常发生鼻衄、牙龈出血等症状。

血清改变:患者血清中最明显的改变是白蛋白大量减少,加之浆细胞增生,球蛋白量显著增高,导致白蛋白与球蛋白的比例倒置,IgG 滴度升高。白蛋白的减少可能与肝脏损伤致合成减少,以及肾脏受损后白蛋白自尿中排出相关。

血尿及尿蛋白的出现:患者发生肾小球淀粉样变性,使白蛋白由尿排出量增加,肾小球内有免疫复合物的沉积使肾受损,可能出现尿蛋白及血尿。

在我国黑热病还有下列特殊临床表现:

(1)皮肤型黑热病　皮肤型黑热病常见于印度、苏丹,在我国多出现在平原地区。部分黑热病患者用锑剂治疗过程中或治愈后数年甚至十余年后可发生皮肤黑热病。病人面部、四肢或躯干等部位出现许多含有利什曼原虫的皮肤结节,结节呈大小不等的肉芽肿,或呈暗色丘疹状,常见于面部及颈部,有的酷似瘤型麻风,二者易混淆,在结节内可查到无鞭毛体。据资料统计,皮肤损害与内脏病变并发者占 58.0%;一部分病人(32.3%)的皮肤损害发生在内脏病变消失多年之后,称为黑热病后皮肤利什曼病(post-kalar-azar dermal leishmaniasis,PKDAL);还有少数(9.7%)皮肤损害者是既无内脏感染又无黑热病病史的原发病人。皮肤损伤多数为结节型,少数为褪色型。褪色型患者皮肤出现色素减退的斑疹,多见于颈面部、前臂、大腿内侧,逐渐蔓延至全身。斑疹大小不一,小似针尖,大至 1 cm 左右,有时甚至联合成片。

(2)淋巴结型黑热病 此型患者无黑热病病史,病变局限于淋巴结,临床表现主要是全身多处较表浅淋巴结肿大,肿大的淋巴结以腹股沟和股部最多见,其次是颈部、腋下和上滑车,再次是耳后、锁骨上和腋窝处,肿大的淋巴结大小不一,一般如花生米和蚕豆大小,局部无明显压痛或红肿。患者的一般情况大多良好,少数可有低热和乏力,肝、脾很少触及,嗜酸性粒细胞常增多。摘取淋巴结做连续切片常可查见利什曼原虫。该病多数患者可以自愈。该病在北京、新疆先后有过报道,在内蒙古额济纳旗荒漠黑热病疫区内较常见。

(四)诊断

1. 病原学检查

检出病原体即可确诊。在黑热病患者的脾、肝、骨髓或皮肤组织检查无鞭毛体是确诊黑热病的最可靠手段。应注意与播散型组织胞浆菌病鉴别。

(1)穿刺检查

① 涂片法 以骨髓穿刺涂片法最为常用。穿刺部位常选择髂骨,此处穿刺简便安全,原虫检出率高达 80%～90%。淋巴结穿刺多选肿大的淋巴结,检出率较低,为 46%～87%,但最安全;选肿大的淋巴结穿刺,患者治疗后,原虫从淋巴结消失最晚,常是复发病灶,在评价疗效和追踪观察复发时,可采用此法。脾、肝穿刺检查阳性率虽高,达 90.6%～99.3%,但不安全,有引起大出血的危险,一般不用。对疑似皮肤型黑热病人,可从皮肤病变明显处刮取或抽取少量组织液做检查,将组织液作涂片,经姬氏或瑞氏染剂染色后镜检查无鞭毛体。

② 穿刺物培养法 用无菌方法将上述穿刺物接种于 NNN 培养基,置 22～25 ℃温箱内。约 1 周后若在培养物中查见运动活泼的前鞭毛体,即可判为阳性结果。若穿刺物中虫体少不易发现时也可将穿刺液接种于 NNN 培养基中培养,以提高检出率。穿刺物培养法优点为检出率高于涂片法,缺点是耗时较长(约一周)。使用 Schneider 氏培养基可缩短培养时间,3 d 即可查见前鞭毛体。

③ 动物接种法 把穿刺物接种于易感动物(如金地鼠,BALB/c 小鼠等)体内,1～2 个月后取肝、脾做印片或涂片,瑞氏染液染色镜检,此法少用。

(2)皮肤活组织检查 在皮肤结节处用消毒针头刺破皮肤,取少许组织液,或用手术刀刮取少许组织做涂片,染色镜检。

2. 免疫学诊断法

(1)循环抗原检测 单克隆抗体-抗原斑点试验(McAb-AST),诊断黑热病的阳性率可达 97.03%,假阳性率 0.20%。此法敏感度、特异性高,重复性好,仅需微量标本即可,且操作简单易行。该法还可用于确定现行感染、疗效考核等。

(2)抗体检测 酶联免疫吸附试验(ELISA)、间接血凝试验(IHA)、对流免疫电泳

(CIE)、间接荧光试验(IF)、直接凝集试验(DA)等均可采用。斑点-ELISA 的阳性率也较高,但查抗体方法常与其他疾病出现交叉反应,在诊断利什曼病上有其局限性,且抗体短期内不易消失,不宜用于疗效考核。

(3)利什曼素皮内试验(leishmanin intradermal test) 该法简便易行,较早且较广泛地应用于黑热病流行病学调查,为检测细胞免疫方法之一。将 0.1 mL 抗原液(含 10^7 个前鞭毛体/mL)注入前臂屈侧皮内,用等量抗原稀释液做对照,48 h 候观察结果。若注入利什曼抗原后引起局部红晕和硬结,其直径等于或大于 0.5 cm,或大于对照者为阳性。但在黑热病整个病程中皮肤的利什曼素试验均呈阴性,直至治愈 1 个月后开始转为阳性,对诊断现症病人无意义,但此反应一旦出现阳性,可保持数十年甚至终生,对防治效果的考核及流行病学调查均有较大应用价值。

3. 分子生物学诊断法

(1)聚合酶链反应(polymerase chain reaction,PCR) 是一种高效的体外 DNA 扩增技术,检测黑热病效果好,敏感性、特异性均高。国内学者采用 PCR 法扩增 *L. d* 种特异性 kDNA 片段用于诊断黑热病,阳性率为 95.5%(21/22),与骨髓涂片符合率达 91%(20/22),全部对照均为阴性。采用反转录-聚合酶链反应(RT-PCR)诊断黑热病,较 rDNA 为模板的 PCR 法敏感高出 100 倍。对于不易采集骨髓标本的婴幼儿患者,此技术具有很高应用价值。

(2)kDNA 探针杂交法 该法敏感、特异,取材方便,可用于犬利什曼病的现场流行病学调查及防治。

(3)Dip-stick 法 该法将免疫印迹、薄层层析和分子克隆技术相结合,将利什曼原虫重组抗原 rk39 制备成 Dip-stick 试纸条,用于美洲内脏利什曼病的诊断,阳性率 100%。国内采用该法检测黑热病,显示该法操作简单、携带方便,2~5 min 内即可得到结果,便于推广。

(五)流行

1. 分布

黑热病在世界上分布很广,广泛流行于 88 个国家。在亚洲主要流行于印度、中国、孟加拉和尼泊尔;东非、北非、欧洲的地中海沿岸地区和国家,前苏联的中亚地区,中、南美洲的部分国家也有此病流行。WHO(2010 年)报告:全球每年因利什曼病而死亡的人数为 5.7 万,共有 1200 万人感染利什曼原虫,估计每年新增病例 100 万~200 万,88 个流行国中约有 3.5 亿人受到感染的威胁。在我国,黑热病流行于长江以北的广大农村,包括新疆、内蒙古、宁夏、甘肃、青海、辽宁、河北、北京、天津、陕西、山西、山东、河南、江苏、安徽、四川、湖北等 17 个省、市、自治区。由于我国在黑热病流行区开展了大规模的查治病人、杀灭病犬和消灭传播媒介白蛉的防治工作,1958 年就已基本消灭了黑热病。近年来主要在甘肃、四川、陕西、山西、新疆和内蒙古等地每年有病例发生,病人集中于陇南和川北。另外新疆、内蒙古都证实有黑热病的自然疫源地存在,少数地区出现疫情回升,引起大规模流行所需的自然因素和社会因素仍然存在。近年来,对我国山丘疫区和平原疫区利什曼原虫分离株的分子核型、基因组 DNA 基因型分析的研究表明,我国利什曼原虫虫种复杂,新疆克拉玛依亦有婴儿利什曼原虫引起皮肤利什曼病的报告。

2. 流行环节

(1)传染源 杜氏利什曼原虫为人兽共患寄生虫病,除在人与人之间传播外,也可在人与动物、动物与动物之间传播。病人、病犬以及某些野生动物均可为该病的传染源。

（2）传播途径 主要通过白蛉叮刺传播，偶可经口腔黏膜、破损皮肤、胎盘或输血传播。经流行病学调查，可传播利什曼病的白蛉有 20 余种，在我国，主要有以下四种白蛉：① 中华白蛉（*Phlebotomus chinensis*）。为我国黑热病的主要媒介，分布很广，除新疆、甘肃西南和内蒙古的额济纳旗外均有存在。② 长管白蛉（*P. longiductus*）。仅见于新疆。③ 吴氏白蛉（*P. wui*）。为西北荒漠内最常见的野生野栖型蛉种。④ 亚历山大白蛉（*P. alexandri*）。分布于甘肃和新疆吐鲁番的荒漠。白蛉的出现随季节消长，5 月以后逐渐增多，至 8 月底呈现下降趋势。我国黑热病的分布与白蛉的地理分布相一致。

（3）易感人群 人群普遍易感，当婴幼儿感染或非流行区健康人进入疫区后，临床表现更为严重。但易感性随年龄增长而降低，病后免疫力持久。

3. 流行特征

黑热病根据流行病学上传染源的差异可大致分为 3 种不同的类型：人源型、犬源型和自然疫源型，分别以印度、地中海盆地和中亚荒漠内的黑热病为典型代表。我国幅员辽阔，黑热病的流行范围又广，从流行区的地势、地貌区分，可分成平原、山丘和荒漠 3 种不同的疫区，它们在流行历史、寄生虫与宿主的关系以及免疫等方面，存在明显的差异，各有其特点。

（1）人源型 又称为平原型，多见于平原地区，分布在黄淮地区的苏北、皖北、鲁南、豫东以及冀南、鄂北、陕西关中和新疆南部的喀什等地。与印度的黑热病极为相似，犬类很少感染，主要是人的疾病，以大龄儿童及青少年为主，婴儿极少感染。患者为主要传染源，常出现大的流行。传播媒介为家栖型中华白蛉和新疆长管白蛉。这些流行地区黑热病已被控制，近年未再发现新病例，偶可发现皮肤型黑热病。

（2）犬源型 又称为山丘型，多见于西北、华北和东北的山丘，分布于甘肃、宁夏、青海、陕北、冀东北、辽宁、川北和北京市郊各县，与地中黑地区的黑热病相似。此型主要是犬的疾病，病人散在，一般不会形成大的流行。大多数患者为 10 岁以下儿童，婴儿的感染率较高，成人很少感染得病，犬为主要传染源及保虫宿主。传播媒介为近野栖型或野栖型中华白蛉。这类地区为我国目前黑热病主要流行区。

（3）自然疫源型 又称为荒漠型，多分布新疆和内蒙古的某些荒漠地区。与中亚荒漠内的黑热病相似。主要是某些野生动物的疾病。人的感染主要见于婴幼儿，2 岁以下患者占 90% 以上。病例散发，传染源可能是野生动物。当人进入这些地区可发生淋巴结型黑热病。传播媒介为野栖蛉种，主要是吴氏白蛉，其次为亚历山大白蛉。动物宿主迄今尚未发现。

有人认为黑热病的分布与土壤的理化性质有关，长江以北主要是碱性土壤，中华白蛉的分布面广，数量多；而长江以南主要是酸性土壤，中华白蛉极为罕见。有些地区，还可见到上述各种类型的中间过渡型。在西北犬源型黑热病流行的山丘地区，很可能同时存在自然疫源型，犬的感染可来自某些野生动物中的保虫宿主。

（六）防治

在流行区采取查治病人、杀灭病犬和消灭白蛉的综合措施是预防黑热病行之有效的办法。

1. 治疗病人

（1）药物治疗

① 首选药物 五价锑化合物（pentavalent antimonials），包括葡萄糖酸锑钠（斯锑黑克）

和葡糖胺锑(甲基葡胺锑),对利什曼原虫有很强的杀伤作用。葡萄糖酸锑钠低毒高效,疗效可达 97.4%。近年来报告,应用脂肪微粒结合五价锑剂治疗黑热病获极好疗效,治愈迅速。

② 非锑剂 包括戊烷脒(喷他脒)(pentamidine)、二脒替(司替巴脒)(stilbamidine)等。具有抗利什曼原虫活力,但药物毒性大且疗程长,适用于少数经锑剂反复治疗无效的病人。

(2)脾切除治疗 药物治疗无效、脾高度肿大、伴有脾功能亢进者,可考虑脾切除治疗。

2. 杀灭病犬

在我国山丘疫区,犬为主要传染源,对病犬做到定期查、早发现、早捕杀是防治工作中的关键。

3. 传播媒介的防治

消灭传播媒介白蛉是防治黑热病的根本措施;此外应加强个人保护,防止白蛉叮咬。消灭传播媒介白蛉必须根据白蛉的生态习性,因地制宜地采取适当对策。在平原地区采用杀虫剂二二三室内滞留喷洒或闭门烟熏杀灭中华白蛉,可有效阻断传播途径。在山区、丘陵及荒漠地区对野栖型或偏野栖型白蛉,采取避蛉、驱蛉措施,以减少或避免白蛉的叮刺。

(李江艳)

第四节　孢　子　虫

孢子虫隶属于顶复门(*Phylum Apicomplexa*)的孢子纲(*Class Sporozoa*),均营寄生生活。生活史较复杂,包括有性生殖和无性生殖两类生殖方式。无性生殖有裂体增殖(schizogony)产生裂殖子,及孢子增殖(sporogony)产生具感染性的子孢子(sporozoite);有性生殖是通过雌雄配子结合进行的配子生殖(gametogony)。以上两类生殖方式可在同一宿主或分别在两个宿主体内完成,但无性生殖的种类和数量及有性生殖的差异在各虫种之间有明显的不同。危害人体较严重的孢子虫有疟原虫(Plasmodium)、弓形虫(Toxoplasma)和隐孢子虫(Cryptosporidium)。

一、疟原虫

疟原虫隶属真球虫目(*Eucoccidiida*)、疟原虫科(*Plasmodiidae*)、疟原虫属(*Plasmodium*),种类繁多。可寄生于人及多种哺乳动物,少数寄生于鸟类和爬行类动物,目前已知有130 余种。疟原虫是引起疟疾(malaria)的病原体,寄生于人体的疟原虫共有五种,即间日疟原虫(*Plasmodium vivax*,*P. v*)、恶性疟原虫(*Plasmodium falciparum*,*P. f*)、三日疟原虫(*Plasmodium malariae*,*P. m*)、卵形疟原虫(*Plasmodium ovale*,*P. o*)和诺氏疟原虫(*Plasmodium knowlesi*),分别引起间日疟、恶性疟、三日疟、卵形疟和诺氏疟。间日疟原虫、恶性疟原虫和卵形疟原虫均专性寄生人体,三日疟原虫和诺氏疟可感染人及猿类。在我国主要流行的是间日疟和恶性疟,三日疟少见,卵形疟罕见。

我国古代称疟疾为"瘴气";国外古籍中称之为"bad air",而 malaria 一词则由 mal(不良)aria(空气)组合而成,认为疟疾是由一种恶浊的气体引起的。而真正引起疟疾的病原体直到 1880 年由法国学者 Laveran 在恶性疟疾患者血液中发现了疟原虫才得以证实。这是疟疾史上重要的里程碑，Laveran 因此而获得了 1907 年的诺贝尔生理学与医学奖（图 28-9）。1897 年，在印度工作的英国军医 Ross 证实了按蚊是疟疾的传播媒介，阐明了疟原虫在按蚊体内的发育过程及通过叮咬进行传播，因而获得了 1902 年的诺贝尔生理学与医学奖（28-10）。我国在疟疾防治研究也做出了卓越贡献，自 20 世纪 60 年代起，恶性疟原虫对抗疟药产生了普遍抗性，我国组织科研人员进行攻关，成功发现了源自于中草药的特效药物——青蒿素，解决了抗氯喹恶性疟一度无药可治的困境。目前，以青蒿素为基础的联合用药已成为 WHO 推荐的恶性疟治疗首选方案，而在青蒿素研制过程中发挥关键作用的屠呦呦教授亦于 2015 年获得诺贝尔生理学与医学奖，成为首位荣获该奖项的中国科学家（图 28-11）。

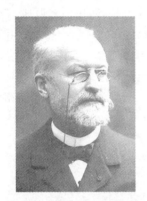
图 28-9 法国军医 Laveran

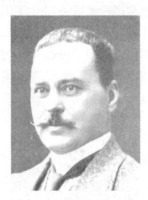
图 28-10 英国医生罗斯

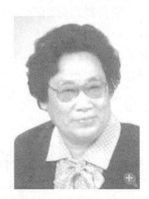
图 28-11 中国科学家屠呦呦

（一）形态

疟原虫的形态包括人体肝细胞内的形态和红细胞内的形态以及按蚊体内的各期形态。因为疟原虫的致病和疟疾的病原学诊断都与红细胞内期有关，因此必须熟悉红细胞内期疟原虫的形态结构。疟原虫的基本构造为胞质和胞核，以及消化分解血红蛋白后的代谢产物——疟色素（malarial pigment）。用瑞氏或姬氏染液染色后，胞质为天蓝或深蓝色，胞核呈紫红色，疟色素呈棕黄色、棕褐色或黑褐色。五种人体疟原虫的基本结构相同，但各期形态又有差异，可资鉴别。除了疟原虫本身的形态特征不同之外，被不同种的疟原虫寄生的红细胞在形态上也会发生变化，这种变化的有无及特点，可帮助我们鉴别疟原虫的种类。如被间日疟原虫和卵形疟原虫寄生的红细胞可以胀大、变形、颜色变浅，细胞膜常有明显的鲜红色薛氏点（Schüffner's dots）；而被恶性疟原虫寄生的红细胞大小正常或略小，有粗大的紫红色茂氏点（Maurer's dots）；被三日疟原虫寄生的红细胞可有西门氏点（Ziemann's dots）。

1. 疟原虫在红细胞内发育各期形态

疟原虫在红细胞内生长、发育、繁殖，形态变化很大，按发育先后顺序一般分为三个主要发育期。

（1）滋养体（trophozoite） 为疟原虫在红细胞内最早出现的摄食、生长和发育阶段。按发育先后，又分为早期滋养体和晚期滋养体。早期滋养体胞核小胞质少，中间有空泡，虫体多呈环状，故又称环状体（ring form）（图 28-12）。以后虫体长大，胞质均匀，有伪足伸出，胞质中开始出现疟色素。并且被寄生的红细胞形态发生相应的变化，此时称为晚期滋养体，亦称为大滋养体（图 28-13）。

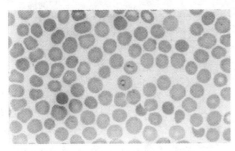

图 28-12 间日疟原虫环状体

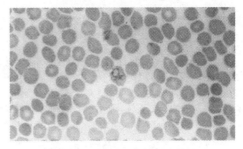

图 28-13 间日疟原虫大滋养体

（2）裂殖体（schizont） 大滋养体发育成熟，虫体变圆，胞质内空泡消失，核开始分裂，称未成熟裂殖体，又称早期裂殖体（immature schizont）。之后核继续分裂，胞质随之分裂，每一个核都被部分胞质包裹，形成裂殖子（merozoite），疟色素渐趋集中，含有裂殖子的虫体称为成熟裂殖体（mature schizont）（图 28-14）。

（3）配子体（gametocyte） 疟原虫经过数次裂体增殖后，部分裂殖子侵入红细胞中发育长大，核增大而不再分裂，胞质增多而无伪足，最后发育为圆形、卵圆形或新月形的个体，称为配子体。配子体有雌、雄（或大小）之分；雌（大）配子体虫体较大，胞质致密，疟色素多而粗大，核致密而偏于虫体的一侧或居中；雄（小）配子体虫体较小，胞质稀薄，疟色素少而细，核疏松，常位于虫体中央（图 28-15）。

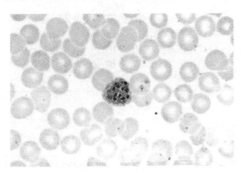

图 28-14 间日疟原虫裂殖体

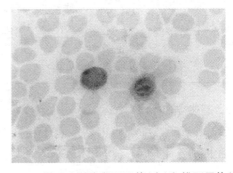

图 28-15 间日疟原虫雌配子体（左）和雄配子体（右）

2. 薄血膜中人体疟原虫的形态比较

具体见表 28-2。

表 28-2 薄血膜中人体主要疟原虫形态鉴别

	间日疟原虫	恶性疟原虫	三日疟原虫	卵形疟原虫
被寄生的红细胞变化	除环状体外，其余各期均胀大，常呈长圆形或多边形，色淡；滋养体期开始出现鲜红色的薛氏点	大小正常或略缩小，颜色正常或略深；可有数颗粗大紫红色的茂氏点	大小正常或略缩小，颜色无改变；偶见少量、淡紫色、微细的西门氏点	多数为卵圆形，部分变长形，色淡、边缘呈锯齿状；薛氏点较间日疟粗大，且环状体期已出现
环状体（早期滋养体）	胞质淡蓝色，环较大，约为红细胞直径的1/3；核1个，偶有2个；红细胞内只含1个原虫，偶有2个	环纤细，约为红细胞直径的1/5；核1~2个；红细胞内可含2个以上原虫；虫体常位于红细胞边缘	胞质深蓝色，环较粗壮，约为红细胞直径的1/3；核1个；红细胞内很少含有2个原虫	似三日疟原虫

续表

	间日疟原虫	恶性疟原虫	三日疟原虫	卵形疟原虫
大滋养体（晚期滋养体）	核1个；胞质增多，形状不规则，有伪足伸出，空泡明显；疟色素棕黄色，细小杆状，分散在胞质内	一般不出现在外周血液，主要集中在内脏毛细血管。体小，圆形，胞质深蓝色；疟色素黑褐色，集中	体小，圆形或带状，空泡小或无，亦可呈大环状；核1个；疟色素深褐、色粗大、颗粒状，常分布于虫体边缘	体较三日疟原虫大，圆形，空泡不显著；核1个；疟色素似间日疟原虫，但较少、粗大
未成熟裂殖体	核开始分裂，胞质随着核的分裂渐呈圆形，空泡消失；疟色素开始集中	外周血不易见到。虫体仍似大滋养体，但核开始分裂；疟色素集中	体小，圆形，空泡消失；核开始分裂；疟色素集中较迟	体小，圆形或卵圆形，空泡消失；核开始分裂；疟色素集中较迟
成熟裂殖体	虫体充满胀大的红细胞，裂殖子12～24个，排列不规则；疟色素集中	外周血不易见到。裂殖子8～36个，排列不规则；疟色素集中成团	裂殖子6～12个，常为8个，排成一环；疟色素常集中在中央	裂殖子6～12个，通常8个，排成一环；疟色素集中在中央或一侧
雌配子体	虫体圆形或卵圆形，占满胀大的红细胞，胞质蓝色；核小致密，深红色，偏向一侧；疟色素分散	新月形，两端较尖，胞质蓝色；核结实，深红色，位于中央；疟色素黑褐色，分布于核周围	如正常红细胞大，圆形；胞质深蓝色；核较小致密，深红色，偏于一侧；疟色素多而分散	虫体似三日疟；疟色素似间日疟原虫
雄配子体	虫体圆形，胞质蓝而略带红色；核大，疏松，淡红色，位于中央；疟色素分散	腊肠形，两端钝圆，胞质蓝而略带红色；核疏松，淡红色，位于中央；疟色素分布核周	略小于正常红细胞，圆形；胞质浅蓝色；核较大，疏松，淡红色，位于中央；疟色素分散	虫体似三日疟原虫，疟色素似间日疟原虫

3. 超微结构

（1）裂殖子 红细胞内期裂殖子呈卵圆形，有表膜复合膜（pellicular complex）包绕。大小随虫种略有不同，平均长 1.5 μm，平均直径 1 μm（图 28-16）。表膜（pellicle）由一层质

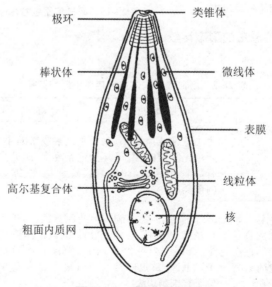

极环　　　　　　　类锥体

棒状体　　　　　　微线体

　　　　　　　　　表膜

高尔基复合体　　　线粒体

粗面内质网　　　　核

图 28-16　疟原虫裂殖子

膜和两层紧贴的内膜组成。质膜厚约 7.5 nm，内膜厚约 1.5 nm，有膜孔。紧靠内膜的下面是一排起于顶端极环（polar ring）并向后部放散的表膜下微管（subpellicular microtubule）。内膜和表膜下微管可能起细胞骨架作用，使裂殖子有硬度。游离的裂殖子的外膜有一厚度约 20 nm 表被（surface coat）覆盖。此表被是电子致密、坚实的纤丝，在性质上似是蛋白质，可能在对宿主免疫反应的应答中起作用。在裂殖子侧面表膜有一胞口（cytostome），红细胞内期各期原虫通过胞口摄取宿主细胞浆。裂殖子顶端有一圆锥形突起，称为顶突（apical prominence），其上有三个极环。在此区可见两个致密的棒状体（rhoptry）和数个微线体（micronemes）。棒状体和微线体可能在裂殖子侵入细胞时起作用。裂殖子后部可见线粒体。内质网很少，但胞浆内有丰富的核糖体。高尔基氏复合体不明显。裂殖子的核大而圆，位于虫体后半部，沿核膜可见核孔，未见有核仁。

（2）子孢子　子孢子形状细长，长约 11 μm，直径 1 μm，常常弯曲呈 C 形或 S 形，前端稍细，顶端较平，后端钝圆，体表光滑。子孢子内的细胞器基本上与裂殖子相似。表膜由一层外膜、双层内膜和一层表膜下微管组成。膜下微管自极环向后延伸到核或稍越过核而终止。虫体的微弱运动可能是膜下微管的伸缩引起的。子孢子的前端顶部有一向内凹入的顶杯（anterior cup）即顶突，在顶突的周围有 3～4 个极环。细胞核 1 个，长形。有 1 对电子致密的棒状体，可能开口于顶杯。在核的前方或后方，有数量很多的微线体，呈圆形、卵圆形或长形。

（二）生活史

寄生于人体的五种疟原虫生活史基本相同，需要人和按蚊两个宿主，其发育过程可概括如下：

1. 在人体内的发育

分为红细胞外期（肝细胞内）和红细胞内期（红细胞内）两个时期：

（1）红细胞外期（exo-erythrocytic stage）　简称红外期，当唾液腺中带有成熟子孢子（sporozoite）的雌性按蚊刺吸人血时，子孢子随唾液进入人体，约经 30 分钟后随血流侵入肝细胞，摄取肝细胞内的营养进行发育并裂体增殖，形成红细胞外期裂殖体。成熟的红外期裂殖体内含有数以万计的裂殖子。裂殖子胀破肝细胞后释出，一部分裂殖子被巨噬细胞吞噬，

其余部分侵入红细胞，开始红细胞内期的发育。间日疟原虫完成红细胞外期发育所需时间约 8 天，恶性疟原虫约 6 天，三日疟原虫为 11～12 天，卵形疟原虫为 9 天。目前认为间日疟原虫和卵形疟原虫的子孢子具有遗传学上不同的两种类型，即速发型子孢子（tachysporozoite，TS）和迟发型子孢子（bradysporozoites，BS）。当子孢子进入肝细胞后，速发型子孢子继续发育完成红外期的裂体增殖，而迟发型子孢子视虫株的不同，需经过一段或长或短（数月至年余）的休眠期后，才能完成红外期的裂体增殖。此种子孢子被称为休眠子（hypnozoite）。恶性疟原虫和三日疟原虫无休眠子。

（2）红细胞内期（erythrocytic stage）　简称红内期。4 种疟原虫对红细胞的选择性不同，间日疟原虫和卵形疟原虫主要寄生于网织红细胞，三日疟原虫多寄生于较衰老的红细胞，而恶性疟原虫可寄生于各发育期的红细胞。

① 红细胞内期裂体增殖　红外期的裂殖子从肝细胞释放出来，进入血液后很快侵入红细胞。先形成环状体，摄取营养，生长发育，经大滋养体、未成熟裂殖体，最后形成含有一定数量裂殖子的成熟裂殖体。成熟裂殖体破裂后，裂殖子释出，一部分被巨噬细胞吞噬，其余再侵入其他正常红细胞，重复红细胞内期的裂体增殖过程。完成一代红细胞内期裂体增殖所需的时间称红内期裂体增殖周期。间日疟原虫约需 48 小时，恶性疟原虫约需 36～48

小时,三日疟原虫为 72 小时,卵形疟原虫为 48 小时。恶性疟原虫的环状体在外周血液中经十几个小时的发育后,逐渐隐匿于内脏和皮下脂肪的毛细血管中,继续发育成大滋养体和裂殖体,故这两个时期在外周血液中一般不易见到。

② 配子体形成 疟原虫经过几代红内期裂体增殖后,部分裂殖子侵入红细胞后不再进行裂体增殖,而是发育为雌、雄配子体。恶性疟原虫的配子体主要在肝、脾、骨髓等器官的血窦或微血管里发育,成熟后始出现于外周血液中,约在无性体出现后 7～10 天才见于外周血液中。配子体在人体内可存活 30～60 天,其进一步发育需在蚊胃中进行。

2. 在按蚊体内的发育

包括在按蚊胃腔内进行的有性生殖即配子生殖(gametogony),和在按蚊胃壁进行的无性生殖即孢子增殖(sporogony)两个阶段。

(1) 配子生殖 当雌性按蚊刺吸患者或带虫者血液时,在红细胞内发育的各期疟原虫随血液进入蚊胃,仅雌、雄配子体能在蚊胃内继续发育,其余各期原虫均被消化。在蚊胃内,雄配子体核分裂为 4～8 块,胞质也向外伸出 4～8 条细丝,然后,每一小块核进入一条细丝中,在蚊胃中形成雄配子(male gamete)。雄配子在蚊胃腔中游动,钻进雌配子(female gamete)体内,受精形成合子(zygote)。合子变长,能动,成为动合子(ookinete)。动合子穿过蚊胃壁上皮细胞或其间隙,在蚊胃基底膜下形成圆球形的卵囊(oocyst)。卵囊长大,囊内的核和胞质反复分裂进行孢子增殖。

(2) 孢子增殖 从成孢子细胞(sporoblast)表面芽生子孢子,形成数以万计的子孢子(sporozoite)。子孢子随卵囊破裂释出或由囊壁钻出,经血淋巴集中于按蚊的唾液腺,发育为成熟子孢子。当受染按蚊再吸血时,子孢子即可随唾液进入人体,又开始在人体内发育(图 28-17)。在最适条件下,疟原虫在按蚊体内发育成熟所需时间:间日疟原虫约为 9～10

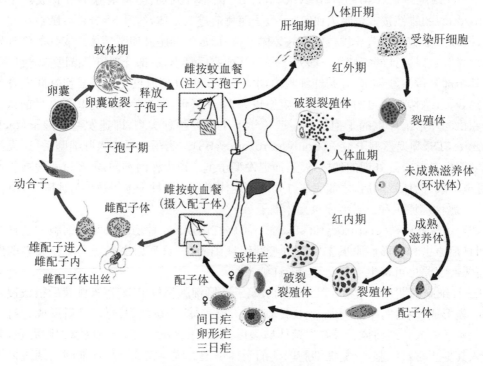

图 28-17 间日疟原虫生活史

天,恶性疟原虫约为 10～12 天,三日疟原虫约为 25～28 天,卵形疟原虫约为 16 天。

3. 人体主要疟原虫生活史的比较

具体见表 28-3。

表 28-3　人体主要疟原虫生活史的比较

	间日疟原虫	恶性疟原虫	三日疟原虫	卵形疟原虫
红外期发育时间	8 d(速发型),数月 至年余(迟发型)	6 d	11～12 d	9 d
红外期裂殖体大小(μm)	42 μm	60 μm	48 μm	70～80 μm
红外期裂殖子数目	12000 个	40000 个	15000 个	15400 个
红内期裂体增殖周期	48 h	36～48 h	72 h	48 h
寄生红细胞的种类	网织红细胞	各期红细胞	衰老红细胞	网织红细胞
红内期发育场所	周围血	环状体及成熟配子 体在周围血,其余 各期均在皮下脂肪 及内脏毛细血管	周围血	周围血
无性体与配子体出现于 周围血中的相隔时间	2～5 d	7～11 d	10～14 d	5～6 d
蚊体内发育的温度与 时间	25 ℃,9～10 d	27 ℃,10～12 d	24 ℃,25～28 d	25 ℃,16 d

（三）致病

疟原虫生活史中主要致病阶段是红细胞内期的裂体增殖期。红细胞外期的疟原虫对肝细胞虽有损害,但常无明显临床症状。致病力的强弱与侵入的虫种、虫株、数量和人体免疫状态有关。红细胞内的裂体增殖可引起周期性寒战、发热,若干次发作后,可出现贫血及脾肿大;严重者还可引起凶险型疟疾,常见于恶性疟。从疟疾病程来看,子孢子侵入人体后到临床发作前,需经过一段潜伏期,继之为疟疾发作期。若未彻底治疗又可出现再燃。间日疟原虫和卵形疟原虫还可出现疟疾复发。潜伏期(incubation period)从疟原虫侵入人体到出现疟疾发作的时间为潜伏期。它包括疟原虫红细胞外期发育成熟所需时间,与疟原虫经数代红细胞内期裂体增殖,使血液中达到一定数量的疟原虫所需时间的总和;若经输血感染疟疾则只需红细胞内期裂体增殖的时间。潜伏期的长短主要取决于疟原虫的种、株生物学特性,并与子孢子的数量与机体免疫力以及服用抗疟药等有关系。一般间日疟短者 11～25天,长者 6～12 个月,个别可长达 625 天。在我国河南、云南、广西、湖南等省区进行的志愿者接受间日疟原虫子孢子接种实验,均证实各地兼有间日疟长、短潜伏期的两种类型,但两者的出现比例有由北向南,短潜伏期逐渐增多,长潜伏期逐渐减少的趋势。恶性疟潜伏期为7～27 天,三日疟为 18～35 天。当侵入人体的疟原虫数量多,或经输血输入大量无性体,或机体免疫力降低时,潜伏期通常较短;服抗疟药者潜伏期可能延长。

1. 疟疾发作(paroxysm)

疟疾发作的前提是血液中疟原虫必须达到一定的数量。引起疟疾发作的血液中疟原虫数量的最低值称为发热阈值(threshold)。此阈值因疟原虫种株的不同、宿主免疫力和耐受力的差别有一定差异。如间日疟原虫为每 1 μl 血液中 10～500 个,恶性疟原虫为 500～

1300 个。疟疾的寒热发作是由于疟原虫红内期裂殖体成熟,将寄生的红细胞胀裂,释放的裂殖子、代谢产物及红细胞碎片进入血流,其中一部分被巨噬细胞吞噬,刺激这些细胞产生肿瘤坏死因子(TNF)、白细胞介素-1(IL-1)等内源性热原质,与疟原虫代谢产物共同作用于下丘脑体温敏感中枢,释出前列腺素和单胺等物质。信息传递至后下丘脑和血管调节中枢,体温调定点上移,指令交感神经纤维收缩周围血管,降低散热,从而引起典型的寒战,产生热量,从而使体温上调,体温上升后数小时,随着病理性刺激物(虫源性热原质及 TNF、IL-1等)的作用逐渐消失,体温调定点下移,舒张血管,大量出汗散发热量,体温又由高热降为正常。疟原虫代谢产物中引起机体发热等症状的成分称为疟疾毒素(malaria toxin)。20 世纪90 年代以后,通过对疟原虫可溶性抗原的活性成分作细致的生物化学分析,已初步鉴定出其中有毒性的主要成分为糖基磷脂酰肌醇(GPI)、疟原虫产生的前列腺素(prostaglandins,PGs)、疟色素(hemozoin)。

典型的疟疾发作表现为周期性的寒战、发热和出汗退热三个连续阶段。这种周期性特点与疟原虫红细胞内期裂体增殖周期一致。典型的间日疟和卵形疟为隔日发作一次;三日疟为隔两天发作一次;恶性疟隔 36～48 小时发作一次。若寄生的疟原虫增殖不同步时,发作间隔则无规律,如初发患者;不同种的疟原虫混合感染时或有不同批次的同种疟原虫重复感染时,发作也多不典型;此外,儿童病例,发作也不典型。疟疾发作初期,机体外周血管收缩以减少散热,此时全身颤抖,皮肤呈鸡皮样,面色苍白,口唇与指甲发紫,为寒战期,即使在盛夏,盖多床棉被也觉得冷。约经 1～2 小时后体温上升,可达 39～40 ℃,外周血管扩张,颜面绯红,皮肤灼热,进入发热期。体温高低与疟原虫的种株特性、原虫密度及机体免疫力有关。发热期患者可伴有剧烈头痛,全身酸痛。小儿或病重成人有时可发生惊厥、谵妄或昏迷。约经 4～6 小时或更长时间后,进入多汗期,大汗淋漓,体温急剧下降,患者感乏力。发作的次数主要取决于治疗适当与否,以及人体免疫力增长的速度,未经治疗的一个无免疫力的初发患者,可连续发作数次或十余次。若无重复感染,随着发作次数的增多,人体对疟原虫产生免疫力,大部分原虫被消灭,发作自行停止。

2. 疟疾的再燃与复发

疟疾初发停止后,患者若无再感染,仅由于体内少量残存的红内期疟原虫,在一定条件下重新大量繁殖起来,再一次引起的疟疾发作,称为疟疾再燃(recrudescence)。再燃与疟原虫发生抗原变异及宿主的免疫力下降有关。疟疾初发后,红细胞内期疟原虫已被消灭,未经蚊媒传播感染,但经过数周至年余,又出现疟疾发作,称为疟疾复发(relapse)。至于复发机制,迄今尚有争论,子孢子休眠学说虽能较好地解释疟疾的复发,但什么因素引起休眠子的复苏尚不清楚。不论再燃或复发,都与不同种、株疟原虫的遗传特性有关。例如恶性疟原虫和三日疟原虫都不引起复发,只有再燃,因为它们无迟发型子孢子;而间日疟和卵形疟既有再燃,又有复发。间日疟原虫的不同地理株,在复发表现型上有很大差别。一般在初发后 2～3 个月内出现复发称为近期复发,经 3 个月以上的称为远期复发。我国某些地区的间日疟也具有近期复发和远期复发。

3. 贫血

疟疾发作数次后,可出现贫血症状,尤以恶性疟为甚。孕妇和儿童最为常见。发作次数越多,病程越长,贫血越重,流行区的高死亡率与严重贫血有关。红细胞内期疟原虫直接破坏红细胞,是疟疾患者发生贫血的原因之一。但是疟疾患者贫血的程度往往超过被疟原虫直接破坏红细胞所造成的后果。这种情况与以下因素有关:

（1）脾巨噬细胞吞噬红细胞的功能亢进　这些巨噬细胞不仅吞噬受疟原虫感染的红细胞，还大量吞噬正常的红细胞，这种吞噬作用与抗疟原虫的调理素抗体和 T 细胞分泌的淋巴因子有关。由于红细胞被吞噬后，含铁血红素沉着于单核吞噬细胞系统中，铁不能被重复利用于血红蛋白的合成，这也加重了贫血的程度。

（2）骨髓造血功能受到抑制　体外培养试验证明，恶性疟患者有红细胞成熟功能的严重缺陷。骨髓造血功能受抑制，也与疟疾贫血有关。

（3）免疫病理损害　在疟疾感染的急性期，宿主产生特异性抗体后，容易形成抗原抗体复合物，附着在正常红细胞上的免疫复合物可与补体结合，从而引起红细胞溶解或被巨噬细胞吞噬。此外，有些疟疾患者可检测到血凝素，可能由于疟原虫寄生于红细胞后，使隐蔽的红细胞抗原暴露，刺激机体产生自身抗体（IgM），导致红细胞破坏。

4. 脾肿大

初发患者多在发作 3～4 天后，脾脏开始肿大，长期不愈或反复感染者，脾肿大十分明显，可达脐下，其重量由正常人的 150 g 增加到 500 g，甚至 1000 g 以上。主要原因是脾充血与单核吞噬细胞增生。早期经积极治疗，脾可恢复正常大小。慢性患者因脾脏高度纤维化，包膜增厚，故质地坚硬，虽经抗疟药根治，也不能缩小到正常体积。在非洲和亚洲某些热带疟疾流行区，有一种热带巨脾综合征，多见于由非疟区迁入的居民。疟疾反复发作后，表现脾巨大，伴有肝肿大，门脉高压、脾功能亢进、贫血等症状，血中 IgM 水平增高。

5. 重症疟疾

所谓重症疟疾是指血液中查见疟原虫又排除了其他疾病的可能性而表现出典型临床症状者，如脑型疟、肾功能衰竭、重症贫血、水电解质失衡、黄疸、高热等。其中常见的是脑型疟疾。常发生在恶性疟高度地方性流行区的儿童、少年以及疟区无免疫力的外来人群，由于延误治疗或治疗不当而致。近年我国偶尔发现间日疟患者发生脑型疟者。脑型疟（cerebral malaria，CM）的临床表现为：剧烈头痛、谵妄、急性神经紊乱、高热、昏睡或昏迷、惊厥。因为含有成熟红内期疟原虫的红细胞多在深部血管中聚集，且以脑部为主，所以患者常有昏迷症状。昏迷并发感染、呕吐和惊厥是常见的死因。儿童脑型疟的病死率为 5%～6%。脑型疟的发病机制主要有机械阻塞学说、炎症学说、弥散性血管内凝血学说等。大多数学者支持机械阻塞学说和炎症学说。重症疟疾时局部脑组织微循环血流受到来自 3 方面的影响：PRBC 与血管内皮细胞的滞留，受感染红细胞与未受感染红细胞的粘连即玫瑰花结形成（rosetting）和红细胞变形能力（deformability）下降。这 3 方面的作用互相配合，使微血管被阻塞，组织缺氧，导致重要器官发生器质性病变，临床上表现为重症疟疾。

恶性疟原虫红内期发育至较成熟的滋养体和裂殖体阶段，被寄生红细胞表膜就形成许多突出的结节（knobs），这些小结可与脑部毛细血管及毛细血管后小静脉的内皮细胞发生粘连。其分子基础为 PRBC 膜上的配体与内皮细胞或胎盘合胞体滋养层母细胞上的受体结合。

6. 疟性肾病

多见于三日疟疾长期未愈者，以非洲儿童患者居多。主要表现为全身性水肿、腹水、蛋白尿和高血压，可导致肾功能衰竭。而且转变为慢性后，抗疟药治疗无效。此综合征是由Ⅲ型超敏反应所致的免疫病理性改变，多发生在有高效价疟疾抗体和高水平 IgM 的人。重症恶性疟患者也可发生此症状，但临床表现较轻，药物治疗易治愈。

7. 其他类型疟疾

如先天疟疾、婴幼儿疟疾、输血疟疾等。可根据疟原虫的生活史逐一分析这几种疟疾的感染方式和致病特点。

（四）免疫

1. 固有免疫

人对其他脊椎动物的疟原虫不感染或不易感。90%以上的西非黑人因红细胞上先天缺少间日疟原虫入侵所需的 Duffy 血型抗原，故对间日疟原虫有抗性。由于遗传基因造成的镰状红细胞(HbS)贫血患者或红细胞缺乏葡萄糖-6-磷酸脱氢酶(G6PD)的人对恶性疟原虫具有抵抗力。研究人群对疟原虫先天抵抗力的机制有助于疟疾疫苗和抗疟药物的开发。

2. 适应性免疫

疟疾的适应性免疫不仅有种、株的特异性，而且还存在着期的特异性。

（1）疟原虫抗原　疟原虫的保护性抗原主要来源于虫体表面或内部，包括裂殖子形成过程中疟原虫残留的胞浆、含色素的膜结合颗粒、死亡或变性的裂殖子、疟原虫空泡内容物及其膜、裂殖子分泌物及疟原虫侵入红细胞时被修饰或脱落的表面物质。种内和种间各期疟原虫可能有共同抗原，而另外一些抗原则具有种、期特异性。这些具有种、期特异性的抗原在产生保护性抗体方面可能有重要的作用。来自宿主细胞的抗原不仅包括被疟原虫破坏的肝细胞和红细胞，也包括局部缺血或辅助免疫机制的激活（如补体系统）所破坏的许多其他组织细胞。

（2）体液免疫　当原虫血症出现后，血清中 IgG、IgM 和 IgA 抗体水平明显增高，但具有特异作用的仅5%左右，而且主要是 IgM。抗体在疟疾免疫中起重要作用，例如中和抗体，抗 CSP 的单克隆抗体能中和相应子孢子而阻止其侵入肝细胞，对裂殖子的中和作用可能是促使裂殖子凝集，并干扰裂殖子和红细胞表膜上的相应受体结合；调理素抗体，可增强巨噬细胞或中性粒细胞吞噬受染红细胞的作用；阻断传播抗体，如抗配子的抗体，能抑制疟原虫在蚊体内发育。

（3）细胞免疫　产生免疫效应的细胞主要是激活的巨噬细胞、中性粒细胞。在有免疫力宿主体内，巨噬细胞对于受染红细胞及血中裂殖子的吞噬能力明显增强；同时巨噬细胞产生的肿瘤坏死因子、白细胞介素和活性氧(OH^-、H_2O_2、O_2^-)等，可通过破坏红细胞使其中的疟原虫变性死亡。疟原虫所引起的特异性抗体反应，大部分都是依赖 T 细胞的，因此，辅助性 T 细胞的激活是产生特异性抗体的先决条件。肝内期疟原虫的一些抗原可在肝细胞表面表达，可激活杀伤性 T 细胞，特异性地杀伤被寄生的肝细胞。细胞免疫在红外期感染中起主要保护作用。

（4）带虫免疫及免疫逃避　人类感染疟原虫后产生的免疫力，能抵抗同种疟原虫的再感染，但同时其血液内又有低水平的原虫血症，这种免疫状态称为带虫免疫(premunition)。带虫免疫说明机体有特异性免疫应答，可抑制疟原虫在红内期发育的免疫效应。疟原虫的带虫免疫显示疟原虫具有有效的免疫原性，同时，部分疟原虫又具有逃避宿主免疫效应的能力，与宿主保护性保护性免疫共存，这种现象称为免疫逃避(immune evasion)。疟原虫逃避宿主免疫攻击的机制十分复杂，主要包括下列几个方面的因素：① 寄生部位。不论寄生在肝细胞或红细胞内的疟原虫，均在宿主细胞内生长发育，从而逃避了宿主的免疫攻击。② 抗原变异(antigenic variation)和抗原多态性(polymorphism)，即与前身抗原性稍有改变的变异体。诺氏疟原虫在慢性感染的猴体内每次再燃都有抗原变异。大量证据说明同种疟原虫存在着许多抗原性有差异的株。③ 改变宿主的免疫应答性。急性疟疾时,机体的免疫应答性和淋巴细胞亚群在外周血液、脾和淋巴结中的分布都有明显改变。一般均有 T 细胞的绝对值减少,B 细胞相对值增加,与此同时,表现出免疫抑制、多克隆淋巴细胞活化及可溶性循环抗原等。

(五) 实验诊断

1. 病原学诊断

从患者周围血液中检出疟原虫,是疟疾确诊的依据。一般从受检者耳垂或指尖采血做薄血膜和厚血膜涂片,以姬氏染液或瑞氏染液染色后镜检,最好在服药以前取血检查。恶性疟应在发作开始时,间日疟在发作后数小时至 10 余小时采血能提高检出率。恶性疟初发时只能查到环状体,配子体在周围血液中出现的时间是在查到环状体之后 10 天左右。除重症患者外,一般在周围血液中难以查到恶性疟的大滋养体和裂殖体。薄血膜涂片经染色后疟原虫形态结构完整、清晰,可辨认原虫的种类和各发育阶段的形态特征,适用于临床诊断,但因虫数较少容易漏检。厚血膜涂片在处理过程中疟原虫皱缩、变形,而且红细胞已经溶解,鉴别有困难,但原虫较集中,易被发现,熟悉其形态特征后可提高检出率,因此常用于流行病学调查。

2. 免疫学诊断

(1) 循环抗体检测 疟疾抗体在感染后 2～3 周出现,故检测抗体对初发患者无早期诊断价值。患者治愈后,体内的抗体仍可维持阳性反应 1 年,所以抗体检测亦无法区分现症和既往感染,也不适合用于疗效考核。常用检测抗体的方法有间接荧光抗体试验(IFA)和 ELISA 法,适于群体的疟疾抗体检测,目前主要用于流行病学调查。

(2) 循环抗原检测 检测疟原虫循环抗原比检测抗体更能说明受检对象是否有现症感染。可用于临床诊断、疗效考核。目前疟原虫相对特异的富组氨酸蛋白-2(HRP-2)和乳酸脱氢酶(LDH)作为诊断的靶抗原已经被应用于疟疾诊断,显示出了较好的效果。在抗体标记及其检测系统上采用了不同的方法,其中包括胶体金、酶标记、放射性同位素标记标记等检测系统,有直接法、竞争抑制法和双抗体夹心法等,其中自 20 世纪 90 年代以来基于免疫层析技术开发出了一些适合疟疾流行区现场诊断的检测疟原虫特异性靶抗原的快速免疫诊断试剂(rapid diagnostic tests,RDTs),非常适合于基层医院、防疫部门及边远落后地区应用。这些 RDTs 试剂检测恶性疟的敏感性、特异性已接近薄、厚血膜染色镜检法。目前我国研制的层析法快速检测恶性疟抗原获得成功,已商品化。

(3) 分子生物学技术 随着疟原虫基因研究的进展,分子生物学技术为疟疾诊断提供了新的手段,尤其在疟原虫虫种的鉴定、基因分型和确定抗药基因等方面具有其他诊断方法不可比拟的优势。因基因杂交检测的敏感性较低,现已基本不被采用。聚合酶链反应(Polymerase Chain Reaction,PCR)是目前采用最多的分子生物学检测方法,此外,还有环介导等温扩增(loop-mediated isothermal amplification,LAMP)、基因芯片等技术用于疟疾检查。

(六) 流行

1. 世界疟疾分布及流行概况

疟疾在世界上的分布广泛,大致处于北纬 60°和南纬 40°之间,但主要流行于热带非洲、东南亚、大洋洲和南美亚马逊河流域。全球208个国家中有104个国家或地区存在疟疾流行,全世界34亿人有感染疟疾的风险,多数在非洲和东南亚。每年疟疾临床发病人数约2.07亿(1.35亿~2.87亿),其中80%的疟疾病例发生在非洲。每年全世界疟疾死亡人数约62.7万例(47.3万~78.9万),其中大部分(77%)为5岁以下的非洲儿童。全世界已有欧洲各国、美国、加拿大、澳大利亚、日本等30多个国家和地区实现了消除疟疾的目标,但多数国家仍有不同程度的疟疾流行。

2. 我国疟疾流行概况

疟疾曾是我国严重危害人民健康的一种寄生虫病,估计新中国成立前全国每年有疟疾病例3000万以上,分布于全国各省区,特别是云南、海南和黄淮平原5省。1954年疟疾占全国25种传染病的61.8%;在最严重的地方性疟疾流行区,居民感染率曾高达97%。我国在进行控制规划前,疟疾的流行可按4个区划分:

(1) 北纬33°以北地区 为非稳定性低疟区,疟疾主要分布于河流、湖泊、洼地等的稻田区,其他地区一般无疟疾。该地区只有间日疟流行,传播季节3~6个月,发病高峰通常在8~9月份。又因传播条件不适宜,输入恶性疟一般不会造成地方性流行,但也有个别地方,如1954年前后辽宁省丹东等地曾有短时期的恶性疟流行。主要传播媒介为中华按蚊。西部地区即新疆的伊犁河流域主要传疟媒介为麦赛按蚊,南疆地区为萨卡洛按蚊。

(2) 北纬25°至33°之间地区 为非稳定性中低度疟区,疟疾广泛流行,间日疟、恶性疟、三日疟都曾有过流行,以间日疟为主。传播季节6~8个月,发病高峰在8~9月。在平原地区主要传疟媒介为中华按蚊,大部分山区和丘陵区为嗜人按蚊,南部的有些山区微小按蚊也曾起过主要的传疟作用。

(3) 北纬25°以南地区 是我国疟疾流行最为严重的地区。平原为非稳定性中、低疟区,山区为稳定性高疟区。间日疟原虫、恶性疟原虫、三日疟原虫都曾广泛存在,在云南省西南部、南部,海南岛及贵州曾有卵型疟病例报告。传播季节为9~12个月,发病高峰多在8~10月。传疟媒介平原主要为中华按蚊,山区主要为微小按蚊,海南山林地区则为大劣按蚊。

(4) 西北地区 为天然无疟区,面积大约占全国的一半,包括北部和西北部的荒漠、干旱的黄土高原、西南高寒的青藏高原,仅青藏高原东南角的察隅等县有疟疾。

新中国成立后,在党和政府的领导下,大力开展抗疟的群防群治运动,经过60多年的不懈努力,疟疾防治已取得巨大的成就,2008年底,全国23个疟疾流行省、自治区、直辖市中,95%以上的县(市、区)疟疾发病率已降至1/万以下,仅有87个县(市、区)超过1/万。疟疾发病率还在进一步缩小,2012年全国全年疟疾发病人数已降至3000以下。我国疟疾疫情已达到《世界卫生组织消除疟疾行动指南》的疟疾消除前阶段的标准,疟疾防治工作已经从控制走向消除。但近年来随着国际交往日益频繁,输入性疟疾呈上升趋势,各省区市均有输入性疟疾病例报道,2012年输入性疟疾已占我国疟疾发病数的91%,对我国疟疾消除工作产生重要的影响。

3. 流行环节

(1) 传染源 末梢血液中存在配子体的疟疾患者或无症状带虫者为疟疾的传染源。末梢血液中出现配子体的时间因虫种而异:恶性疟原虫通常在无性体出现之后第11天出现配子体,亦有早在第7天就出现的;而间日疟则在无性体出现2~3 d之后即有配子体的存在,有时甚至可以与无性体同时出现;而复发的病例,在发热的第1天或在临床症状出现之前就可出现配子体。恶性疟配子体在血液内经2 d后成熟,而间日疟配子体则需要3 d。恶性疟原虫配子体具有传染性的时间为 60～80 d。每立方毫米血中配子体数在 10 个至几百个之间均可使按蚊获得感染，甚至在 1 mm³血中只有一个配子体亦可以感染成功。

（2）传疟媒介　疟疾的传播媒介是按蚊。全世界有 450 多种按蚊，能够传播疟疾的不到 20%。对疟原虫的敏感性、种群数量、嗜血习性、寿命等因素决定着它能否成为传播疟疾的媒介及能否作为主要媒介。

（3）易感人群　不同种族、性别和年龄的人对人疟原虫一般均易感，但儿童的易感性比成人高。少数遗传素质异常的人，其易感性有明显差异。Duffy 血型阴性者对间日疟不易感；镰状红细胞症者、地中海贫血者、6-磷酸葡萄糖脱氢酶(G-6-PD)缺乏者等不易感染恶性疟或感染后表现的症状轻微。妊娠期的妇女免疫力较低，对疟疾更为易感。而母亲通过胎盘传递给胎儿的免疫力可能维持 6～9 个月。

4．流行因素

（1）自然因素　自然因素如温度、湿度和雨量都对疟疾流行过程有重要影响。疟原虫孢子增殖期的长短取决于温度条件。在 16～30 ℃，温度愈高，疟原虫在蚊体内发育愈快。在低于 15 ℃及高于 30 ℃时，疟疾不能传播，称为休止期。所以，疟疾具有明显的季节性。疟疾的地理分布也是由温度决定的。世界上在全年最高气温月(7 月份)平均温度低于 15.6 ℃等温线的两极或高寒地带没有疟疾发生。按蚊的活动亦受温度支配，冬季由于按蚊有滞育现象，一般不发生疟疾的传播，亦不出现新感染。

（2）社会因素　政治、经济、文化、卫生水平以及人类的社会活动等均可以直接或间接影响疟疾的传播与流行。如战争可加剧人员流动，大量无免疫力人群进入疟区，或从外地输入传染源，加剧疟疾流行，甚至导致疟疾爆发。交通运输事业的发展使疟疾的分布地域扩大，而文化和经济的发达使得卫生水平提高，进而采取有效的防治措施之后，疟疾的散布变慢，流行区缩小。

目前我国发病率已达历史新低，疟疾防治已进入消除阶段，但由于媒介按蚊的广泛存在和输入病例的增多，疟疾复燃甚至重新流行的可能性依然存在，仍需高度警惕，加强防治力度。

（七）防治

1．疟疾的预防

指对易感人群的防护，包括个体预防和群体预防。个体预防系疟区居民或短期进入疟区的个人，为了防蚊叮咬、防止发病或减轻临床症状而采取的防护措施；群体预防是对高疟区、暴发流行区或大批进入疟区较长期居住的人群，除包含个体预防的目的外，还要防止传播。要根据传播途径的薄弱环节，选择经济、有效、易为群众接受的防护措施。预防措施有蚊媒防制、预防服药和疫苗预防。

（1）蚊媒防制　灭蚊和使用蚊帐及驱蚊剂。（详见医学节肢动物。）

（2）预防药物　常用为氯喹(chloroquine)，对于抗氯喹的恶性疟，可用哌喹(piperaquine)或哌喹加乙胺嘧啶(pyrimethamine)或乙胺嘧啶加伯氨喹啉(primaquine)。不论个体或群体进行预防服药时，每种药物疗法不宜超过半年。

（3）疫苗预防　疫苗接种是疟疾防治的最理想手段。根据作用时期的不同，疟疾疫苗主要有红前期疫苗、红内期疫苗和蚊期传播阻断疫苗。根据疫苗形式，疟疾疫苗主要有亚单位疫苗和全虫减毒疫苗两种。目前进入临床研究阶段的红前期、红内期和蚊期传播阻断疫苗已有近 40 种,其中,红外期亚单位疟疾疫苗 RTS,S/AS01 的效果最好。最近的Ⅲ期临床研究结果显示,RTS,S/AS01 免疫后一年,被免疫者的疟疾发作和脑型疟的发生效率分别可下降 50.4% 和 47.3%,欧盟和 WHO 已批准该疫苗用于非洲的疟疾预防。

2. 治疗

疟疾治疗不仅是解除患者的疾苦,同时也是为了控制传染源、防止传播。现症患者要及时发现,及时根治。间日疟采用氯喹和伯氨喹(8 日疗法)治疗。恶性疟可服青蒿素类复方。对间日疟患者,抗复发治疗可用伯喹。在恶性疟对氯喹产生抗性的地区(如海南省、云南省),宜采用几种抗疟药合并治疗,如青蒿素(artemisinin)、咯萘啶(pyronaridine)与磺胺多辛(sulfadoxine)和乙胺嘧啶配伍合用。抗疟药种类很多,按其对疟原虫生活史各期作用的不同,主要有以下几类:

(1) 杀灭红细胞外期裂殖体及休眠子　伯氨喹、乙胺嘧啶对疟原虫红外期有一定杀灭作用,且对间日疟有抗复发作用,也称根治药。

(2) 杀灭红细胞内裂体增殖期　氯喹、奎宁、咯萘啶、哌喹、青蒿素及蒿甲醚等,用以控制临床发作。

(3) 杀灭配子体　伯氨喹用于切断传播。

(4) 杀灭孢子增殖期　乙胺嘧啶可抑制蚊体内的孢子增殖。

3. 加强流动人口疟疾管理

流动人口增加是导致我国南部地区疫情波动、恶性疟扩散、引起点状疟疾暴发流行的另一个重要原因。云南、海南、广东、福建、湖南等省近年由于流动人口增加,输入大量传染源,引起局部地区疟疾暴发流行。所以要加强流动人口疟疾管理工作。可按卫生部等颁发的《流动人口疟疾管理暂行办法》的精神,根据情况制定相应的实施办法或条例。对严重流行区,应把外来流动人口管理列入本地区的疟防计划。

4. 坚持疟疾监测

监测和防治措施是疟疾防治工作的两大组成部分。建立、完善国家和地方各级疟疾监测网络,加强疟疾疫情、媒介、人群抗体水平和抗疟药、杀虫剂的敏感性监测,及时、准确地掌握人群发病、媒介种群密度和防治措施落实,以及效果情况,预测发病趋势,为及时调整防治策略、技术方案提供依据。

5. 加强健康教育

在流行区要根据当地人群特点、受教育程度、知识掌握情况,采取群众喜闻乐见的形式,加强健康教育,普及疟疾防治知识,提高群众及时就诊、配合治疗、自我防护和主动参与预防控制工作的意识。

(夏惠)

二、刚地弓形虫

刚地弓形虫(*Toxoplasma gondii*)简称弓形虫。该虫是一种重要的机会致病原虫,寄生在除红细胞外的几乎所有有核细胞中,可引起人兽共患的弓形虫病(toxoplasmosis),尤其在宿主免疫功能低下时,可导致严重后果。弓形虫呈世界性分布,猫科动物为其终宿主,中间宿主包括哺乳类动物和人等。

（一）形态

弓形虫在其生活史中有 5 种形态：滋养体（trophozoite）、包囊（cyst）、裂殖体、配子体和卵囊（oocyst），其中与传播及致病有关的发育阶段为滋养体、包囊和卵囊。

1. 滋养体

是在中间宿主细胞内分裂增殖的形式，包括速殖子（tachyzoite）和缓殖子（bradyzoite）。速殖子呈弓形或香蕉形，一端较尖，一端钝圆；一边扁平，一边膨隆，长 4～7 μm，宽 2～4 μm。姬氏或瑞氏染色后见胞质呈蓝色，胞核呈紫红色，位于虫体中央。在急性感染阶段或虫体快速增殖阶段，细胞内寄生的滋养体以内二芽殖、二分裂及裂体增殖方式进行增殖，一般含数个至十多个虫体，形成由宿主细胞膜包绕的虫体集合体，称假包囊（pseudocyst），其中的滋养体即速殖子（图 28-18）。

2. 包囊

是慢性感染阶段虫体在宿主组织中的存在形式。包囊呈圆形或椭圆形，直径 5～100 μm，具有由虫体分泌的一层富有弹性的坚韧囊壁，内含数个至数百个滋养体。囊内的滋养体称缓殖子，可不断增殖，其形态与速殖子相似，但增殖缓慢，虫体较小，核稍偏后。包囊可长期在组织内生存，在一定条件下可破裂，缓殖子侵入新的宿主细胞（图 28-18）。

3. 卵囊

卵囊经猫粪排出体外，是重要的感染阶段。卵囊呈圆形或椭圆形，直径 10～12 μm，具有两层光滑透明的囊壁。成熟卵囊含 2 个孢子囊，每个孢子囊内含 4 个新月形子孢子。

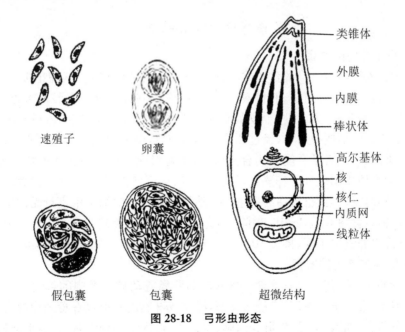

速殖子　　卵囊

假包囊　　包囊　　超微结构

类锥体
外膜
内膜
棒状体
高尔基体
核
核仁
内质网
线粒体

图 28-18　弓形虫形态

（二）生活史

弓形虫生活史复杂，需要两个宿主，经历无性生殖和有性生殖的世代交替。猫科动物（主要为家猫）为终宿主，在终宿主小肠上皮细胞内进行有性生殖，同时也可在肠外其他组织细胞内进行无性生殖，故猫科动物既可作为弓形虫的终宿主，也可作为其中间宿主。在其他动物或人体内只能进行无性增殖,这些动物和人都是中间宿主。中间宿主分布广泛,种类繁多,包括鸟类、爬行类动物、哺乳类动物和人,可寄生在除红细胞外的几乎所有有核细胞中(图 28-19)。

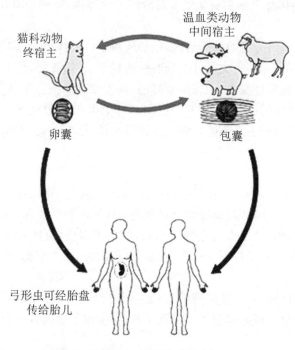

图 28-19 弓形虫生活史

1. 在终宿主体内的发育

猫科动物食入被卵囊污染的食物或水、食入含有包囊或假包囊的动物内脏或肉类后,卵囊内的子孢子、包囊内的缓殖子、假包囊内的速殖子在小肠内逸出,主要在回肠侵入小肠上皮细胞发育增殖,经 3~7 天,小肠上皮细胞内的虫体形成裂殖体,成熟后释放出裂殖子,侵入新的小肠上皮细胞形成裂殖体,经过几代裂体增殖后,部分裂殖子发育为雌、雄配子体,继续发育为雌、雄配子,二者结合受精为合子,最后发育形成卵囊。卵囊从小肠上皮细胞内逸出进入肠腔,随粪便排出体外。卵囊在适宜的温度、湿度条件下经 2~4 d 发育为成熟卵囊,具有感染性。同时,弓形虫也可在终宿主猫科动物的肠外组织细胞中进行无性生殖,形成包囊或假包囊。猫吞食包囊需 3~10 d 排出卵囊,而吞食假包囊或卵囊需 19~48 d 才能排出卵囊,每天可排出卵囊上千万,持续 10 余天。成熟卵囊是弓形虫重要的感染阶段。

2. 在中间宿主体内的发育

中间宿主如人、羊、猪、牛、鼠等食入猫粪内的卵囊或动物肉类中的包囊或假包囊,在肠腔内逸出子孢子、缓殖子或速殖子,侵入肠壁,经血或淋巴进入单核吞噬细胞内寄生,并扩散到全身各组织器官,如脑、淋巴结、肝、心、肺、肌肉等,进入细胞内发育增殖,形成假包囊。假包囊内速殖子达到一定数量,细胞破裂,释放出的速殖子侵入新的组织细胞,不断进行增殖。在宿主免疫功能正常时,滋养体侵入宿主细胞后,特别是脑、眼、骨骼肌的虫体增殖速度减慢,分泌囊壁而形成包囊,包囊在宿主体内可存活数月、数年甚至更长。当宿主机体免疫功能低下如器官移植长期应用免疫抑制剂、肿瘤晚期患者或艾滋病患者等,宿主组织内的包囊可破裂,释放出缓殖子,进入血流并侵入其他新的组织细胞形成包囊或假包囊,继续进行发育增殖。

（三）致病

1. 致病机制

弓形虫是一种机会致病原虫，机体的免疫状态，尤其是细胞免疫与感染的发展和转归密切相关。弓形虫在免疫功能正常的人体内，多呈隐性感染，而在免疫功能低下的人体内才可导致弓形虫病。免疫功能正常的宿主感染弓形虫后，细胞免疫起主要保护作用，人或动物感染弓形虫后能诱导产生特异性抗体，感染早期出现 IgM 和 IgA 水平升高，1 个月后为高滴度 IgG 所取代，并维持较长时间，能通过胎盘传至胎儿，但抗感染的免疫保护作用不明显。研究表明，特异性抗体与速殖子结合，在补体参与下可使虫体溶解，或促进速殖子被巨噬细胞吞噬清除。

弓形虫的致病力与虫株毒力、宿主的免疫状态密切相关。根据虫株的侵袭力、增殖速度、对宿主的致死率等，弓形虫可分为强毒株和弱毒株。目前国际上公认的强毒株代表为 RH 株，弱毒株代表为 Beverley 株。强毒株侵入宿主体内增殖迅速，引起急性感染；弱毒株侵入宿主体内增殖缓慢，在脑或其他组织形成包囊，引起隐性感染。绝大多数哺乳类动物、人及家畜家禽等对弓形虫都是易感中间宿主，易感性因种而异。

速殖子是弓形虫的主要致病阶段，在宿主细胞内寄生并迅速增殖，以致破坏宿主细胞。速殖子逸出后又侵犯邻近的细胞，刺激淋巴细胞、巨噬细胞的浸润，导致组织的急性炎症和坏死。

包囊内缓殖子是引起慢性感染的主要阶段。包囊是弓形虫在中间宿主之间或中间宿主与终宿主之间互相传播的主要感染阶段。包囊因缓殖子增殖而体积增大，挤压器官，可致功能障碍。包囊增大到一定程度，可因多种因素而破裂，释放出的缓殖子多数被宿主免疫系统破坏，一部分缓殖子可侵入新的细胞形成假包囊或包囊。缓殖子的死亡可诱导机体产生迟发型超敏反应，并形成肉芽肿病变，后期的纤维钙化灶多见于脑、眼等。当宿主免疫功能正常时，宿主感染弓形虫后，可产生有效的保护性免疫，多数无明显症状。当宿主免疫功能低下时，包囊活化、复苏，才引起弓形虫病。

2. 临床表现

弓形虫感染绝大多数为隐性感染，无明显的症状和体征，但免疫功能低下者常引起严重的弓形虫病。弓形虫病分为先天性和获得性两类。

（1）先天性弓形虫病　仅发生于感染弓形虫的初孕妇女，经胎盘传播给胎儿。孕妇感染可造成流产、早产、畸胎或死产，尤以孕早期感染畸胎发生率高，如无脑儿、脑积水、小脑畸形等。孕妇在孕后期感染，受染胎儿或婴儿多数为隐性感染，有的出生后数月甚至数年才出现症状。先天性弓形虫病的典型临床表现有脑积水、脑膜脑炎、运动障碍和视网膜脉络膜炎。此外，还伴有全身性表现，如发热、黄疸、肝脾肿大、贫血、心肌炎、癫痫等。

（2）获得性弓形虫病　因虫体侵袭部位和宿主的免疫应答强度不同而呈现不同的临床表现，多无特殊的临床表现。弓形虫感染可引起多脏器损害，淋巴结肿大是获得性弓形虫病最常见的临床表现，多见于颌下和颈后淋巴结，伴有长时间的低热、肝脾肿大或全身中毒症状。弓形虫常累及脑和眼，引起中枢神经系统异常表现，在免疫功能低下者中，常表现为脑炎、脑膜脑炎、癫痫和精神异常；弓形虫眼病以视网膜脉络膜炎多见。成人表现为视力突然下降，婴幼儿可表现出对外界事物反应迟钝，也有出现斜视、虹膜睫状体炎、色素膜炎等，多见双侧性病变，视力障碍的同时常伴全身反应。

隐性感染者，若患有恶性肿瘤、长期接受放射治疗、应用免疫抑制剂、先天性及后天性免疫缺陷者,如艾滋病、霍奇金病、淋巴肉瘤、白血病患者,均可使隐性感染转为急性重症感染,从而出现严重的全身性弓形虫病,其中多并发弓形虫脑炎而致死。

(四)诊断

根据弓形虫病特点诊断,包括临床症状和体征,体液或病变组织中的滋养体或包囊,动物接种或细胞培养的滋养体,血清学检查中特异性抗体阳性。弓形虫病的诊断主要采用动物接种、细胞培养和血清学检查。

1. 病原学检查

(1)涂片染色法 取急性期患者的腹水、胸水、羊水、脑脊液、血液或骨髓等,离心后取沉淀物涂片,或活组织穿刺物涂片,经姬氏或瑞氏染色后,镜检弓形虫滋养体。此法简便,但阳性率不高,易漏检。

(2)动物接种分离法或细胞培养法 将患者体液接种于小白鼠腹腔内,一周后取小鼠腹腔液镜检;也可将患者体液接种于体外培养的有核细胞染色镜检。动物接种和细胞培养是目前常用的病原学检查方法。

2. 血清学检查

由于弓形虫病原学检查较为困难且阳性率不高,所以血清学检查是目前广泛应用的重要辅助诊断手段。常用方法有:

(1)染色试验(DT) 为弓形虫特有的血清学检查方法。其原理是:活滋养体在含有补体的新鲜血清参与下与待测样本中的特异性抗体作用,使弓形虫胞膜破坏而不为美蓝所染。镜检见50%以上虫体不着色者为阳性,50%以下虫体着色者为阴性。

(2)间接血凝试验(IHA) 该法简便快速,具有较好的特异性和敏感性,适用于流行病学调查,应用广泛。

(3)间接荧光抗体试验(IFA) 以完整虫体为抗原,采用荧光标记的二抗检测待测样本中的特异性抗体。该法可用于检测 IgG 或 IgM 抗体,其中检测 IgM 具有早期诊断价值。

(4)酶联免疫吸附试验(ELISA) 该法特异性高,敏感性强,简便快速,操作规范化。可用于检测待测样本中的弓形虫特异性抗体或抗原,广泛用于早期急性感染和先天性弓形虫病的诊断。

(5)免疫酶染色试验(IEST) 用酶标记抗弓形虫抗体直接染色病变组织,或用弓形虫抗体与酶标记二抗间接染色,检查弓形虫。该法用光学显微镜观察,便于基层推广应用。

(五)流行

1. 流行概况

弓形虫呈世界性分布,广泛存在于多种哺乳类动物,人群感染普遍。据调查,人群抗体阳性率为25%~50%,估计全球约有30亿人感染弓形虫,多属隐性感染。我国弓形虫分布广泛,全国30个省、市、区有弓形虫感染病例,弓形虫人群血清阳性率5%~20%,家畜感染率10%~50%,严重影响畜牧业发展,也危害人类健康。

造成广泛流行的原因很多:① 滋养体、包囊以及卵囊具有较强的抵抗力。滋养体在低温下可存活较长时间;猪肉中的包囊在冰冻状态可存活35 d;卵囊在室温下存活3个月,在潮湿的泥土中存活117 d,在粪便中自然界常温常湿条件下可存活1~1.5 年。② 多种生活史期具有感染性。③ 中间宿主广泛,易感宿主有140 余种哺乳动物。④ 在终宿主之间、中间宿主之间、终宿主与中间宿主之间均可互相传播。⑤ 包囊在中间宿主组织内可以长期生存。⑥ 卵囊排放量大,被感染的猫每天可排出卵囊 1000 万个,持续约 10~20 d。

2. 流行环节

(1) 传染源　动物是弓形虫的传染源,猫及猫科动物是重要传染源。人经胎盘垂直传播具有传染源的意义。

(2) 传播途径　包括经胎盘垂直传播、经口、经损伤的皮肤黏膜、经输血或器官移植等途径传播。食入未熟的含弓形虫的肉、奶、蛋制品或被卵囊污染的食物和饮水可感染;肉类加工人员、实验室工作人员可经口、鼻、眼或破损的皮肤、黏膜感染;经节肢动物机械性携带卵囊传播而感染;经输血、器官移植也可感染。

(3) 易感人群　对弓形虫普遍易感。胎儿和婴幼儿的易感性高于成人,免疫功能低下人群易感性高于正常人。

(六) 防治

1. 预防

弓形虫病重在预防。应加强对家畜、家禽和可疑动物的监测隔离;加强饮食卫生管理和肉类检疫制度;教育群众不吃生的或半生的肉、奶、蛋制品,防止猫粪污染食物、蔬菜、饮水;孕妇不养猫等动物,定期做弓形虫检查,以减少先天性弓形虫病的发生。

2. 治疗

急性期患者应及时进行药物治疗,但至今尚无理想的特效药物。常用治疗药物乙胺嘧啶、复方新诺明,孕妇首选螺旋霉素。

(杨小迪)

三、隐孢子虫

隐孢子虫(*Cryptosporidium*,Tyzzer,1907)为体积微小的球虫类寄生虫,广泛存在于多种脊椎动物体内,是一种以腹泻为主要临床表现的人畜共患性原虫病。

(一) 形态

隐孢子虫生活史中有滋养体、裂殖体、配子体和卵囊等发育阶段。卵囊(oocyst)是感染阶段,可作为病原学诊断的依据,因此卵囊的形态最重要。卵囊呈圆形或椭圆形,直径 4~6 μm,成熟卵囊内含 4 个裸露的子孢子和残留体(residual body)。子孢子呈月牙形,残留体由颗粒状物和一空泡组成(图 28-20)。在改良抗酸染色标本中,卵囊为玫瑰红色,背景为蓝绿色,对比性很强,囊内子孢子排列不规则,形态多样,残留体为暗黑(棕)色颗粒状。

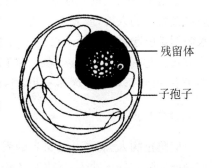

残留体

子孢子

图 28-20　隐孢子卵囊

(二) 生活史

隐孢子虫的生活史简单,完成整个生活史只需一个宿主。发育过程有裂体增殖,配子生殖和孢子生殖三个阶段。人和多种动物是本虫的易感宿主,当宿主吞食成熟卵囊后,在消化液的作用下,子孢子在小肠脱囊而出,侵入肠上皮细胞,在被侵入的胞膜下与胞质之间形成纳虫空泡,虫体在空泡内开始无性繁殖,先发育为滋养体,经核分裂后发育成裂殖体,再进行二代裂体增殖。第Ⅱ代裂殖体含 4 个裂殖子。此裂殖子释出后侵入肠上皮发育为雌、雄配子体,进入有性生殖阶段,雌、雄配子体发育成雌、雄配子,两者结合形成合子,进入孢子生殖阶段。合子发育为卵囊。卵囊有薄壁和厚壁两种类型,薄壁卵囊约占 20%,其子孢子逸出后直接侵入宿主肠上皮细胞,继续无性繁殖,形成宿主自身体内重复感染;厚壁卵囊约占 80%,在宿主细胞内或肠腔内孢子化(形成子孢子)。孢子化的卵囊随宿主粪便排出体外,即具感染性。完成生活史约需 5~11 天。

(三) 致病

本虫主要寄生于小肠上皮细胞的刷状缘纳虫空泡内。严重者可扩散到整个消化道。亦可寄生在呼吸道、肺脏、扁桃体、胰腺、胆囊和胆管等器官。

寄生于肠黏膜的虫体,使黏膜表面出现凹陷,或呈火山口状。可导致广泛的肠上皮细胞的绒毛萎缩、变短、变粗、或融合、移位和脱落,上皮细胞老化和脱落速度加快。

临床症状的严重程度与病程长短亦取决于宿主的免疫功能状况。免疫功能正常宿主的症状一般较轻,多为自限性腹泻,持续 7~14 天。少数病人迁延 1~2 个月或转为慢性反复发作。免疫缺陷宿主的症状重,常为持续性霍乱样水泻,常伴剧烈腹痛,水、电解质紊乱和酸中毒。病人常并发肠外器官隐孢子虫病,如呼吸道和胆道感染,使得病情更为严重复杂。隐孢子虫感染常为 AIDS 病人并发腹泻而死亡的原因。

(四) 诊断

1. 病原学诊断

粪便直接涂片染色,检出卵囊即可确诊。检查方法主要有:金胺-酚染色法;改良抗酸染色法;金胺酚-改良抗酸染色法等。

2. 免疫学诊断

血清标本的免疫诊断,常采用 IFAT、ELISA 和酶联免疫印迹试验(ELIB),特异性、敏感性均较高。

(五) 流行

隐孢子虫病呈世界性分布。人的感染可能来源于家养动物。爆发流行常见于与病人或病牛接触后的人群,或发生于幼儿园和托儿所等儿童集聚的地方。近年来,英、美等国均有水源污染引起暴发流行的报道。与粪接触,食用含隐孢子虫卵囊污染的食物或水是主要传播方式。儿童较成人易感,农村多于城市,沿海港口多于内地,经济落后、卫生状况差的地区多于发达地区,畜牧地区多于非牧区,旅游者多于非旅游者。

(六) 防治

应防止病人、病畜及带虫者的粪便污染食物和饮水,注意粪便管理和个人卫生,保护免疫功能缺陷或低下的人,增强其免疫力,避免与病人、病畜接触。隐孢子虫病至今尚无特效治疗药。用螺旋霉素、巴龙霉素、大蒜素治疗有一定效果。

(焦玉萌)

第二十九章 医学节肢动物

第一节 概 述

节肢动物(Arthropod)是无脊椎动物中最大的一个门类,分类上属于节肢动物门(*Phylum Arthropoda*),分布广泛,种类超过 100 万,占动物种类总数 80% 以上。节肢动物的特征包括:虫体两侧对称,躯体及附肢均分节,故称节肢动物,其体表具有外骨骼(exoskeleton)。

医学节肢动物(Medical Arthropod)即可危害人类健康的节肢动物。医学节肢动物学(Medical Arthropodology)是研究医学节肢动物分类、形态、生活史、生态、致病或传病规律及防制方法的科学,是人体寄生虫学、传染病学、流行病学及公共卫生学的重要组成部分,也是一门独立的学科。由于医学节肢动物中绝大多数为昆虫,通常也称为医学昆虫学(Medical Entomology)。

一、节肢动物的主要特征及分类

节肢动物主要特征:① 虫体两侧对称,身体及对称分布的附肢均分节。② 体表骨骼化,由几丁质及多种结构蛋白组成的表皮亦称外骨骼。③ 循环系统开放式,整个循环系统的主体称为血腔,内含血淋巴。④ 发育史大多经历蜕皮和变态。

节肢动物门分为 10 多个纲,与医学有关的是昆虫纲、蛛形纲、甲壳纲、唇足纲、倍足纲。

1. 昆虫纲

虫体分头、胸、腹 3 部分。头部有触角 1 对,胸部有足 3 对,多数有翅。主要医学昆虫有蚊、蝇、白蛉、蠓、蚋、虻、蚤、虱、蜚蠊、锥蝽、毒隐翅虫等。

2. 蛛形纲

虫体分头胸和腹两部或头胸腹愈合成一个整体,即躯体,成虫具足 4 对,无触角,无翅。重要医学类群有蜱(硬蜱、软蜱)、螨(恙螨、革螨、疥螨、蠕形螨、尘螨)、蜘蛛和蝎子等。

各纲的对比如表 29-1 所示。

二、医学节肢动物的发育与变态

节肢动物的发育包括卵、幼虫(幼虫、若虫、蛹)、成虫三个时期。正常的发育与节肢动物所处的外界环境有着十分重要的关系。

节肢动物由卵至成虫所经历的外形、内部结构、生理功能、生活习性及行为和本能上的一系列变化的总和称为变态。变态分为两类:

表 29-1 节肢动物各纲的主要形态特征

	昆虫纲	蛛形纲	甲壳纲	唇足纲	倍足纲
体形	分头、胸、腹 3 部分	分头胸和腹或胸腹愈合	分头胸部和腹部	虫体窄长、背腹扁平、多节	体呈长管状、多节
触角	1 对	无	2 对	1 对	1 对
足	3 对	4 对	步足 5 对	每体节有足 1 对	每体节有足 2 对
翅	有或无翅	无翅	无翅	无翅	无翅
呼吸器官	气门或呼吸管	双肺、气管或表皮	由腮呼吸	气门呼吸	气门呼吸
重要虫种	蚊、蝇、白蛉、蚤、等	蜱、螨、蜘蛛	剑水蚤等淡水鱼、淡水虾	蜈蚣等	马陆等

(1) 完全变态 生活史包括卵、幼虫、蛹和成虫四个时期,其特点是要经历 1 个蛹期,各期之间在外部形态、生活习性方面差别显著,如蚊、蝇等。

(2) 不完全变态 生活史包括卵、若虫、成虫三个时期,这类节肢动物发育过程中幼虫与成虫的形态和生活习性相似,仅体积较小,性器官未发育成熟,称为若虫,常见的有虱、蜱等。

在节肢动物发育过程中,幼虫破卵而出的过程称为孵化;幼虫或若虫两次蜕皮之间的阶段称为龄期,代表幼虫的发育程度,每蜕皮一次即进入一个新龄期;幼虫发育为蛹的过程称为化蛹;成虫破蛹壳而出的过程称为羽化。

三、医学节肢动物对人类的危害

一些节肢动物可以直接或间接对人体造成危害引致疾病。节肢动物直接损害人体健康叫作直接危害,作为传播媒介传播某些病原体导致人体疾病则叫作间接危害,后者更为重要。

(一) 直接危害

指节肢动物本身对人体直接造成的损害,包括以下几个方面:

(1) 骚扰和吸血 蚊、蛉、蚤、臭虫、蜱等叮刺吸血,造成骚扰,影响人们的工作和休息。蚊虫在夏天一般可 2~3 天吸血 1 次。

(2) 螫刺和毒害 由于某些节肢动物具有毒腺、毒毛或者体液有毒,螫刺时分泌毒液注入人体而使人受害。如蜈蚣、蝎子、毒蜘蛛等刺咬人后,不仅局部产生红、肿、痛,而且可引起全身症状;某些蜱吸血时将毒液注入人体,导致传导阻滞而出现肌肉麻痹,引起蜱瘫痪;又如某些毒蛾和具有毒毛的幼虫,若其毒毛接触到人体皮肤可引起皮炎。

(3) 超敏反应(变态反应) 节肢动物的躯体成分及其涎液、分泌物、排泄物及皮壳等,都可以成为致敏原,引起宿主过敏反应。如尘螨,可以引起尘螨性哮喘、过敏性鼻炎;粉螨、革螨引起螨性皮炎。

(4) 寄生 一些节肢动物可直接寄居在人体组织或器官内而造成损害。如有些蝇类幼虫寄生于宿主的腔道、皮肤等处引起蝇蛆病(myiasis);蠕形螨寄生在人体毛囊、皮脂腺内,可引起蠕形螨病;潜蚤寄生在宿主足趾等处皮肤内引起潜蚤病(tungiasis);疥螨寄生于皮肤引起疥疮(scabies)等。

(二) 间接危害

医学节肢动物携带病原体并传播疾病称为节肢动物的间接危害。能传播疾病的节肢动物称为媒介节肢动物。由节肢动物传播的疾病称为虫媒病(arbo disease),在传染病中具有重要地位。虫媒病的种类很多,其所传播的病原体包括病毒、细菌、立克次体、螺旋体、原虫、蠕虫等(表29-2)。根据病原体与节肢动物的关系,将节肢动物传播疾病的方式分为以下两类:

(1)机械性传播(mechanical transmission) 节肢动物在传播病原体时只是起到运输、携带作用,病原体的形态、数量不发生变化,如蝇和蟑螂传播痢疾、伤寒、霍乱等。医学节肢动物对病原体仅起着携带、输送的作用,病原体机械地从一个宿主被传给另一个宿主,或从某一污物如宿主带"病原菌"的粪便,被输送到宿主的食物、餐具上,造成食物等污染和病原体传播。病原体在与昆虫接触过程中不发生明显的形态变化或生物学变化。当然,在特定条件下亦可以繁殖,但并非必要。医学节肢动物还可以携带阿米巴包囊、蠕虫卵等寄生虫病原,这类传播称为机械性传播。

(2)生物性传播(biological transmission) 某些节肢动物是病原体的宿主,病原体必须在这些节肢动物体内经过发育或繁殖之后才能传给人体,病原体有形态、数量的变化,这类传播称为生物性传播。例如蚊传播疟疾。有的病原体不仅在节肢动物体内繁殖,而且可侵入雌性节肢动物的卵巢,经卵传至下一代后仍具有感染性,称为经卵传递。这种节肢动物媒介,由于产生众多的感染后代,起着更大的传播作用。例如恙螨幼虫吸入立克次体之后,立克次体经过恙螨成虫的卵传给下一代幼虫,幼虫叮刺人体时使人感染立克次体。

表 29-2 重要节肢动物与传播疾病的关系

类 别	病 名	病 原 体	我国重要传播媒介
病毒病	流行性乙型脑炎	乙型脑炎病毒	三带喙库蚊
	登革热	登革病毒	埃及伊蚊、白纹伊蚊
	森林脑炎	森林脑炎病毒	硬蜱
	新疆出血热	新疆出血热病毒	硬蜱
	流行性出血热	汉坦病毒	革螨、恙螨
细菌病	鼠疫	鼠疫杆菌	印鼠客蚤
	野兔热	土拉伦斯菌	蜱、革螨
立克次体病	流行性斑疹伤寒	普氏立克次体	人虱
	地方性斑疹伤寒	斑疹伤寒立克次体	印鼠客蚤
	恙虫病	恙虫病立克次体	恙螨
	Q热	贝氏立克次体	蜱
螺旋体病	回归热	回归热疏螺旋体	人虱、软蜱
	莱姆病	伯氏疏螺旋体	蜱
原虫病	疟疾	疟原虫	按蚊
	黑热病	杜氏利什曼原虫	中华白蛉
蠕虫病	马来丝虫病	马来布鲁线虫	中华按蚊、嗜人按蚊
	班氏丝虫病	班氏吴策线虫	致倦库蚊、淡色库蚊

四、医学节肢动物的防制原则

随着许多有机杀虫剂的不断发展和广泛应用,使得医学节肢动物的防制和虫媒病的控制取得了重要的进展。但是,随着化学杀虫剂长期、单一、大量滥用,目标节肢动物的抗药性越来越普遍,杀虫剂对环境污染及其对生态平衡的影响也越来越严重,由此,人们不得不寻求更加科学有效的防制途径和策略。

综合防制,是节肢动物防制的一种综合性策略,同时又是一种防制思路,它从媒介与生态环境和社会条件的整体观点出发,本标兼治,以治本为主,以及安全(包括对环境无害)、有效、经济和简便的原则,因地因时制宜地对防制对象采取各种合理手段和有效方法,组成一套系统的防制措施,把目标节肢动物的种群数量降低到不足以传播疾病的程度。综合防制不仅仅是两种或几种防制方法或手段的简单合并使用,也不片面地反对使用化学杀虫剂,它是强调目标害虫的防制与环境的统一;强调治本,把环境治理放在首位;同时也强调防制措施及方法的系统组合,并以控制种群数量为一般防治目的。可以把它作为防制策略和理论来理解。

综合防制的目标是种群(population),而不是种(species),控制种群数量是防制病媒节肢动物的一般目的。所谓种群,是指在一定空间(或地域)内同种个体的集合,换言之,即种群由一定空间或地域内同种个体所组成。特定种群的出生率、死亡率、平均寿命、性别比例、年龄组配以及种群所处的环境温度、湿度、光照、降雨量等生态条件都对种群的数量和密度变化造成直接或间接的影响。节肢动物防制就是通过上述因素的改变或直接杀灭来达到降低种群数量的目的。

医学节肢动物的防制方法包括环境治理、物理防制、化学防制、生物防制、遗传防制及法规防制等六方面。在制定系统的综合防制措施时,可以有选择地联合采用。

(一)环境治理

环境治理是根据媒介节肢动物的生态习性来改造或处理环境,通过改变环境达到减少目标节肢动物孳生、预防和控制虫媒病的目的。环境治理包括环境改造(environmental modification)和环境处理(environmental manipulation),消除蚊虫孳生地等,以减少孳生场所,防止媒介节肢动物孳生繁殖;改善人们的居住条件和生活习惯,搞好环境卫生,以减少或避免人-媒介-病原体三者的接触机会,从而防止虫媒病的传播。

(二)物理防制

利用各种机械、热、光、声、电等手段,捕杀、隔离或驱赶害虫的方法。如装纱窗、纱门防止蚊、蝇等进入室内;挂蚊帐防止蚊虫叮咬;以及高温灭虱,用捕蝇笼、捕蝇纸诱捕蝇等。

(三)化学防制

化学防制指使用天然或合成的化合物为主要内容的防制方法,其中又以人工合成的化合物为主,包括杀虫剂(insecticides)、驱避剂(repellents)等。理想的化学杀虫剂应当具有以下特点:

（1）高效速杀 低剂量下即有强大杀虫作用，短时间内即可奏效。

（2）广谱多用 对多种医学昆虫的成虫、幼虫和农业害虫均有良好毒杀作用。

（3）低毒无药害 对非靶生物安全（对人畜低毒、不伤天敌等），所使用的浓度和剂量不至污染环境。

（4）低残毒 药物在外界一定时间能自然降解，不污染环境，不造成公害。

（5）抗药性好 目标节肢动物不易产生抗药性。

（6）原料易得 生产容易，价格低廉，使用方便。

第二节 常见医学节肢动物

一、蚊

蚊（mosquito）属于双翅目（*Dipera*）、蚊科（*Culicidae*），是最重要的医学昆虫类群。蚊种类很多，分布很广，迄今为止全世界已记录蚊虫共 3 亚科（巨蚊亚科 *Toxorhynchitinae*、按蚊亚科 *Anophelinae*、库蚊亚科 *Culicinae*），38 属，3350 多种（亚种）。我国已发现的蚊类有 17 属 350 种以上，其中按蚊、库蚊、伊蚊 3 个属的蚊种超过半数。重要的传病蚊种有 9 种：中华按蚊（*Anopheles sinensis*）、嗜人按蚊（*An. anthropophagus*）、微小按蚊（*An. minimus*）、大劣按蚊（*An. dirus*）、淡色库蚊（*Culex pipiens pallens*）、致倦库蚊（*Cx. P. quinquefasciatus*）、三带蚊库蚊（*Cx. P. tritaeniorhynchus*）、白纹伊蚊（*Aedes albopictus*）和埃及伊蚊（*Ae. aegypti*）。

（一）形态与结构

1. 成蚊

（1）形态 体型较小，体长约 1.6～12.6 mm，分头、胸、腹 3 部分，体色可呈灰褐色、棕褐色或黑色（图 29-1）

① 头部 有复眼、触角和触须各 1 对，喙 1 根突出于头的前端。触角位于复眼前方凹陷处，分节，第 3 节以后各节均细长呈鞭节。多数蚊类的触角具有两性特异差异，即雄蚊的轮毛短而稀，雄蚊的轮毛长而密。在雄蚊触角上，除轮毛外，还有另一类短毛分布在每一鞭节上，这些短毛对空气中化学物质的变化有反应，对二氧化碳浓度和湿度的变化尤其敏感，在雄蚊寻觅吸血对象时起重要作用。触须又称下颚须，位于下颚基部侧面。两性按蚊的触须均与喙等长，雄蚊的储蓄末端膨大；库蚊、伊蚊的雄蚊触须甚短，短于喙之一半；库蚊雄蚊的须长于喙，伊蚊雄蚊的触须与喙等长（图 29-2）。喙从头部前下方伸出，为细长针状结构的刺吸式口器，能刺入皮肤组织吸取血液。由上唇、舌各 1 根，上、下颚各 1 对组成，包藏在鞘状下唇之内。上唇细长，腹面凹陷构成食物管的内壁。舌位于上唇之下，和上颚共同把开放的底面封闭起来组成食管。舌的中央有 1 条唾液管。上颚末端较宽，下颚末端较窄，呈刀状，其内侧具细锯齿，是蚊吸血时用以切割皮肤的工具。下唇末端裂为 2 片，称唇瓣。当雄蚊吸血时，针状结构刺入皮肤，而唇瓣在皮肤外挟住所有刺吸器官，下唇则向后弯曲而留在皮外，

具有保护与支持刺吸器的作用(图 29-2)。雄蚊的上、下颚退化或几乎消失,不能刺入皮肤,因而不适于吸血。

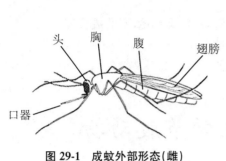

图 29-1　成蚊外部形态(雌)

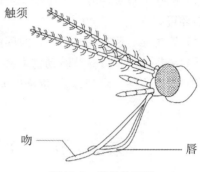

图 29-2　雌蚊的口器

② 胸部　由 3 节组成,分前胸、中胸和后胸。中胸特别发达,有 1 对翅,后翅退化为平衡棒,为双翅目昆虫的特征。中胸背板几乎占据全胸背,由前往后依次为盾片、小盾片及后背片。按蚊小盾片后喙呈弧形,库蚊和伊蚊的小盾片为三叶状。蚊翅窄长、膜质。纵脉 6 条,其中 2、4、5 条各分两支。翅上盖有鳞片,可形成麻点、斑点,是蚊分类鉴定的重要依据。3 对足细长,足上常有鳞片形成的黑白斑点和环纹,为分类的重要特征。中胸、后胸各有 1 对气门。

③ 腹部　由 11 节组成,有的纹种其背面有淡色鳞片组成的淡色横带、纵条或斑。最末 3 节为外生殖器。雌蚊腹部末端有 1 对尾须,雄蚊则为钳状抱器,构造复杂,是鉴别蚊种的重要依据。

(2) 内部结构　消化系统和生殖系统与医学关系最密切。

① 消化系统　由口腔、咽、食管、胃、肠及肛门组成。胃是食物消化与吸收的主要部分。前胸内有唾腺 1 对,各分 3 叶,各叶以一小唾腺管汇合成总管通入舌内。唾腺可分泌和贮存唾液。唾液中含有多种酶,包括抗血凝素、溶血素和凝集素等。

② 生殖系统　雄蚊有 1 对睾丸,睾丸发出输精管在远端膨大为储精囊,继而经导管汇合形成射精管。其远端为阴茎,两侧有抱器。雌蚊有 1 对卵巢。两输卵管汇成总输卵管与阴道相连。总输卵管形成前的膨大部称壶腹(ampulla)。受精囊(spermatheca)和 1 对副腺开口于阴道远端。阴道开口于第 8、9 腹节交界处的腹面。每个卵巢由几十个至 200 多个卵巢小管组成。每个卵巢小管生发区由 2～3 个发育程度不同的卵泡(follicle)组成。卵泡依次从顶端的增殖卵泡、中间的幼小卵泡到近输卵管的成卵卵泡逐个发育成熟。当成卵卵泡中的卵成熟排出后,幼小卵泡又发育为成卵卵泡,每排出一次卵,在卵巢小管上就留下 1 个膨大部(inflation)(图 29-3)。此外,呼吸系统中的微气管分布在卵巢上,卷成细密的丝状,卵巢在妊娠后膨大,微气管也因而伸直,故可鉴别是否经产雌蚊。了解这些有助于对蚊媒传病与防制进行评价。

2. 卵

卵较小,不足 1 mm。常见的三属蚊卵有明显区别,按蚊卵呈舟形,两侧具浮囊,产出后浮在水面;库蚊卵和伊蚊卵均无浮囊,库蚊卵呈圆锥形,产出后黏在一起形成卵筏,伊蚊卵常呈橄榄形,产出后单个沉在水底(图 29-4)。

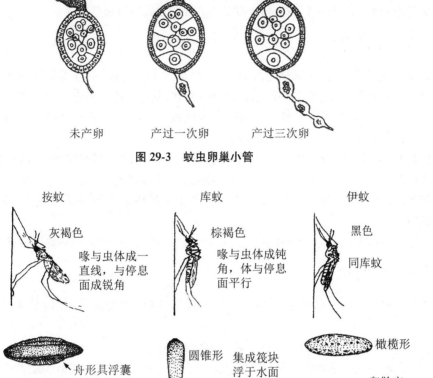

图 29-3 蚊虫卵巢小管

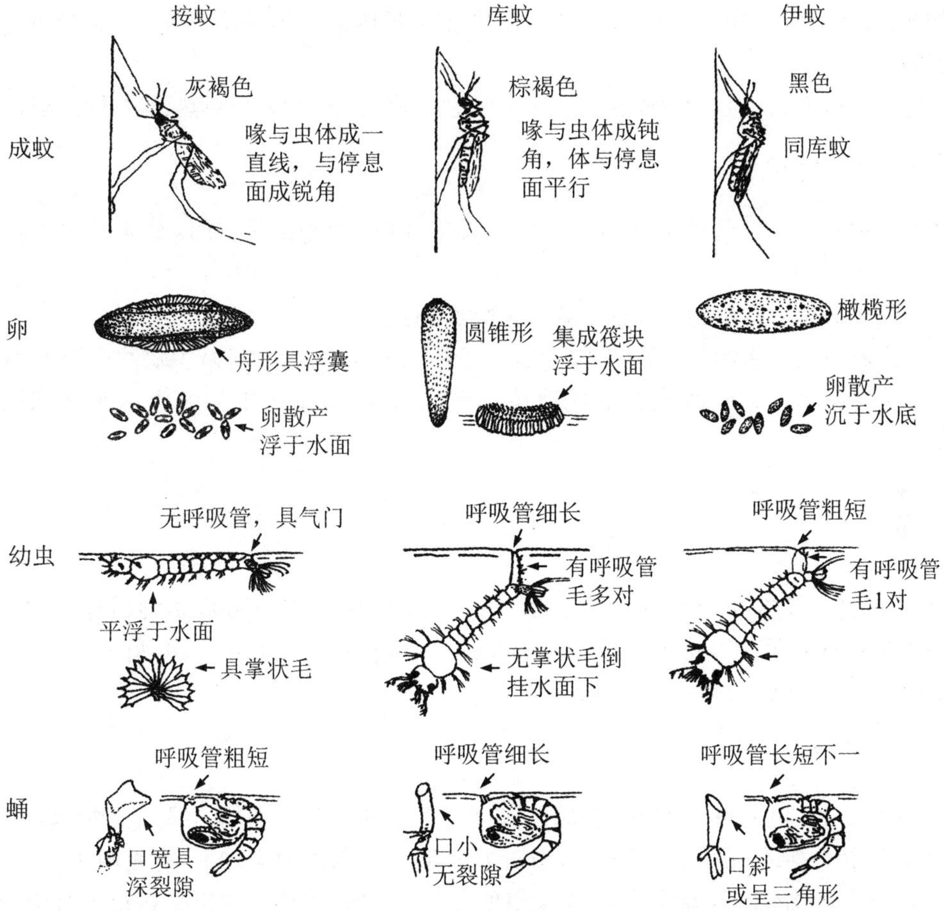

图 29-4 三属蚊各期形态比较

3. 幼虫

幼虫共分四龄。初孵出的幼虫长约 1.5 mm,四龄幼虫体长为一龄幼虫体长的 8 倍。虫体分为头、胸、腹 3 部分。头部有触角、复眼、单眼各 1 对,咀嚼式口器。口器两侧有细毛密集的口刷,能迅速摆动以摄取水中的食物。胸部略呈方形,不分节。腹部明显窄于胸部,可见 9 节。第 8 节背面有气孔器与气门或呼吸管,为幼虫分类的重要依据。按蚊具气门无呼吸管,各腹节背面两侧有掌状毛,有漂浮作用;库蚊呼吸管细长;伊蚊呼吸管粗短。

4. 蛹

蛹呈逗点状,有呼吸管1对,位于胸背两侧,是分属的重要依据。

(二) 生活史

蚊发育属于全变态,生活史分卵、幼虫、蛹、成虫4个阶段,前3期生活在水中,成虫生活于陆地。蚊卵产于水中,在30℃时经2～3 d孵出幼虫。经3次蜕皮后发育为4龄幼虫。5～7 d化蛹,2～3 d后羽化成蚊。完成一个世代需7～15 d,一年可繁殖7～8代。雌蚊的寿命1～2月,雄蚊的寿命1～3周(图29-4)。

雌蚊在10℃以上开始叮人吸血,伊蚊主要在白天吸血,其他蚊种多在夜晚吸血。气温低于10℃时,蚊卵巢发育停滞,营养物质转化为脂肪,进入越冬。大多蚊虫以成蚊越冬,而微小按蚊以幼虫越冬,伊蚊则以卵越冬。在热带和亚热带全年平均温度在10℃以上的地区,无越冬现象。

蚊除叮咬吸血、骚扰人体外,主要传播以下疾病:疟疾、丝虫病、登革热、流行性乙型脑炎。

(三) 防制原则

(1) **物理防制**　安装纱窗纱门、挂蚊帐、人工扑打、灯光诱杀、使用蚊香等捕杀或驱走蚊子。

(2) **化学防制**　常用的杀虫剂主要是菊酯类药物。

(3) **生物防制**　将鲤鱼、鲫鱼和草鱼放养于稻田和池塘,可大量减少蚊幼虫的密度。

(4) **遗传防制**　通过改变和取代遗传物质的方法,降低蚊的生殖潜能来达到灭蚊的目的。

二、蝇

蝇(fly)属于双翅目、环裂亚目的昆虫,全世界大约有64科35000多种,我国有2000多种。与人类疾病有关的多属于蝇科(*Muscidae*)、丽蝇科(*Calliphoridae*)、麻蝇科(*Sarcophagidae*)和狂蝇科(*Oestridae*)中的蝇种。

(一) 形态

成蝇体长4～14 mm,呈黑色、黄褐色、暗褐色,多带有金属光泽的绿、蓝、青、紫色等,蝇的全身长满鬃毛,虫体分头、胸、腹三部分(图29-5)。头部近似半球形,有复眼1对,大而明显,雌蝇两复眼间距较宽,雄蝇较窄,头顶中央有3个单眼,排成三角形。触角1对位于颜面正中,分3节,第3节最长,在其基部外侧有触角芒1根。大多蝇类的口器为舐吸式,少数为刺吸式(吸血蝇),舐吸式口器由基喙、中喙和唇瓣组成,可伸缩折叠,唇瓣肥大可以直接舐吸食物,唇板腹面有对称排列的假气管,食物由此流入两瓣中央处的口腔。蝇的前后胸退化,中胸特别发达,其背板和侧板上有鬃毛、斑纹等特征是分类的依据。1对前翅,翅上有前缘脉、亚缘脉,还有6条不分支的纵脉(图29-6)。后翅退化为平衡棒。足3对,跗节分5节,足末端有爪及爪垫各1对,爪间突1个。爪垫发达,密布黏毛,可分泌黏液,适于携带大量病原体。腹部圆筒形,分10节,外观上可见5节。其余各节转化为外生殖器,不用时缩在腹内。

雄性的外生殖器是蝇类鉴定的重要依据。

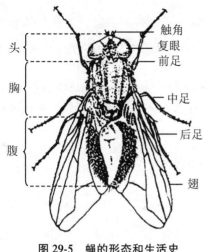

图 29-5　蝇的形态和生活史

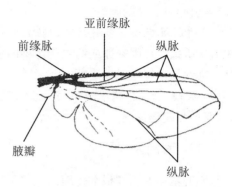

图 29-6　蝇的翅脉

（二）生活史

　　除有些种类如麻蝇和某些家蝇直接产幼虫外，绝大多数的蝇类发育为完全变态，生活史可分卵、幼虫、蛹、成虫 4 个时期。蝇类多数产卵于人畜粪便，垃圾，腐败的动物、植物中，在较适宜的条件下卵期 1 d，幼虫期 4～8 d，蛹 3～6 d，完成一个世代需 8～10 d，一年中可有 10～12 代（图 29-7）。

　　蝇类孳生于含有机物质的场所。蝇嗜食香甜食品和腐烂食品，动物的分泌物、排泄物等，且有边食、边吐、边排泄的习性。由于蝇的食性特点、孳生习性和特有的形态结构，使成蝇可黏附（携带）大量的病原体，而成为重要的传病媒介。

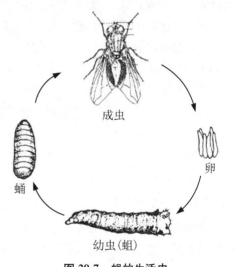

图 29-7　蝇的生活史

（三）与疾病的关系

1. 机械性传播

　　通过蝇类体内外携带病原体，是蝇类主要的传病方式，所传播的疾病有肠道传染病、呼吸道传染病、皮肤病、眼病、神经系统疾病等。

2. 生物性传播

　　有的非吸血蝇如果蝇可作为眼结膜吸吮线虫的中间宿主，有的吸血蝇可传播锥虫病（睡眠病）。

3. 蝇蛆病

　　某些蝇类幼虫可寄生于人体或动物组织器官中，引起的疾病称为蝇蛆病。临床上根据蝇蛆寄生部位不同，常分为以下几类。

　　（1）眼蝇蛆病　　主要由狂蝇属引起，偶见丝光绿蝇、舍蝇引起的病例。

　　（2）皮肤蝇蛆病　　多由纹皮蝇和牛皮蝇一龄幼虫所引起。症状多为移行性疼痛、出现

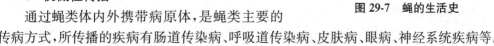

幼虫结节或匐行疹。移行的部位可有痛胀和瘙痒感。污蝇、绿蝇、金蝇等属幼虫入侵皮肤伤口处也可引起伤口蝇蛆病。

(3) 口腔、耳、鼻咽蝇蛆病　多由金蝇、绿蝇和麻蝇等属的蝇类引起。因这些器官的分泌物气味招致蝇类在此产卵或产幼虫。严重时幼虫可穿透软腭与硬腭,使鼻中隔、咽骨遭破坏,甚至引起鼻源性脑膜炎。

(4) 胃肠蝇蛆病　多由家蝇、厕蝇、腐蝇、金蝇、丽蝇等属蝇种引起,在牧区偶见有胃蝇幼虫寄生所致。可因蝇卵或幼虫随污染的食物或饮水进入人体而致病。多数患者由消化道症状。粪便检出蝇蛆可以诊断。

(5) 肛门、泌尿生殖道蝇蛆病　致病蝇种有绿蝇、金蝇、厕蝇、麻蝇的幼虫。可引起尿道炎、膀胱炎与阴道炎等。

(四) 防制原则

灭蝇的基本原则和根本措施是搞好环境卫生、食品卫生与个人卫生。根据蝇的生态习性消除滋生地。

(1) 环境防制　根据蝇的生态习性和季节消长规律,消除、隔离孳生物的性状,如搞好环境卫生,清除垃圾、粪便、污物等是控制蝇类孳生的基本措施。

(2) 物理防制　采用淹杀、闷杀、堆肥等方法杀灭幼虫及蛹;通过采用纱门、纱窗防蝇,通过采用诱蝇笼诱捕、粘蝇纸粘捕及电子灭蝇灯捕杀等方法消灭成蝇。

(3) 化学防制　采用菊酯类杀虫剂如马拉硫磷和倍硫磷滞留喷洒及毒饵诱杀。

(4) 生物防制　自然界中蝇类的天敌种类很多,如螨类、蜘蛛、蜥蜴、蟾蜍等,能分别蚕食蝇类的卵、幼虫或成蝇,但被利用的不多,已试用的有寄生蜂作用于蝇蛹。苏云金杆菌 H9 的外毒素对家蝇及丝光绿蝇的幼虫有防制作用。

(5) 遗传防制　通过射线处理,使雄蝇发生染色移位,从而导致其生育能力减弱。

三、螨

(一) 疥螨

疥螨(itch mites)为寄生于人和哺乳动物皮肤表皮层内引起疥疮的病原体。寄生于人体的疥螨为人疥螨(*Sarcoptes scabiei*),是一种永久性寄生螨。成虫近圆形,背部隆起,腹面较平,淡黄或乳白色。雌螨体长约 0.3～0.5 mm,雄螨略小。颚体短小,位于体前端,主要由 1 对钳状螯肢和 1 对圆锥状须肢组成。腹面有 4 对粗短呈圆锥形的足,足短粗似圆锥形,分 5 节,前 2 对足末端均具有长柄的爪垫,称吸垫,后 2 对足的末端不同,雌虫的后 2 对足的末端有长刚毛 1 根,而雄虫的第 3 对足末端有长刚毛 1 根,第 4 对足的末端为吸垫(图 29-8)。

疥螨发育过程分卵、幼虫、前若虫、后若虫及成虫五期。

疥螨是疥疮的病原体。多寄生人体皮肤薄嫩处,如指缝、肘窝、腋窝、脐周、生殖器、腹股沟、足趾间等,女性乳房下部也有寄生,儿童则不拘部位均可被侵袭。以角质层组织和渗出的淋巴液为食,并以螯肢和足在皮下开凿,逐渐形成蜿蜒隧道。雌螨一天可掘隧道 0.5～5 mm。在疥螨侵犯皮肤的入口处可发生针尖大的丘疹和脓疱,可发生奇痒,尤其夜间睡眠时虫体活动增强,搔痒更甚。患者常搔破皮肤而继发细菌感染变成脓疱疥。疥螨的传播多为直接接触,如与患者同床睡眠或间接地使用患者用具和穿患者衣裤而受感染。

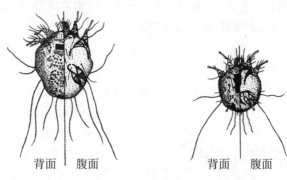

背面　腹面　　　　　　背面　腹面

图 29-8　人疥螨成虫

　　实验诊断最可靠的方法是从隧道中找到虫体,如用消毒针头将隧道尽端挑破,取出疥螨在镜下鉴定;也可用刀片沾少量矿物油在丘疹处连刮数次,将刮取物放镜下检查,此法常可查到幼虫。

　　防制措施为加强卫生宣传教育,注意个人卫生,避免与患者接触或使用他们的衣物。患者衣物和公用被褥、床单、枕巾、浴巾等物要用蒸汽或煮沸消毒处理。治疗药物有硫黄软膏、苯甲酸苄酯擦剂等。

(二) 蠕形螨

　　蠕形螨俗称毛囊虫(follicle mite),虫体细小似蠕虫状,是一种永久性寄生螨。寄生人体的蠕形螨有两种,即毛囊蠕形螨(*Demodex folliculorum*)和皮脂蠕形螨(*D. brevis*)。

　　成虫乳白色,长 0.1～0.4 mm,由颚体、足体和末体三部分组成(图 29-9)。足体约占虫体 1/4,腹面有足 4对,足粗短呈牙突状。毛囊蠕形螨形较细长,末体占躯体长度的 2/3～3/4,末端钝圆。皮质蠕形螨略短粗,末体占躯体的 1/2,末端尖细呈锥状。

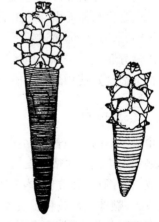

毛囊蠕形螨　　皮脂蠕形螨

图 29-9　蠕形螨

　　蠕形螨生活史为半变态。两种蠕形螨的发育基本相似,有卵、幼虫、前若虫、若虫、成虫五个期。由卵发育至成虫约需 14.5 d,雌螨寿命约 4 个月以上。蠕形螨各期均寄生于人体皮肤皮脂腺发达的部位,尤以鼻尖、鼻翼、眼周围、唇、颊、颏、前额、外耳道等处最多,其次是头皮、颈、乳头、胸、背部等处。蠕形螨寄生于毛囊和皮质腺内,以上皮细胞、腺细胞和皮脂为食。毛囊蠕形螨多群居,皮脂蠕形螨多单个寄生。蠕形螨对温度、湿度较敏感,发育最适温度为 37 ℃,54 ℃ 为致死温度。相对湿度较大有利于虫体生存,干燥易使虫体死亡。

　　目前一般认为人体蠕形螨为条件致病寄生虫,大多数人为无明显症状的带虫者。在面部有痤疮、脂溢性皮炎、红斑丘疹、酒渣鼻的患者中,蠕形螨的感染率明显高于健康人。由于从酒渣鼻患者病理切片中观察到大量蠕形螨及一系列病理变化,有人认为蠕形螨寄生可能是导致酒渣鼻的主要病因之一。

实验诊断可用挤压涂片法或透明胶纸粘取法检查。预防蠕形螨感染,要注意个人卫生,尽量不使用患者和带螨者的毛巾、脸盆、枕巾。治疗可口服甲硝唑、伊维菌素等,亦可外用甲硝唑霜、10%硫黄软膏、100%苯甲酸苄酯乳剂等。

(三)恙螨

恙螨(chigger mite)又称恙虫,仅幼虫营寄生生活,因此分类以幼虫为主。常见的种类有地里纤恙螨和小背纤恙螨。恙螨的幼虫为椭圆形,呈红、橙、乳白色或淡黄色,大小为 0.2~0.5 mm(图 29-10)。颚体位于体前端,螯肢和须肢呈圆锥形。躯体背部前方有背板,背板上通常有毛5根和1对圆形感器基,由此生出丝状、羽毛状或棒状感器。背板两侧有1~2对眼,背板后面有横列背毛。腹面有足3对。

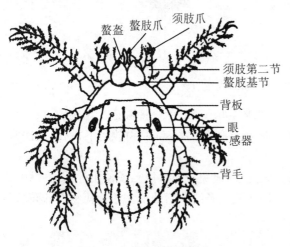

图 29-10　地里纤恙螨幼虫

恙螨发育经卵、前幼虫、幼虫、若蛹、若虫、成蛹、成虫期,完成一代约需 2~3个月,有些螨则长达1年。

人体寄生部位多见于颈部、腋窝、腰、腹股沟、阴部等处。其幼虫叮咬人体时注入涎液,并分泌溶组织酶溶解宿主皮肤组织,在叮咬处出现奇痒的丘疹,有时出现炎症,引起恙螨性皮炎,有时可继发性细菌感染。恙螨可传播恙虫立克次体而引起恙虫病,患者表现为起病急、持续高热、皮疹、局部或全身淋巴结肿大。该病原体可经卵传递到下一代幼虫。

恙螨分布于温暖潮湿地区,尤其是热带雨林地区,清除杂草、灭鼠是消灭恙螨、杜绝恙虫病的根本措施。使用药物喷洒消灭孳生地,并做好个人防护。

(四)尘螨

尘螨(dust mite)普遍存在于居室内的尘埃和储藏物中。与人类关系密切的常见种类有屋尘螨和粉尘螨。尘螨以皮屑、面粉、霉菌等为食。

成虫椭圆形,乳黄色,体长(0.2~0.5)mm×(0.1~0.4)mm。表皮有细密或粗皱的指纹状皮纹,颚体具螯肢和触须各1对,躯体背面前端有狭长盾板,雄虫体背后部还有后盾板,肩部有1对长鬃,后端有2对长鬃。足四对,跗节末端具钟形吸盘(图 29-11)。尘螨发育过程有卵、幼虫、第一期若虫、第二期若虫、成虫。

尘螨的排泄物、分泌物及死亡虫体的分解产物是强烈的致敏原,可引起超敏反应性疾病,如尘螨性哮喘、过敏性鼻炎、过敏性皮炎、婴幼湿疹等。

尘螨分布极为广泛。尘螨性过敏反应发病因素较多,常与遗传、职业、地区及接触等因素有关。因此应注意清洁卫生,经常清除室内尘埃,勤洗衣服,勤晒被褥床垫,经常保持室内通风、干燥、少尘以清除尘螨滋生地。灭螨可用尼帕净、虫螨磷等杀螨剂。患者可用尘螨浸液进行脱敏治疗,每周一次,15周为一个疗程,剂量由小到大,有效率可达 70%以上。

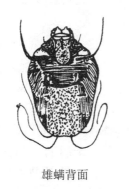
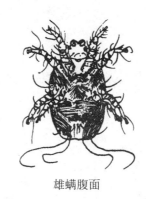

雄螨背面　　　　　　　　　　　　雄螨腹面

图 29-11　屋尘螨

四、蜱

蜱(tick)属于蜱螨亚纲的寄螨目、蜱总科。分软蜱和硬蜱。我国已知软蜱约 10 多种,硬蜱约 100 多种。虫体椭圆形,未吸血时腹背扁平,背面稍隆起,成虫体长 2～10 mm,饱血后胀大如赤豆或蓖麻子达小,有时可达 30 mm。表皮革质,背面或具壳质化盾板,虫体分颚体和躯体两部分。软蜱的形态结构和硬蜱基本相似,但颚体较小,位于虫体腹面,躯体背面无盾板。从外形看难区别雌、雄(图 29-12)。

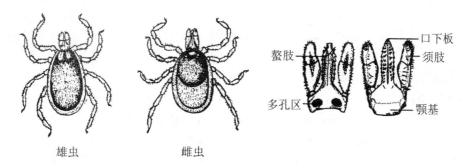

雄虫　　　　　　　　　雌虫

螯肢　　　　　　　口下板
　　　　　　　　　　须肢
多孔区　　　　　　颚基

图 29-12　全沟蜱颚体及成虫背面观

蜱的发育过程分卵、幼虫、若虫、成虫四个时期。在适宜条件下卵经 2～4 周孵出幼虫,幼虫饱食后经 1～4 周发育为若虫。若虫饱食后经 1～4 周蜕变为成虫。

硬蜱产卵在牧场、林区、草原等处。软蜱产卵在人畜住处的缝隙或鸟巢穴中。

蜱对人体的危害包括:① 直接危害。主要是蜱在叮咬吸血时被叮咬的局部充血、水肿,甚至继发感染,使局部组织出现炎症;有的硬蜱和软蜱在吸血过程中涎液能分泌麻痹神经的毒素,引起蜱瘫痪。② 传播疾病。蜱是人畜共患病的重要传播媒介,可传播的病原体有病毒、螺旋体、立克次体、细菌等。

预防原则为清除孳生地、搞好个人防护,如进入林区、荒漠、草原等蜱孳生地中,外露部位可涂搽驱避剂。离开疫区前应互相检查,勿将蜱带出疫区。

五、虱

虱(lice)为人体体外永久性寄生虫,寄生人的虱有人头虱、人体虱和耻阴虱。虱为不完全变态,分卵、若虫及成虫三期(图 29-13)。

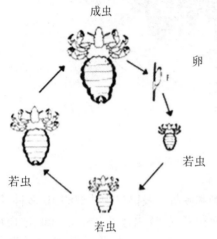

成虫

卵

若虫

若虫

图 29-13 虱成虫和卵

人头虱多寄生于头部耳后发根上,人体虱主要寄居在衣服的皱缝内,卵多黏附于衣裤的织物纤维上。耻阴虱多寄生于阴毛、肛周体毛等处。成虱和若虫均嗜吸血,常边吸血边排便。虱对温、湿度极为敏感,最适宜的温度为 29~32 ℃,当人体体温升高、出汗或死亡后变冷时,则迅速爬离原宿主,另觅新宿主寄生,此习性与传播疾病有关。

虱叮咬后,局部皮肤可出现瘙痒和丘疹,搔破后可继发感染。人虱传播的疾病主要为流行性斑疹伤寒及流行性回归热等。

人虱主要通过接触而传播,因此防虱感染的重要措施是注意个人卫生,保持衣被清洁。

六、蚤

蚤(flea)属于蚤目(*Siphonaptera*),是哺乳动物和鸟类的体外寄生虫。全世界记录蚤共2000 多种,我国已知有 454 种,其中仅少数种类与传播鼠疫等疾病有关,如致痒蚤(*Pulex ir-ritans*)和印鼠客蚤(*Xenopsylla cheopis*)等。

成虫体小,长约 2~4 mm,雌蚤略长,雄蚤稍短,体棕黄至深褐色。有眼或无眼。全身多刚劲的刺称为鬃(bristle)。头部较小呈三角形,中间的触角窝将头分为前头和后头两部分,前头上方称额,下方称颊。触角藏于触角窝(antennal fossa)内,分 3 节,末节膨大。前头腹面有刺吸式口器。蚤头部有许多鬃,根据生长部位称眼鬃、颊鬃、后头鬃等;有的种类颊部边缘具有若干粗壮的棕褐色扁刺,排成梳状,称为颊栉(genal comb)。胸部分 3 节,每节由背板、腹板各一块及侧板 2 块构成。有的种类前胸背板后缘具有粗壮的梳状扁刺,称前胸栉(pronotal comb)。无翅。足 3 对,长而发达,以基节最为粗壮,适于跳跃;跗节分 5 节,末节有爪 1 对。腹部由 10 节组成,前 7 节背板两侧各有气门 1 对;雄蚤 8、9 腹节,雌蚤 7~9 腹节特化为外生殖器;第 10 腹节为肛节。第 7 节背板后缘两侧各有一组粗壮的鬃,称臀前鬃(antepygidial bristle),保护着其后第 8 节上的臀板(pygidium)。臀板为感觉器官,略呈圆形,板上有若干杯状凹陷并且各具一根细长鬃和许多小刺。

蚤发育为全变态,生活史包括卵、幼虫、蛹和成虫4 个阶段(图 29-14)。卵呈椭圆形,长 0.4~1.0 mm,初产时白色、有光泽,以后逐渐变成暗黄色。卵在适宜的温度、湿度条件下,5 天左右孵出幼虫。幼虫形似

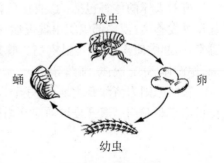

成虫

卵

蛹

幼虫

图 29-14 蚤生活史

蛆而小,有三龄。体白色或淡黄色,连头共 14 节,头部有咀嚼式口器和触角 1 对,无眼、无足,每个体节上均有 1～2 对鬃。幼虫活跃,爬行敏捷,经 2～3 周发育,蜕皮 2 次,变为成熟幼虫,体长可达 4～6 mm。成熟幼虫吐丝作茧,在茧内第三次蜕皮、化蛹。茧呈黄白色,体外常粘着一些灰尘或碎屑,有伪装作用。蛹具成虫雏形,头、胸、腹及足均已形成,并逐渐变为淡棕色。蛹期 1～2 周,有时可达 1 年,主要受温度和湿度影响。蛹羽化时需外界的刺激,如空气的震动、动物走近、接触压力以及温度的升高等,均可诱使成虫羽化、破茧而出。这一特性可解释为什么人进入久无人住的房舍时会遭受蚤的袭击。

成虫羽化后即可交配、吸血,并在 1～2 天后产卵。雌蚤一生可产卵数百个。蚤的寿命约 1～2 年。雌蚤通常在宿主皮毛上和窝巢中产卵。由于卵壳缺乏黏性,宿主身上的卵最终都散落到其窝巢及活动场所,这些地方也就是幼虫的孳生地,如鼠洞、畜禽舍、屋角、墙缝、床下以及土坑等。幼虫以尘土中宿主脱落的皮屑、成虫排出的粪便及未消化的血块等有机物为食;而阴暗、温湿的周围环境是幼虫和蛹发育的适宜条件。

蚤两性都吸血,通常一天需吸血数次,每次吸血约 2～3 分钟,常吸血过量以致血食来不及消化即随粪便排出。蚤耐饥饿能力也很强,有些种类能耐饥达 10 个月以上。人被蚤叮刺后,皮肤瘙痒,出现红斑或丘疹等,严重者可影响休息或因搔破皮肤而继发感染。蚤可传播鼠疫、地方性斑疹伤寒;蚤可作为犬复孔绦虫、缩小膜壳绦虫及微小膜壳绦虫的中间宿主,人因误食含似囊尾蚴的蚤幼虫而感染。蚤的宿主范围很广,包括兽类、鸟类、小型哺乳动物,尤以啮齿目(鼠)为多。由于善跳跃,蚤可在宿主体表和窝巢内外自由活动,个别种类可固着甚至钻入宿主皮下寄生,如潜蚤(Tunga)。宿主选择性随种而异,传播疾病者大多是选择性不严的种类。

蚤生活史各期的发育及成虫的繁殖对温度的依赖都很大,温度低时卵的孵化、幼虫蜕皮化蛹都大大延迟。蚤成虫对宿主体温反应敏感,当宿主因发病而体温升高或在死亡后体温下降时,蚤都会很快离开,去寻找新的宿主。这一习性对了解蚤传播疾病尤其是鼠疫具有十分重要的意义。

平时结合灭鼠、防鼠进行,包括清除鼠窝、堵塞鼠洞,清扫禽畜棚圈、室内暗角等,并用各种杀虫剂杀灭残留的成蚤及其幼虫,以清除蚤的孳生地。用药物敌百虫、敌敌畏、溴氰菊酯等喷洒杀蚤来达到灭蚤防蚤。同时,注意对狗、猫等家养动物的管理,定期用药液给狗、猫洗澡。在鼠疫流行时应采取紧急灭蚤措施并加强个人防护。

七、臭虫

臭虫(bed bug)俗称壁虱、木虱,属半翅目(*Hemiptera*)、臭虫科(*Cimicidae*)。嗜吸人血的臭虫有 2 种,即臭虫属的温带臭虫(*Cimex lectularius*)和热带臭虫(*Cimex hemipterus*)。两者形态和生活史均相似。前者分布广泛,后者仅分布在热带和亚热带。

成虫背腹扁平,卵圆形,红褐色,大小为(4～5)mm×3 mm,遍体生有短毛。头部两侧有 1 对突出的复眼。触角 1 对,分 4 节,能弯曲,末 2 节细长。喙较粗,分 3 节,由头部前下端发出,为刺吸式口器,不吸血时向后弯折在头、胸部腹面的纵沟内,吸血时前伸与体约成直角。胸部最显著的是前胸,其背板中部隆起,前缘有不同程度的凹陷,头部即嵌在凹陷内,侧缘弧形,后缘向内微凹。中胸小,其背板呈倒三角形,后部附着 1 对较大的椭圆形翅基。后胸背面大部分被翅基遮盖。足 3 对,在中、后足基节间有新月形的臭腺孔。跗节分 3 节,末端具爪 1 对。腹部宽阔,可见 8 节。雌虫腹部后端钝圆,有角质的生殖孔。

雄虫腹部后端窄而尖,端部有一镰刀形的阴茎,向左侧弯曲,储于尾器槽中。

两种臭虫形态的主要区别是温带臭虫前胸前缘凹陷深,两侧缘向外延伸成翼状薄边;热带臭虫前胸的凹陷较浅,两侧缘不外延(图 29-15)。

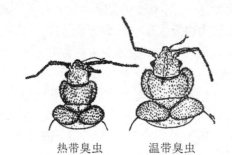

热带臭虫　　温带臭虫

图 29-15　热带臭虫与温带臭虫的头部及胸部比较

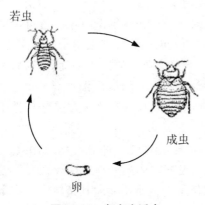

图 29-16　臭虫生活史

臭虫生活在人居室及木质床榻的各种缝隙中,白天藏匿,夜晚活动吸血,行动敏捷,不易捕捉。其发育为渐变态,生活史有卵、若虫和成虫 3 期(图 29-16),若虫和成虫都嗜吸人血。雌虫饱血后产卵,每次产卵数个,一生可产卵 75～200 个。卵白色,长圆形,大小为(0.8～1.3)mm×(0.4～0.6)mm,一端有略偏的小盖,卵壳上有网状纹,常黏附在成虫活动和隐匿处,如床板、蚊帐、家具、墙壁的缝隙等。若虫与成虫外形相似,体较小,生殖器官尚未成熟,缺翅基。若虫分 5 龄,在末次蜕皮后翅基出现,变为成虫。整个生活史约 6～8 周,环境不适时延长。在温暖地区适宜条件下臭虫每年可繁殖 6～7 代,成虫寿命可达 9～18 个月。

臭虫有群居习性,在隐匿处常见臭虫聚集。吸血时通常停留在紧靠人体皮肤的衣被或家具上,成虫每次吸血需 10～15 分钟,若虫需 6～9 分钟。成虫耐饥饿力很强,一般可耐饥 6～7 个月,甚至可长达 1 年,若虫耐饥力稍弱。

两种臭虫对温度的适应性有差异,其分布地区有所不同。温带臭虫分布在我国从东北、西北往南直至福建厦门、广西桂林和云南蒙自一线的广大温带地区;热带臭虫分布在南方诸省往北至湖南衡阳、贵州遵义、四川成都一线的热带和亚热带地区。

预防措施包括搞好居室卫生,填塞家具、墙壁、地板,特别是床椅的缝隙;药物杀灭臭虫,或用开水烫杀。

八、白蛉

白蛉(sand fly)属双翅目毛蛉科白蛉亚科,是一种体小多毛双翅目吸血昆虫。世界上已发现 600 余种,我国目前已报告 40 多种。白蛉成虫长 1.5～4 mm,体浅灰或棕黄色,全身有细毛,头部球形,复眼大而黑,触角细长,口器为刺吸式,基本构造与蚊同。背驼,翅狭长,末端尖,上有许多长毛。停息时两翅向背面竖起,呈"V"字形。足细长多毛。腹部分为 10 节,最后两节特化为外生殖器,雄性外生殖器与磁性受精囊的形态为分类的重要依据。白蛉的发育为全变态(图 29-17)。

白蛉体小,飞行力弱,活动范围小,多做跳跃式飞行。其活动时间多为黎明和黄昏。白蛉的危害,除叮人吸血外,主要传播黑热病。我国黑热病的传播媒介为中华白蛉,其次是中华白蛉长管亚种、吴氏白蛉和亚历山大白蛉。

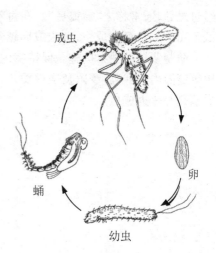

图 29-17　白蛉生活史

九、蜚蠊

蜚蠊(cockroach)俗称蟑螂,属蜚蠊目,全世界约有 4000 种,我国记录有 168 种,主要种类有德国小蠊(*Blattella germanica*)和美洲大蠊(*Periplaneta americana*)等。蜚蠊成虫椭圆形,背腹扁平,体长者可达 100 mm,小者仅 2 mm,一般为 10～30 mm,体呈黄褐色或深褐色,因种而异,体表具有油亮光泽。头部小且向下弯曲,活动自如,Y 字形头盖缝明显,大部分为前胸覆盖。复眼大,围绕触角基部,有单眼 2 个,触角细长呈鞭状,可达 100 余节;口器为咀嚼式。前胸发达,背板略呈圆形,有的种类表面具有斑纹;中后胸较小,不能明显区分。前翅革质,后翅膜质。少数种类无翅。翅的有无和大小形状是蜚蠊分类依据之一。足粗大多毛,基节扁平而阔大,几乎覆盖腹板全部。腹部扁阔,分为 10 节,第 6、7 节背面有臭腺开口,第 10 节背板上着生 1 对分节的须肢,须肢的节数、长短及形状为重要的分类依据。雄虫的最末复板着生 1 对腹刺,雌虫无腹刺,以此判断雌雄。

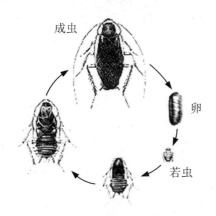

图 29-18　蜚蠊生活史

蜚蠊发育为渐变态,生活史有卵、若虫和成虫 3 个阶段(图 29-18)。雌虫产卵前先排泄一种物质形成坚硬、暗褐色的长约 1 cm 卵荚(卵鞘),卵荚呈钱袋状,卵成对排列储于其内,每个卵荚含卵 16～48 粒。卵荚形态及其内含卵数为蜚蠊分类的重要依据。成虫羽化后即可交配,10 d 后开始产卵,一只雌虫一生可产卵荚数个或数十个不等。雌虫寿命约半年,雄虫寿命较短。

蜚蠊为杂食性昆虫,嗜食含糖和淀粉的食品,也食人、畜排泄物、分泌物及腐败的动物尸体,因而可沾染多种病原体,如痢疾杆菌、伤寒杆菌、霍乱弧菌、绿脓杆菌、腺病毒、肠道病毒、脊髓灰质炎病毒和肝炎病毒等以及阿米巴包囊等,从而传播疾病。还可以作为某些寄生虫的中间宿主。此外还可成为过敏原,引起变态反应。蜚蠊的耐饥饿能力较强,但需经常饮水,有时可见蜚蠊残食其同类及卵荚。蜚蠊活动场所极为广泛,通过用足行走每分钟可达 21m。其活动时间主要在夜间,从傍晚开始至晚 9～11 时最多,天明后隐匿起来。生活的最适宜温度为 20～30 ℃。蜚蠊感觉灵敏,稍有惊扰即迅速逃逸。蜚蠊的臭腺能分泌一种气味特殊的棕黄色油状物质,使所接触过的食物及用品留有臭味,是其驱避敌害的一种天然防御功能。该分泌物留于所经过之处,通常称之"蟑螂臭"。在每年的 4 月始见,7~9 月达高峰,10 月以后渐少,当温度低于 12 ℃时,便以成虫、若虫或卵越冬。

防制蜚蠊的根本措施是保持室内清洁卫生,妥善保藏食品,及时清除垃圾,清除柜、箱、厨等缝隙内的卵荚,予以焚烧或烫杀,也可采用化学药物制成胶(毒)饵、"蟑螂笔"、粘蟑纸、熏蒸剂等杀灭成虫。

(陶志勇)

第三十章　寄生虫学实验诊断技术

运用寄生虫学实验诊断技术,可以找到寄生虫存在于宿主体内或体表的直接证据或间接证据,为寄生虫感染或寄生虫病的诊断提供依据。寄生虫学实验诊断技术包括病原学诊断技术、免疫学诊断技术和分子生物学诊断技术。本章主要介绍寄生虫病原学诊断技术。病原学诊断是确诊寄生虫病的依据,其目的是检获寄生虫某一生活史时期。根据拟进行调查或临床诊断的寄生虫病,要分别采集不同的标本,采用相应的检查方法。

第一节　粪　便　检　查

粪便检查是诊断寄生虫病最基本的方法之一。采集粪便时要注意以下问题:① 盛粪便的容器要干净,粪便中不可混入尿液和其他污染物,也不能有化学药品。② 标本采集后应保持新鲜,尽快检查,保存时间一般不宜超过 24 h。③ 检查肠内原虫滋养体,应采集有黏液的大便或患者腹泻时的粪便,并立即检查,或暂时保存在 35~37 ℃条件下待查。

一、生理盐水直接涂片法

可用于原虫的包囊和滋养体、蠕虫卵的检查。在干净的载玻片上滴加 1 滴生理盐水,用竹签挑取火柴头大小的粪便块,在生理盐水中轻轻涂抹均匀,厚度以透过粪膜可辨认报纸上的字迹为宜。先在低倍镜下检查,必要时用高倍镜观察,高倍镜检查时,粪膜上需加盖片,防止污染镜头。注意调整光圈,以视野里的观察物清晰、层次分明为宜,避免光线太强。提倡连续做 3 张涂片,以提高检出率。

(1) 检查蠕虫卵　根据虫卵的形状、大小、颜色、卵壳的厚薄、卵内容物及有无特殊结构等方面对虫卵做出鉴别。大多数虫卵表面光滑整齐,具固有的色泽和形状,卵内含卵细胞或幼虫。应注意虫卵与粪便中异物的鉴别。

(2) 检查原虫滋养体　方法同查蠕虫卵,但涂片应较薄,注意保温,环境愈接近人的体温,滋养体的活动愈明显,温度较低时可用保温台保持温度。

二、碘液涂片染色法

原虫包囊对碘着色,所以只用于原虫包囊检查。具体操作方法同生理盐水直接涂片法,不同的是在干净的载玻片上滴加 1 滴卢戈碘液取代生理盐水,加盖玻片,一般用高倍镜观察。包囊呈小圆球状,棕黄色,可见细胞核。

卢戈碘液配方:碘化钾 4 g,碘 2 g,溶于蒸馏 100 ml 中。

三、金胺-酚改良抗酸染色法

用于隐孢子虫卵囊的检查,效果极佳。将新鲜粪便或经 10%甲醛溶液(福尔马林液)固定保存 1 个月内(4 ℃)的粪便在玻片上直接涂片晾干,先用金胺-酚染色,再用改良抗酸染色法复染。

1. 染液配制

金胺-酚染色液:

第一液(1 g/L 金胺-酚) 金胺 0.1 g,苯酚 5.0 g,蒸馏水 100 ml。

第二液(3%盐酸乙醇) 盐酸 3 ml,95%乙醇 100 ml。

第三液(5 g/L 高锰酸钾) 高锰酸钾 0.5 g,蒸馏水 100 ml。

改良抗酸染色液:

第一液(石炭酸复红染液) 碱性复红 4 g,95%乙醇 20 ml,苯酚 8 ml,蒸馏水 100 ml。

第二液(10%硫酸溶液) 浓硫酸 10 ml,蒸馏水 90 ml。

第三液(2 g/L 孔雀绿液) 20 g/L 孔雀绿原液 1 ml,蒸馏水 9 ml。

2. 染色步骤

(1) 金胺-酚染色 将金胺-酚染色液第一液滴加于晾干的粪膜上,10~15 min 后水洗,再滴加第二液,1 min 后水洗,最后滴加第三液,1 min 后水洗,待干后复染。

(2) 改良抗酸复染 滴加改良抗酸染色液第一液于晾干的粪膜上,染色 5 min 后水洗,滴加第二液,作用 5~10 min,水洗,滴加第三液作用 1 min,水洗,晾干后置显微镜下观察。视野背景为绿色,卵囊圆形或椭圆形,卵囊内子孢子月牙状,被染为玫瑰红色,其他非特异颗粒则染成蓝黑色,容易与卵囊鉴别。

四、定量厚涂片透明法(改良加藤法)

本法用于检查多数蠕虫卵,因取细粪渣并适当透明,故能获得较好结果。

1. 试剂与器材

甘油-孔雀绿透明液:甘油 100 ml,3%孔雀绿溶液 1 ml,蒸馏水 100 ml。

亲水玻璃纸:将亲水玻璃纸剪成约为载玻片的 2/3 大小,在甘油-孔雀绿透明液中浸泡 24 h 后即可使用。

尼龙绢片:将 40~60 目/吋尼龙绢剪成 5 cm× 5 cm 大小。

塑料定量板:聚苯乙烯塑料板,大小为 40 mm× 30 mm×1.37 mm,定量板中央有一长圆孔,大小为 8 mm×4 mm,两端呈半圆形,填满圆孔所需的粪便量平均为 417 mg。

塑料刮片。

2. 操作方法

将尼龙绢片置于待检粪便标本上,按住绢片的两侧,用塑料刮片从尼龙绢上刮取细粪渣,填充于底衬载玻片的塑料定量板的圆孔中,填满后刮平,小心移去定量板,使粪样留在载玻片上。在粪样上覆盖浸透甘油-孔雀绿溶液的玻璃纸一片,另取一载玻片放在玻璃纸上面并轻压,使粪样均匀铺开至载玻片的边缘,一手压住玻璃纸一端,另一只手抽去压片。室温下放置 0.5～1 h 后镜检。粪膜透明的时间受温度影响,低温时应将标本置温箱内透明。粪膜过厚或透明时间短,难以发现虫卵。但时间也不宜过长。对钩虫卵等薄壳虫卵,则应控制透明温度和时间,一般不超过 30 min,勿因透明过度虫卵变形而难以辨认。

五、浓聚法

1. 沉淀法

蠕虫卵的比重一般比水重,可沉积于水底,使虫卵浓集,再经多次水洗后,视野清晰,易于检查,可提高检出率。但检查比重较小的钩虫卵和某些原虫包囊则效果较差。

(1) 自然沉淀法　取粪便 20～30 g,加水制成混悬液,用金属筛(100 目/吋)或 2～3 层湿纱布过滤至锥形量筒中,再加清水冲洗残渣。过滤后的粪液在量筒中静置 25 min,轻轻倾去上层液,留沉渣重新加满清水沉淀,以后每隔 15～20 min 换水 1 次,直至上层液变清为止(约 3～4 次)。最后倒去上层液体,取沉渣做涂片镜检。如检查原虫包囊,换水时间间隔宜延长至约 6 h。

(2) 离心沉淀法　将上述去粗渣的粪便滤液置离心管中离心(1500～2000 rpm)1～2 min,倒去上层液,注入清水,再离心,如此反复离心沉淀 3～4 次,直至上层液体澄清,最后倾去上层液,取沉渣镜检。

(3) 汞碘醛离心沉淀法　本法既能浓集,又可固定及染色,因此可用于蠕虫卵、蠕虫幼虫、原虫包囊和滋养体的检查。汞碘醛配方:① 汞醛液:1/1000 硫柳汞酊 200 ml,甲醛 25 ml,甘油 50 ml,蒸馏水 200 ml。② 5%格林液:碘化钾 10 g,碘 5 g,溶于蒸馏水 100 ml。临使用前取汞醛液 23.5 ml,5%格林液 15 ml 混合备用,混合后的保存时间不能超过 8 h。取粪便约 1 g,加汞碘醛液约 10 ml,充分调匀,经 2 层纱布或 100 目/吋金属筛过滤入离心管,再加入乙醚 4 ml,离心(1000 rpm)1～2 min。管内液体分为乙醚、粪渣、汞碘醛和沉淀物 4 层。吸去上面三层,留沉渣涂片镜检。

(4) 醛醚沉淀法　本法可用于蠕虫卵和原虫包囊的检查。取粪便约 1 g,加水约 10 ml,充分调匀,经 2 层纱布或 100 目/吋金属筛过滤入离心管,离心(200 rpm)2 min,倾去上清液,加 10%甲醛 7 ml,5 min 后加乙醚 3 ml,用橡皮塞塞紧管口并充分摇匀,取下橡皮塞,离心 2 min。管内液体分为四层,吸去上面三层,留沉渣涂片镜检。

2. 浮聚法

选用比重大的液体,使蠕虫卵和原虫包囊上浮于液体表面,从而达到浓集的目的。

(1) 饱和盐水浮聚法　该法可用于检查隐孢子虫卵囊、线虫卵和圆叶目绦虫卵,以检查钩虫卵效果最好,但不适用于原虫包囊和吸虫卵的检查。在浮聚管(高 3.5 cm,直径 2 cm 的玻璃管或塑料管)中加入少量饱和盐水,挑取花生米大小粪便于管中调匀,再缓缓加入饱和盐水,直到液面略高出管口,但不溢出。在管口覆盖一洁净载玻片,静置 15 min,垂直提起载玻片并迅速翻转(防止液体脱落)镜检。

饱和盐水配制:将食盐缓缓加入至盛有沸水的容器中,并不断搅动,直到食盐不再溶解为止,静置后的上清液即为饱和盐水。

(2) 硫酸锌离心浮聚法　该法可用于检查原虫包囊、球虫卵囊、线虫卵和微小膜壳绦虫卵。挑取花生米大小粪便,加水 10 ml 调匀过滤,将过滤后的粪液离心 3～4 次,至水清。倾去上清液,加适量硫酸锌液(比重 1.18,33%的饱和度)调匀,然后再加硫酸锌液至管口约 1

cm 处,离心 1 min。用金属环挑取表面粪液涂于载玻片上镜检,如检查原虫包囊可加碘液 1
滴。取标本时,金属环应轻轻接触液面,切勿搅动。离心后应立即镜检,放置时间不要超过 1
h。卵囊透明无色,囊壁光滑,内含一小暗点和呈蛋黄色的子孢子。隐孢子虫的卵囊在漂浮
液中浮力较大,常紧贴于盖片之下。鉴于 1 h 后卵囊脱水变形不易辨认,故应立即镜检。

3. 尼龙袋集卵法

本法主要用于血吸虫卵的浓集。将 120 目/吋的尼龙袋(内袋)套于 260 目/吋的尼龙袋
(外袋)内,两袋底部分别用金属夹夹住。取粪便约 30 g 放入杯内加水调匀,经 60 目/吋筛网
滤入内袋,然后将内外袋一起在清水内缓慢上下提动洗滤袋直至水清,或在自来水下缓缓冲
洗至袋内流出清水为止。将内袋提出,取下外袋下端的金属夹,将外袋内粪渣全部洗入量杯
内,静置 15 min。倾去上清液,吸沉渣镜检。或将沉渣倒入三角烧瓶进行毛蚴孵化。常见蠕
虫卵、原虫包囊的比重见表 30-1。

表 30-1   常见蠕虫卵和原虫包囊的比重

名　称	比　重	名　称	比　重
华支睾吸虫卵	1.170~1.190	蛲虫卵	1.105~1.115
姜片吸虫卵	1.190	受精蛔虫卵	1.110~1.130
肝片形吸虫卵	1.200	未受精蛔虫卵	1.210~1.230
日本血吸虫卵	1.200	毛圆线虫卵	1.115~1.130
带绦虫卵	1.140	溶组织内阿米巴包囊	1.060~1.070
微小膜壳绦虫卵	1.050	结肠内阿米巴包囊	1.070
钩虫卵	1.055~1.080	微小内蜒阿米巴包囊	1.065~1.070
鞭虫卵	1.150	蓝氏贾第鞭毛虫包囊	1.040~1.060230

六、毛蚴孵化法

用于检查血吸虫卵的专用方法,是依据血吸虫卵内毛蚴在适宜温度的清水中,在短时间
内可孵出的特点而设计。

取粪便约 30 g,经前述自然沉淀法至水清后,倾去上清液,将粪便沉渣倒入三角烧瓶内,
加清水或去氯自来水至瓶口 1 cm 处,在 20~30 ℃ 并有一定光线的条件下孵化,2~6 h 后,
在光线明亮处,衬以黑色背景,用肉眼或放大镜观察结果。毛蚴为白色点状物,在水面下做
直线来往游动,碰到瓶壁后返回。必要时也可以用吸管将毛蚴吸出镜检。如无毛蚴,每隔 4
~6 h(24 h 内)观察 1 次。如气温过高,毛蚴可能在水洗沉淀的过程中孵出,在夏季最好用
1.2%食盐水或冰水冲洗沉淀粪便,最后 1 次才改用清水。在孵化前应先吸取沉淀的粪渣涂
片镜检虫卵,如发现虫卵,则不必再进行毛蚴孵化。

七、钩蚴培养法

因钩虫卵在适宜条件下可快速发育,在短时间内孵出卵内幼虫,故该法仅用于钩虫的
检查。

培养管可采用 1 cm×10 cm 的试管,将滤纸剪成与试管等宽但较试管稍长的"T"字形,
在横头用铅笔标记受检者姓名和检查日期。用棉签挑取粪样约 0.4 g,均匀地涂抹于滤纸条

上 2/3 区域,将滤纸条插进试管,用吸管沿管壁缓缓加入冷开水 2 ml,使滤纸条的下端浸入水中,勿使水面接触粪膜。将试管放置 25～30 ℃温度下培养,培养期间每天注意补充冷开水。72 h 后肉眼或放大镜观察试管底部有无钩蚴活动。钩蚴体细长透明,在水中呈蛇样游动。若未发现钩蚴,应继续培养 48 h。如发现钩蚴,可吸出置显微镜下进行虫种鉴定。

八、肛门拭子法

本法可用于检查蛲虫卵或带绦虫卵。有棉签拭子法和透明胶带拭子法,后者简便快速,现多用。透明胶带拭子法操作方法如下:在洁净载玻片的一端贴上小标签,以便编号。取长约 6 cm,宽约 2 cm 的透明胶纸一段贴在载玻片上备用。检查时,将胶纸揭下,以有胶的一面在受检者肛门周围轻轻按压粘贴,然后将有胶的一面平贴在载玻片上镜检。肛周取样一般在清晨进行。

九、虫卵计数法

通过对粪便中虫卵的计数,可以估计人体内寄生虫的感染度。

(1) 司徒尔(Stool)法　特制的容量为 65 ml 三角烧瓶,烧瓶的颈部相当于 56 ml 和 60 ml 处有两个刻度,也可用普通三角烧瓶代替。先把 0.1 mol/L NaOH 溶液倒入瓶内至 56 ml 处,再慢慢地加入粪便,使液面上升到 60 ml 处。在瓶内放入 10 余颗玻璃珠,用橡皮塞塞紧瓶口,然后充分摇动使瓶内液体成为均匀的混悬液。充分摇匀后,吸取 0.075 ml 或 0.15 ml 粪液置于载玻片上,加盖片,在低倍镜下计数全片中的虫卵数,乘以 200 或 100 即为每克粪便的虫卵数。

(2) 定量透明法　操作方法同定量厚涂片透明法中所述。镜检时计数粪膜内全部虫卵数,乘以 24 即为每克粪便的虫卵数。

(3) 浮聚管法　按前述饱和盐水浮聚法操作,称取粪便 0.5 g 置于浮聚管中,以后的步骤不变。静置 15 min 后垂直提起载玻片并迅速翻转,加盖玻片,在低倍镜下计数全片中的虫卵数。乘以 4 即为每克粪便的虫卵数。根据试验,15 min 约有半数虫卵浮在液面。该法在感染度重的情况下,虫卵密度太大,计数时容易产生误差,但在感染度较低时,检出率高,计数准确。粪便的性状对虫卵计数有明显影响,因此计算不同性状粪便中的虫卵数应乘以粪便性状系数,成形粪便×1,半成形粪便×1.5,软湿状粪便×2,粥样粪便×3,水泻粪便×4。通过虫卵计数,也可间接推算出人体内寄生的虫数。常见寄生虫排卵数见表30-2。

公式(1):

雌虫数 = 每克粪便含虫卵数×24 h 粪便量(克)/每条雌虫每天排卵数

公式(2):

$$成虫总数 = 雌虫数×2$$

吸虫成虫数推算直接用公式(1)。

表 30-2　常见寄生虫的排卵量

虫　种	排卵量/日·虫	虫　种	排卵量/日·虫
华支睾吸虫	1600～4000	牛带绦虫	97000～124000/孕节
布氏姜片虫	15000～48000	十二指肠钩虫	10000～30000
卫氏并殖吸虫	10000～20000	美洲钩虫	5000～10000
日本血吸虫	1000～3000	蛔虫	234000～245000
猪带绦虫	30000～50000/孕节	鞭虫	1000～7000

十、淘虫检查法

从粪便中淘取虫体可以了解和考核药物的驱虫效果和进行虫种鉴定与计数。

取患者服药后 24～72 h 的全部粪便,加水轻轻搅拌,倒入 40 目/吋的筛网内,用清水反复冲洗筛淘,直至水清,无臭味,筛网内仅剩无法过滤的粪渣。将粪渣倒在盛有清水的大玻璃皿内,仔细检查挑取混杂在粪渣中的虫体。可在玻璃皿下衬以黑纸,必要时可借助放大镜检查。

十一、带绦虫孕节检查法

将绦虫节片用清水洗净,置于两张载玻片之间,轻轻压平,对光观察节片内部结构,依据子宫分支情况即可鉴定虫种。可将碳素墨水或卡红用注射器注入孕节后端正中部的子宫内,子宫分支清晰可数。

卡红染液配制:钾明矾饱和液 100 ml,卡红 3 g,冰醋酸 10 ml,溶解混匀置于 37 ℃温箱内过夜,过滤后即可使用。

第二节　血　液　检　查

血液检查是寄生虫病病原学的基本诊断方法之一,是诊断疟疾和丝虫病的常规方法。

一、检查疟原虫

1. 采血

用 75%乙醇棉球消毒受检者耳垂,待干后,采血者用左手拇指与食指捏着耳垂下方,使耳垂皮肤绷紧,右手持采血针快速刺破皮肤,挤出血滴。

2. 血膜制作

(1)薄血膜　蘸 1 小滴血在载玻片 1/3 处,将推片的一端置于血滴之前,待血液沿推片端缘扩散后,保持推片角度为 30°～45°,均匀中速推向玻片的长端,制成薄血膜。理想的薄血膜应呈舌状,血细胞均匀分布,细胞间无空隙,也不重叠。

(2)厚血膜　于载玻片的另一端 1/3 处蘸 1 大滴血,以推片的一角将血滴由内向外均匀旋转摊开至直径约为 0.8～1 cm。在厚血膜上，多层血细胞重叠。

3．固定与染色

待血片充分晾干，用玻棒蘸取甲醇轻轻抹过薄血膜，以使细胞固定。厚血膜必须溶血后方可固定，可用滴管滴水数滴于厚血膜上，待血膜呈灰白色时，将水倒去，晾干后用甲醇固定。如薄、厚血膜在同一玻片上，可用蜡笔在薄血膜染色区两端划线，在厚血膜周边划圈，可避免在溶血和固定过程中互相影响。常用的有姬氏染色法（Giemsa's stain）和瑞氏染色法（Wright's stain）。姬氏染色法染色时间较长，染色效果良好，血膜褪色较慢，保存时间较久。瑞氏染色法操作简便，染色效果稍差，较易褪色，保存时间短，故多用于临时性检验。

（1）姬氏染色法

① 染液配制　姬氏染剂粉 1 g，甲醇 50 ml，纯甘油 50 ml。将姬氏染剂粉置于研钵中，先加小量甘油充分研磨，再分次加甘油并研磨，直至 50 ml 甘油用完。将研磨液倒入棕色瓶，50 ml 甲醇分次少量冲洗钵中的研磨液，倒入玻璃瓶内，直至用完。塞紧瓶塞并充分摇匀，置 65 ℃ 温箱 24 h 或室温下 1 周，过滤即可使用。

② 染色方法　用 pH 7.0～7.2 的磷酸缓冲液以 1∶15～1∶20 比例稀释姬氏染液，将稀释的姬氏染液覆于已固定过的薄血膜和厚血膜上，室温下染色半小时，倾斜玻片，用上述缓冲液或清水流水式冲洗，晾干后镜检。

（2）瑞氏染色法

① 染液配制　瑞氏染剂粉 0.5 g，甲醇 97 ml，纯甘油 3 ml。将瑞氏染粉置于研钵中，加甘油充分研磨，然后加少量甲醇，研磨后倒入棕色瓶内，再分几次用甲醇冲洗研钵中的研磨液，倒入瓶内，直至甲醇用完。将瓶内研磨液摇匀，置室温下 1～2 周，用滤纸过滤后使用。

② 染色方法　瑞氏染剂含甲醇，染薄血膜时不需先行固定，而厚血膜则需先经溶血待干后才能染色。染色前先将薄血膜和溶过血的厚血膜用蜡笔划好染色范围，以防染液外溢，染液应覆盖全部厚血膜和薄血膜。30 sec 至 1 min 后用滴管加等量的蒸馏水，轻摇载玻片，使蒸馏水和染液混匀，3～5 min 后，倾斜玻片，用缓冲液或清水从玻片一端流水式冲洗，晾干后镜检。

二、检查微丝蚴

检查微丝蚴的采血时间为晚上 9 时至次晨 2 时。

1．新鲜血滴法

取耳垂血 1 大滴滴于载玻片上，加盖片，在低倍镜下直接观察，如有微丝蚴，其呈蛇形游动。该法可即时诊断，也可晾干后进一步做染色检查，以确定虫种。

2．厚血膜检查法

厚血膜的制作、溶血、固定与检查方法同检查疟原虫时的姬氏液染色法，但需取血 3 滴。

如需鉴定虫种，并长期保存标本，可用戴氏苏木素染色法染色。配方如下：苏木素 1 g 溶于 10 ml 无水乙醇中，加饱和硫酸铝铵 100 ml，倒入棕色瓶中，瓶口用两层纱布扎紧，日光下氧化 2～4 周。将上述氧化后的混合液过滤，加甘油 25 ml、甲醇 25 ml 混合后再静置数日，再过滤，然后放置约 2 个月，待液体呈暗红色即可使用，用时稀释 10 倍。将溶血后并固定好的厚血膜置于戴氏苏木素染液内 2～6 h 或过夜，用清水冲去染液，用 0.5%盐酸分色至虫体内部结构清晰（约 15 s～2 min），蒸馏水洗涤 1～5 min，血膜呈蓝色，晾干后加中性树胶,覆以盖玻片封片。

3. 活微丝蚴浓集法

① 将新鲜血液 10 滴左右加入有半管蒸馏水的离心管中,再加生理盐水混匀,3000 rpm 离心 3 min,取沉渣检查。

② 或取静脉血 1 ml,加入盛有 0.1 ml 3.8%枸橼酸钠的试管中摇匀,加水 9 ml,待红细胞破裂后,离心 2 min,倾去上清液,再加水离心,取沉渣镜检。采血的玻片一定要洁净,无油污。新玻片在使用前用自来水或蒸馏水冲洗后,在 95%乙醇溶液中浸泡,擦干或烤干后使用。重复使用的玻片先用洗洁净或洗衣粉清洗干净,再用洗涤液浸泡过夜后,用清水冲洗干净,擦干或烤干后使用。

第三节　排泄物与分泌物的检查

一、痰液检查

在痰液中可能查到卫氏并殖吸虫卵、溶组织内阿米巴滋养体、棘球蚴的原头蚴、粪类圆线虫幼虫、蛔虫幼虫、钩虫幼虫和尘螨等。

(1) **直接涂片法**　为常规检查方法,在洁净载玻片上先加 1～2 滴生理盐水,最好选带铁锈色的痰液,挑取痰液少许,涂成痰膜,加盖片镜检。如欲检查溶组织内阿米巴滋养体必须取新鲜痰液,天冷时应注意对镜台上载玻片保温。如有阿米巴滋养体,可见其伸出伪足并做定向运动。如见有夏科雷登结晶,提示可能是肺吸虫感染,未见虫卵者可改用浓集法集卵。

(2) **浓集法**　主要用于肺吸虫卵的检查,也可用于蠕虫幼虫的检查。收集受检者 24 h 痰液,置于小烧杯中,加入等体积的 10% NaOH 溶液,搅匀后放入 37 ℃温箱,并多次搅拌,数小时后痰液被消化,以 1500 rpm 离心 5 min,弃去上清液,吸取沉渣涂片镜检。

二、支气管肺泡灌洗液检查

主要用于检查耶氏肺孢子虫包囊。将气管肺泡灌洗液用黏液溶解剂(2% N-乙酰半胱氨酸)在 37 ℃下搅拌消化 30 min,3000 rpm 离心 20 min,取沉渣涂片,晾干后用甲醇固定,姬氏染色液染色 2～3 h。油镜下观察结果,包囊壁不着色,囊内小体染成紫红色。

三、十二指肠液和胆汁检查

主要用于检查蓝氏贾第鞭毛虫滋养体、华支睾吸虫卵和肝片形吸虫卵。用十二指肠引流管收集引流液,可直接涂片镜检,但最好是 2000 rpm 离心 10 min,取沉渣涂片镜检。若引流液较黏稠,则先用 10% NaOH 消化后再离心,取沉渣镜检。也可选用胶囊拉线法,取约 70 cm 长的细尼龙线,一端连接 24 cm 长的棉线(中间对折成一股),消毒后装入药用胶囊,尼龙线—端置在胶囊外面。受检者于晚上睡觉前将尼龙线—端用胶布固定在嘴角外,用温开水吞服胶囊。次日晨缓慢抽出,刮取棉线的黏附物涂片镜检。

四、尿液检查

尿液检查多用于检查丝虫微丝蚴,亦用于检查阴道毛滴虫、埃及血吸虫卵、艾氏小杆线虫幼虫或虫卵、肾膨结线虫卵等。将受检者的尿液置 2000 rpm 离心 3~5 min,取沉渣镜检。如为乳糜尿,需加等量乙醚摇动混匀,使脂肪溶解,再离心取沉渣镜检。

五、鞘膜积液检查

主要检查班氏微丝蚴。阴囊皮肤经消毒后,用注射器抽取鞘膜积液,直接涂片检查或离心取沉渣镜检。

六、阴道分泌物检查

阴道分泌物检查主要用于检查阴道毛滴虫。对受检者外阴皮肤黏膜消毒后,扩开阴道,用消毒棉签从阴道后穹隆、宫颈及阴道壁等部位蘸取分泌物,生理盐水涂片镜检。阴道毛滴虫呈旋转波动状运动,气温低时,应注意保温。涂片可用瑞氏染色液或姬氏染色液染色后镜检。也可用姬-瑞氏染液混合染色法:取姬氏染液原液 1 ml 放入染色缸内,接着加入 pH 6.0 ~7.0(根据不同批次的染液试染后,选取最佳的 pH 值)的磷酸盐缓冲液 15 ml 稀释,再加入瑞氏染液原液 2 ml 充分混匀。用巴氏滴管吸取混合染液滴于阴道毛滴虫的涂片上,使染液完全覆盖涂片,染 40 min 后,用水缓冲,晾干镜检或保存。此法染色效果优于单纯姬氏或瑞氏染色法。

第四节　活组织检查

一、骨髓穿刺检查

骨髓穿刺主要用于检查杜氏利什曼原虫无鞭毛体。穿刺部位多为髂前上棘,抽取少许骨髓液,将之滴于洁净载玻片上,制成涂片,干燥后经甲醇固定,染色方法同薄血膜染色,油镜下观察。阳性者可在巨噬细胞内见多个点状的无鞭毛体。如细胞破裂,也可见散在的利什曼原虫无鞭毛体。

二、淋巴结穿刺检查

淋巴结穿刺可用于利什曼原虫无鞭毛体的检查。虽然检出率低于骨髓穿刺,但其简便安全,其内原虫消失较慢,对治疗后患者的考核仍有价值。穿刺部位一般选腹股沟部,先将局部皮肤消毒,选取较大淋巴结穿刺,将淋巴组织液滴于载玻片上,涂片染色,油镜下检查。淋巴结穿刺检查也可用于丝虫成虫的检查。

三、肌肉组织检查

可用于旋毛虫幼虫、猪囊尾蚴、并殖吸虫童虫、裂头蚴的检查。检查旋毛虫幼虫应从患者腓肠肌、肱二头肌或股四头肌取米粒大小肌肉一块,置于载玻片上 50%甘油 1 滴,另盖载玻片 1 张,均匀用力压紧,低倍镜下观察,阳性者可见呈梭形的幼虫囊包。取下肌肉后应立即检查,避免幼虫死亡变性结构模糊。如检查并殖吸虫童虫、裂头蚴或猪囊尾蚴,摘取肌肉内的结节,剥除外层纤维膜,置两张载玻片间压平镜检。以上肌肉组织也可固定后切片染色检查。

四、皮肤及皮下组织检查

检查囊尾蚴、裂头蚴、并殖吸虫童虫方法同肌肉检查。如检查利什曼原虫病的皮肤病变,则应选择皮肤病变明显处,局部消毒后,用注射器刺破皮损处抽取组织液涂片,或从皮肤病变表面剪取一小片皮肤组织,以其切面做涂片,也可切开一小口,刮取皮肤组织涂片。涂片用瑞氏或姬氏染液染色,油镜下观察。亦可从丘疹或结节处取一小块组织,固定后做组织切片染色检查。

五、直肠黏膜检查

肠黏膜活检用于检查日本血吸虫卵或溶组织内阿米巴滋养体。

(1) 检查日本血吸虫卵 对粪检阴性又高度怀疑为血吸虫病的患者,可考虑进行直肠黏膜活检。检查前应做出凝血时间等有关测定。嘱病人排空粪便,在直肠镜下选择病变部位,钳取米粒大小黏膜组织,置两张载玻片间,轻压后显微镜下观察。组织中的血吸虫卵可有活卵、近期变性卵和远期变性卵,应结合虫卵情况、病史和临床表现等进行综合判断。在未染色的情况下,活卵轮廓清楚,淡黄至黄褐色,卵壳较薄,可见卵黄细胞、胚团或毛蚴;近期变性卵轮廓清楚,灰白至略黄色,卵壳薄或不均匀,卵内有浅灰色或黑色小点,或折光均匀的颗粒,或是萎缩的毛蚴;远期变性卵(钙化卵),轮廓不清楚,灰褐至棕红色,卵壳厚而不均匀,两极可有密集的黑点,有网状或块状结构物。也可通过碘液染色法鉴定是否为活卵。该法简便实用,对活卵和近期变性虫卵染色敏感。所用试剂为:碘液(碘 3 g,碘化钾 6 g,蒸馏水 100 ml);脱水剂为 75%的乙醇;透明液为 50%的甘油水溶液。将镜检虫卵阳性的肠组织摊平并压薄,滴加碘液 2~3 滴,染色 5 min 后,倾去碘液,换以 75%乙醇脱色,直至肠组织呈淡黄色或洗下的乙醇无色为止。待乙醇挥发后,滴加甘油一滴,加盖玻片镜检。远期变性卵不着色;近期变性卵呈深浅不一的黄色,内容物萎缩并部分变黑;成熟活卵呈深黄色、橙褐色或棕红色。

(2) 检查溶组织内阿米巴滋养体 通过纤维结肠镜观察肠黏膜的病变,取溃疡边缘组织或刮拭物,生理盐水直接涂片或涂片后染色镜检。钳取的黏膜组织也可进行病理切片,以观察组织中的虫体。

六、肺组织检查

主要用于检查肺孢子虫包囊。取一小块肺组织作印片,自然干燥,甲醇固定,用姬氏染色法、改良银染色法染色或改良果氏四胺银染色。

改良银染色法的染色:将肺涂片置于 5%铬酸中,20 ℃氧化 15 min,流水冲洗数秒;在2.1%亚硫酸氢钠中浸 1 min,先用自来水冲洗,再用蒸馏水洗涤 3～4 次;放入四胺银工作液内,60 ℃孵育 90 min,至标本转至黄褐色,用流水和蒸馏水各洗 5 min;在 1%氯化金浸 2～5 min,蒸馏水洗 4～5 次;在 2%硫代硫酸钠中浸 5 min,流水冲洗 10～15 min;亮绿复染 45 s后,乙醇逐级脱水,最后用二甲苯透明 3 次,树胶封片干后用油镜检查。耶氏肺孢子虫包囊圆形、卵圆形或不规则的多角形,囊壁淡褐色或深褐色。红细胞为淡黄色,背景呈淡绿色。

改良果氏四胺银染色:先在已经固定的肺印片上滴加 5%铬酸溶液数滴,覆盖印片。在酒精灯上加热约 30 s,以出现小气泡为止。流水冲洗。再将印片浸入 1%酸性硫酸钠中 30 s,流水冲洗。将染色液(3%六亚甲四胺 10 ml,5%硝酸银 0.5 ml,5%四硼酸钠 0.85 ml,蒸馏水 105 ml,现配现用)滴于载玻片上,覆盖标本,酒精灯上加热至标本呈现淡褐色为止(约30 s),流水冲洗。将玻片再浸入 1%硫代硫酸钠中 1 min,流水冲洗后晾干,用油镜观察。包囊呈圆形、椭圆形或不规则形,囊壁染成深褐色或黑色,部分包囊中可见括弧样结构,或可见核状物,囊内小体不着色。

七、脑脊液检查

嗜酸粒细胞增多性脑膜炎患者,如有生食螺、蛙等病史,则有可能是感染了广州管圆线虫,在进行脑脊液检查时,应注意在脑脊液中查找广州管圆线虫的幼虫或发育期的雌性成虫或雄性成虫,但查出率一般不高。如在脑脊液中发现白色线形虫体,应将虫体放在载玻片上,滴加少量生理盐水,盖上盖玻片立即镜下观察虫体头、尾等形态特征。

第五节　寄生虫体外培养和动物接种

体外培养是寄生虫病病原学检查方法的重要组成部分,在感染度低或因标本取材等原因不能查出病原体时,通过培养或动物接种,使虫体大量增殖,虫体数量增加,有助于获得阳性结果,明确诊断。

一、阴道毛滴虫的培养

常用培养基为肝浸液培养基

(1) 培养基制备　培养基配方:15%肝浸液 100 ml,蛋白胨 2 g,葡萄糖 0.5 g。肝浸液制备:称取牛肝或兔肝 15 g,洗净剪碎,加蒸馏水 100 ml,4 ℃浸泡过夜。次日煮沸 1 h,4 层纱布过滤,补加蒸馏水至 100 ml,4 ℃保存备用。将肝浸液、蛋白胨和葡萄糖混合,加热溶解,调节 pH 至 5.5~6.0,以 5 ml 量分装于培养管中,高压灭菌 20 min,冷却后置 4 ℃冰箱中备用。使用前每管加灭活无菌牛血清 0.75 ml、5 万 U/ml 青霉素和 1 mg/ml 链霉素各 0.2 ml。

(2)培养方法 无菌条件下用棉拭子从阴道后穹隆部采样,接种于培养基中,37 ℃培养 48 h,取培养液涂片或涂片染色后镜检。

二、杜氏利什曼原虫前鞭毛体培养

常用 3N 培养基培养。

(1)培养基制备 培养基配方:琼脂 14 g,氯化钠 0.6 g,无菌的去纤维素兔血。将琼脂和钠置烧杯内,加入 90 ml 双蒸水,加热溶解,以每管 4 ml 的量分装于试管中,高压灭菌 15 min,冷却至 45 ℃左右时,每管加入约 0.6 ml 去纤维蛋白无菌兔血,混合后置 4 ℃放置,使之成为斜面备用。用前在培养基斜面上加入少量含青霉素 5000 U/ml 和链霉素 1 mg/ml 的双蒸水。

(2)培养方法 取受检者骨髓、淋巴结或皮肤活检标本,接种入培养基,置 20~25 ℃培养,隔天吸取少量培养液涂片镜检,阳性者可见前鞭毛体。如有虫体,应从原管内取少量培养液转入新管。

三、杜氏利什曼原虫动物接种

常用的动物模型为 BALB/c 鼠、仓鼠、金黄地鼠等易感动物。取受检者骨髓穿刺液少许,用无菌生理盐水稀释至 0.5 ml,注入实验动物腹腔,饲养 1 个月后,处死动物,取肝、脾等组织印片或涂片,染色后油镜检查,发现无鞭毛体者为阳性。

四、刚地弓形虫动物接种

常用动物模型为昆明鼠、BALB/c 鼠等易感动物。取受检者组织穿刺液少许,注入实验小鼠腹腔,饲养 2~3 周后,抽取腹腔液涂片染色镜检,阳性者可见弓形虫滋养体寄生在巨噬细胞或中性粒细胞内,或游离于腹腔液中。如未见虫体,应继续盲传 2~3 代。

(夏惠 胡守锋)

参 考 文 献

［1］ 诸欣平,苏川.人体寄生虫学[M].8版.北京:人民卫生出版社,2014.

［2］ 吴观陵.人体寄生虫学[M].4版.北京:人民卫生出版社,2012.

［3］ 李朝品,高兴政.医学寄生虫学图鉴[M].北京:人民卫生出版社,2014.

［4］ 张进顺,高兴政.临床寄生虫检验学[M].北京:人民卫生出版社,2009.

［5］ 段义农,王中全,方强,等.现代寄生虫病学[M].2版.北京:人民卫生出版社,2015.

［6］ 李凡,徐志凯.医学微生物学[M].8版.北京:人民卫生出版社.

［7］ 李明远,徐志凯.医学微生物学[M].3版.北京:人民卫生出版社.

［8］ 张凤民,肖纯凌.医学微生物学[M].3版.北京:北京大学医学出版社.

［9］ 严杰.医学微生物学[M].3版.北京:高等教育出版社.

［10］ 罗恩杰.病原生物学[M].5版.北京:科学出版社.

［11］ 中华人民共和国国务院令 424 号.病原微生物实验室生物安全管理条例[S].2004.

［12］ 中华人民共和国卫生部.人间传染病的病原微生物名录[S].2006.